Manual
Poligráfico QR
de Arritmias Cardiacas

EDITORIAL
SHANTI NILAYA

Manual Poligráfico QR de Arritmias Cardiacas

1ª edición, 2023 | Editorial Shanti Nilaya®
Diseño editorial: Editorial Shanti Nilaya®

ISBN | 978-1-961809-47-5
eBook ISBN | 978-1-961809-48-2

El proceso de corrección ortotipográfica de esta obra literaria fue realizado por el autor de manera independiente.

shantinilaya.life/editorial

Dr. José Jorge Hakim Vista[1]

Dr. Jorge Alfredo Hakim Sánchez[2]

Manual Poligráfico QR de Arritmias Cardiacas

[1]Cardiólogo. Facultad de Medicina, Universidad Veracruzana, México
[2]Cadiólogo. Universidad Nacional de Córdoba, Argentina

EDITORIAL
SHANTI NILAYA

Notas del autor
[1]**Dr. Jose Jorge Hakim Vista** | jorgehakim@hotmail.com
[2]**Dr. Jorge Alfredo Hakim Sánchez** | hakim_jorge@hotmail.com
Los autores no tenemos conflitos de interés; este trabajo fue financiado con recursos propios.
La correspondencia debe ser dirigida al Dr. Jose Jorge Hakim Vista

Agradecimiento

A mis pacientes.

A los maestros: Dr. Alfredo Vizcaino Alarcón, Dr. Cesar Monteverde Gretell, Dr. Alfredo Gómez Lepe, Dr. Enrique Parás Chavero, Dr. Luis Herbella Pérez, Dr. Marco Antonio Martínez Ríos, Dr. Alfredo Sierra Unzueta.

A todos los creadores de cursos virtuales de electrocardiografía en plataformas digitales que enriquecieron con sus contenidos el presente curso. Especialmente, al portal INTRAMED y a los doctores Luis Lasso Rodríguez, William Uribe y Juan José Arango Escoto.

HAKIM CARDIOVASCULAR
CARDIOSCIENCE.COM.MX

TABLA DE CONTENIDO

PRÓLOGO

El presente documento es parte del curso de Electrocardiografía Poligráfica Deductiva que tiene la finalidad de lograr la adquisición de competencias para deducir y recordar los parámetros de lectura aplicada a los trazos electrocardiográficos de arritmias cardiacas, con base en el conocimiento significativo. En esta edición, consideramos los conocimientos electrocardiográficos básicos en la interpretación de los ritmos cardiacos, ya que su identificación es la base de los diversos protocolos de reanimación cardiovascular avanzada.

Los objetivos del curso son: conocer los ritmos cardiacos de origen sinusal, auricular, nodal y ventricular en general, identificar las alteraciones del ritmo cardiaco asociadas a emergencias cardiovasculares hospitalarias y prehospitalarias, facilitar la comprensión del curso soporte vital cardiovascular avanzado de la American Heart Association y colaborar en la preparación para el examen nacional de aspirantes a residencias médicas ENARM. Está dirigido a personal de enfermería que se desenvuelve en áreas críticas, médicos generales que prestan sus servicios en áreas de atención de urgencias, médicos especialistas técnicos en urgencias médicas y paramédicos, así como, residentes, médicos internos y estudiantes de medicina.

El curso está íntimamente asociado a códigos QR, que se relacionan, en la plataforma multimedia, con videos específicos de cada tema a los que se accede fácilmente con un teléfono móvil u otro accesorio digital. En ellos se analiza la clasificación, mecanismos de producción y ejemplos didácticos de las arritmias más importantes.

El texto principia con la enseñanza del Método Poligráfico Deductivo para la comprensión e interpretación de los ritmos cardiacos, para posteriormente, profundizar en la interpretación de ritmos cardiacos o arritmias. Para su fácil comprensión mezclé, de forma original, pentagramas de las secuencias de conducción eléctrica, trazos electrocardiográficos, vistas dinámicas de monitor y cuadros de descripción de los trastornos del ritmo, lo cual denominé: Método Poligráfico Deductivo. Para complementar el curso, en el último capítulo, anexamos trazos electrocardiográficos de arritmias para prácticas guiadas, las cuales se pueden localizar también, en el segmento de electrocardiogramas del área de educación de nuestra página:

www.cardioscience.com.mx. Sinceramente esperamos que nuestro curso sea útil, especialmente para mis exalumnos y alumnos. Les deseamos buena suerte en espera de sus comentarios a través de nuestros diversos canales de comunicación.

Dr. José Jorge Hakim Vista
Profesor titular de cardiología. Facultad de medicina
Universidad Veracruzana

MÓDULO 10:
INTERPRETACIÓN DE ARRITMIAS CARDIACAS
OBJETIVOS DEL CURSO DE ARRITMIAS

Con la finalidad de complementar el conocimiento de los aspectos electrocardiográficos fundamentales en la interpretación de los ritmos cardiacos e integrarlos a la práctica clínica, se elaboró el presente módulo, en el cual, además de definir los objetivos generales, se analizan diversas clasificaciones de arritmias cardiacas y los mecanismos fisiopatológicos generadores de las taqui y bradiarritmias.

Debido a la diversidad de conceptos, clasificaciones y terminología, el inicio de este módulo es complejo, pero conforme avance se concretarán los conocimientos básicos para facilitar la comprensión, el análisis y la interpretación de los ritmos cardiacos.

Los objetivos generales del curso son:

1. Identificar la secuencia de conducción del impulso cardiaco, en estado normal y patológico, en trazos de monitor o impresos en papel electrocardiográfico.
2. Conocer y explicar, el rango del intervalo PR y las características del complejo QRS, que caracterizan al ritmo normal o sinusal.
3. Conocer las claves del ritmo sinusal, en términos de frecuencia, regularidad y ritmo.
4. Analizar el ritmo cardiaco y la relación entre las ondas P y los complejos QRS, así como determinar la regularidad e irregularidad de diversos trazos electrocardiográficos.
5. Describir los rangos típicos básicos que caracterizan a las principales arritmias.

La importancia de este curso radica en cumplir los objetivos mencionados. Se logrará realizar rápidamente el análisis deductivo de los trazos electrocardiográficos para asistir, de manera eficiente, a los pacientes en situaciones críticas o de urgencia, ya que el conocimiento e identificación de los diferentes ritmos del corazón es la base de los protocolos de reanimación cardiovascular avanzada.

Figura 1 muestra la secuencia de trazos en monitor de un paciente de 65 años de edad con infarto agudo de miocardio en evolución que ingresa al servicio de urgencias con dolor opresivo precordial. En el trazo A, el ritmo cardiaco es regular y está asociado a elevación del segmento ST con complejos QRS normales. Posteriormente, en los trazos de B a G existen extrasístoles ventriculares unifocales cada vez más frecuentes que se asocian a la aparición, en secuencia, de extrasístoles multifocales, en duplas, fenómeno de R sobre T y taquicardia ventricular. A continuación, el paciente presenta palidez, sudoración e incremento de dolor en el pecho con disminución notable de la presión arterial, hasta perder el conocimiento. Por lo que se inician, de manera tardía, las maniobras de reanimación cardiopulmonar avanzada, asociadas a la ausencia de presión arterial y crisis convulsivas relacionadas con la presencia de fibrilación ventricular de espiga pequeña y finalmente asistolia.

La identificación de la alteración del ritmo cardiaco y el conocimiento de sus consecuencias, permitirá, como en el caso presentado previamente, tratar en tiempo y forma el desequilibrio eléctrico y, probablemente, evitar un desenlace fatal.

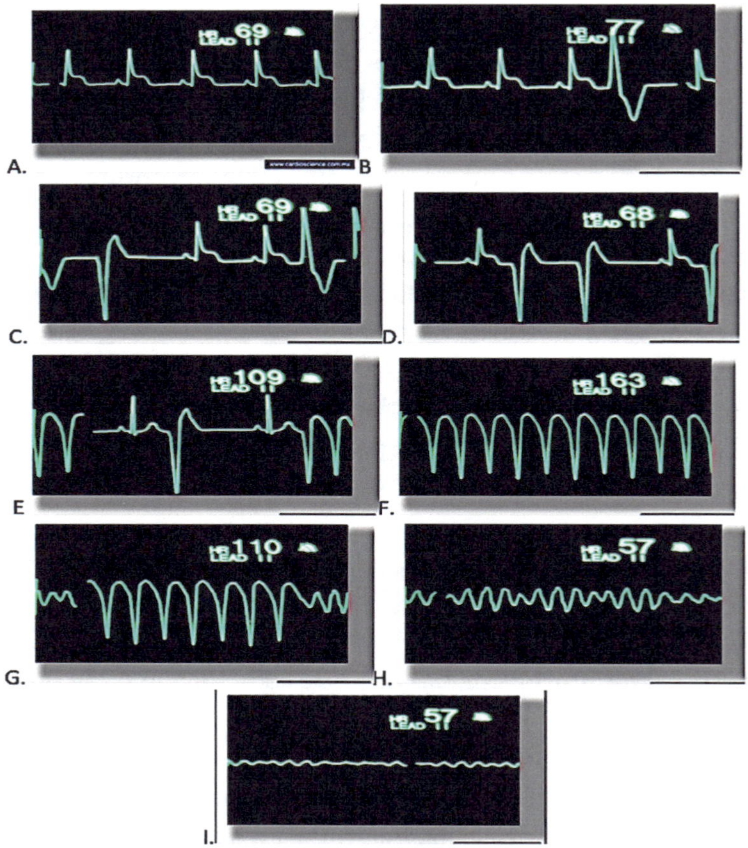

Figura 1. Secuencia de trazos electrocardiográficos de paciente, en urgencias, con infarto al miocardio complicado: A. Sinusal, B. Extrasístoles aisladas, C. Multifocales, D. Pareadas, E: R sobre T, F/H: Taquicardia y Flutter ventricular, I: Fibrilación ventricular.

DEFINICIONES Y CLASIFICACIÓN DE LAS ARRITMIAS CARDIACAS

Existen diversas clasificaciones de las alteraciones del ritmo cardiaco. La Figura 2 muestra una de las más sencillas, debida al origen anatómico que genera la arritmia.

En la Figura 3 se analiza y profundiza sobre las alternativas de clasificación de las arritmias y considera las siguientes posibilidades: anomalías de la frecuencia cardiaca, del complejo QRS, de la regularidad del ritmo, de la regularidad de la onda P, de la relación P-QRS, el ritmo caótico y la ausencia de actividad.

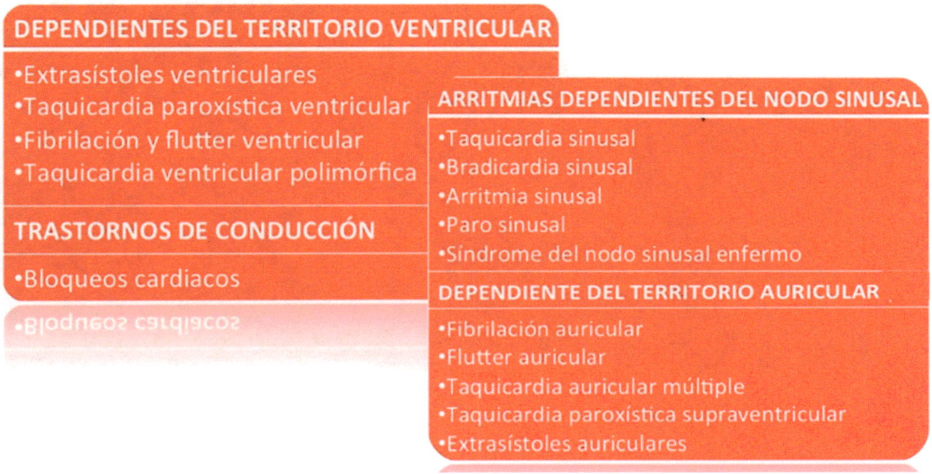

Figura 2. Clasificación básica de arritmias cardiacas.

Es esencial definir términos para comprender la clasificación y el estudio de las arritmias. Iniciemos con el estudio de la frecuencia cardiaca, el cual es un parámetro muy importante, cuyos valores normales varían con la edad. La frecuencia cardiaca en un adulto sano en reposo, oscila entre 60 y 100 latidos por minuto (lpm). Cuando la frecuencia disminuye por debajo de 60 lpm, se denomina bradicardia y si aumenta por arriba de 100 lpm, se denomina taquicardia, por lo tanto, se pueden presentar taquiarritmias, si la arritmia supera una frecuencia de 100 lpm o bradiarritmias, si la frecuencia de la arritmia es menor de 60 lpm. Estos conceptos tan sencillos son importantes ya que existen clasificaciones de la alteración del ritmo cardiaco que se basan en la frecuencia, y las clasifican en taquiarritmias y bradiarritmias.

Como muestra la Figura 3, se reconocen como ejemplos de taquiarritmias: la taquicardia sinusal, la taquicardia supraventricular y la taquicardia ventricular. Como ejemplo de bradiarritmias en general: al paro sinusal, el bloqueo sinoatrial, la bradicardia sinusal, el ritmo de escape nodal o ventricular y el bloqueo auriculoventricular, siendo este último, básicamente, un trastorno en la conducción del impulso nervioso intracardiaco.

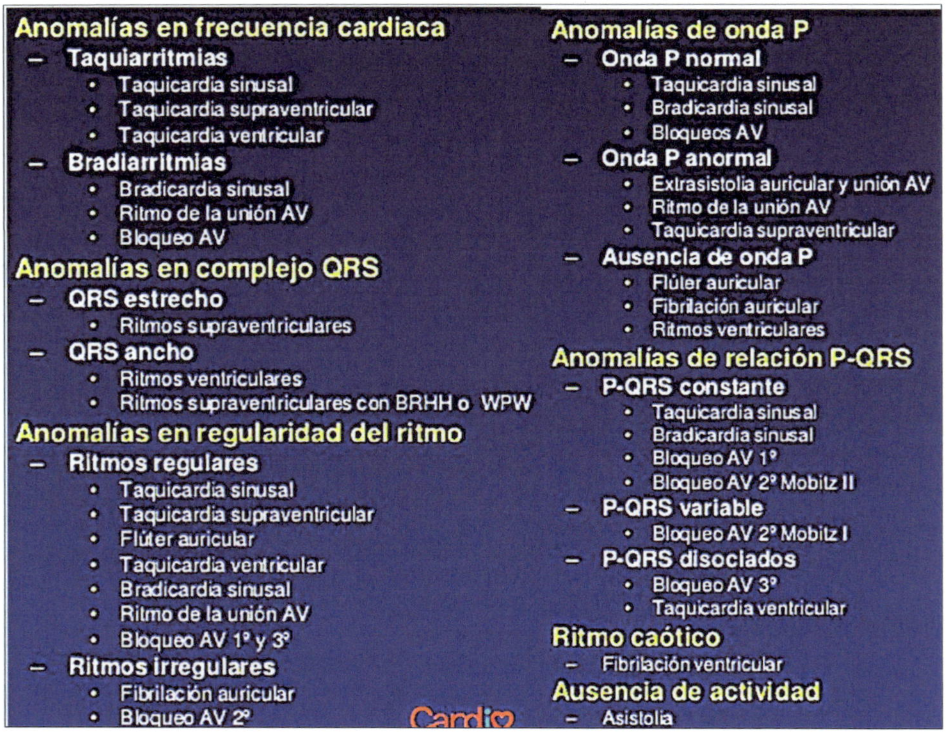

Figura 3. Diversos métodos de clasificación de las arritmias cardiacas.

La clasificación de arritmias cardiacas, basada en el origen anatómico, incluye a las generadas a nivel sinusal, auricular, en el tejido unión o nodo auriculoventricular (AV) y a nivel ventricular y es similar a las presentadas en las Figuras 2 y 4.

Las arritmias de origen sinusal son: taquicardia y bradicardia sinusal, taquicardia sinusal inapropiada, arritmia sinusal o respiratoria, paro sinusal, bloqueo sinoauricular. Las dependientes del territorio auricular son: flutter y fibrilación auricular, taquicardia auricular focal y multifocal y las extrasístoles auriculares. Las dependientes de la unión auriculoventricular serían: las extrasístoles y escapes nodales, la taquicardia por reentrada intranodal, por reentrada auriculoventricular con conducción ortodrómica o antidrómica y la taquicardia automática de la unión. Las taquicardias ventriculares son: los escapes ventriculares, las extrasístoles ventriculares mono y polimórficas, la taquicardia y flutter ventricular, de torsión de puntas, y la fibrilación ventricular (Fig. 4).

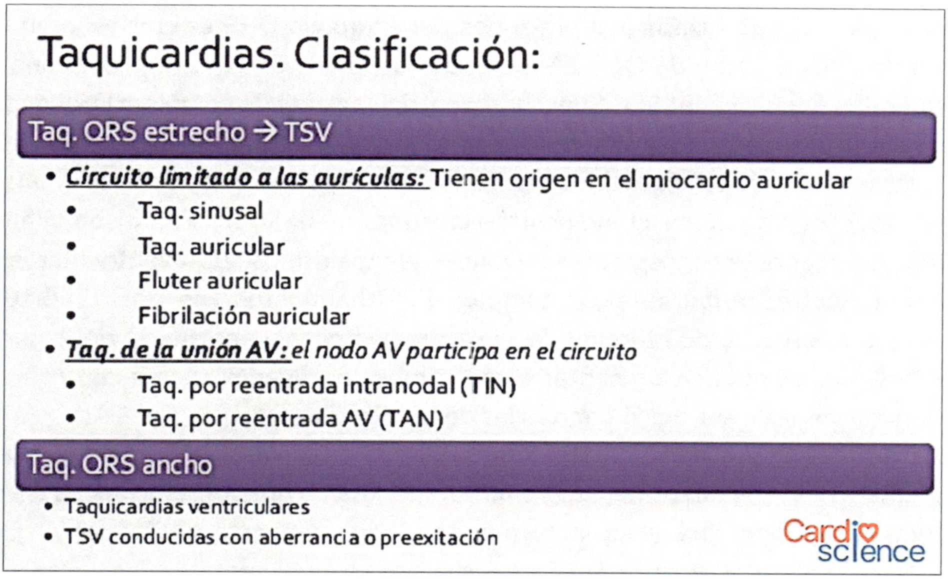

Figura 4. Clasificación de arritmias basada en el origen anatómico.

El término taquicardia supraventricular se usa con frecuencia para describir diferentes patologías (Fig. 5), el término correcto se refiere a cualquier tipo de taquicardia, es decir, con frecuencia mayor de 100 lpm, que se origine por arriba de los ventrículos, incluyendo la taquicardia sinusal, pero muy a menudo, se utiliza como sinónimo de taquicardia supraventricular paroxística.

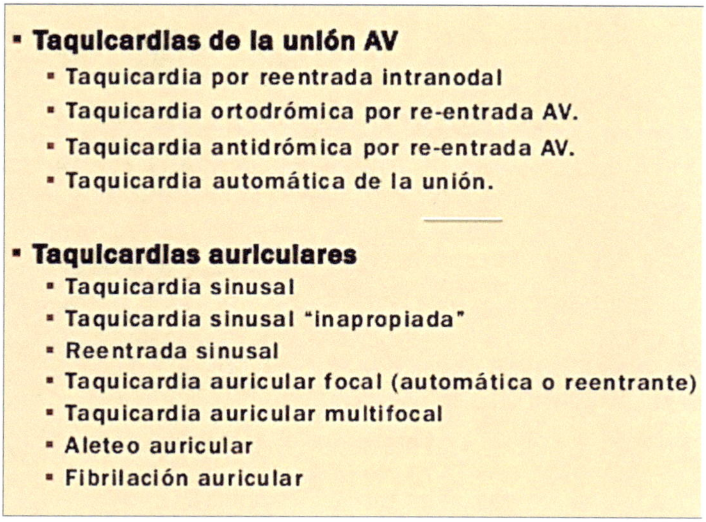

Figura 5. Tipos específicos de taquicardias supraventriculares.

Las anomalías asociadas a alteraciones del complejo QRS se clasifican en anomalías de QRS ancho y de QRS angosto. Las arritmias de complejo QRS angosto son aquellas que se generan a nivel supraventricular y las de complejo QRS ancho a nivel ventricular, aunque pueden ser arritmias supraventriculares que conducen con aberrancia por la presencia de bloqueo de la rama previo o conducción anómala por una vía accesoria anómala, como ocurren el síndrome de Wolff Parkinson White.

Para reforzar este concepto, les recuerdo que los ritmos supraventriculares cursan en el electrocardiograma con complejos QRS angostos, menores de 0.10 segundos, pero en caso de bloqueo de rama preexistente o aberrancia del complejo QRS (> 0.12), se pueden presentar como ritmos supraventriculares con complejo QRS ancho y puede ser difícil diferenciar de un ritmo ventricular.

El tratamiento y consecuencias clínicas de las arritmias ventriculares y supraventriculares es muy diferente. Los ritmos ventriculares pueden asociarse a severas consecuencias hemodinámicas, incluso pueden causar muerte súbita, por lo que es importante realizar el diagnóstico diferencial, para lo cual contamos con gran variedad de algoritmos. El antecedente de daño estructural aumenta las posibilidades de que una taquicardia aberrante es de origen ventricular.

RITMO	COMPLEJO ESTRECHO
REGULARES	Taquicardia supraventricular paroxística
	Taquicardia atrial Unifocal
	Fluter Atrial
	Taquicardia de la Unión AV
	Taquicardia sinusal
IRREGULARES	Fibrilación Atrial respuesta ventricular rápida
	Taquicardia atrial multifocal
Cardio science	Fluter Atrial respuesta ventricular variable.

Figura 6. Clasificación de arritmias con complejo QRS estrecho: rítmicas (regulares) y arrítmicas (irregulares).

Como muestra la Figura 6, las alteraciones del ritmo cardiaco, con complejo QRS estrecho o supraventriculares, también se pueden clasificar según la regularidad del ritmo, esto es, existen arritmias rítmicas y arritmias o irregulares, las rítmicas son: taquicardia sinusal, taquicardia supraventricular, taquicardia ventricular, bradicardia sinusal, ritmo del nodo auriculoventricular o de la unión auriculoventricular, el bloqueo de primer y tercer grado. Ejemplos de ritmos irregulares son: el flutter con modificación de la respuesta ventricular por fármacos, la fibrilación auricular y el bloqueo auriculoventricular de segundo grado.

Las anomalías de la onda P se utilizan para clasificar las arritmias, aquellas con ondas P normal, con ondas P anormales y con ausencia de la onda P. Ejemplos de arritmias con onda P normal son: taquicardia sinusal, bradicardia sinusal y el bloqueo auriculoventricular. Ejemplos de arritmias con la presencia de onda P anormal son: las extrasístoles auriculares o de la unión auriculoventricular (AV), el ritmo de la unión AV y la taquicardia supraventricular y ejemplos de arritmias con ausencia de la onda P son: el flutter o la fibrilación auricular y los ritmos ventriculares.

Típicamente, el radio o relación de la onda P con el complejo QRS se refiere a que, normalmente, antes de cada complejo QRS debe existir una onda P. Las anomalías de la relación P-QRS o el radio P-QRS pueden servir para la clasificación de las arritmias, ya que existen arritmias con radio P-QRS constante, variable y disociado, ejemplo:

- Arritmias con radio P-QRS constante son: taquicardia y bradicardia sinusal, bloqueo AV de primer y de segundo grado Mobitz II.
- Arritmias con radio P-QRS variable, es decir, que a veces si existe relación P-QRS y a veces se pierde sería el bloqueo AV de segundo grado Mobitz I.
- Arritmias con radio P-QRS disociado, es decir, donde la onda P no está relacionada con el complejo QRS y presentan diferente frecuencia como la taquicardia ventricular y en el bloqueo auriculoventricular de tercer grado.

Existen diferentes tipos de arritmias. Uno de ellos es la fibrilación ventricular, clasificada como ritmo caótico; otro es la asistolia, clasificada como arritmia con ausencia de actividad eléctrica. En resumen, hemos revisado diversos métodos para la clasificación de las arritmias, cuya utilidad depende del contexto en donde se estén empleando, lo importante es deducir y comprender la secuencia de activación de las arritmias para clasificarlas y diagnosticarlas correctamente.

En las Figuras 7 y 8, se muestran modelos gráficos útiles para comprender las diversas secuencias de activación del impulso cardiaco según su origen. En el primer módulo de ambas imágenes, se presenta la secuencia de activación normal, la cual parte del nodo sinusal, llega al atrio, pasa el nodo AV y finalmente se desplaza al ventrículo, lo cual genera la imagen electrocardiográfica normal típica, con la presencia onda P, seguida del complejo QRS no ancho, es decir menor de 0.10 segundos, asociados por el intervalo PR de magnitud normal, entre 0.12 a 0.20 milisegundos (mseg), seguidos del segmento ST isoeléctrico (valor cero) y la onda T, que presenta la misma polaridad del complejo QRS, es decir, ambos son positivos (hacia arriba de la línea isoeléctrica).

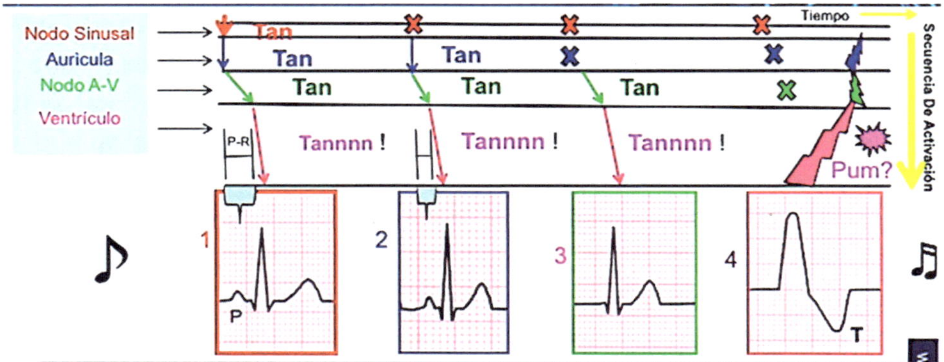

Ritmo	1.Sinusal	2. Auricular	3. Nodal	4. Ventricular
P Onda	Presente	Presente	Ausente	Ausente
P-R Intervalo	Presente de 0.12 a 0.21Seg	≤ 0.12 Seg	Ausente	Ausente
QRS Duraciòn	≤ 0.10 Seg. (Delgado)	≤ 0.10 Seg. (Delgado)	≤ 0.10 Seg. (Delgado)	≥ 0.12 (Ancho o Aberrante)
T Onda	Si R es + T es +	Si R es + T es +	Si R es + T es +	Invertida a R

www.cardioscience.com.mx

Figura 7. Modelos gráficos de las secuencias de activación del impulso cardiaco; 1. Sinusal, 2. Auricular, 3. Nodal, 4. Ventricular.

En el segundo módulo se representa el impulso que se origina a nivel atrial o auricular, en este caso, la activación se puede realizar con una dirección normal, es decir, del techo de la aurícula al ventrículo, de arriba hacia abajo; también se puede hacer de manera inversa: de la porción baja o inferior de la aurícula hacia arriba o techo auricular. Esto produce que la morfología de la onda P sea diferente (negativa) a la onda P sinusal normal (positiva) y, en ambos casos, se asocia a un intervalo PR de menor longitud al normal (0.12 a 0.20 mseg), es decir, menor de 0.12 seg, ya que el trayecto de estimulación de la aurícula al nodo AV es menor (Fig. 8).

En el tercer módulo de ambas imágenes, se representa el ritmo nodal, en el cual el impulso se origina en el nodo AV y este puede activar primero a la aurícula y posteriormente al ventrículo o primero al ventrículo y posteriormente a la aurícula. En caso de que el impulso se origine en el nodo AV y se estimule inicialmente la aurícula, la onda P está presente antes del complejo QRS, con morfología diferente al ritmo sinusal, asociada a un intervalo PR corto y complejos QRS normales. En los módulos C y D de la Figura 8 se ejemplifica la activación supraventricular a partir del nodo auriculoventricular. Cuando se activan al mismo tiempo la aurícula y el ventrículo, la onda P se encuentra oculta en el complejo QRS y no se manifiesta en el electrocardiograma y, en el caso de que se active la aurícula posterior al ventrículo, la onda P aparece después del complejo QRS, en el segmento ST o junto a la onda T, como lo muestra la Figura 9.

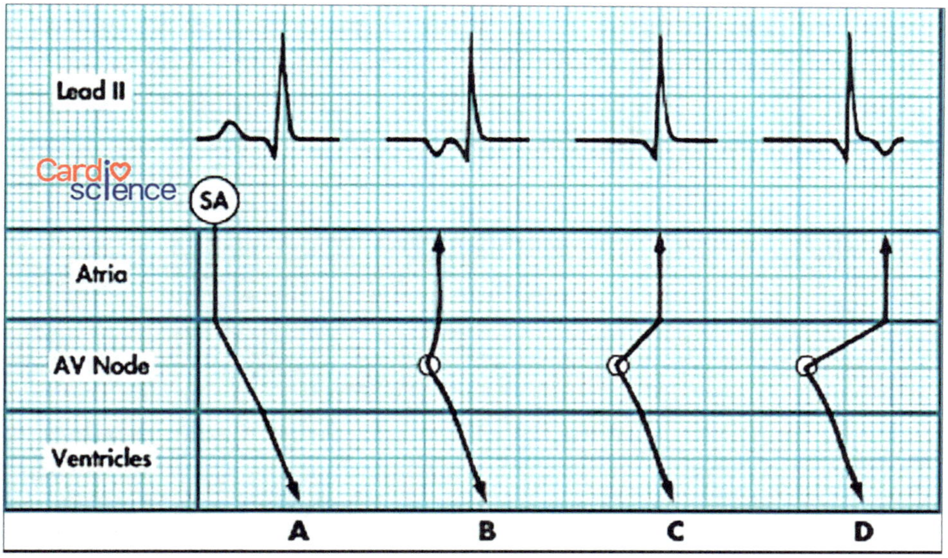

Figura 8. Secuencias de activación: A. Sinusal, B. Auricular, C. Nodal con activación auricular y ventricular simultáneas, D. Nodal con activación ventricular inicial.

Para el diagnóstico y clasificación de las arritmias, también es de utilidad conocer los intervalos RP y PR, ya que, dependiendo esta relación podemos realizar el diagnóstico diferencial, entre taquicardia auricular, taquicardia por reentrada en el nodo auriculoventricular o taquicardia por reentrada auriculoventricular.

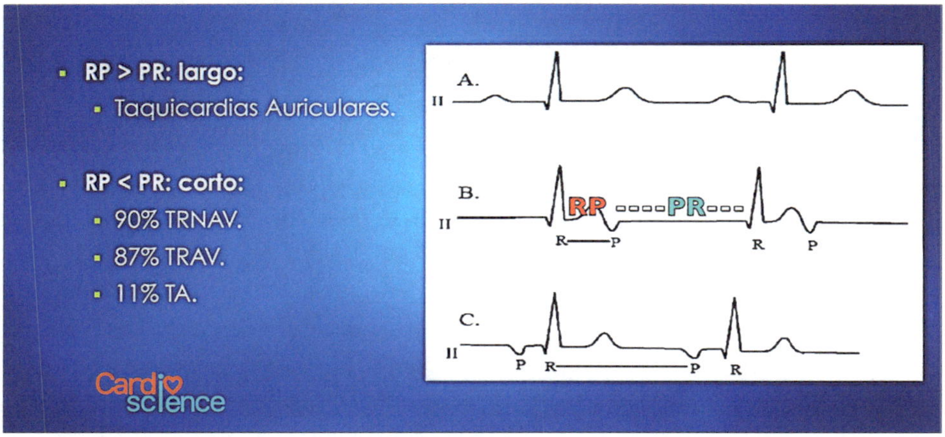

Figura 9. Intervalos RP y PR para el diagnóstico diferencial de taquicardia auricular, taquicardia por reentrada nodal y taquicardia por reentrada auriculoventricular.

La Figura 9 muestra, en el trazo electrocardiográfico A, el esquema de un ritmo sinusal normal en donde el intervalo de RP es más largo que el intervalo PR. En el trazo B, el intervalo RP es más corto que el intervalo PR y en el trazo C, el intervalo

PR es más corto que el intervalo RP. En presencia de taquicardia auricular, el intervalo RP es mayor que el PR y en el caso de la taquicardia por reentrada en el nodo auriculoventricular, así como en la taquicardia con reentrada auriculoventricular el intervalo RP es menor que el intervalo PR.

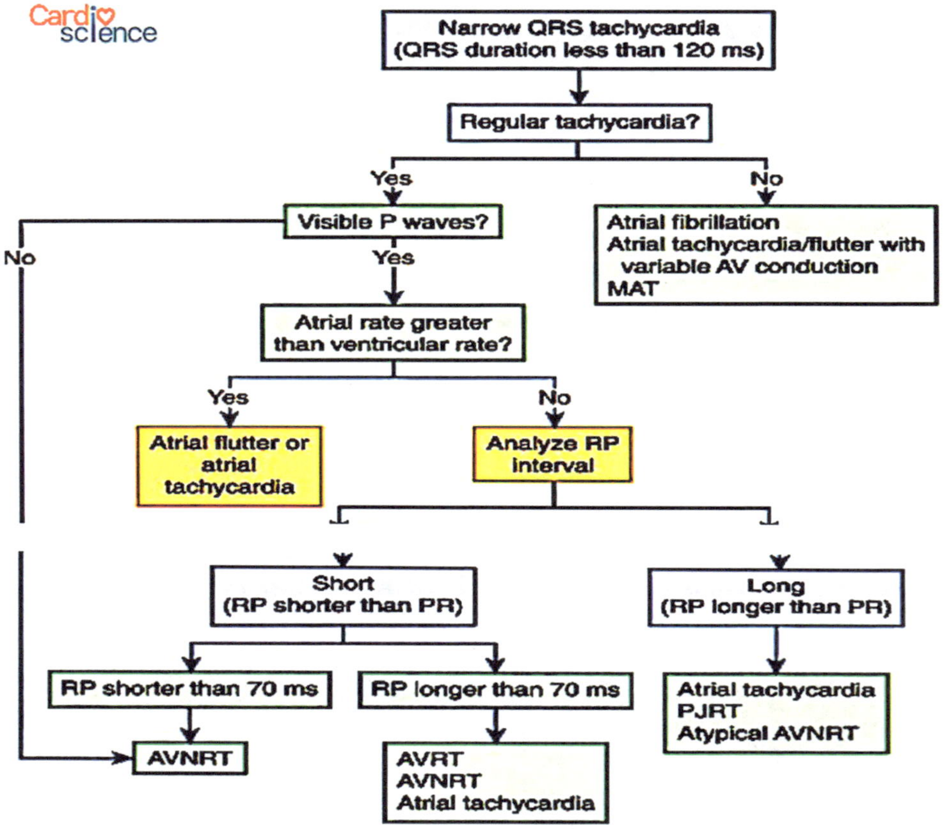

Figura 10. Algoritmo para el diagnóstico diferencial de taquiarritmias con base en los intervalos RP y PR. MAT: Taquicardia auricular multifocal, AVNRT: Taquicardia por reentrada nodal, AVRT: Taquicardia por reentrada auriculoventricular.

Recordemos que la presencia de onda P después del complejo QRS se debe a que el impulso nodal o auricular conduce primero hacia los ventrículos y posteriormente a la aurícula y que la presencia de onda P con morfología anormal antes del complejo QRS se debe a que la estimulación auricular o nodal estimula inicialmente a la aurícula y posteriormente al ventrículo. También la onda P puede estar oculta en el complejo QRS, lo cual ocurre cuando la activación de aurícula y ventrículo se realizan al mismo tiempo, como lo demuestra el módulo C de la Figura 8.

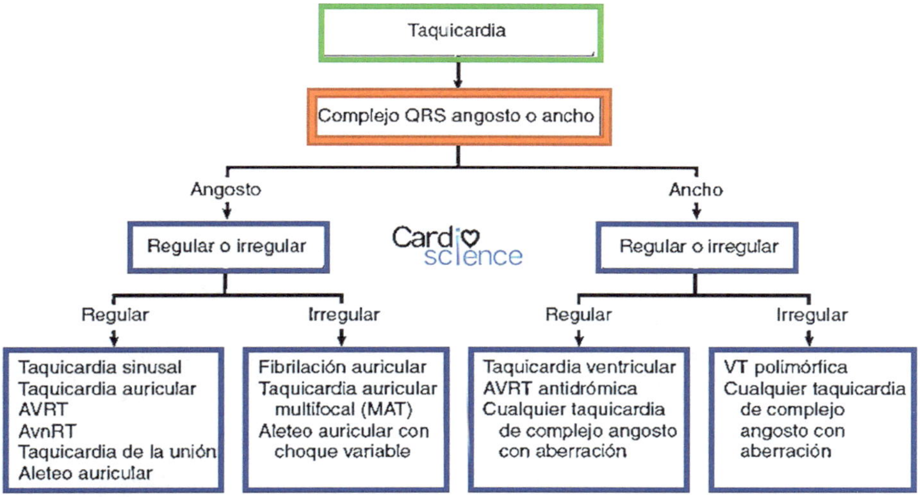

Figura 11. Algoritmo para el diagnóstico diferencial de taquiarritmias. AVNRT: taquicardia por reentrada nodal, AVRT: taquicardia por reentrada auriculoventricular, VT; taquicardia ventricular.

En las Figuras 10 y 11 se muestran ejemplos de algoritmos para el diagnóstico diferencial de taquiarritmias, donde, después de corroborar que la frecuencia cardiaca es mayor de 100 lpm, se mide la duración del complejo QRS y si éste es menor de 0.12 mseg, se considera al evento como taquicardia con QRS estrecho o angosto. Posteriormente se analiza el intervalo R-R y diferenciamos si la alteración del ritmo, es regular (rítmica) o irregular (arrítmica) y, según el resultado de este análisis, consideramos las diversas posibilidades diagnósticas. Como muestra la Figura 10, es importante establecer la presencia o ausencia de la onda P, si la frecuencia auricular atrial es mayor que la ventricular y también, cuál es la duración del intervalo RP respecto al intervalo PR para lograr el diagnóstico más probable de la taquiarritmia en estudio.

Las arritmias más frecuentes en la práctica clínica son: la taquicardia y bradicardia sinusal, el flutter auricular, la fibrilación auricular, la taquicardia supraventricular, las extrasístoles supraventriculares y ventriculares (Fig. 12). Si seguimos las clasificaciones descritas previamente para llegar al diagnóstico diferencial de las arritmias, el grado de dificultad es mayor, así que intentaremos en los próximos capítulos, con base en la deducción, el sentido común y el conocimiento de la secuencia de activación normal del corazón, facilitar su comprensión.

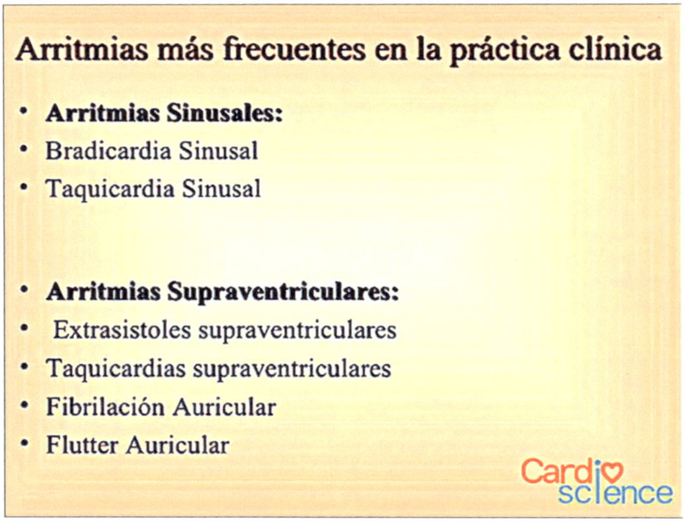

Figura 12. Arritmias más frecuentes en la práctica clínica.

MECANISMOS GENERADORES DE LAS ARRITMIAS CARDIACAS

Los mecanismos generadores de las taquiarritmias cardiacas se resumen en la Figura 13 y son:

1. Trastornos en la conducción del impulso, que incluyen:
- Mecanismos de reentrada anatómica.
- Mecanismo de reentrada funcional.

2. Trastornos en la formación del impulso por alteración del automatismo que incluyen:
- Automatismo normalmente alterado.
- Automatismo anormal.
- Actividad desencadenada por pospotenciales tardíos o pospotenciales tempranos o precoces.

Trastornos de la conducción	*Automatismo*
Reentrada	Automatismo normal alterado
Reentrada anatómica	Automatismo anormal
Reentrada funcional	*Actividad desencadenada*
	Pospotenciales tardíos
	Pospotenciales precoces

Figura 13. Mecanismos generadores de las taquiarritmias cardiacas: trastornos de la conducción del impulso y alteración del automatismo.

Los mecanismos generadores de bradiarritmias son:

1. El fallo en la generación del impulso cardiaco.
2. El fallo en la propagación del impulso cardiaco.

La actividad eléctrica normal del ciclo cardiaco o secuencia de activación normal del corazón, inicia en el nódulo sinoauricular o sinusal y continúa propagándose a todo el corazón. Cuando todas las fibras cardiacas se encuentran despolarizadas, se encuentran en una fase completamente refractaria o despolarizadas y el impulso cardiaco se extingue. Sin embargo, si un grupo aislado de fibras no se activó durante la onda inicial de despolarización, estas fibras pueden excitarse antes de que se extinga el impulso, porque aún están a tiempo de despolarizarse y en este contexto, pueden volver a excitar otras fibras previamente despolarizadas, que ya se recuperaron de su despolarización inicial. Este tipo de proceso fisiopatológico en la generación de arritmias, recibe diversos nombres como: reentrada (el término empleado más común) excitación rentrante, movimiento circular, latidos recíprocos, ecos o taquicardia recíprocamente, e indica una propagación repetida de la onda de activación que vuelve a su lugar de origen para activar nuevamente la zona ya activada (Fig. 14).

Reentrada anatómica
Reentrada funcional
Circuito guía o *leading circuit*
Reentrada anisotrópica
Reentrada «en ocho»
Reflejo
Reentrada de onda espiral (rotor)

Figura 14. Mecanismos generadores de las taquiarritmias cardiacas: tipos de reentrada.

El mecanismo de reentrada anatómica o reentrada clásica se origina en la existencia de un obstáculo anatómico no excitable, rodeado por una vía circular. El obstáculo anatómico determina la presencia de dos vías. Cuando el frente de onda encuentra el obstáculo, avanza por una de las vías, se le denomina bloqueo unidireccional y se propaga hasta el punto del bloqueo; lo que inicia el circuito de reentrada y vuelve a estimularlo.

En la Figura 15 se explica con detalle el mecanismo de reentrada para la generación de taquiarritmias. Imaginemos que en el nodo auriculoventricular existen dos vías: una vía de conducción rápida, representada por una liebre y, una vía de conducción lenta simbolizada por una tortuga. Una vez que se genera un extraestímulo, es decir, un estímulo eléctrico adelantado o extrasístole (foco ectópico) que sería una extrasístole auricular, la vía rápida que se encuentra despolarizada completamente y por donde pasó el impulso hacia el ventrículo, presenta un período de refractariedad relativa, mientras que, la vía lenta, representada por la tortuga, aún puede conducir el impulso hacia la porción ventricular del haz de His. La refractariedad absoluta de la vía rápida hace un bloqueo unidireccional, de la aurícula hacia el ventrículo, pero no del ventrículo hacia la aurícula. Cuando llega la tortuga a la posición baja del nodo AV, el impulso baja hacia el ventrículo, pero también regresa hacia la aurícula y se genera una reentrada.

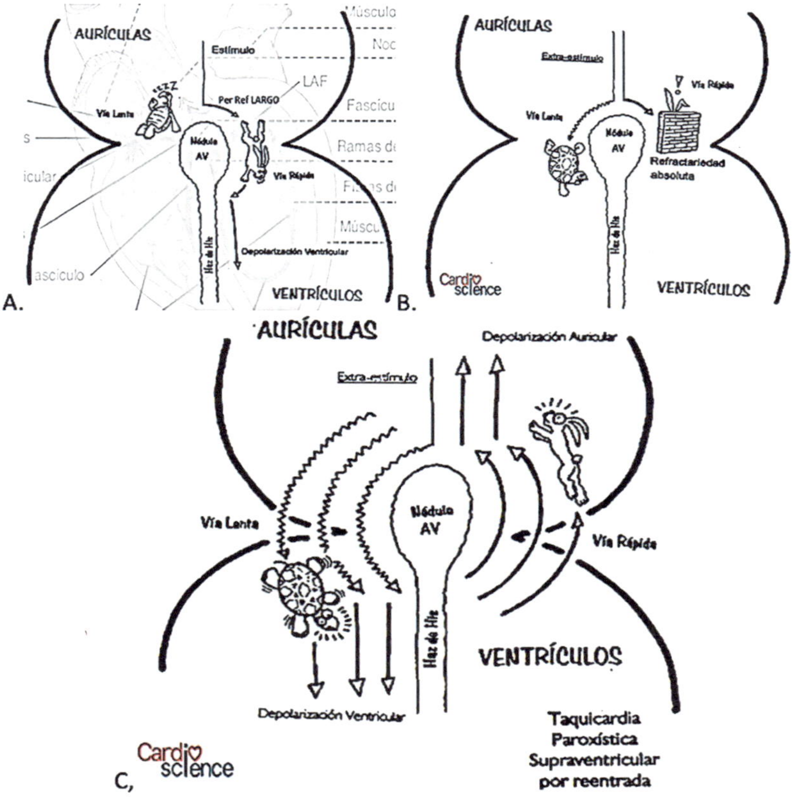

Figura 15. Mecanismos generadores de las taquiarritmias cardiacas: reentrada anatómica.

En el gráfico de la Figura 16, nuevamente representamos el mecanismo de reentrada, el cual presenta dos vías de conducción: una vía lenta o A y otra vía rápida o B. Una vez que el impulso ingresa a los ventrículos y se produce un impulso prematuro o una extrasístole auricular (debido a que la vía B está aún en periodo refractario), el impulso se bloquea por esta vía. En cambio, en la vía de conducción lenta, la extrasístole auricular pasa lentamente y el tejido refractario de la vía B, en ese momento, se encuentra ya recuperado o repolarizado por lo que el impulso puede desplazarse hacia el ventrículo y regresar hacia la aurícula, produciendo, una nueva estimulación y un circuito de reentrada del impulso a nivel del nodo AV. Este mecanismo de reentrada, también se puede presentar en los tejidos auricular y ventricular.

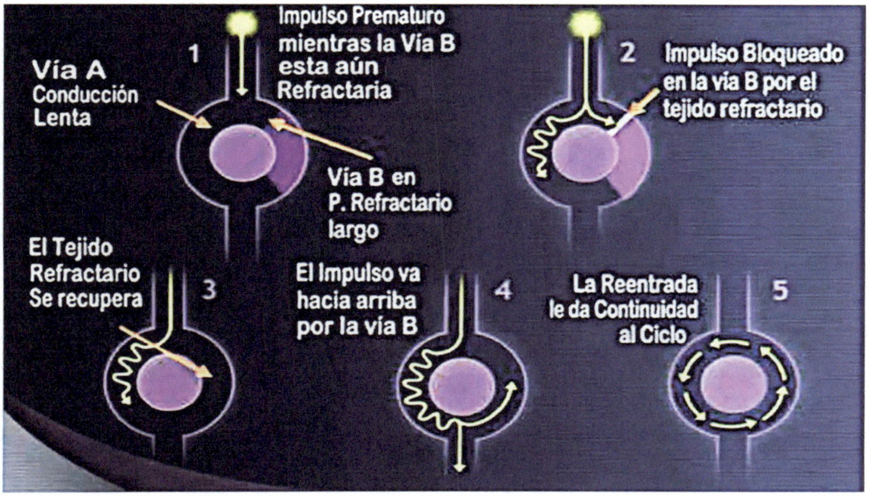

Figura 16. Mecanismos generadores de las taquiarritmias cardiacas: secuencia del mecanismo de reentrada anatómica.

La reentrada funcional es el circuito que no está determinado por obstáculos anatómicos. Está definido por la heterogeneidad dinámica de las propiedades electrofisiológicas del tejido involucrado (diferentes propiedades de conducción como la velocidad). La localización y el tamaño de los circuitos de reentrada funcionales pueden variar, pero generalmente son pequeños e inestables.

El ejemplo típico de reentrada funcional no anatómica se representa en la Figura 17. Muestra los mecanismos fisiopatológicos para la generación de la fibrilación auricular, la cual, es la más frecuente de las arritmias permanentes. La fibrilación auricular, se puede generar por microrreentradas múltiples o focos ectópicos con conducción fibrilatoria o por un rotor de alta frecuencia, sin que exista un lugar anatómico específico, ya que son múltiples reentradas o microrreentradas (Fig. 18).

Otros mecanismos para la producción de las taquiarritmias cardiacas, son los trastornos en la formación del impulso, los cuales se producen por alteración del automatismo y como ya comentamos, pueden ser:

- Automatismo normal alterado.
- Automatismo anormal.
- Actividad desencadenada por pospotenciales tardíos o tempranos.

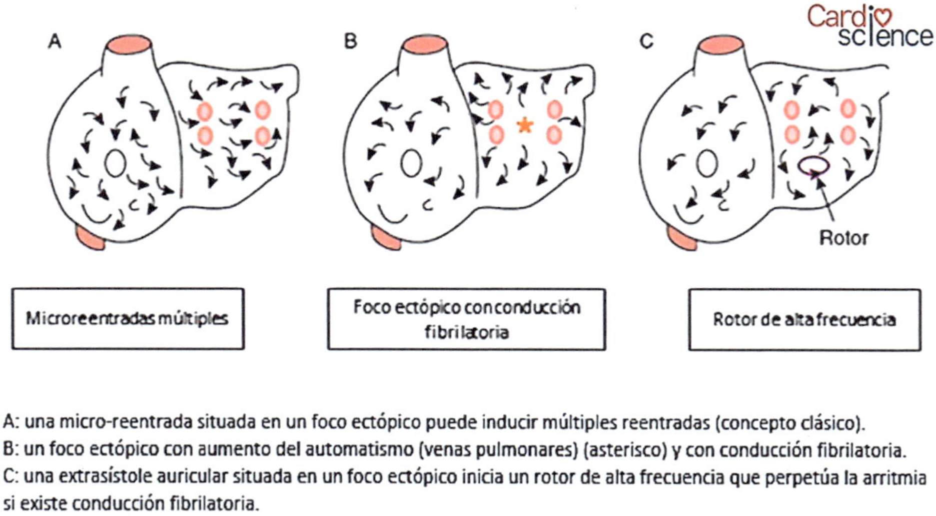

Figura 17. Mecanismo de reentrada funcional en fibrilación auricular: A. Micro reentradas múltiples, B. Foco ectópico con conducción fibrilatoria, C. Rotor de alta frecuencia.

La alteración en la formación del impulso se produce por un automatismo normal alterado, es decir, algunas células cardiacas especializadas, como las del nodo sinoauricular, el nodo auriculoventricular, el sistema de Purkinje, así como las células de ambas aurículas, poseen la propiedad de automatismo o actividad de marcapaso o capacidad de autoestimularse, por lo tanto, la supresión o potencialización de esta propiedad, puede generar arritmias cardiacas.

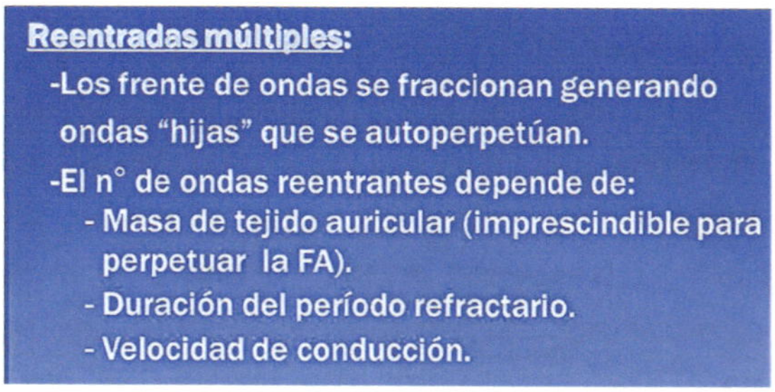

Figura 18. Mecanismos generadores de taquiarritmias cardiacas: características de la reentrada funcional en fibrilación auricular por microrreentradas múltiples.

Cuando se genera una alteración del automatismo de las células que están fuera de los sistemas de conducción eléctricos normales, se definen como focos ectópicos, los cuales son focos de automaticidad de marcapasos potenciales que presentan automaticidad alterada, y se manifiestan a nivel del tejido auricular, nodal o ventricular. En la Figura 19 se representan focos ectópicos a diferente nivel que producen sistemas patológicos de conducción.

Las células miocárdicas mecánicas, no marcapasos, de las aurículas y los ventrículos en condiciones normales no muestran actividad eléctrica espontánea, pero en situaciones patológicas pueden presentar propiedades de automatismo, donde el potencial diastólico máximo se eleva por arriba del potencial umbral, lo cual se explica por alteración de corrientes electrolíticas que, conjuntamente, dan lugar a una corriente despolarizarte de entrada y reducción en la conductancia del potasio. La frecuencia intrínseca de un foco automático anormal depende del potencial de membrana, es decir, cuando más positivo sea el potencial de membrana, más rápido será la frecuencia automática. Se postula que el automatismo anormal puede aparecer en los casos de: potasio extracelular elevado, pH intracelular bajo y exceso de catecolaminas.

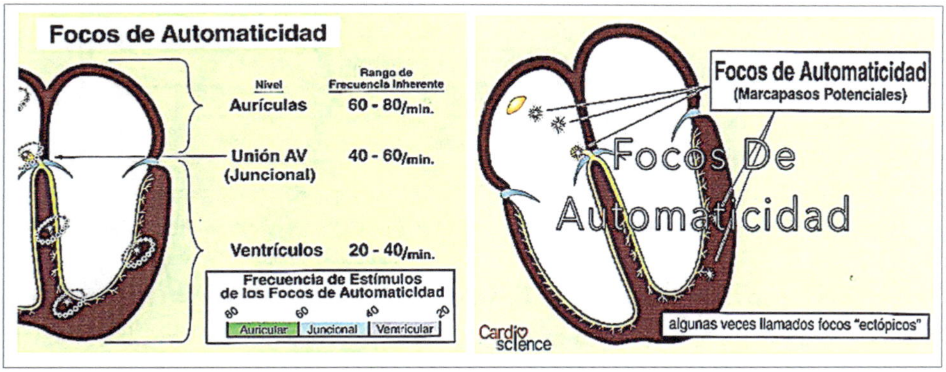

Figura 19. Mecanismos generadores de las taquiarritmias cardiacas: focos de automaticidad alterada por focos ectópicos.

La actividad desencadenada es otro mecanismo de producción de taquiarritmias y se define como la iniciación del impulso causado por pospotenciales, los cuales son oscilaciones del potencial de membrana que se producen durante o, inmediatamente después de un potencial de acción precedente. Los pospotenciales, únicamente pueden producirse en presencia de un potencial de acción previo que es el desencadenante, por lo tanto, si después de este potencial de acción, el potencial de membrana alcanza el potencial umbral, se va a generar un nuevo potencial de acción que produce una nueva respuesta desencadenada y así se puede perpetuar el mecanismo. Las causas de pospotenciales precoces son: frecuencia cardiaca lenta, bradicardia, bloqueo cardiaco completo, la distensión mecánica, baja de potasio, calcio y magnesio, hipoxia, acidosis, fármacos antiarrítmicos, antidepresivos, eritromicina, antihistamínicos y otros.

Como mencionamos, los mecanismos para la producción de las bradiarritmias cardiacas son: fallo en la generación y propagación del impulso nervioso intracardiaco. El fallo en la generación del impulso ocurre cuando las células marcapaso no son capaces de generar los impulsos eléctricos apropiados, esta forma de grave de arritmia se observa con frecuencia en el contexto de procesos degenerativos. Aunque cualquier foco automático normal puede estar afectado, es posible que su fallo, solo se aprecie cuando se produzca la supresión de la función de las células marcapasos superiores, por lo tanto, el fallo del nodo sinusal causará pausas de mayor o menor importancia dependiendo de la función de las células marcapaso subsidiarias (como los focos auriculares, nodo AV, tronco de His), como se grafica en el trazo electrocardiográfico de la Figura 20.

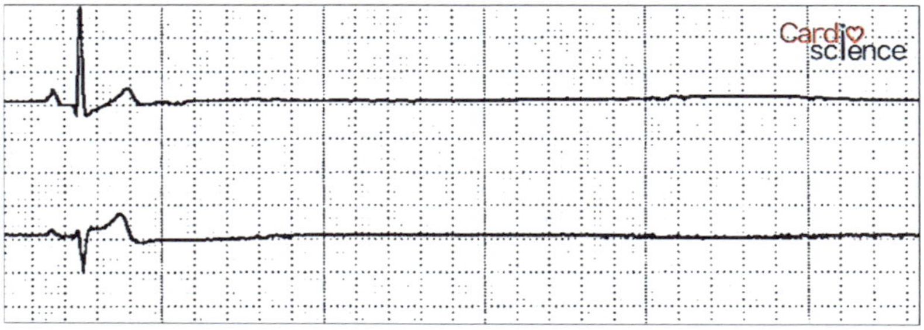

Figura 20. Mecanismo generador de las bradiarritmias cardiacas: fallo en la generación del impulso cardiaco que produce paro sinusal sin respuesta de otros focos subsidiarios.

Otro mecanismo para explicar las bradiarritmias es la falla en la propagación del impulso. Esto se refiere a la falta de conducción normal de los impulsos eléctricos generados por las células marcapasos a través del sistema de conducción. Este mecanismo implica una anomalía de la velocidad de conducción o un estado refractario del sistema de conducción, y puede causar bloqueos cardiacos a diversos niveles.

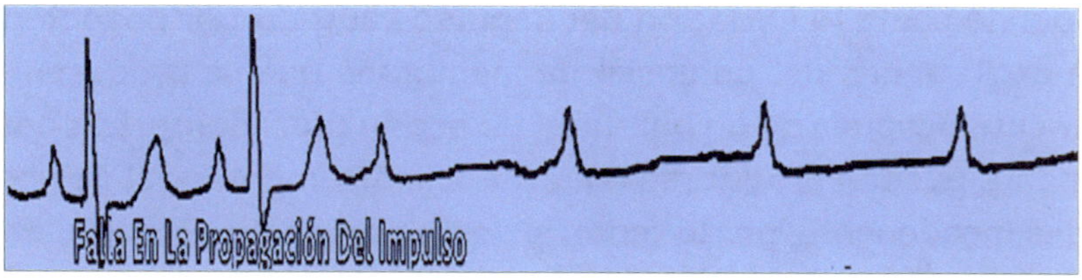

Figura 21. Mecanismo generador de las bradiarritmias cadíacas: fallo en la propagación del impulso cardiaco, bloqueo auriculoventricular completo.

Los factores que determinan la velocidad de conducción del impulso cardiaco son las propiedades activas y pasivas de la membrana celular, la eficacia estimuladora del impulso y la excitabilidad del tejido al que se transmite el impulso. Las uniones gap o hendiduras, desempeñan un papel crucial en la velocidad y la seguridad de la propagación del impulso.

Las Figuras 21 y 22 muestran trazos electrocardiográficos con bloqueos auriculoventriculares, de diverso grado. El bloqueo auriculoventricular, es un trastorno en el que los impulsos auriculares son conducidos con retraso a los ventrículos o no son conducidos en absoluto, en el momento en que la vía de conducción AV no está en un período refractario fisiológico, y es la primera indicación para el uso de marcapasos cardiacos. Tradicionalmente el bloqueo AV se clasifica en primero, segundo y tercer grado o completo, y en función a los registros de electrofisiología intracardiaca se pueden diferenciar en bloqueos suprahisianos, intrahisiano o infrahisianos.

Insistimos en recordar que los ritmos supraventriculares, en ausencia de bloqueo de rama o de síndromes de preexcitación como el Wolf Parkinson White, presentan complejos QRS estrechos. En la Figura 7, se grafica en los módulos 1, 2 y 3, los ritmos sinusales, auriculares y nodales respectivamente, los cuales se consideran como ritmos supraventriculares ya que presentan complejos QRS estrechos. En cambio, en el dibujo del modulo 4 de la misma Figura que corresponde a un ritmo ventricular, el complejo QRS es ancho, mayor de 0.12 mseg. Estas son las morfologías de base para el diagnóstico y la diferenciación de los ritmos cardiacos ventriculares y supraventriculares.

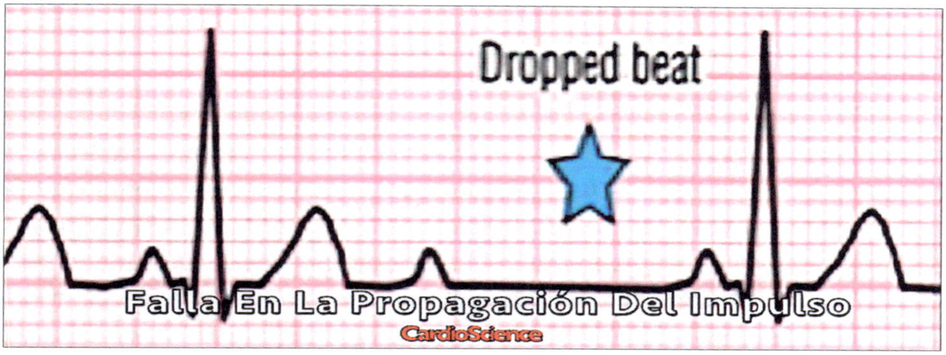

Figura 22. Mecanismo generador de las bradiarritmias cardiacas: fallo en la propagación del impulso cardiaco, bloqueo auriculoventricular de segundo grado Mobitz II.

Cuando existe un trastorno de la conducción del impulso intraventricular como el bloqueo de rama del haz de His crónico o la presencia de síndromes de preexcitación, como el síndrome de Wolf Parkinson White, se produce aberrancia (ensanchamiento) del complejo QRS lo cual, puede confundir el diagnóstico con ritmos ventriculares. Los trazos de la Figura 23 muestran como cuando se incrementa la frecuencia cardiaca, por fatiga del sistema de conducción o de las ramas de His, puede enlentecerse la conducción del impulso y producir conducción aberrante dependiente de frecuencia.

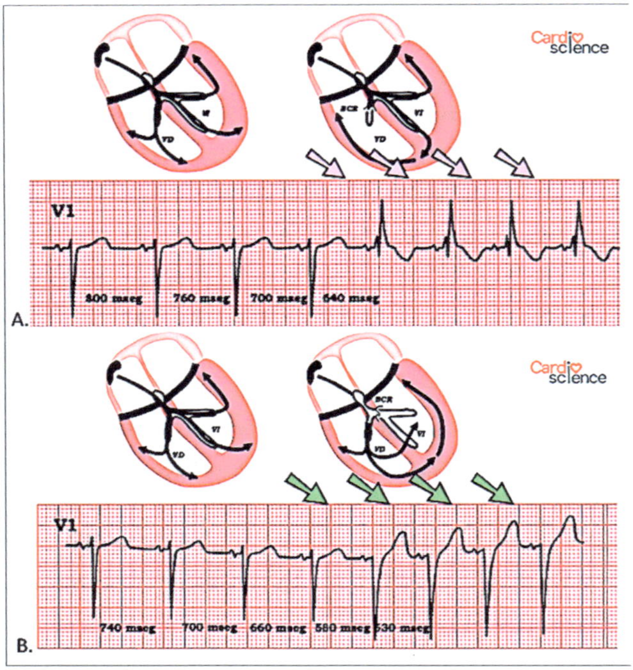

Figura 23. Mecanismo de aberrancia del complejo QRS dependiente de frecuencia cardiaca: A. Bloqueo de rama derecha, B. Bloqueo de rama izquierda.

El sencillo algoritmo de la Figura 24, es útil para determinar y clasificar las arritmias. Inicialmente se identifica la presencia o ausencia de onda P. Posteriormente se determina la frecuencia cardiaca, si es superior a 100 lpm o inferior de 60 lpm para clasificarla como taqui o bradiarritmia. Después se debe definir el ritmo, de acuerdo con la medición del intervalo R-R para determinar si es una arritmia rítmica o arrítmica. Es importante, al seguir el análisis, constatar la duración del complejo QRS, ya que, si es angosto, se trata de una arritmia supraventricular, y si es ancho debe considerarse como una arritmia ventricular o supraventricular con aberrancia.

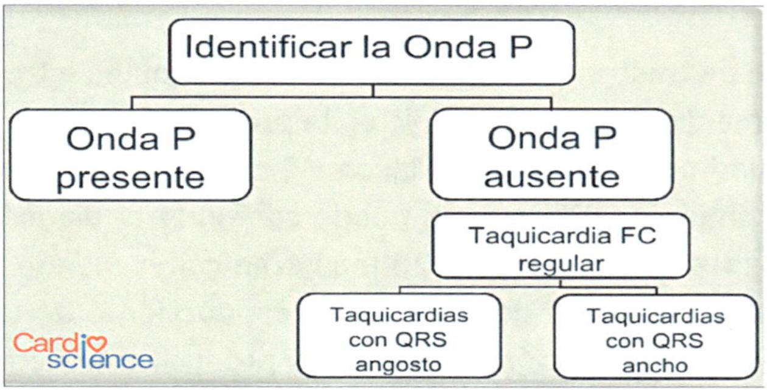

Figura 24. Algoritmo para el análisis y diagnóstico de las arritmias cardiacas.

El trazo electrocardiográfico de la Figura 25 muestra que la frecuencia cardiaca está aumentada, por arriba de 100 lpm, hay algunas ondas P, el complejo QRS no es ancho y los intervalos R-R son variables, por lo tanto, corresponde a una taquiarritmia arrítmica supraventricular, sin duda, donde se asocia ritmo sinusal con periodos de taquicardia nodal y de extrasístoles nodales (complejos QRS estrechos, sin onda P).

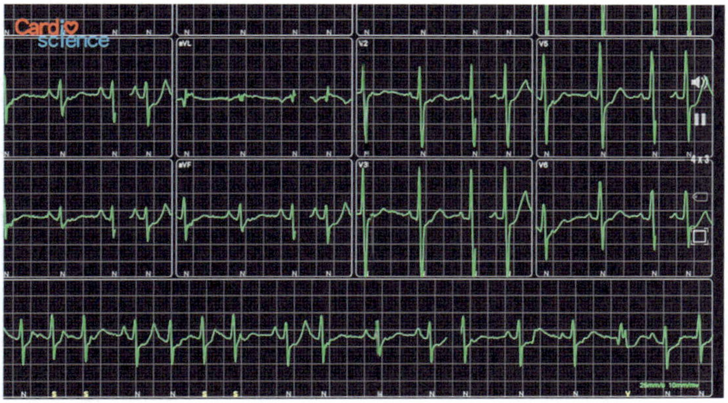

Figura 25. Electrocardiograma para el análisis y diagnóstico de las arritmias cardiacas: ritmo sinusal con periodos taquicardia y extrasístoles nodales.

En el trazo electrocardiográfico de la Figura 26 se presentan inicialmente cuatro latidos con onda P, frecuencia de 105 lpm y complejos QRS estrecho o no ancho, ritmo que corresponde a taquicardia sinusal, pero a partir del quinto latido es seguido de latidos con ausencia de la onda P, la frecuencia se incrementa notablemente y el complejo QRS es ancho, porque se trata de taquicardia ventricular.

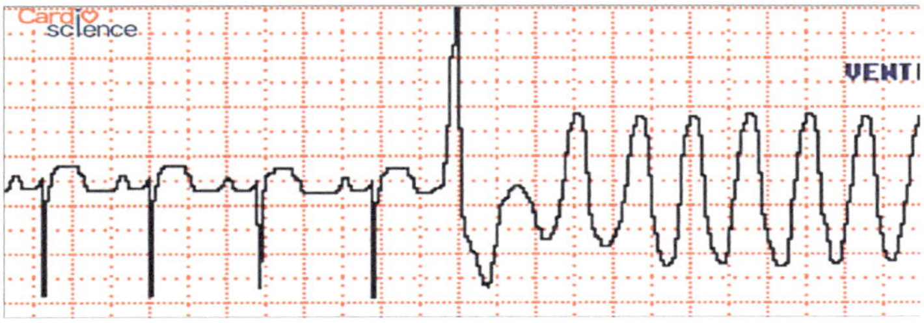

Figura 26. Electrocardiograma para el análisis y diagnóstico de las arritmias cardiacas: taquicardia sinusal en los primeros cuatro latidos seguido de taquicardia ventricular.

MÓDULO 10.1.
INTRODUCCIÓN AL MÉTODO DEDUCTIVO DE RITMOS CARDIACOS

Presentamos, en el presente módulo, el Método Poligráfico Deductivo de interpretación de arritmias cardiacas. Inicialmente repasaremos conceptos electrocardiográficos fundamentales en la metodología de su análisis como: secuencia de activación cardiaca y su relación con las deflexiones e intervalos electrocardiográficos, los diversos métodos del cálculo de la frecuencia cardiaca, la secuencia de análisis de las arritmias e identificación de las características de los diferentes ritmos, en especial, el análisis del ritmo sinusal.

SECUENCIA DE ACTIVACIÓN CARDIACA

La conducción eléctrica cardiaca se traduce en actividad mecánica o contracción de las fibras musculares, es decir, la contracción cardiaca es generada por los impulsos eléctricos que transitan en el sistema intrínseco especializado de conducción (Fig. 27). Las ondas del electrocardiograma corresponden a áreas específicas del corazón que sufren periodos de despolarización y repolarización, es decir, cuando se están contrayendo y relajando, respectivamente.

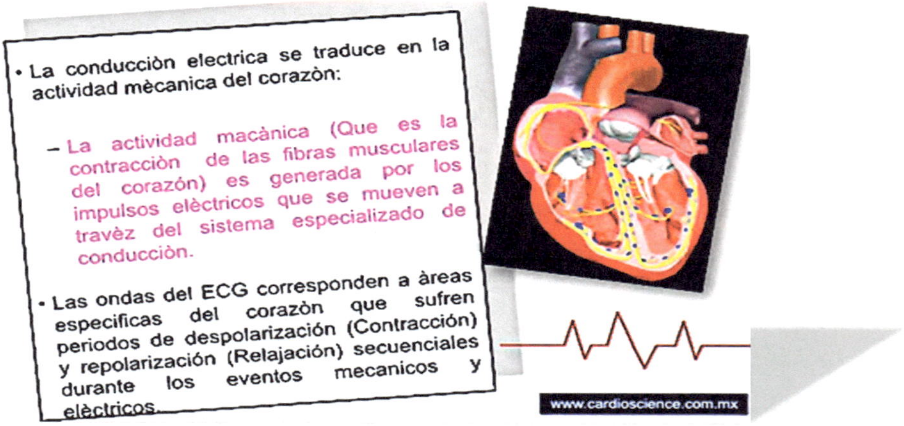

Figura 27. Secuencia de activación cardiaca y relación con las ondas electrocardiográficas.

La Figura 28 resume la secuencia de activación cardiaca que inicia en el nodo sinusal, el cual estimula y despolariza a las aurículas y produce la onda P del electrocardiograma. Posteriormente, existe un retraso fisiológico del impulso en el nodo auriculoventricular que se manifiesta como el intervalo PR del electrocardiograma. La conducción del impulso llega finalmente al sistema de Purkinje a través del tronco y ramas del haz de His y activa a los ventrículos, los cuales al despolarizarse producen el complejo QRS.

Por lo tanto, el electrocardiograma tiene el componente de despolarización auricular que es la onda P y el componente de despolarización ventricular que es el complejo QRS para, finalmente, producir la repolarización ventricular que se manifiesta como la onda T. Los fenómenos electromecánicos del ciclo cardiaco, generan las deflexiones u ondas del electrocardiograma, las cuales se inscriben en el papel milimétrico y cuyas características, deben ser especiales para poder determinar con exactitud el tiempo y voltaje de las deflexiones, como se representa en la Figura 29.

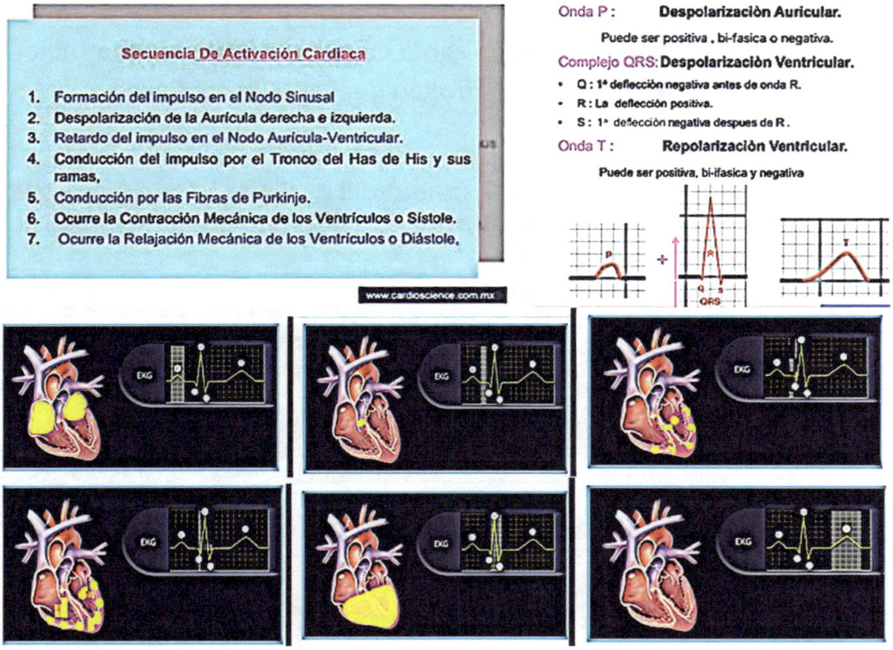

Figura 28. Secuencia de activación cardiaca y relación con las ondas electrocardiográficas.

El papel milimétrico está formado por cuadros de un milímetro que miden de manera longitudinal el tiempo y de manera transversal los voltajes. A nivel horizontal del tiempo, un cuadro pequeño de un milímetro equivale a 40 milisegundos (mseg) o 0.04 segundos y 0.1 minivoltios (mv) a nivel vertical de voltaje.

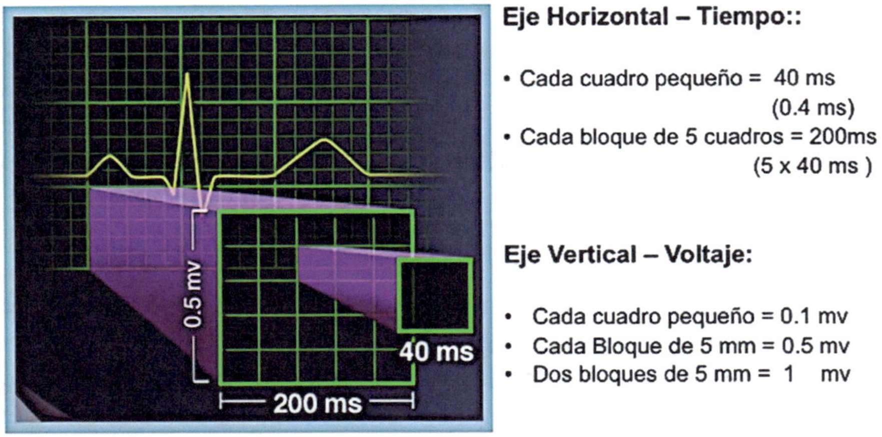

Figura 29. Características del papel electrocardiográfico: medición del tiempo y voltaje.

La medición de los intervalos PR y QRS es clave para determinar la secuencia de conducción intracardiaca y el ritmo cardiaco normal. Valores anormales de los mismos traducen trastornos en la conducción del impulso cardiaco.

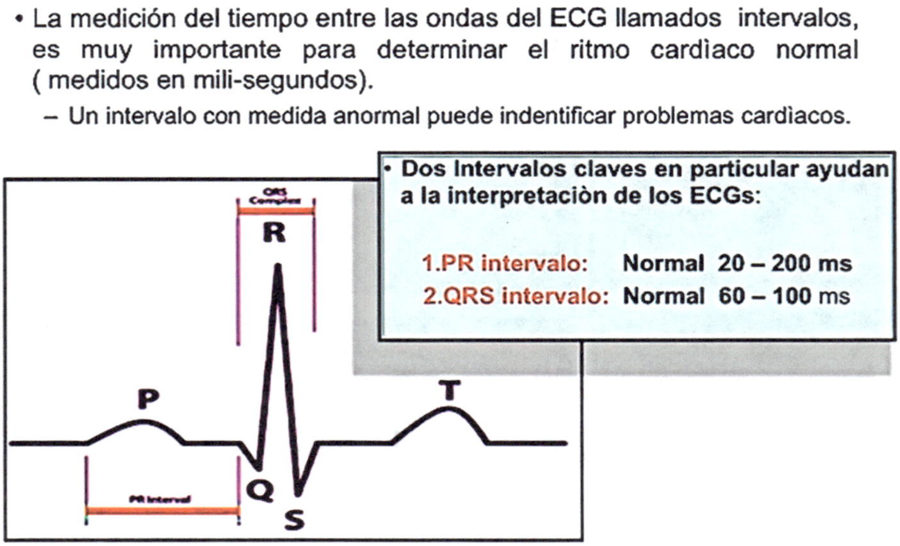

Figura 30. Medición de los principales intervalos electrocardiográficos.

Como muestra la Figura 30, el intervalo PR se mide desde el origen de la onda P hasta el inicio del complejo QRS, y su valor normal fluctúa entre 0.12 a 0.20 milisegundos (120 a 200 mseg), que equivale de 3 a 5 cuadros pequeños del papel milimétrico. El intervalo QRS no debe ser mayor de 2.5 cuadros pequeños, es decir, menor de 0.10 segundos (100 mseg).

SECUENCIA EN EL ANÁLISIS DE ARRITMIAS

La interpretación de cualquier ritmo cardiaco en el electrocardiograma puede simplificarse si se siguen y practican los pasos descritos en la Figura 31:

- Primer paso: calcular la frecuencia cardiaca en el trazo del electrocardiograma.
- Segundo paso: determinar la regularidad o irregularidad del electrocardiograma.
- Tercer paso: analizar el ritmo de un electrocardiograma y describir la relación de la onda P con el complejo QRS.

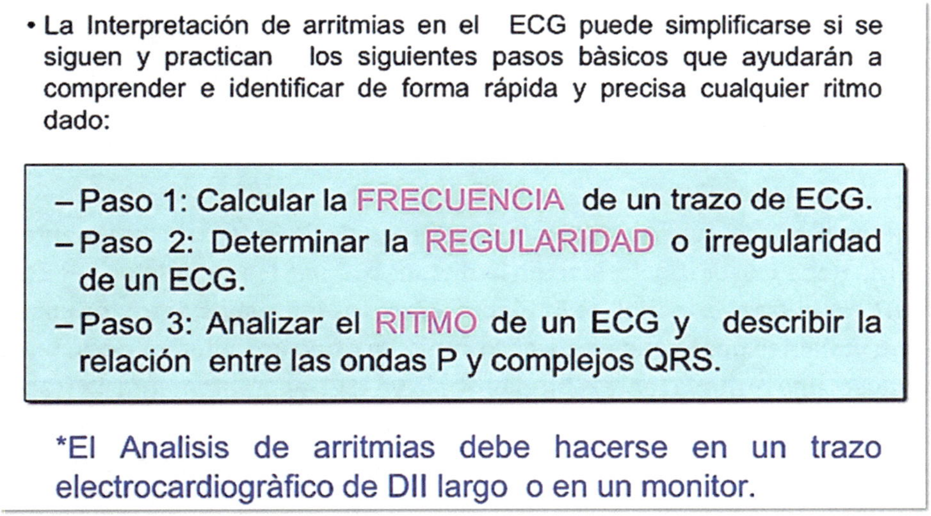

Figura 31. Secuencia básica para la comprensión de cualquier ritmo cardiaco.

PRIMER PASO: CÁLCULO DE LA FRECUENCIA CARDIACA EN RITMICIDAD Y ARRITMICIDAD

El análisis de la frecuencia cardiaca debe realizarse en la derivación DII trazo largo del electrocardiograma. La frecuencia cardiaca normal, en un adulto con corazón sano, en estado de reposo, debe ser mayor de 60 lpm y menor de 100 lpm. Si la frecuencia cardiaca es mayor de 100 lpm se denomina taquicardia y por abajo de 60 lpm se denomina bradicardia (Fig. 32).

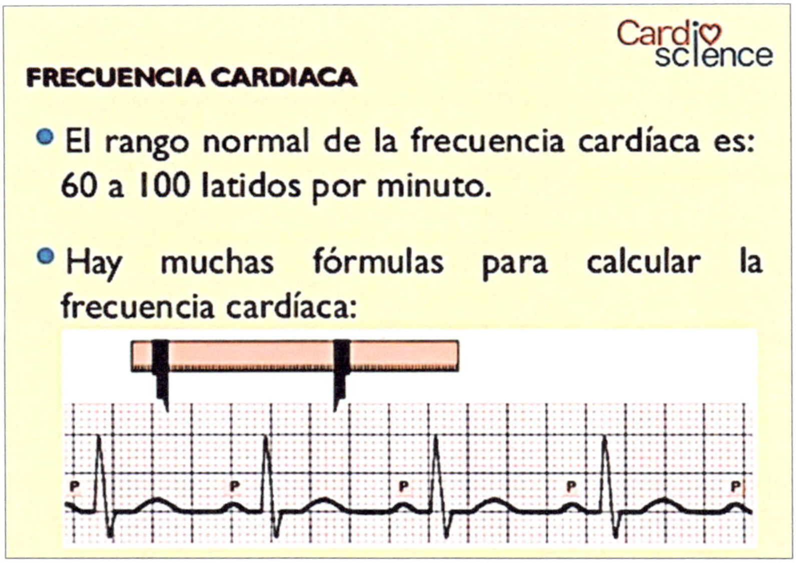

Figura 32. Características normales de la frecuencia cardiaca.

El ritmo cardiaco normal debe ser regular, es decir, independientemente de la frecuencia debe existir regularidad en la distancia, entre los complejos QRS o intervalo R-R. En el trazo superior de la Figura 33-A, los intervalos entre los complejos QRS son variables por lo que se clasifica como un ritmo irregular, es decir, una arritmia, incluso, una arritmia lenta o bradiarritmia ya que, aparentemente, la frecuencia cardiaca es menor de 60 lpm y es la menor con respecto a los otros trazos de la imagen. En la misma Figura se esquematizan ritmos lentos y rápidos, regulares e irregulares.

En la Figura 33-B, en el trazo superior izquierdo, se muestra un ritmo sinusal normal y el superior derecho, corresponde a un ritmo arrítmico rápido llamado fibrilación auricular el cual, muestra ausencia de onda P e irregularidad entre los intervalos QRS. El resto de los trazos, de la misma Figura, corresponde a taqui y a bradiarritmias rítmicas.

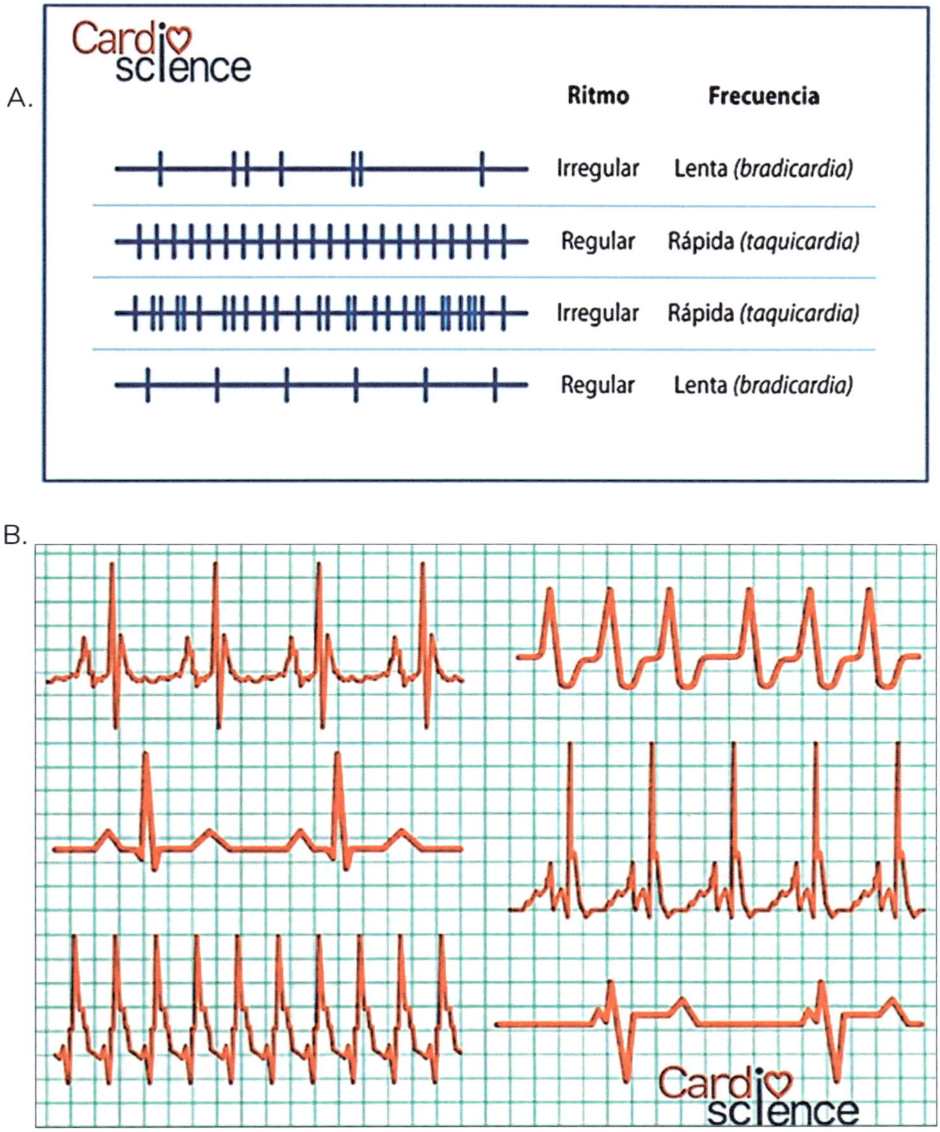

Figura 33. Características de las arritmias lentas (< 60 lpm), rápidas (> 100 lpm), rítmicas (regular) y arrítmicas (irregular).

En los trazos electrocardiográficos, puede presentarse momentos de ritmo arrítmico que alterna con ritmo cardiaco normal, así como periodos de arritmias rítmicas o arrítmicas, bradicardia y taquicardia. Es importante saber calcular la frecuencia cardiaca en condiciones de ritmicidad y arritmicidad.

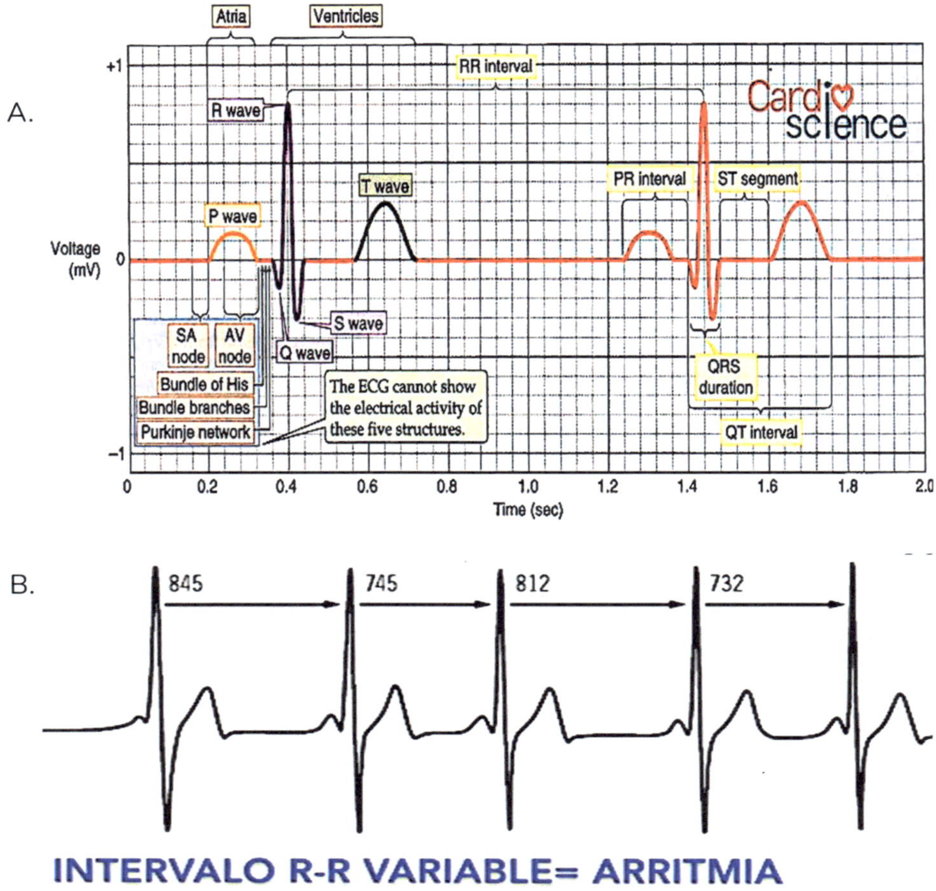

Figura 34. A. Intervalos R-R y P-P, base para el cálculo de la frecuencia cardiaca, B. Intervalos R-R variables es igual a ritmo arrítmico.

En la Figura 34-A se representa el intervalo R-R el cual, al igual que el intervalo P-P, debe ser fijo, es decir, regular y no debe variar de un latido a otro ya que la presencia de intervalos R-R variables, equivale a arritmia cardiaca, como se representa en la Figura 34-B.

La determinación de la frecuencia cardiaca se basa en la medición del intervalo R-R y P-P la cual, se realiza gracias al sistema de registro en el papel milimétrico del electrocardiograma donde, podemos cuantificar, en milisegundos (mseg) la distancia que separa un complejo QRS de otro, como se muestra en la Figura 34-B.

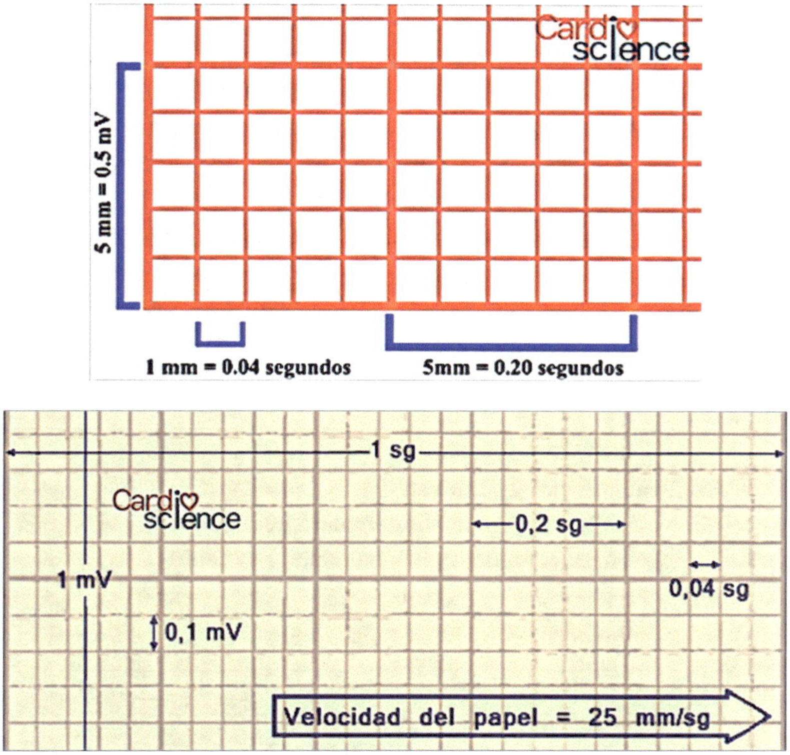

Figura 35. Características del papel electrocardiográfico milimétrico.

La frecuencia cardiaca se determina en el plano longitudinal del papel electrocardiográfico. Cada cuadro pequeño de un milímetro (el papel corre a la velocidad habitual de 25 milímetros por segundo), equivale a 0.04 segundos (4 mseg), por lo que si reunimos 5 cuadros pequeños de 0.04, obtenemos un valor de 0.20 segundos (200 mseg), que es el valor de la distancia de los cuadros grandes. Si reunimos 5 cuadros grandes de 0.20 mseg, obtenemos un tiempo de 1 segundo. Quince cuadros grandes equivalen a 3 segundos y 30 cuadros grandes a 6 segundos. Estas mediciones las debemos recordar ya que son las claves para determinar la frecuencia cardiaca y la duración y voltaje de las deflexiones electrocardiográficas (Fig. 35)

1. 300 -- 150-- 100--75 – 60—50
2. # R en 6 segundos x 10
3. 1500/ # cuadros chicos entre R y R (25x 60)
4. 300/ # cuadros grandes entre R y R (5x60)

Figura 36. Métodos para el cálculo de frecuencia cardiaca con intervalo R-R rítmico.

Existen diferentes métodos para el cálculo de la frecuencia cardiaca, los más utilizados se resumen en la Figura 36 y se basan en la medición del intervalo R-R o P-P o en el número de complejos QRS que se presentan en un tiempo determinado y son: la regla de los 300, dividir 1,500 entre el número de cuadros pequeños que hay entre el intervalo R-R, dividir 300 entre el número de cuadros grandes entre el intervalo R-R o aprenderse los valores preestablecidos 300, 150, 100, 75, 60 y 50.

En presencia de intervalos R-R arrítmicos, el método más práctico es contar el número de complejos QRS que existen en un periodo de tiempo de seis segundos (30 cuadros grandes) y esa cantidad multiplicarla por diez o tres segundos (15 cuadros grandes) y el resultado multiplicarlo por 20.

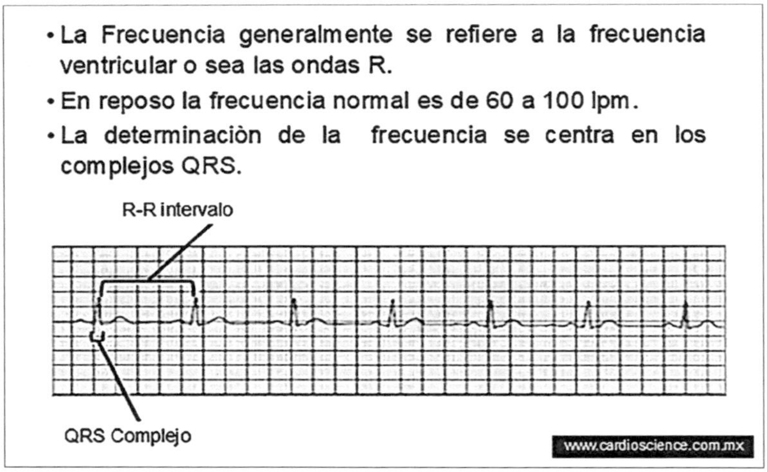

Figura 37. El cálculo de la frecuencia cardiaca, generalmente, se refiere a la frecuencia ventricular.

La frecuencia cardiaca es el número de latidos que tiene el corazón en un minuto, que normalmente es entre 60 y 100 lpm y, como muestra la Figura 37, nos referimos principalmente a la frecuencia ventricular que está representada por las ondas R, aunque podemos también obtener la frecuencia cardiaca auricular con el análisis de la onda P.

En la Figura 38 se muestra un diagrama para la enseñanza del cálculo de la frecuencia cardiaca donde, se presentan dos complejos QRS normales. El latido inicial se toma de referencia (asterisco) y a partir de su onda R, se inicia la cuantificación de los valores preestablecidos de los cuadros grandes del papel milimétrico. A partir de la onda R de referencia, los 5 cuadros pequeños siguientes o, el siguiente cuadro grande se le da un valor prestablecido de 300. A los siguientes 5 cuadros pequeños se les asignó un valor de 150, al siguiente 100 y a los siguientes 75, 60, 50 y 40 respectivamente. Como muestra la Figura, a cada cinco cuadros se le da un valor que indica cual es la frecuencia cardiaca, que se relaciona al siguiente latido u onda.

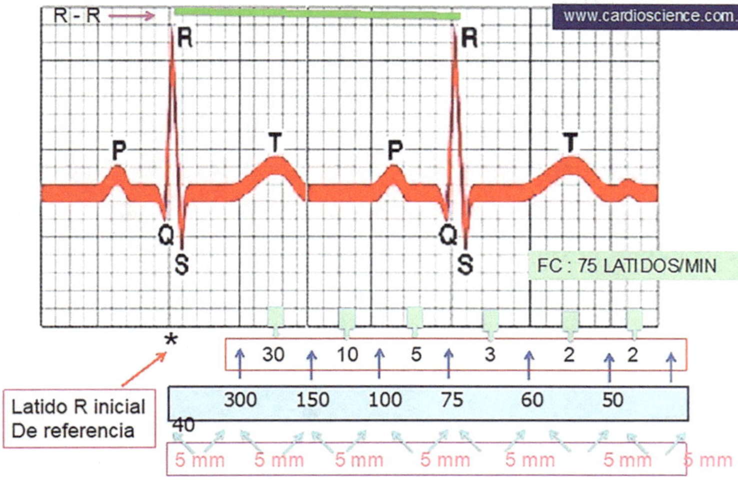

Figura 38. Metodología recomendada para el cálculo de la frecuencia cardiaca.

Este método de cálculo requiere que el intervalo R-R sea fijo, es decir sin arritmias, por lo que los intervalos R-R debe tener la misma magnitud en todo el trazo.

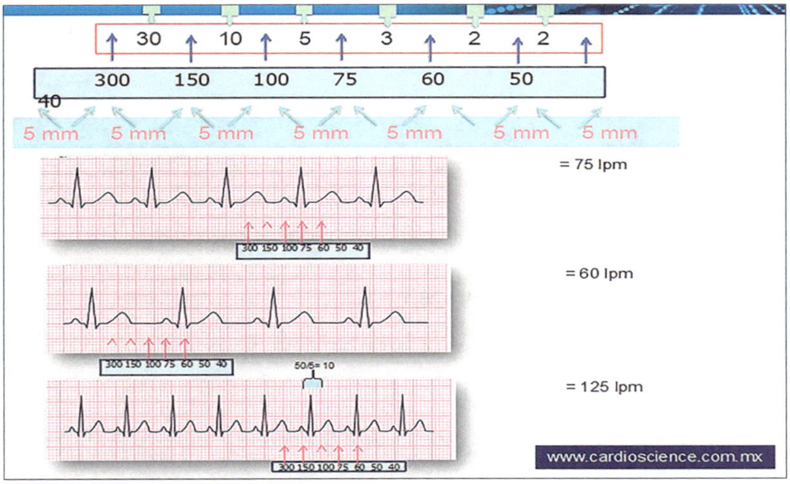

Figura 39. Ejemplos de metodología para el cálculo de la frecuencia cardiaca.

En el primer ejemplo de las Figuras 38 y 39, la distancia entre la primera y la segunda R (intervalo RR), es de 20 cuadros pequeños o 4 cuadros grandes, por lo tanto, la frecuencia cardiaca es de 75 lpm, si contamos de R a R 300, 150, 100, 75. En el interior de cada cuadro grande hay 5 pequeños, si la onda R del latido final o segundo latido que tomamos de medida, no cae exactamente en el inicio o final de un cuadro grande, es decir cae en medio, se tendrá que determinar el valor de los cuadros pequeños, lo cual depende del valor de los cuadros grandes. Por ejemplo, los cuadros pequeños localizados entre 300 y 150 tienen un valor de 30, los cuadros pequeños entre 150 y 100 tienen un valor de 10, los cuadros pequeños entre 75 y 10 valen 5. Estos valores se obtienen al dividir el valor de los cuadros grandes entre 5. Entonces, la diferencia de 300 a 150 es 150, entre 5 nos da 30, que es el valor de cada cuadro pequeño entre 300 y 150. También, si hay 5 cuadros pequeños entre 150 y 100 dividimos entre 5 la diferencia que es 50, obtenemos el valor de cada cuadro pequeño que corresponde, en este caso a 10 (Fig. 39).

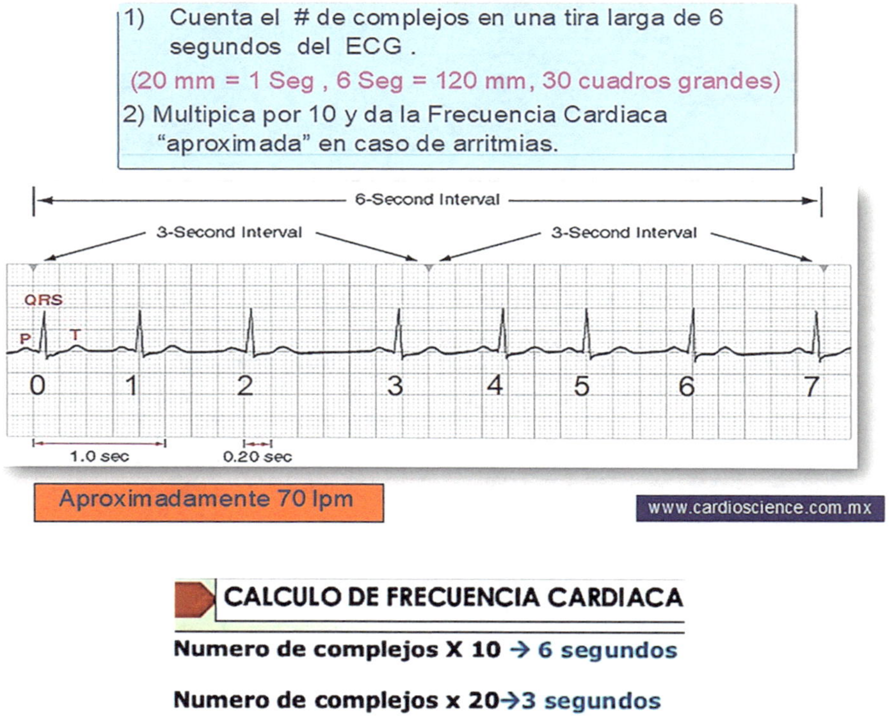

Figura 40. Metodología para el cálculo de la frecuencia cardiaca en estados de arritmicidad.

A continuación, analizaremos el método para la determinación de la frecuencia cardiaca en pausas del ritmo y en estados de arritmicidad. El método que utilizamos para la determinación de frecuencia cardiaca durante una arritmia, consiste en contar el número de complejos QRS (latidos) que se presentan en un intervalo de 6 segundos, es decir, 30 cuadros grandes y multiplicarlos por 10. En la Figura 40 se presenta un trazo electrocardiográfico donde se seleccionaron 30 cuadros grandes (6 segundos), con el papel corriendo a una velocidad (habitual) de 25 mm/seg, en los cuales se presentaron un total de siete complejos QRS con intervalos R-R variables, es decir, en estado de arritmicidad que, al multiplicarlos por diez, se obtiene una frecuencia cardiaca promedio de 70 lpm. (Fig. 40). Como comentamos, otra alternativa es multiplicar el número de latidos o complejos QRS que se presenten en tres segundos (15 cuadros grandes) y este valor multiplicarlo por 20.

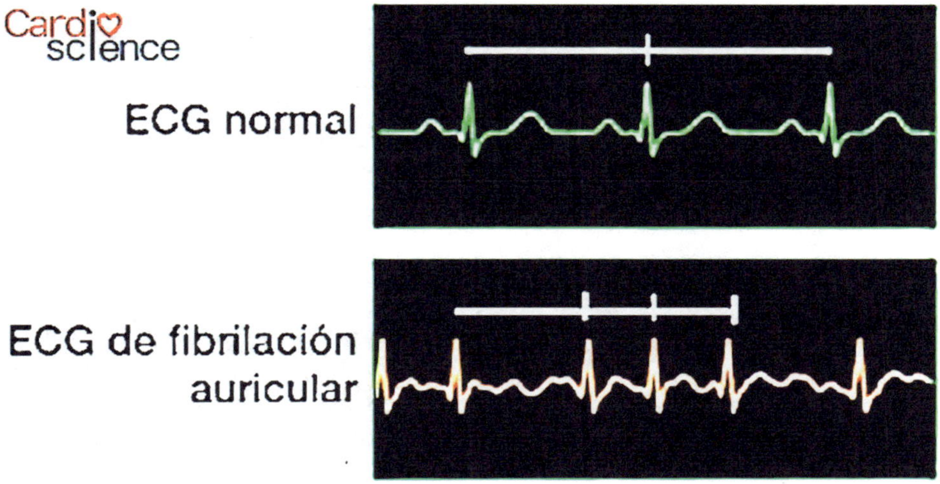

Figura 41. Determinación del intervalo R-R para confirmar estados de ritmicidad y arritmicidad.

Es muy importante, estudiar en el electrocardiograma el intervalo de R-R ya que, como se aprecia en la Figura 41, si este intervalo es fijo, es decir no varía, no existe arritmia, pero si el intervalo R-R es variable, el paciente presenta una arritmia y en esos casos el cálculo de la frecuencia cardiaca, de preferencia, debe hacerse a través de los métodos de seis y tres segundos.

SEGUNDO PASO: DETERMINACIÓN DE LA REGULARIDAD DEL RITMO CARDIACO

La determinación de la regularidad del ritmo cardiaco es un paso importante en la interpretación de las arritmias, y se basa en examinar la regularidad del intervalo R-R entre cada complejo QRS que debe ser constante, o sea debe mantener la misma distancia. Con respecto al intervalo PR, como muestra la Figura 42, éste también debe ser consistente, es decir, que después de cada onda P debe seguir un complejo QRS. El intervalo PR se mide desde el inicio de la onda P hasta el inicio del complejo QRS y debe medir entre 0.12 a 0 20 mseg. Un acortamiento o alargamiento del intervalo PR traduce un problema de la conducción del impulso cardiaco.

El radio PR es la relación entre la onda P y el complejo QRS el cual traduce que, el número de ondas P, comparados con el número de complejos QRS, debe ser uno a uno, es decir, siempre en un ritmo cardiaco normal, la onda P debe estar asociada o acompañada de un complejo QRS, en una relación 1:1.

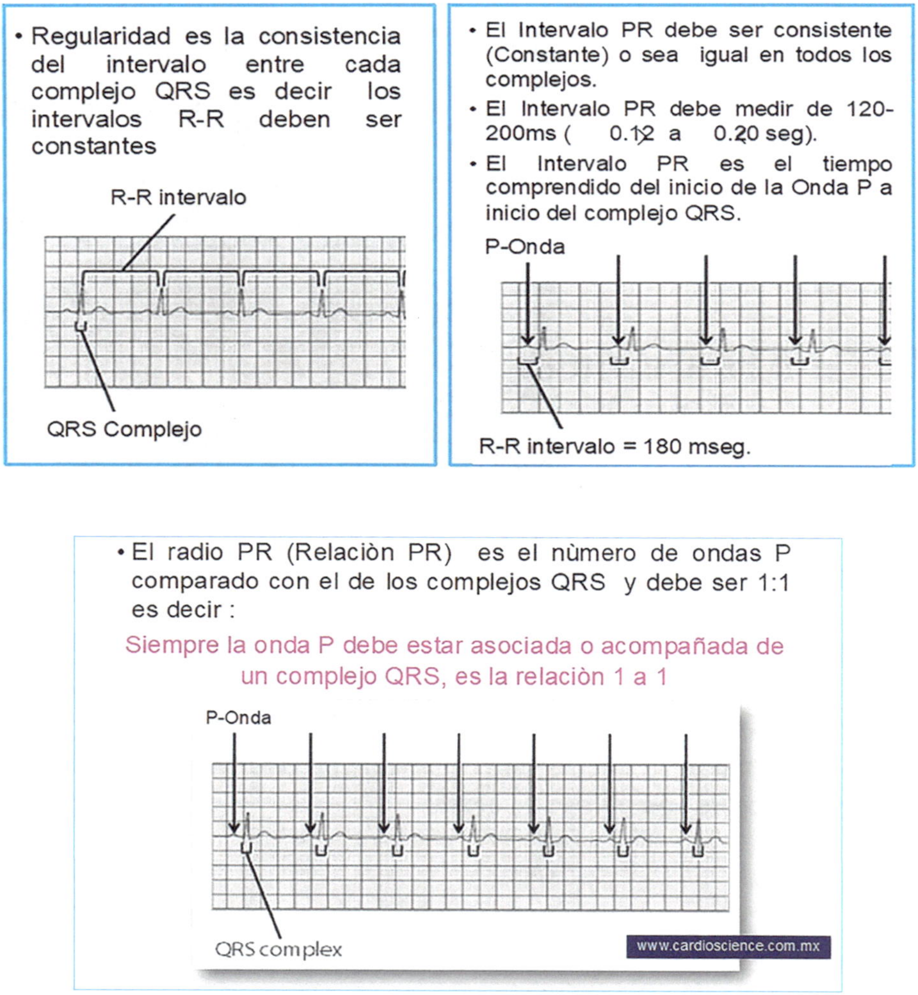

Figura 42. Determinación del intervalo R-R y PR para confirmar regularidad y ritmo cardiaco.

Es conveniente repasar y analizar definiciones básicas para la compresión de las arritmias. La definición de taquicardia es la presencia de una frecuencia cardiaca mayor de 100 lpm. Si existen arritmias con frecuencia arriba de 100 lpm se denominan taquiarritmias. Bradicardia es cuando la frecuencia cardiaca se encuentra por abajo de 60 lpm. En caso de presentarse asociada a una arritmia se considera como bradiarritmia (Fig. 43).

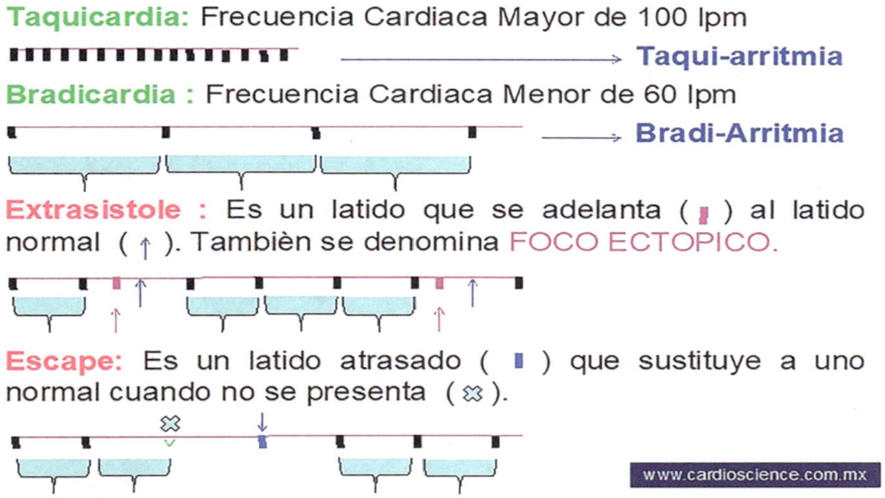

Figura 43. Definiciones básicas: taqui y bradiarritmias, extrasístoles y escapes.

Se define como extrasístole a los latidos cardiacos adelantados y como escapes a los latidos atrasados. En el gráfico de la Figura 44-A se representa en la línea de base, con forma de cuadros negros, los latidos rítmicos normales. Éstos, pierden su ritmo al presentarse prematuramente. Un tercer latido corresponde a una extrasístole o latido adelantado. En cambio, en la Figura 44-B, existe falta o falla en la producción del latido normal y se presenta una pausa. Al no latir el corazón de manera apropiada se escapa, es decir que reacciona otro foco eléctrico diferente al normal tardíamente, y este latido se llama escape.

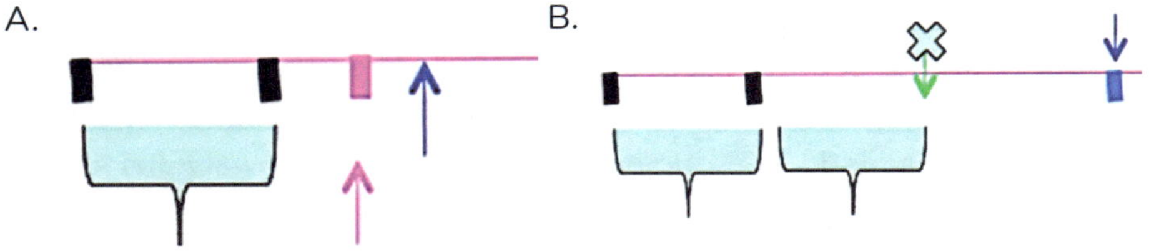

Figura 44. A. Extrasístole: latido adelantado (flecha inferior) B. Escape: latido atrasado (flecha superior).

Otro concepto importante, es el hecho de que existen arritmias rítmicas y arrítmicas, lo cual depende del intervalo R-R. Si el intervalo R-R es fijo en todos los latidos, es decir que no sufre variaciones, la arritmia es rítmica, pero si varía de longitud es arrítmica. La Figura 45 muestra, en el panel superior, ejemplos de taquiarritmias y en el inferior de bradiarritmias rítmicas y arrítmicas, clasificadas así con base en el análisis del intervalo R-R.

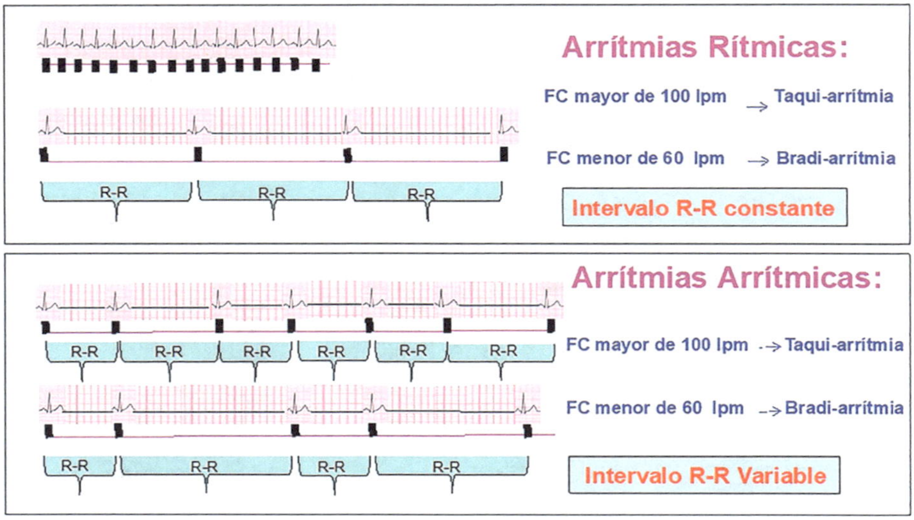

Figura 45. Taqui y bradiarritmias rítmicas (panel superior) y arrítmicas (panel inferior).

TERCER PASO: MÉTODO GRÁFICO PARA LA INTERPRETACIÓN DE RITMOS CARDIACOS

El tercer paso del protocolo para el diagnóstico simplificado de las arritmias cardiacas es analizar el ritmo y, describir la relación de las ondas P con el complejo QRS. Teniendo este objetivo en mente, estudiaremos el método gráfico para la interpretación de ritmos cardiacos. Esfuerzo didáctico original para facilitar la identificación rápida de los ritmos cardiacos, el cual se basa en gráficos similares al de la Figura 46 que describiremos con más detalle. Normalmente existen dos ruidos cardiacos de origen mecánico, el primero (S1) originado por el cierre de las válvulas auriculoventriculares y el segundo (S2) originado por el cierre de las válvulas semilunares los cuales, son normalmente rítmicos.

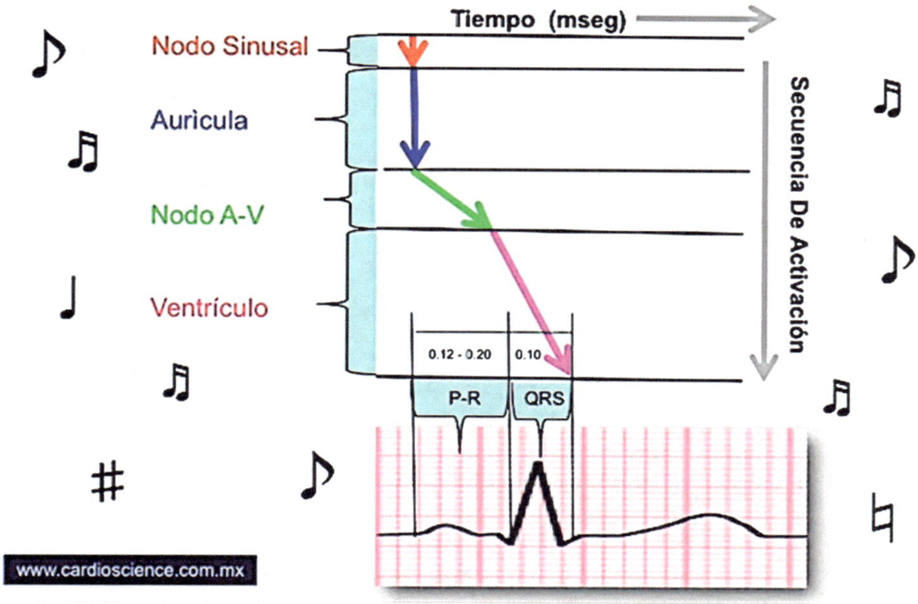

Figura 46. Método gráfico que correlaciona la secuencia de activación cardiaca y las deflexiones electrocardiográficas.

La Figura 47-A muestra la representación musical de ambos ruidos cardiacos y, como es evidente, cuando le demos esta información a un estudiante de medicina se puede confundir, por lo que es más fácil describir los ruidos como suenan, es decir, el primer ruido (S1) suena *blup* y el segundo ruido (S2) suena *dup* (Fig.47-B). Los ruidos cardiacos, de origen mecánico, tienen correlación con la imagen electrocardiográfica (de origen eléctrico), más aún, tienen relación con las fases electromecánicas del ciclo cardiaco. En la Figura 46, se representa la activación inicial del corazón con origen en el nodo sinusal la cual, activa a la aurícula y posteriormente al nodo auriculoventricular para finalmente, activar a los ventrículos a través del sistema de His y red de Purkinje. Es importante considerar que la activación de los segmentos se realiza en diferentes tiempos. La secuencia de activación descrita se correlaciona con la producción de la onda P, el intervalo PR, el complejo QRS, el segmento ST y la onda T que constituyen los componentes del electrocardiograma.

No podemos convertir los ruidos cardiacos *blup-dup* mecánicos, en los tiempos eléctricos, ya que los ruidos cardiacos corresponden a dos tiempos y la activación cardiaca tiene cuatro, por lo tanto, para fines didácticos debemos optar por otro método. La cadencia de la activación cardiaca implica cuatro tiempos, el primero es la activación del nodo sinusal y el segundo la conducción del impulso a las aurículas, los cuales se representan por el inicio y final de la onda P del electrocardiograma, como lo muestra el gráfico de las Figuras 47 y 48. Posteriormente, ocurre un retraso en el nodo auriculoventricular, el cual se representa por el intervalo PR, para finalmente producir el impulso que estimula al ventrículo que genera el complejo QRS. En los gráficos, es importante identificar dos intervalos, el intervalo PR (del inicio de la onda P al inicio del complejo QRS) y el intervalo QRS del electrocardiograma.

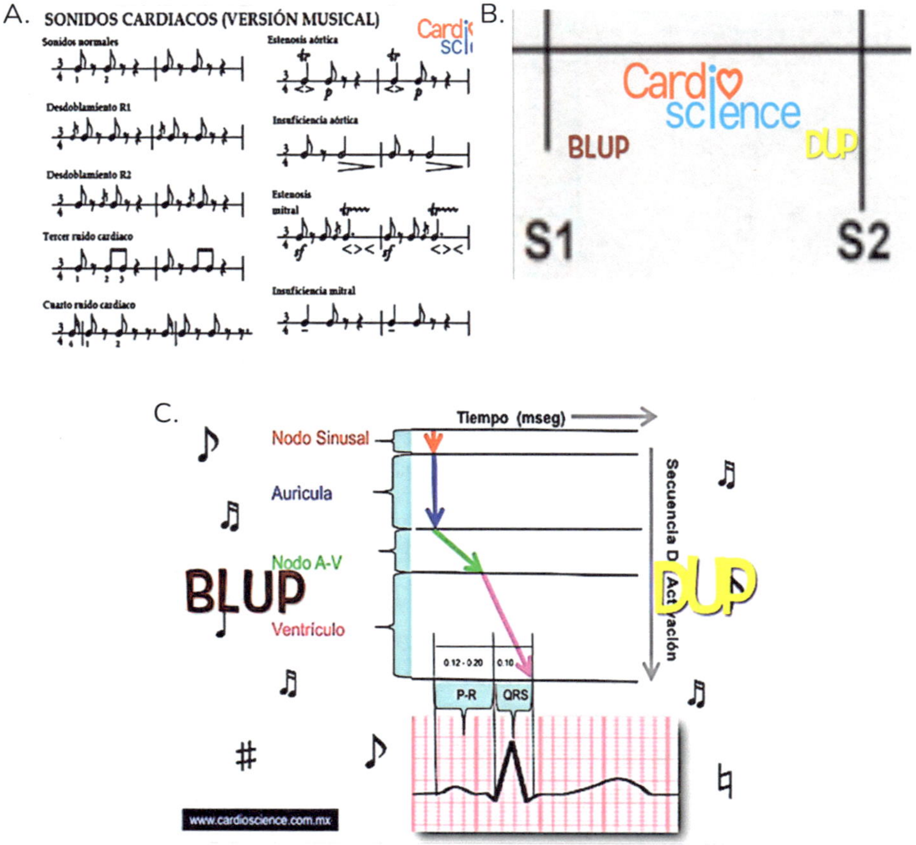

Figura 47. A. Sonidos cardiacos versión musical, B. *Ruidos cardiacos en dos tiempos: blup* (S1), *dup* (S2), C. Secuencia de activación cardiaca en cuatro tiempos (sinusal, auricular, nodal, ventricular).

La cadencia y los tiempos de la secuencia de conducción cardiaca son dos tiempos cortos: uno medianamente largo y uno más largo. Los tiempos cortos corresponden a la activación del nodo sinusal y a la conducción auricular. El medianamente largo es la conducción nodal, con el retraso asociado y el más largo, corresponde a la conducción ventricular. La cadencia descrita, de cuatro tiempos, es similar en música a ¡tan, tan, tannn, tannnnnnn! Algo muy parecido al "Allegro con brío" de la quinta sinfonía de Beethoven, la cual correlaciona electrocardiograma y actividad cardiaca como la hemos descrito anteriormente: nodo sinusal, aurícula, nodo auriculoventricular y ventrículo (Fig. 48-B).

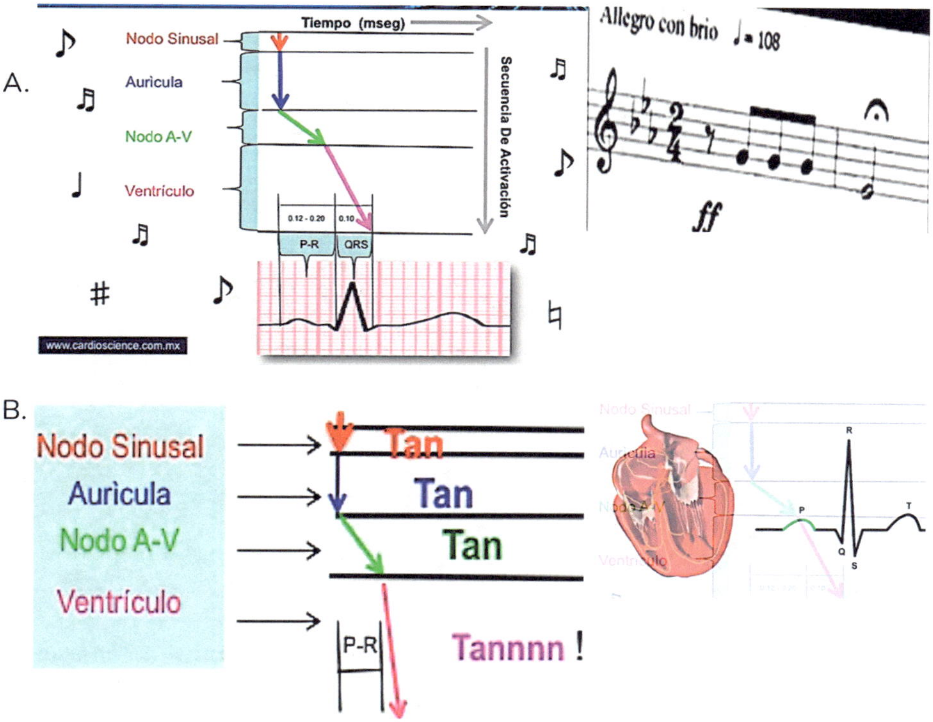

Figura 48. A. Similitud de los cuatro tiempos de la secuencia de conducción cardiaca y versión musical "Allegro con brío", B. Cadencia de la secuencia de activación cardiaca y relación con las ondas electrocardiográficas.

En la Figura 49 se resumen las características más importantes de los diferentes ritmos cardiacos. La representación del ritmo sinusal se caracteriza por cuatro tiempos. Se caracteriza por presentar, inicialmente, la onda P seguida del intervalo PR normal, es decir, con una duración de 0.12 a 0.20 mseg. El complejo QRS angosto o no ancho, menor de 0.10 mseg, que se continúa con el segmento ST isoeléctrico, y la onda T, que normalmente adopta la polaridad del complejo QRS. Es decir, si el complejo QRS es positivo (hacia arriba), así será la onda T, por lo tanto, el eje de la onda T sigue al eje del QRS.

En el ritmo auricular cambia la tonalidad. Ya no es: ¡tan, tan, tannn, tannnnnnn! del ritmo sinusal. ahora es: ¡tan, tannn, tannnnnnn!, porque solo son tres tiempos, falta uno. En el ritmo auricular existe onda P, pero en este caso, la onda P no tiene morfología normal y se asocia a un intervalo PR corto, es decir, la onda P está muy cercana al complejo QRS, el cual es de características normales, es decir, no es ancho, y el segmento ST y la onda T son normales. Por lo tanto, el ritmo auricular se parece mucho al ritmo sinusal, con la principal diferencia de que el intervalo PR es corto y la onda P es de forma anormal.

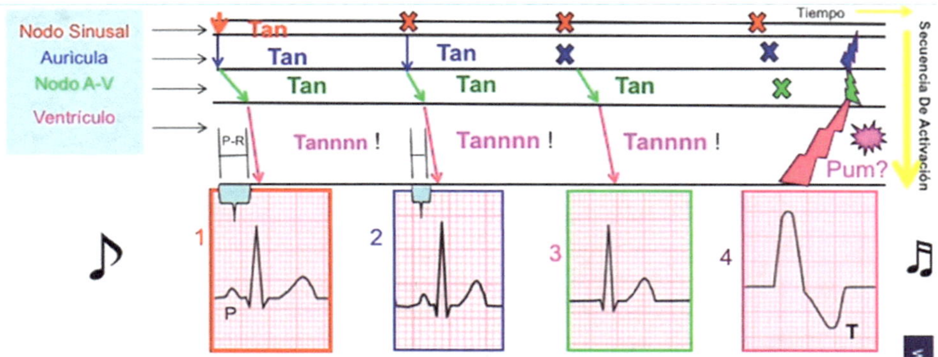

Ritmo	1.Sinusal	2. Auricular	3. Nodal	4. Ventricular
P Onda	Presente	Presente	Ausente	Ausente
P-R Intervalo	Presente de 0.12 a 0.21Seg	≤ 0.12 Seg	Ausente	Ausente
QRS Duraciòn	≤ 0.10 Seg. (Delgado)	≤ 0.10 Seg. (Delgado)	≤ 0.10 Seg. (Delgado)	≥ 0.12 (Ancho o Aberrante)
T Onda	Si R es + T es +	Si R es + T es +	Si R es + T es +	Invertida a R

www.cardioscience.com.mx

Figura 49. Modelos gráficos de los diferentes ritmos cardiacos: 1. Sinusal, 2. Auricular, 3. Nodal, 4. Ventricular.

En el ritmo auricular, cambia la tonalidad, ya no es ¡tan, tan, tannn, tannnnnnn! del ritmo sinusal, ahora es solo ¡tan, tannn, tannnnnnn! porque solo son tres tiempos, falta uno. En el ritmo auricular existe onda P, pero en este caso, la onda P no tiene morfología normal y se asocia a un intervalo PR corto, es decir, la onda P está muy cercana al complejo QRS. Éste es de características normales, es decir no es ancho, y el segmento ST y la onda T son normales. Por lo tanto, el ritmo auricular, se parece mucho al ritmo sinusal, con la principal diferencia de que el intervalo PR es corto y la onda P es de forma anormal.

En ausencia de actividad del nodo sinusal y de los focos de activación auricular, se presenta el ritmo nodal, el cual se caracteriza porque su origen es el nodo auriculoventricular, el cual ya no presenta una cadencia de 4 tiempos, son ahora solo dos tiempos ¡tannn, tannnnnnn! En el ritmo nodal, hay ausencia de la onda P, el complejo QRS no es ancho, es menor de 0.10 mseg si no existe bloqueo de rama preexistente, y la onda T sigue la polaridad del QRS. Si es positivo el complejo QRS también lo es la onda T. Por lo tanto, como se grafica en la Figura 49, si no hay onda P, tampoco existe intervalo PR.

Finalmente, en presencia de ritmo ventricular, no hay actividad del nodo sinusal, auricular ni auriculventricular, ya que la actividad eléctrica se genera en el sistema de Purkinje, a nivel ventricular. Incluso, este estimulo ventricular, puede llegar a conducir de manera retrógrada a través de las ramas de His o nodo AV hacia las aurículas, lo cual produce una onda P retroconducida que se manifiesta electrocardiográficamente después del complejo QRS.

El ritmo ventricular, muestra una morfología típica con ausencia de onda P e intervalo PR. El complejo QRS es muy ancho, mayor de 0.12 mseg, acompañado de cambios del segmento ST (desnivel descendente o ascendente) e inversión del eje de la onda T con respecto al eje del complejo QRS, es decir, la onda T es inversa a la polaridad del QRS. Si el impulso ventricular llega a conducir hacia las aurículas, puede notarse la presencia de la onda P retroconducida posterior al complejo QRS. También se asocia a pausa compensadora completa, es decir, en los casos de retroconducción auricular de un latido ventricular, existe una pausa de la actividad eléctrica de magnitud equivalente a la frecuencia cardiaca de base, después de que se produce la retroconducción.

A.

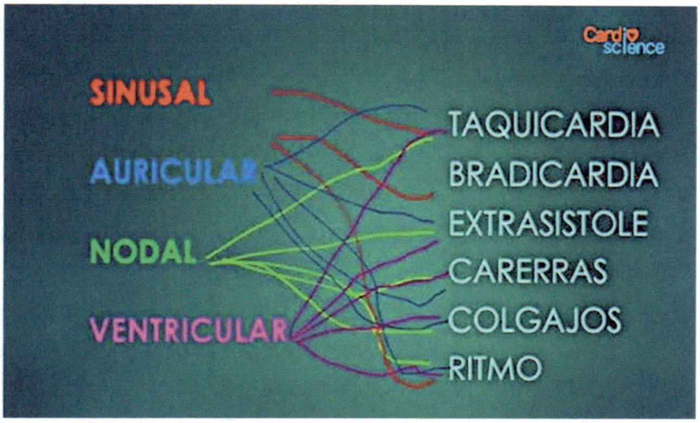

B.

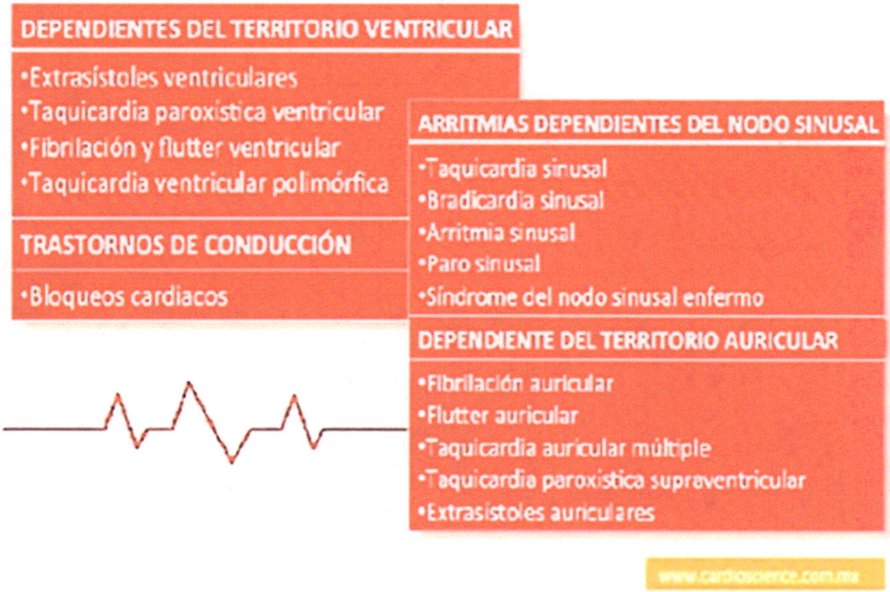

Figura 50. A. Correlación de los ritmos cardiacos básicos y las diversas anomalías del automatismo o la secuencia de activación cardiaca, B. Clasificación de arritmias cardiacas.

Es esencial para deducir y simplificar el análisis de los ritmos cardiacos y las arritmias, recordar el método gráfico que hemos descrito, para extrapolar este conocimiento a la revisión que realizaremos, en el presente curso. Podemos ahora realizar una mezcla de lo aprendido. Como muestra la Figura 50-A, del lado izquierdo se encuentran los cuatro ritmos básicos: sinusal, auricular, nodal y ventricular y en la columna de la derecha, se presentan las diferentes variaciones del ritmo cardiaco, por ejemplo: taquicardia, bradicardia, ritmo, carreras, extrasístoles, escapes. Ambas columnas pueden interrelacionarse para obtener las diferentes alteraciones de los ritmos cardiacos enunciados en las complejas clasificaciones. Se pueden relacionar las extrasístoles (latidos adelantados) con el de origen ventricular, nodal o auricular, donde el latido adelantado tendrá las características morfológicas del ritmo al que nos estamos refiriendo y hemos descrito en la Figura 49. Por ejemplo, la taquicardia ventricular es un ritmo cardiaco con una frecuencia superior a 100 lpm (taquicardia), con las características morfológicas que hemos comentado del ritmo ventricular (sin onda P, QRS ancho, onda T invertida al QRS). Es así como podemos realizar de manera deductiva, el análisis de las arritmias, las cuales se resumen en la clasificación de Figura 50-B y que analizaremos en el transcurso de nuestro curso.

La plantilla poligráfica que utilizaremos para la enseñanza de las arritmias se muestra en la Figura 51, está compuesta por un diagrama de la secuencia de activación, de acuerdo con el tipo de ritmo que se esté estudiando, del lado derecho existe una tira electrocardiográfica de la derivación DII, en la parte inferior del lado izquierdo un trazo de monitor activo y los detalles técnicos del tratamiento y gravedad de la arritmia, también del lado inferior derecho, se anotarán las características electrocardiográficas para su identificación.

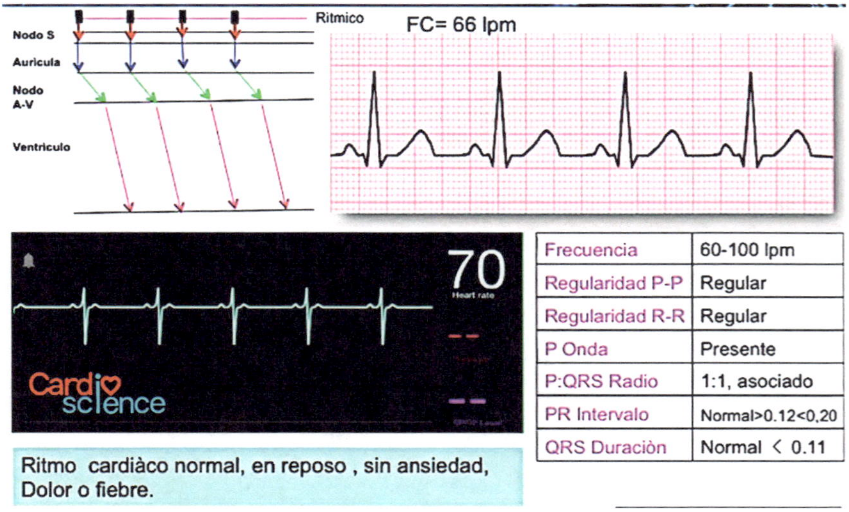

Frecuencia	60-100 lpm
Regularidad P-P	Regular
Regularidad R-R	Regular
P Onda	Presente
P:QRS Radio	1:1, asociado
PR Intervalo	Normal>0.12<0.20
QRS Duraciòn	Normal < 0.11

Figura 51. Plantilla poligráfica para el estudio de los diferentes ritmos cardiacos: diagrama de la secuencia de activación, trazo de electrocardiograma, de monitor activo y características electrocardiográficas diagnósticas.

Para asegurarnos de la comprensión y utilidad del sistema poligráfico, realizaremos un corto ejercicio de estudio del ritmo sinusal normal, siguiendo la metodología propuesta. El ritmo sinusal es el ritmo normal del corazón. Se caracteriza por tener una secuencia de activación que inicia en el nodo sinusal y se continua a la aurícula, al nodo auriculoventricular y, a través del sistema de Purkinje, al ventrículo. La secuencia de activación del ritmo sinusal está representada en el cuadrante superior derecho de la plantilla en las Figuras 51 y 52 por medio de flechas que respetan la cadencia, el tiempo y la activación progresiva del sinus, la aurícula, el nodo AV y el ventrículo.

El ritmo sinusal tiene una conducción auriculoventricular normal, como lo muestra la plantilla de la Figura 51 y 48-A. Además, en el trazo electrocardiográfico de la plantilla que corresponde a la derivación DII, se presentan los hallazgos asociados al ritmo sinusal con la presencia de la onda P, el intervalo PR (mide 0.16 mseg), el complejo QRS (menor de 0.10 mseg) y la frecuencia cardiaca está dentro de un rango normal (66 lpm). Es importante observar que los intervalos P-P y R-R son regulares.

Deseo destacar que la secuencia de conducción cardiaca produce la sincronía contráctil auriculoventricular y el latido mecánico del corazón. Fenómenos que se relacionan estrechamente con las deflexiones específicas del electrocardiograma. Corresponden a la despolarización y repolarización mecánica y eléctrica de un área particular del corazón. Así, la onda P representa la despolarización auricular, el complejo QRS la despolarización ventricular y la onda T la repolarización ventricular.

Para el diagnóstico del ritmo cardiaco normal o anormal, es básico realizar la medición en milisegundos de los intervalos, principalmente del intervalo PR y del intervalo QRS. El intervalo PR debe medir más de 0.12 y menos de 0.20 mseg, y el intervalo QRS menos de 0.10 mseg.

MÓDULO 10.2.
ARRITMIAS DEPENDIENTES DEL NODO SINUSAL

En el presente módulo iniciamos la aplicación del método poligráfico para la identificación de los ritmos cardiacos, específicamente de las siguientes arritmias dependientes del nodo sinusal:

- Bradicardia sinusal
- Taquicardia sinusal
- Arritmia sinusal
- Migración de marcapaso
- Paro sinusal
- Bloqueo sinuauricular de primero, segundo y tercer grado
- Síndrome del seno enfermo o taquibradicardia

REPASO: MÉTODO POLIGRÁFICO DEDUCTIVO DE INTERPRETACIÓN DE RITMOS CARDIACO

El método poligráfico de interpretación de ritmos cardiacos se basa en el esquema de la Figura 52. A partir de este concepto, revisaremos los cuatro ritmos cardiacos básicos representados en el gráfico de la Figura 53. El bloque 1 corresponde al ritmo sinusal, ampliamente descrito y caracterizado por cuatro tiempos durante la secuencia de activación cardiaca, el cual gráficamente se caracteriza por las siguientes deflexiones: la onda P inicial, el intervalo PR con una duración entre 0.12 (tres cuadros pequeños) a 0.20 (cinco cuadros pequeños) mseg, el complejo QRS angosto o no ancho (menor de 0.10 mseg o 2.5 cuadros pequeños) y la onda T, caracterizada habitualmente por tener la misma polaridad que el complejo QRS.

El ritmo auricular, representado en el bloque 2 de la Figura 53, presenta solo tres tiempos, es decir, falta uno con respecto al ritmo normal. En este caso, el cambio electrocardiográfico sobresaliente es el intervalo PR ya que existe onda P, pero el intervalo PR es corto. Este ritmo se reconoce porque la onda P puede tener morfología anormal y está muy cercana al complejo QRS, el cual, es de características normales, al igual que la onda T.

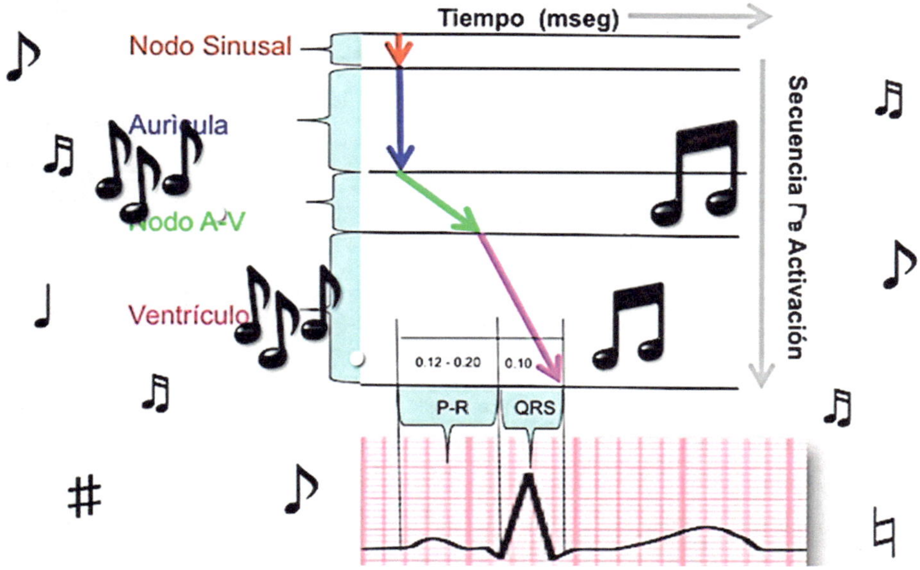

Figura 52. Correlación entre la secuencia de activación cardiaca y el electrocardiograma.

El ritmo nodal, representado en el bloque 3, no presenta actividad del nodo sinusal ni de los focos auriculares, por tanto, se caracteriza por tener sólo dos tiempos. Con ausencia de la onda P y del intervalo PR, el complejo QRS es normal, no es ancho (es menor de 0.10). La onda T sigue la polaridad del complejo QRS, es decir, si es positivo el complejo QRS, la onda T será positiva.

El ritmo ventricular, representado en el bloque 4 de la Figura 53 se caracteriza por ausencia de automatismo del nodo sinusal, de la aurícula y del nodo AV, por lo que la actividad eléctrica, se genera por abajo del nodo auriculoventricular. El ritmo ventricular presenta ausencia de onda P e intervalo PR, ensanchamiento del QRS (mayor de 0.12 mseg) y polaridad de onda T invertida, en relación a la polaridad del complejo QRS (si el complejo QRS es positivo la onda T es negativa). Si el impulso ventricular conduce de manera retrógrada a las aurículas, se produce una pausa después del latido ventricular, denominada pausa compensadora completa, la cual se produce para proporcionar el tiempo necesario para el restablecimiento del automatismo sinusal, es decir, para la recuperación del nodo sinusal.

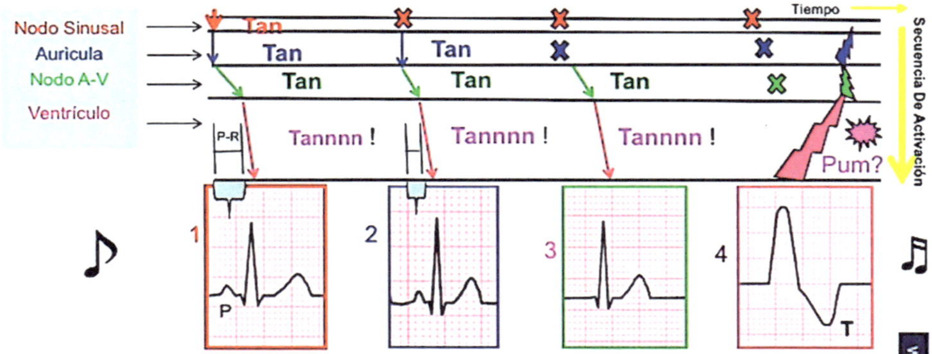

Ritmo	1.Sinusal	2. Auricular	3. Nodal	4. Ventricular
P Onda	Presente	Presente	Ausente	Ausente
P-R Intervalo	Presente de 0.12 a 0.21Seg	≤ 0.12 Seg	Ausente	Ausente
QRS Duraciòn	≤ 0.10 Seg. (Delgado)	≤ 0.10 Seg. (Delgado)	≤ 0.10 Seg. (Delgado)	≥ 0.12 (Ancho o Aberrante)
T Onda	Si R es + T es +	Si R es + T es +	Si R es + T es +	Invertida a R

Figura 53. Modelos gráficos de los diferentes ritmos cardiacos: 1. Sinusal, 2. Auricular, 3. Nodal, 4. Ventricular.

Es esencial tener presente los cuatro ritmos cardiacos básicos descritos en el método gráfico para extrapolarlos, mezclarlos o correlacionarlos, como se documenta en la Figura 54. Con las diversas secuencias de activación cardiaca como: extrasístoles, escapes, taquicardia, bradicardia o ritmo y deducir la arritmia cardiaca específica, por ejemplo: en un electrocardiograma o en un trazo de monitor, se pueden presentar focos ectópicos o latidos adelantados (extrasístoles) los cuales, al definir su origen (ventricular, nodal o auricular), de acuerdo a su morfología, con el apoyo del método gráfico, diagnosticaremos y trataremos correctamente, también, utilizando este método, podremos diagnosticar y definir rápidamente, cuadros de taquicardia ventricular, los cuales se presentarán como un ritmo cardiaco con frecuencia por arriba de 100 lpm (taquicardia), con las características morfológicas del complejo QRS típicas del ritmo ventricular, que ya definimos en nuestro método y así, de manera deductiva, lograremos el análisis de las arritmias cardiacas. Por lo tanto, el método poligráfico deductivo, facilitará la comprensión y el análisis de todas las arritmias que estudiaremos en los próximos módulos de este curso.

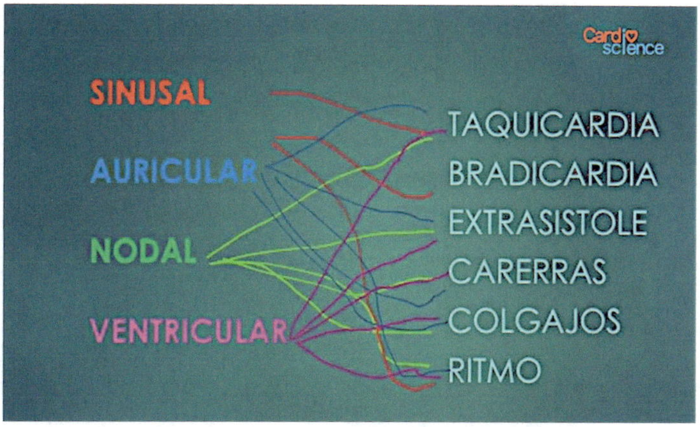

Figura 54. Correlación de los ritmos cardiacos básicos y las diversas anomalías del automatismo o la secuencia de activación cardiaca.

La plantilla que utilizaremos para la enseñanza de las arritmias se muestra en la Figura 55 y está compuesta por un diagrama de la secuencia de activación cardiaca. De acuerdo con el tipo de ritmo que se analice, del lado derecho, se presenta un trazo electrocardiográfico de la derivación DII, en la parte inferior, un trazo de monitor activo y detalles técnicos de tratamiento y gravedad de la arritmia. Finalmente, se mostrarán anotaciones sobre las características electrocardiográficas generales para su identificación.

RITMO SINUSAL

Las Figuras 53 y 55 del método poligráfico, muestran las características del ritmo sinusal, el cual es el ritmo normal del corazón. Se caracteriza por tener una secuencia de activación que inicia en el nodo sinusal, progresa a las aurículas y llega al nodo auriculoventricular, donde sufre un pequeño retraso fisiológico, antes de penetrar y estimular al ventrículo a través del haz de His y el sistema de Purkinge.

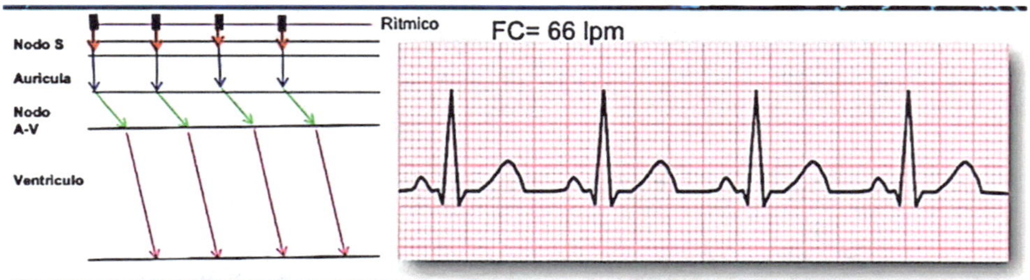

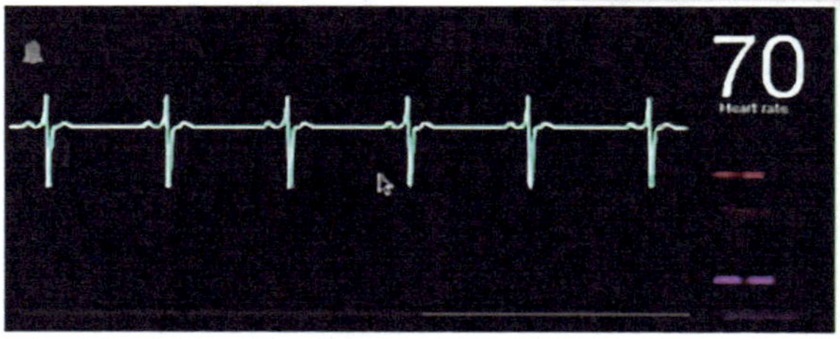

Frecuencia	60-100 lpm
Regularidad P-P	Regular
Regularidad R-R	Regular
P Onda	Presente
P:QRS Radio	1:1, asociado
PR Intervalo	Normal>0.12<0,20
QRS Duraciòn	Normal < 0.11

Ritmo cardiàco normal, en reposo , sin ansiedad, Dolor o fiebre.

www.cardioscience.com.mx

Figura 55. Ritmo sinusal: características electrocardiográficas.

En los trazos de monitor y electrocardiográfico de la Figura 56, se aprecia que la frecuencia cardiaca, en este caso, es de 66 lpm, con un intervalo PR normal de 0.16 mseg (4 cuadros pequeños), el complejo QRS es angosto, mide menos de 0.10 (2.5 cuadros pequeños) y el periodo entre intervalos P-P y R-R es regular, por lo tanto, estamos ante un ritmo sinusal normal.

La cuantificación de los ritmos cardiacos debe hacerse en reposo, especialmente el sinusal, evitar ansiedad, dolor o fiebre ya que estas condiciones pueden incrementar la frecuencia cardiaca y ocasionar taquicardia sinusal.

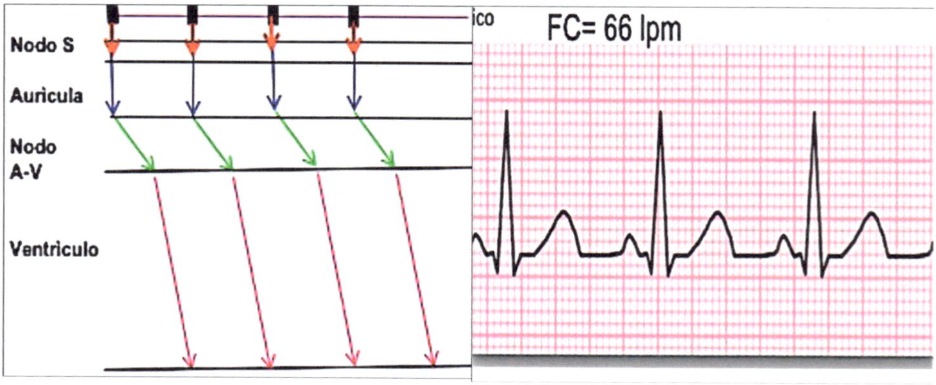

Figura 56. Ritmo sinusal: diagrama de la secuencia de activación y trazo electrocardiográfico de la derivación DII en ritmo sinusal.

En resumen, el ritmo sinusal se caracteriza por la presencia de una onda P que precede al complejo QRS, con relación uno a uno entre estas dos deflexiones, el intervalo que une a estas dos deflexiones o intervalo PR debe ser menor de 0.20 mseg y mayor de 0.12 mseg. El complejo QRS, en ausencia de bloqueo de rama debe ser menor de 0.10 mseg, es decir angosto. Los intervalos R-R y P-P deben ser regulares o fijos y la frecuencia cardiaca debe tener un valor entre 60 y 100 lpm. La Figura 57 muestra un electrocardiograma que incluye la derivación DII larga, en el cual se ejemplifica el ritmo sinusal.

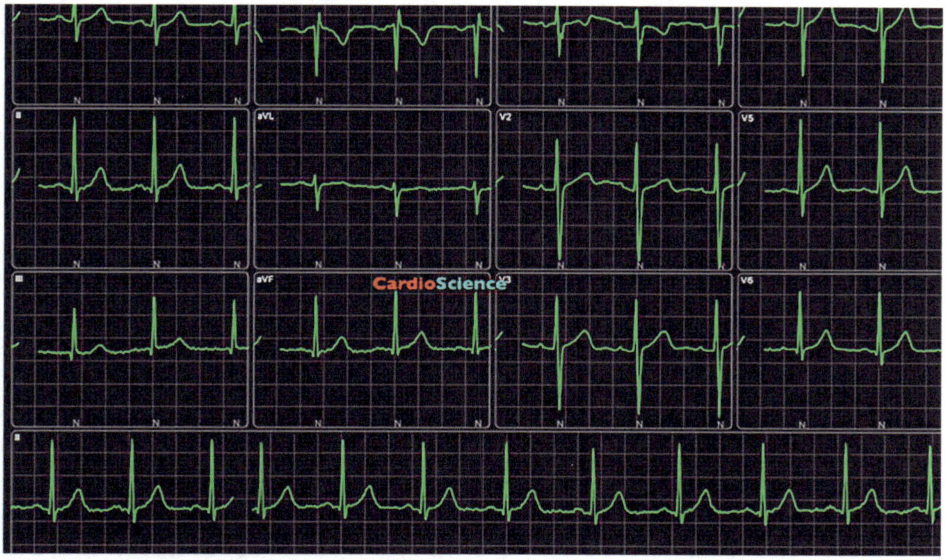

Figura 57. Ritmo sinusal: trazo electrocardiográfico de 12 derivaciones y DII en ritmo sinusal.

BRADICARDIA SINUSAL Y FUNCIONAMIENTO DEL NODO SINUSAL

La bradicardia sinusal es un ritmo dependiente del nodo sinusal, con las mismas características del ritmo sinusal, pero con una frecuencia cardiaca por abajo de 60 lpm, como se muestra en la Figura 58.

La bradicardia sinusal se produce por disminución de los impulsos surgidos en el grupo celular del nodo sinusal. Esta disminución responde a los factores que se muestran en la Figura 59 y son los siguientes:

- Factores intrínsecos locales: temperatura, pH.
- Factores locales propiamente dichos: presiones intrauriculares.
- Factores extrínsecos: principalmente mediados por el sistema nervioso autónomo y el tono vagal.

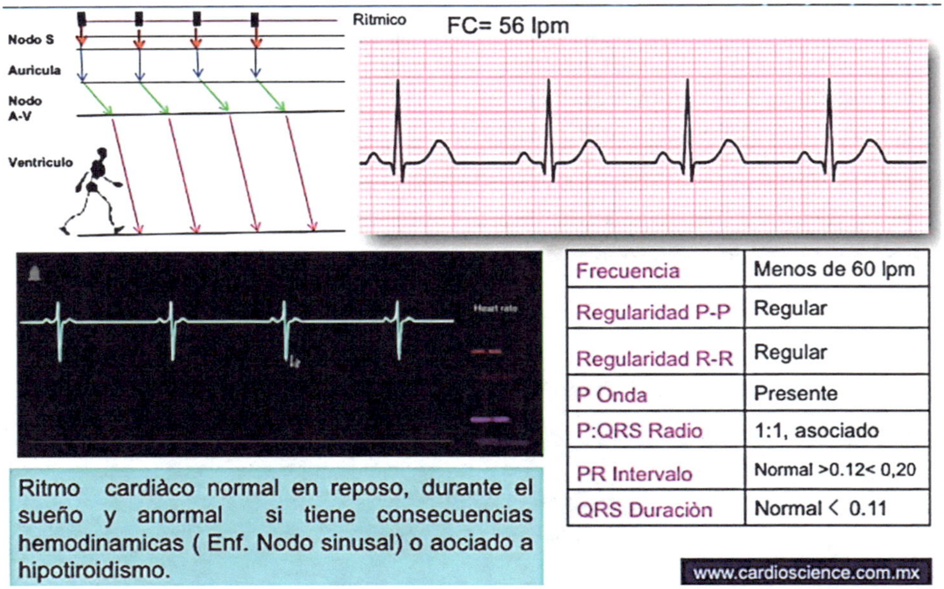

Figura 58. Bradicardia sinusal: características electrocardiográficas.

El tono vagal regula los impulsos que descarga el nodo sinusal, de ahí que el automatismo sinusal y la conducción sinoauricular pueden verse modificados por el sistema nervioso autónomo a través de la modulación vagal.

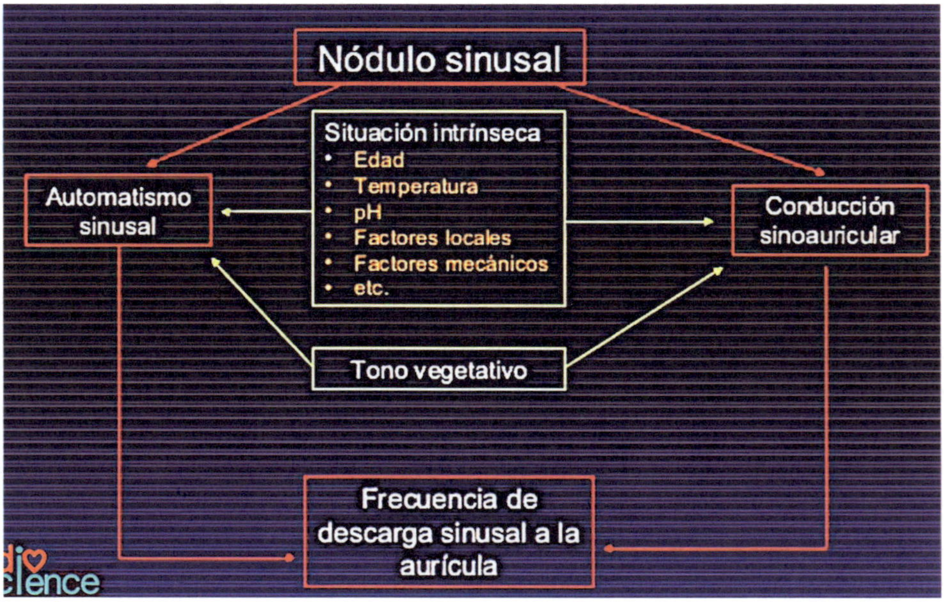

Figura 59. Factores que intervienen en la frecuencia de disparo del nodo sinusal.

La Figura 60 muestra los componentes del nodo sinusal y el tejido que le rodea. Las células P del nodo sinusal, son las células encargadas de iniciar el impulso en el nodo sinusal propiamente dicho. El tejido que rodea a las células P, marcado por el círculo, es el tejido sinoauricular, el cual es representado en el esquema de Lewis adjunto. La parte externa o aurícula es la zona o el tejido más periférico. Es evidente que la unión sinoauricular participa en la conducción del impulso cardiaco del nodo sinusal a la aurícula.

Un ciclo sinusal, se representa gráficamente por las líneas superiores del esquema que corresponden al lugar donde inició el impulso en las células P. Las líneas de la unión sinoauricular, representan el tiempo que tarda el impulso en llegar del nodo sinusal a la aurícula, y finalmente, se representa la conducción a la aurícula. Al correlacionar el ciclo sinusal con el electrocardiograma, es muy notorio como el impulso sinusal inicia mucho antes que la onda P del electrocardiograma, ya que la onda P y el intervalo PR, son la estimulación de las aurículas y la conducción desde las aurículas hasta el nodo auriculoventricular.

En el caso de bradicardia sinusal, la frecuencia de disparo del nodo sinusal es menor de 60 lpm, en el caso de la taquicardia sinusal, el número de disparos del nodo será arriba de 100 lpm, pero el resto de las características electrocardiográficas, son exactamente igual que las del ritmo sinusal normal.

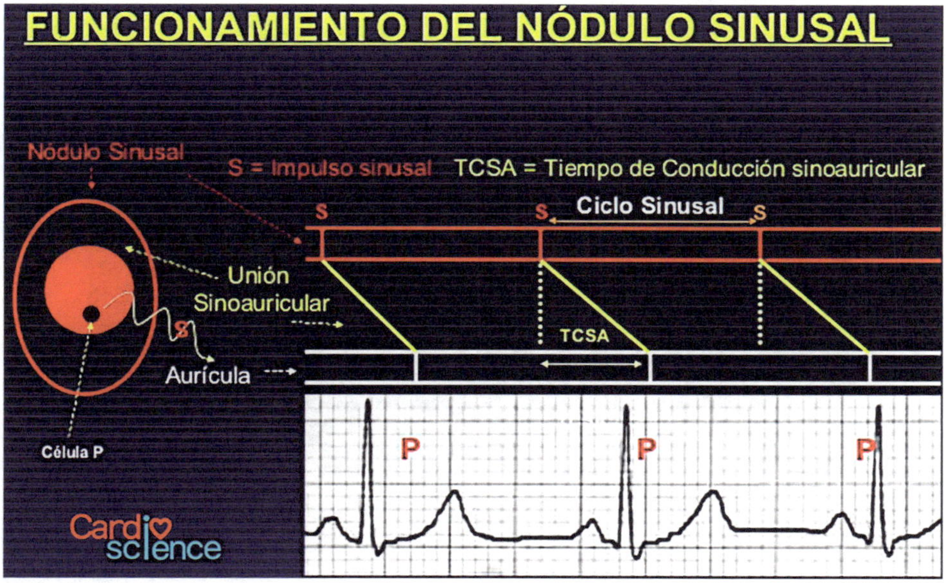

Figura 60. Fisiología del nodo sinusal.

El trazo electrocardiográfico de la Figura 61-A es un ejemplo que corresponde a bradicardia sinusal con frecuencia cardiaca de 56 lpm, onda P que precede al complejo QRS, el intervalo PR es de 0.16 mseg (mayor de 0.12 y menor de 0.20 mseg), los intervalos P-P y R-R son fijos, por lo tanto, el trazo es rítmico y corresponde a un ritmo sinusal que, como única alteración, presenta disminución de la frecuencia cardiaca.

A. B.

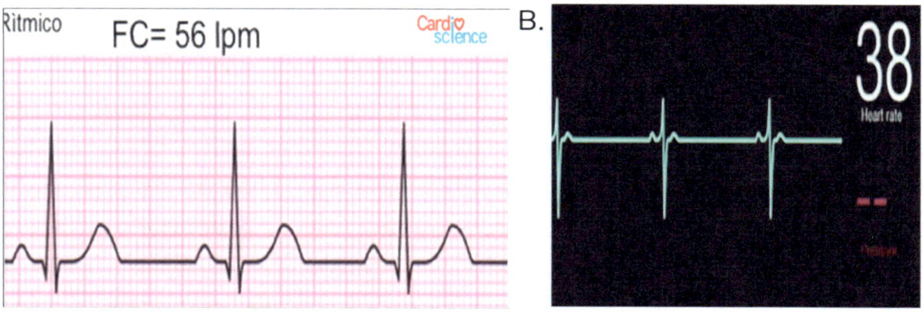

Figura 61. Bradicardia sinusal: A. Trazo electrocardiográfico, B. Trazo de monitor.

En el caso de valorar el trazo en los monitores, el mismo monitor nos indica de manera digital cuál es la frecuencia cardiaca, como lo muestra el ejemplo de a Figura 61-B, donde la frecuencia es de 38 lpm, con ritmicidad de los intervalos R-R y presencia de onda P. La bradicardia sinusal es un ritmo que puede considerarse normal en condiciones especiales, por ejemplo, en una persona en reposo, tranquila o durmiendo, sin que se considere patológico.

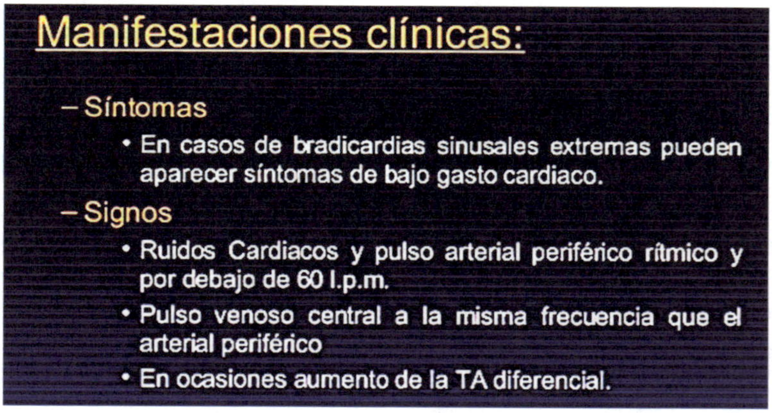

Figura 62. Bradicardia sinusal: manifestaciones clínicas.

La bradicardia sinusal, puede estar asociada a enfermedad del nodo sinusal y considerarse patológica si se acompaña de síntomas de bajo gasto cardiaco (Fig. 62).

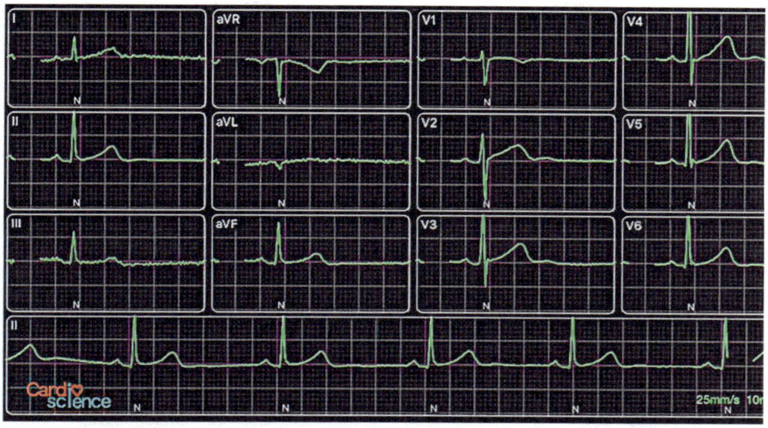

Figura 63. Bradicardia sinusal: electrocardiograma de 12 derivaciones.

En la Figura 63 se presenta otro electrocardiograma de 12 derivaciones como ejemplo de bradicardia sinusal.

La Figura 64 muestra un electrocardiograma con bradicardia sinusal en donde la frecuencia cardiaca es de 56 lpm, asociado a bloqueo de rama izquierda que condiciona complejos QRS aberrantes o anchos y los intervalos P-P y R-R son fijos y rítmicos, con intervalo PR normal de 0.20 mseg. El tratamiento en general, de la bradicardia sinusal depende del contexto donde se produce. incluso puede ser normal, pero si es sintomática, debe buscarse el origen de la arritmia y debe considerarse patológica.

A.

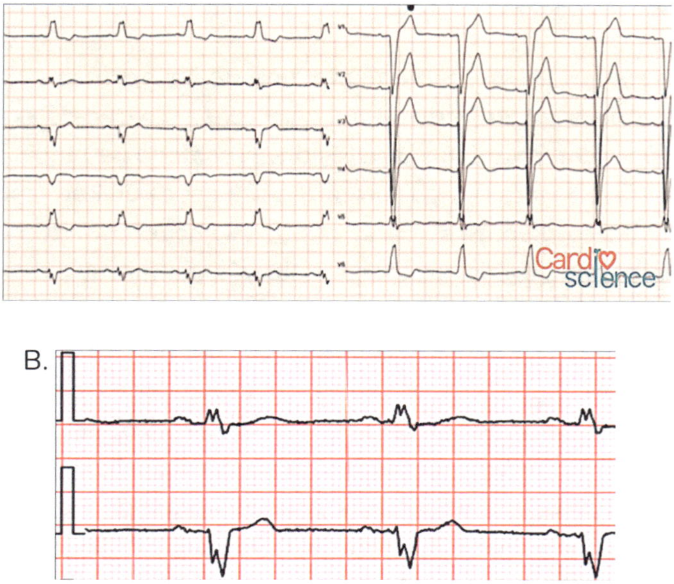

Figura 64. Trazos Electrocardiográficos: Bradicardia sinusal con bloqueo de rama (aberrancia del complejo QRS).

Como muestra la Figura 65, el tratamiento, en fase aguda, de la bradicardia sinusal sintomática, puede iniciarse con el uso de atropina o isoproterenol, medicamentos que incrementan la frecuencia cardiaca. La atropina tiene efecto parasimpaticolítico, es decir, disminuye la potencia del vago y aumenta notablemente la frecuencia de disparos del nodo sinusal.

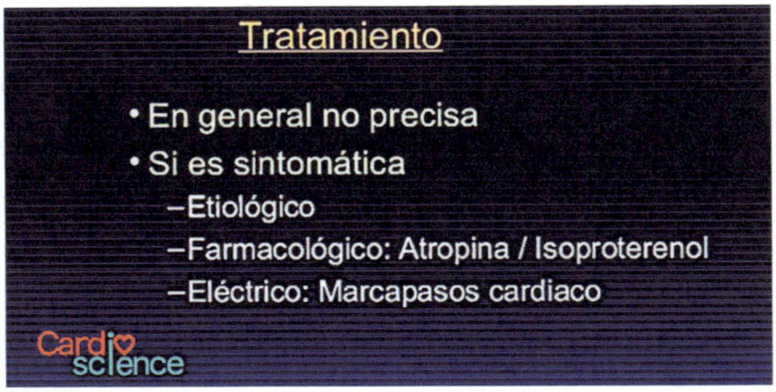

Figura 65. Bradicardia sinusal: tratamiento.

Posteriormente, debemos definir si se trata de bradicardia sintomática asociada a enfermedad del nodo sinusal y si se requiere la instalación de marcapaso transitorio o definitivo (Fig. 65).

TAQUICARDIA SINUSAL

La taquicardia sinusal es, probablemente, una de las arritmias más frecuentes ya que se asocia a diversas enfermedades cardiacas y extracardiacas. La Figura 66 muestra un cuadro comparativo sobre los diversos tipos de taquicardia sinusal.

Como muestra la Figura 67, la taquicardia sinusal es una arritmia que acompaña a la mayoría de las cardiopatías, cuando éstas se encuentran descontroladas: insuficiencia cardiaca, pericarditis, prolapso de la válvula mitral y regurgitación mitral severa. También se presenta acompañando a causas no cardiacas o extracardiacas como: anemia, embarazo, fiebre, enfermedades pulmonares, fístulas arteriovenosas, hipertiroidismo, hipoglicemia, hipotensión ortostática, disautonomía, posmenopausia, síndrome de taquicardia postural ortostático, así como en trastornos psiquiátricos, siendo muy frecuente en presencia de ansiedad, ataques de pánico, depresión, trastornos de somatización y a consecuencia de efectos farmacológicos, tóxicos, alcohol, cocaína, heroína, fármacos para disminuir de peso (anorexígenos) y por suspensión de beta-bloqueadores.

CUADRO COMPARATIVO DE LAS TAQUICARDIAS SINUSALES				
Taquicardia sinusal (TS)	**Causa**	**Clínica**	**EKG**	**Tratamiento**
TS fisiológica o respuesta apropiada	Aumento tono SNS o disminución tono SNPS .- Ejercicio – emociones .- Embarazo .- Patologías de alto consumo de O2. .- Iatrogenia	FC basal normal. FC entre 100 y 150 lpm en reposo y 200 lpm en ejercicio.	FC mayor 100 lpm Ritmo sinusal QTc corto. Algunas veces sobreposición de T sobre P.	Corregir la causa. Bloqueadores B1 (solo unas causas).
TS patológica o inapropiada.	Aumento automatismo nodo SA	Taquicardia permanente, con FC basal > 100 lpm. Respuesta exagerada al ejercicio.	Igual a TS fisiológica.	
TS paroxística o por reentrada	Trastorno de la conducción del estímulo con reentrada. Daño del nodo SA en pacientes añosos.	.- Episodios paroxísticos (inicia y termina brusco). .- No asociada a factores desencadenantes. .- Cede con maniobras vagales. .- FC mayor de 100 y menor 200 lpm	Igual a TS fisiológica e inapropiada.	Maniobras vagales.
TS por Sd. Taquicardia – bradicardia.		Inicia como TS inapropiada y luego hace pausa o bloqueo sinusal y luego nuevamente taquicardia que puede llevar a FA.		

Figura 66. Tipos de taquicardia sinusal: cuadro comparativo.

La taquicardia sinusal se caracteriza por presentar frecuencia cardiaca mayor de 100 lpm, regularidad de los intervalos P-P y R-R, onda P presente antes del complejo QRS, intervalo PR (0.12 a 0.20 mseg) y duración del complejo QRS (menor de 0.10 mseg) normales, si no hay bloqueo de rama o alteraciones de la conducción intraventricular.

Trastornos psiquiátricos
Ansiedad, ataques de pánico.
Depresión, trastornos de somatización.

Efectos de medicamentos o drogas recreacionales
Agentes simpaticomiméticos.
Alcohol, cocaína, heroína, anfetaminas, cafeína, nicotina, cannabis, drogas sintéticas.
Fármacos para disminuir peso.
Retiro o suspensión reciente de betabloqueadores.

CAUSAS CARDÍACAS

1. Enfermedad estructural
- Cardiomiopatía.
- Enfermedades cardíacas congénitas con shunt significativo.
- Falla cardíaca.
- Pericarditis.
- Prolapso valvular mitral.
- Regurgitación aórtica severa.
- Regurgitación mitral severa.
- Válvulas mecánicas protésicas.

Cardio science

CAUSAS NO CARDÍACAS

3. Sistémicas
- Anemia.
- Embarazo.
- Enfermedad pulmonar.
- Feocromocitoma.
- Fiebre.
- Fístula arteriovenosa.
- Hipertiroidismo.
- Hipoglucemia.
- Hipotensión ortostática.
- Hipovolemia.
- Posmenopausia.
- Síndrome de taquicardia postural ortostática.
- Síndrome vasovagal.
- Desacondicionamiento físico.

Figura 67. Taquicardia sinusal: causas cardiacas y extracardiacas.

La Figura 68, muestra la secuencia de activación normal en caso de taquicardia sinusal, desde el nodo sinusal, al espacio sinoauricular y de ahí a las aurículas, al nodo auriculoventricular y finalmente al ventrículo. Además, es evidente la presencia de ritmicidad entre un latido y el siguiente, es decir, que los intervalos P-P y R-R son regulares.

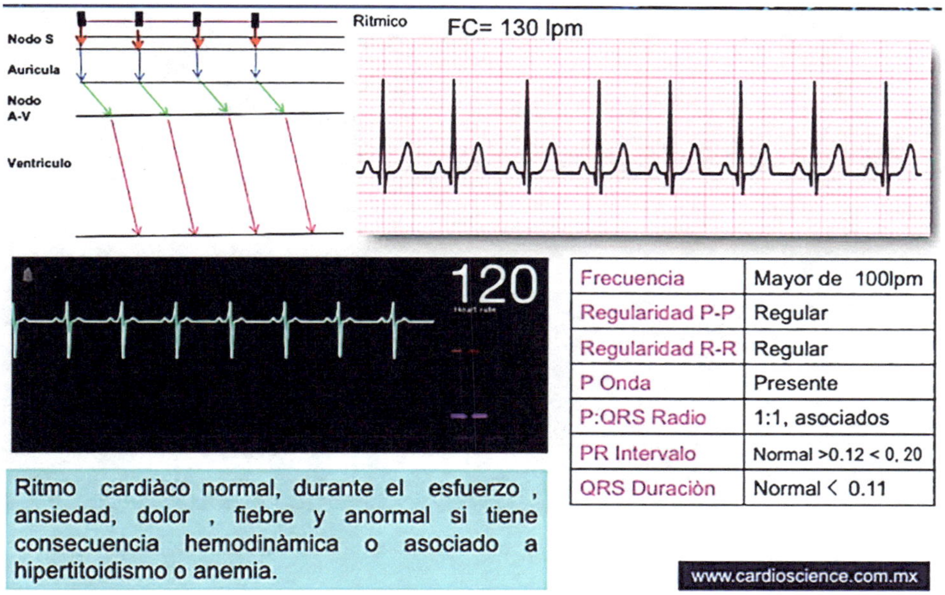

Frecuencia	Mayor de 100lpm
Regularidad P-P	Regular
Regularidad R-R	Regular
P Onda	Presente
P:QRS Radio	1:1, asociados
PR Intervalo	Normal >0.12 < 0. 20
QRS Duraciòn	Normal < 0.11

Figura 68. Taquicardia sinusal: características electrocardiográficas.

La Figura 69-A muestra un trazo electrocardiográfico con taquicardia sinusal donde la frecuencia cardiaca es de 130 lpm, el intervalo R-R es fijo o regular y cada complejo QRS angosto, va precedido de una onda P, con intervalo PR normal, signos todos de ritmo sinusal normal, donde solo la frecuencia cardiaca es anormal.

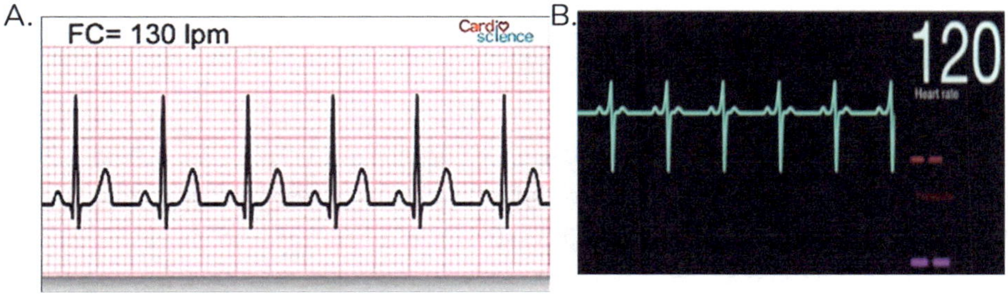

Figura 69. Taquicardia sinusal: A. trazo electrocardiográfico, B. Trazo de monitor.

La Figura 69-B muestra un trazo de monitor con taquicardia sinusal y frecuencia de 120 lpm. La Figura 70 muestra un electrocardiograma de 12 derivaciones, con taquicardia sinusal y frecuencia cardiaca de 104 lpm. La taquicardia sinusal puede ser un ritmo cardiaco normal durante el esfuerzo, la ansiedad, el dolor y la fiebre.

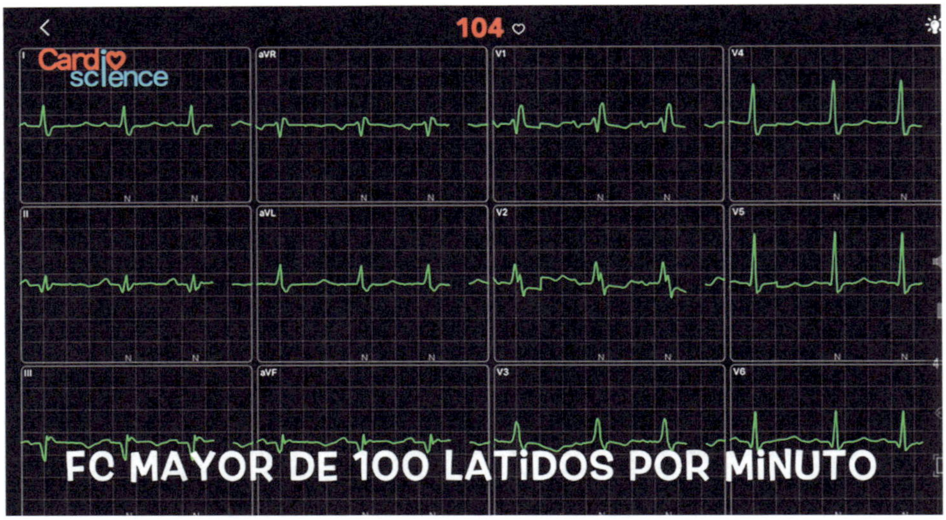

Figura 70. Taquicardia sinusal: electrocardiograma de 12 derivaciones.

Respecto al tratamiento de la taquicardia sinusal, como muestra la Figura 66, se basa en el diagnóstico y corrección de la causa desencadenante. La taquicardia sinusal inapropiada, frecuentemente se asocia a alteraciones afectivas y disautonomía que mejora con ejercicio físico y, en caso necesario, dosis bajas de betabloqueadores (propanolol o metoprolol), que han demostrado ser de utilidad si no hay contraindicaciones por padecimientos como asma bronquial, bradiarritmias, o enfermedad pulmonar crónica.

ARRITMIA SINUSAL O RESPIRATORIA

La arritmia sinusal o arritmia respiratoria es una arritmia cuya frecuencia varía entre 60 y 100 lpm, con las características del ritmo sinusal normal, pero con la diferencia de que la regularidad del ritmo sinusal se pierde por efecto de la respiración, es decir, el intervalo R-R y el intervalo P-P, como característica principal de esta arritmia, varían y son irregulares, pero se mantiene la secuencia de activación del ritmo sinusal, como lo muestra la Figura 71.

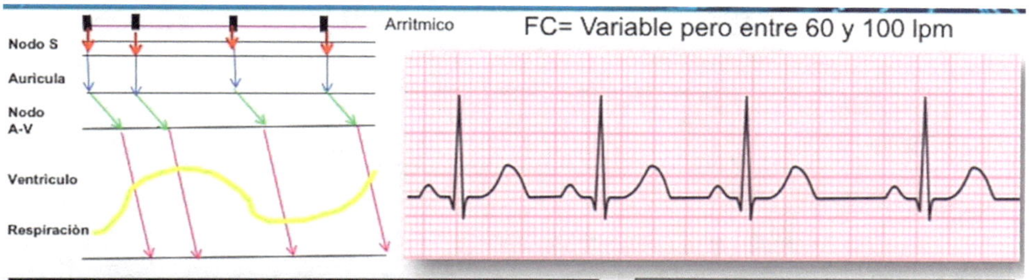

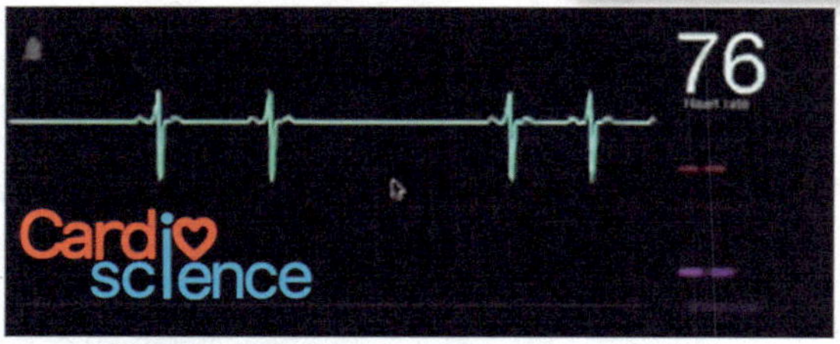

Ritmo cardíaco normal frecuente en niños, donde la frecuencia cardiaca varia con la respiración por eso se denomina también "arritmia respiratoria",

Frecuencia	60-100bpm
Regularidad P-P	Irregular
Regularidad R-R	Irregular
P Onda	Presente
P:QRS Radio	1:1, asociados
PR Intervalo	Normal>0.12<0,20
QRS Duraciòn	Normal < 0.11

www.cardioscience.com.mx

Figura 71. Arritmia sinusal: características electrocardiográficas.

En la arritmia sinusal, la onda P está presente y precede al complejo QRS con un radio 1:1. El intervalo PR tiene un rango normal, mayor de 0.12 y menor de 0.20 mseg, y el complejo QRS es angosto en ausencia de bloqueo de rama. Al analizar la secuencia de activación en el gráfico de la Figura 72, vemos cómo en la arritmia sinusal durante la inspiración (representada por la porción superior de la curva del ciclo respiratorio), a consecuencia de los cambios hemodinámicos originados por la modificación de la presión intratorácica —que afecta los vasos pulmonares, corazón y cavidad pleural—, la frecuencia cardiaca aumenta y durante la espiración, la frecuencia cardiaca disminuye. Por lo tanto, a pesar de que la secuencia de activación en la arritmia sinusal es completamente normal, el intervalo de R-R y el intervalo P-P varían en relación con la inspiración y espiración.

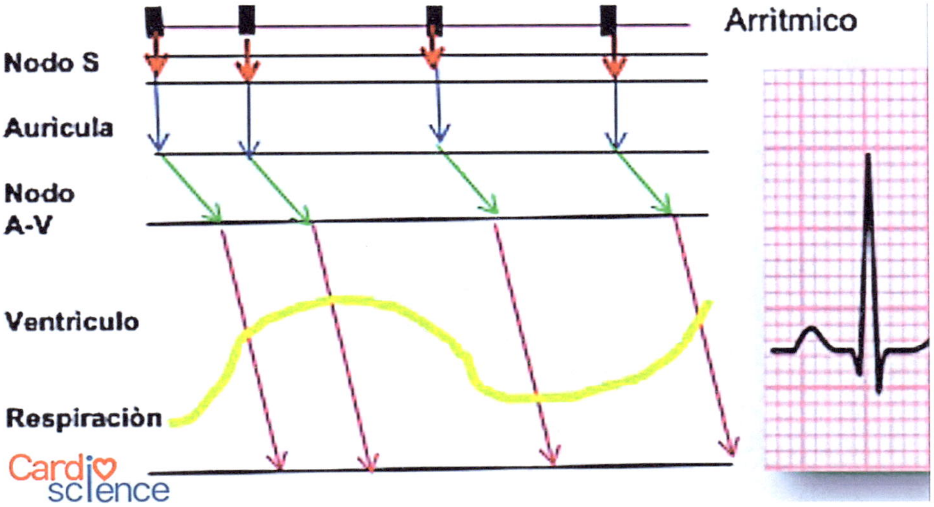

Figura 72. Arritmia sinusal: relación entre la secuencia de activación cardiaca y los ciclos respiratorios.

En el trazo de electrocardiográfico de la Figura 73-A se aprecia la variación de los intervalos R-R que dependen de la frecuencia respiratoria. En el trazo de monitor de la Figura 73-B, se comprueba la variación en el intervalo R-R y P-P, pero es importante hacer notar que se mantiene la longitud del intervalo PR, con frecuencia cardiaca promedio entre 60 y 100 lpm.

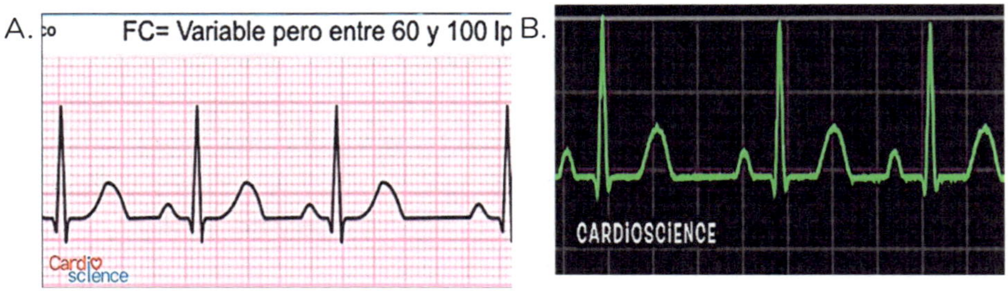

Figura 73. Arritmia sinusal: A. Trazo electrocardiográfico, B. Trazo de monitor.

La auscultación fácilmente puede identificar la arritmia sinusal, ya que ésta puede relacionar el aumento de la frecuencia cardiaca con la inspiración y la disminución de la última durante la espiración. La arritmia sinusal es una arritmia asintomática que desaparece con la apnea y es frecuente en niños. No es patológica ni requiere tratamiento médico (Fig. 74).

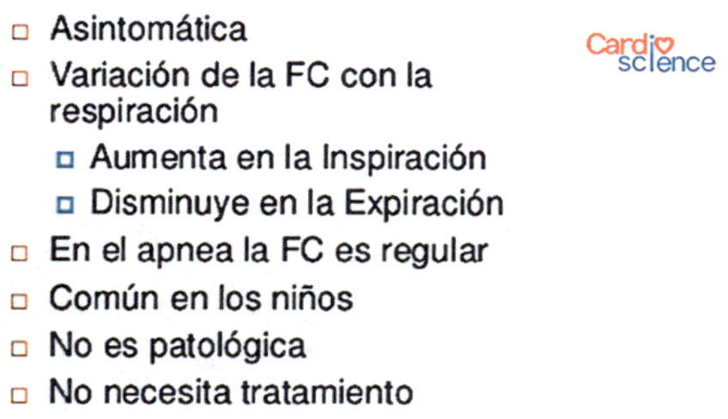

Figura 74. Arritmia sinusal: características generales.

En el electrocardiograma de la Figura 75-A, la arritmia sinusal es muy evidente principalmente en el trazo largo de la derivación DII, caracterizado por la variación del intervalo R-R. La misma alteración se presenta el trazo electrocardiográfico de la Figura 75-B, donde a pesar de la variación del intervalo R-R, el intervalo PR se mantiene en rango normal asociado a una frecuencia cardiaca entre 60 y 100 lpm.

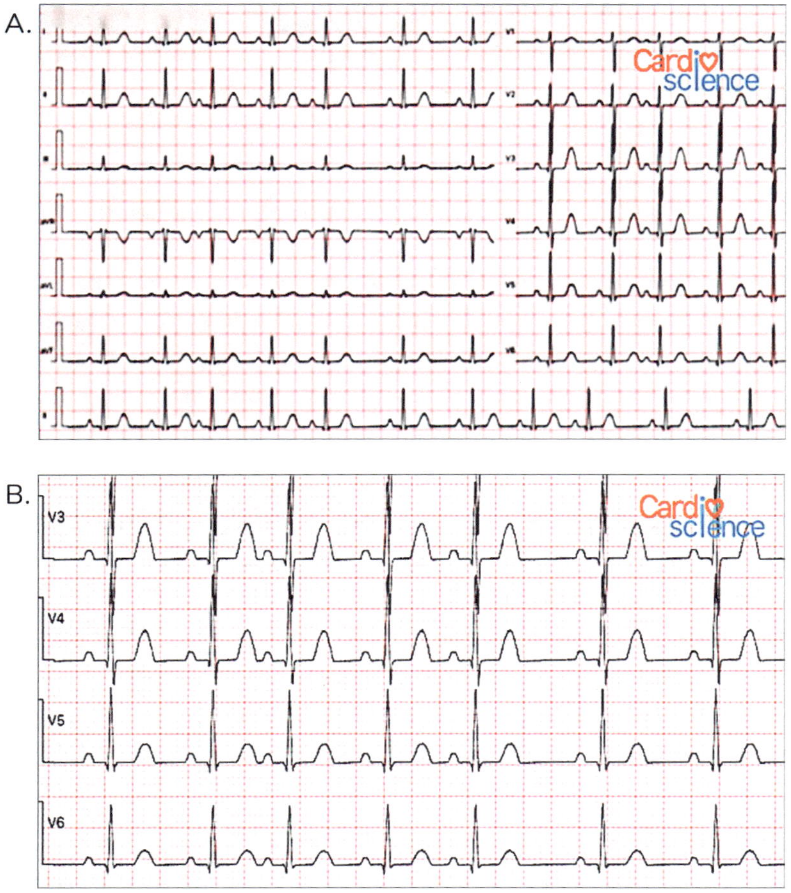

Figura 75. Arritmia sinusal: trazos electrocardiográficos.

En el trazo electrocardiográfico de la Figura 76 se pueden apreciar con facilidad las características de la arritmia sinusal o arritmia respiratoria.

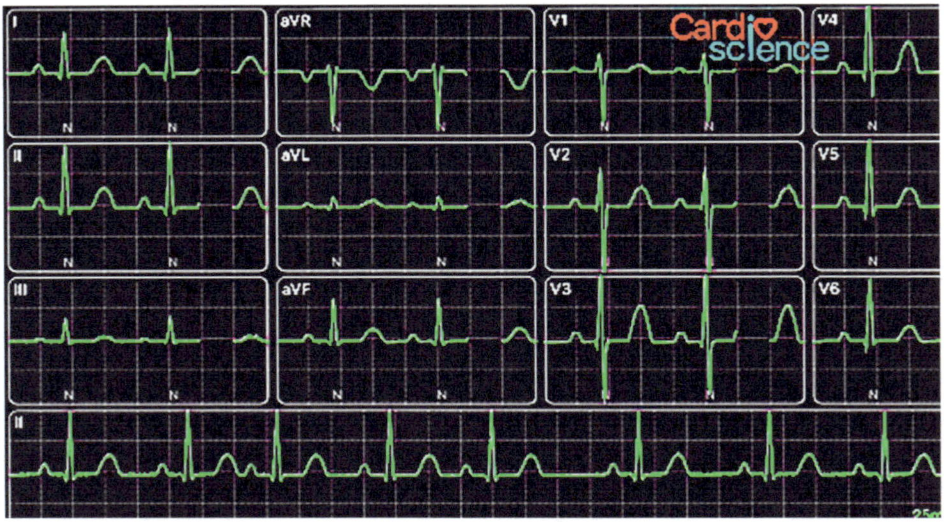

Figura 76. Arritmia sinusal: electrocardiograma de 12 derivaciones con trazo DII largo.

MIGRACIÓN DE MARCAPASO Y TAQUICARDIA AURICULAR MULTIFOCAL

La migración de marcapaso o marcapaso auricular errante ocurre cuando el marcapaso natural del corazón migra entre el nodo sinusal, el tejido auricular y/o el nodo auriculoventricular. La causa principal de la migración de marcapaso es la variación del tono vagal, es decir, un aumento del tono vagal que produce ralentización del nodo sinoauricular. Esto permite que potenciales focos automáticos de marcapaso en las aurículas, o del área perinodal, o auriculoventricular puedan volverse ligeramente más rápidos que el nodo sinusal y tomen el mando para que posteriormente, una vez que el tono vagal disminuye, el nodo sinusal asume nuevamente, el ritmo natural del corazón.

La migración de marcapaso es una arritmia que se presenta principalmente en recién nacidos y lactantes. A menudo se ve en atletas muy jóvenes y en personas de mayor edad con enfermedad pulmonar obstructiva crónica e intoxicación digitálica. Rara vez causa síntomas o requiere tratamiento.

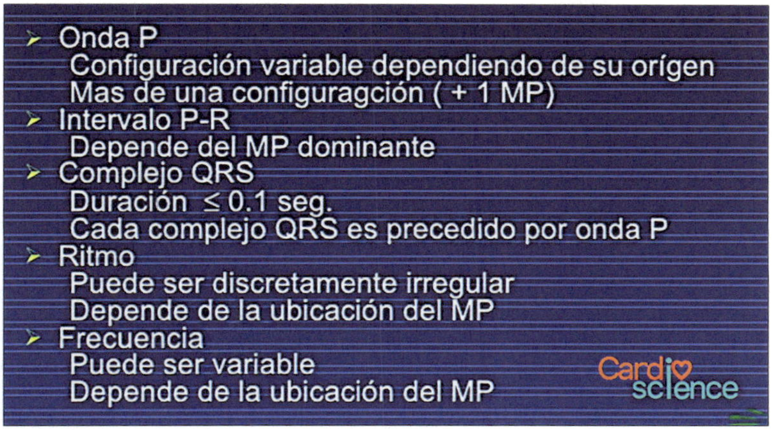

Figura 77. Migración de marcapaso: características electrocardiográficas generales.

En la Figura 77 se presentan las principales características electrocardiográficas generales de la migración de marcapaso, la cual es una arritmia auricular que se produce cuando el sitio del marcapaso cardiaco natural se desplaza entre el nodo sinoauricular, los atrios y el nodo auriculoventricular, como se representa en la Figura 78-B.

Los cambios en el sitio anatómico, donde se genera el marcapaso cardiaco, representado por X en el esquema de la secuencia de activación de la Figura 78-A, producen alteraciones morfológicas de la onda P en el electrocardiograma (onda P polimórfica). Cuando el latido es sinusal las ondas P suelen ser rectas, suaves y bien definidas en la derivación DII. En tanto que aquellas ondas P que provienen de diversos focos auriculares, se caracterizan por ser aplanadas, con muescas e incluso bifásicas (positivas-negativas).

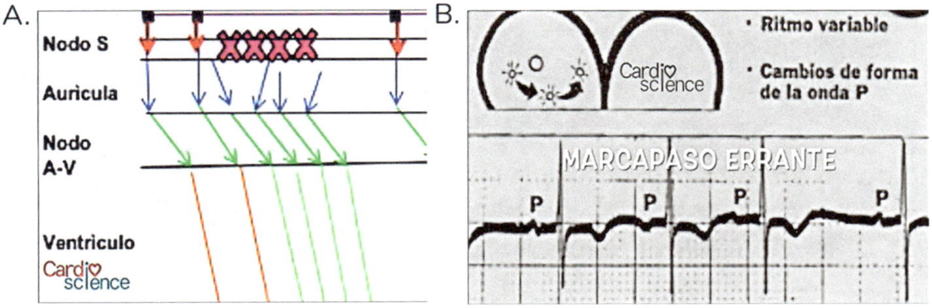

Figura 78. Migración de marcapaso: A. Secuencia conducción, B. Trazo electrocardiográfico con onda P polimórfica.

Un marcapaso auricular errante está presente cuando hay tres o más focos ectópicos dentro del miocardio auricular que sirven como marcapasos dominante. Realmente es una arritmia dependiente de las aurículas, pero por la participación del nodo sinusal, es importante analizarla en esta sección.

El marcapaso auricular errante se caracteriza por presentar descargas en forma aleatoria. La ubicación del marcapaso cambia continuamente y puede ubicarse en cualquier lugar del miocardio auricular, lo cual da como resultado que el vector de activación auricular cambie y produzca también un cambio de la morfología de la onda P y de la duración del intervalo PR. El marcapaso migratorio se caracteriza electrocardiográficamente porque no se puede identificar una onda P predominante, ni sinusal o auricular, y la tasa de frecuencia es inferior a 100 lpm.

Tanto la migración de marcapaso como la taquicardia auricular multifocal presentan, además de variación en la morfología de la onda P, variación en los intervalos R-R. Estos últimos, presentan longitudes de ciclo variable, ya que los focos ectópicos exhiben diferencias en la actividad y tasas de generación de los impulsos, por lo tanto, el ritmo es irregularmente irregular y puede confundirse con fibrilación auricular. Sin embargo, a diferencia de esta arritmia, están presentes las ondas P que son clave para el diagnóstico diferencial.

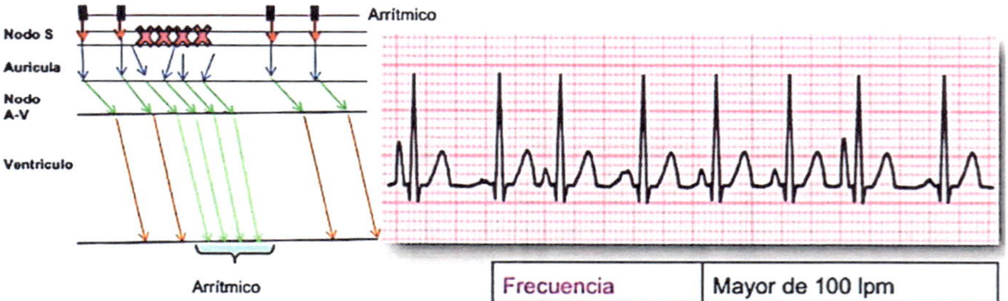

Frecuencia	Mayor de 100 lpm
Regularidad P-P	Irregular
Regularidad R-R	Irregular
P Onda	3 diferentes Morfologías de la Onda P
P:QRS Radio	1:1, asociados
PR Intervalo	Variable pero < 0.12
QRS Duraciòn	Normal < 0.11

Ritmo cardiàco anormal, si tiene consecuencia hemodinàmica (Sìncope o Insuf. Cardiaca) requiere Cardioversión Elèctrica o Farmacológica de urgencia.

www.cardioscience.com.mx

Figura 79. Taquicardia auricular multifocal: características electrocardiográficas.

Es muy importante recordar que cuando se presente migración de marcapaso, con una frecuencia cardiaca mayor a 100 lpm, se denomina taquicardia auricular multifocal, como el trazo que se ejemplifica en la Figura 79 y 80-A.

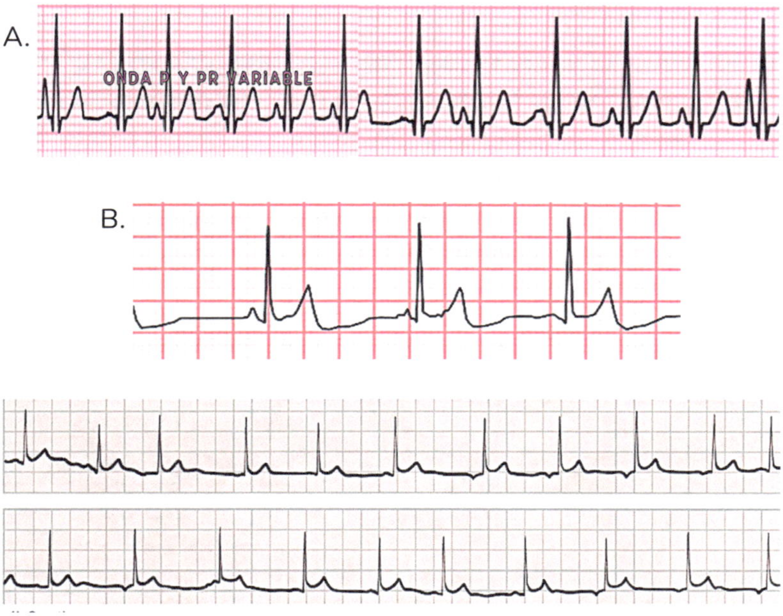

Figura 80. Trazos electrocardiográficos: A. Taquicardia auricular multifocal (frecuencia cardiaca > de 100 lpm), B. Migración de marcapaso (frecuencia cardiaca < de 100 lpm).

Se ejemplifica en los diversos trazos electrocardiográficos de la Figura 80, la presencia de migración de marcapaso caracterizada por la variación de la morfología de la onda P, de los intervalos R-R y PR y una frecuencia cardiaca entre 60 y 100 lpm en promedio. En el gráfico A, la frecuencia es mayor de 100 lpm lo que hace, por definición, el diagnóstico de taquicardia auricular multifocal.

PARO SINUSAL

El paro sinusal es el cese de estímulos de origen sinusal por fallo en su producción. Existe el tipo transitorio y el tipo mantenido y son causados por todo aquello que altere el automatismo del nodo sinusal (Fig. 81).

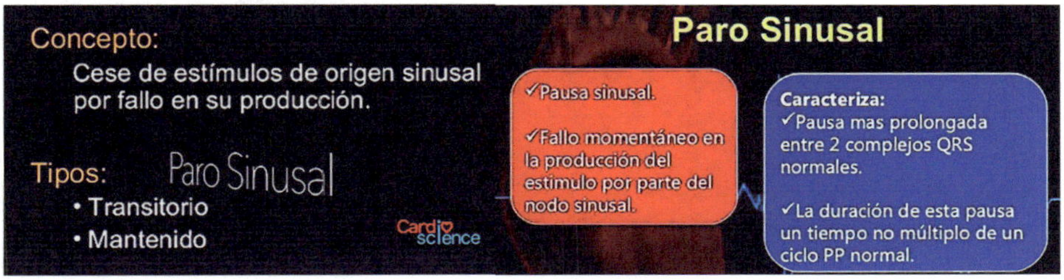

Figura 81. Paro sinusal: concepto y características electrocardiográficas generales.

La frecuencia cardiaca en caso de paro sinusal es variable. Por lo tanto, se considera una arritmia irregular que se manifiesta con intervalos P-P y R-R irregulares. La onda P está presente en los trazos, excepto en el momento de la pausa y se asocia a los complejos QRS con una relación uno a uno. Cuando existe con complejos QRS de características normales, en ausencia de bloqueo de rama y con intervalo PR normal (duración del de 0.12 a 0.20 mseg), en ausencia de preexcitación (PR corto) o bloqueo AV de primer grado (PR largo).

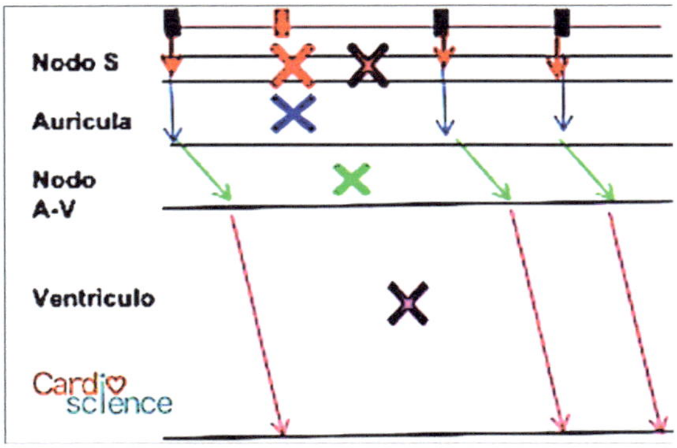

Frecuencia	Variable
Regularidad P-P	Irregular
Regularidad R-R	Irregular
P Onda	Presente, expepto en la pausa
P:QRS Radio	1:1, asociados
PR Intervalo	Normal >0.12<0, 20
QRS Duraciòn	Normal < 0.11

Figura 82. Paro sinusal: secuencia de activación y características electrocardiográficas específicas.

El gráfico de la Figura 82 muestra la ausencia del impulso del nodo sinusal, posterior al primer latido normal, donde falla el disparo del nodo sinusal (se representa por la secuencia de varias X), y posteriormente no existe ritmo de escape auricular o ventricular (se representa con una X aislada), lo que produce una pausa prolongada. En este caso no existe un latido de escape, se produce una pausa hasta que se presenta el siguiente latido de origen sinusal. El latido de escape que se muestra en la Figura 83-B, es un latido ectópico que toma el mando, en la ausencia de un latido normal.

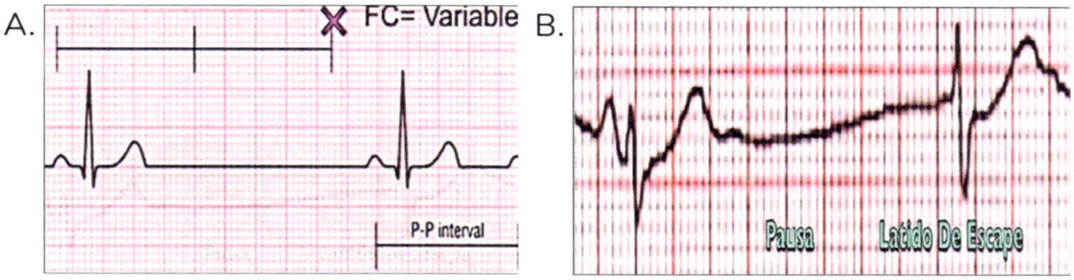

Figura 83. A. Paro sinusal: la pausa no es múltiplo de la frecuencia cardiaca de base, B. un latido de escape auricular (latido atrasado con P montada en el QRS).

Como se presenta en la Figura 83-A, la pausa generada por el paro sinusal, no es múltiplo de la frecuencia cardiaca de base, característica importantísima para el diagnóstico diferencial con bloqueo sinoauricular. En caso de bloqueo sinoauricular, al cuantificar el intervalo R-R de la pausa, éste es múltiplo de la frecuencia cardiaca de base y hace el diagnóstico diferencial con paro sinusal donde la pausa no es múltiplo del ritmo cardiaco de base.

A. B.

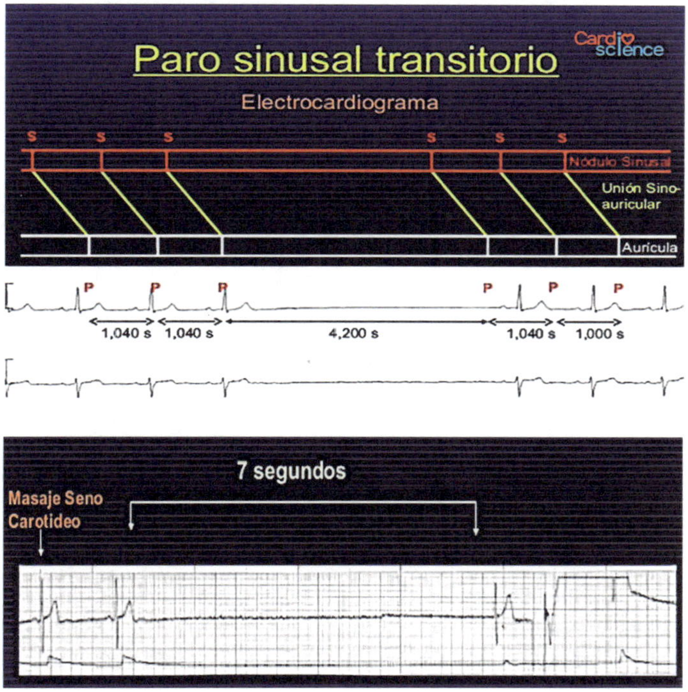

Figura 84. A. Paro sinusal transitorio: A. Secuencia de activación y pausa de 4.2 mseg, B. Paro sinusal de 7 segundos.

La Figura 84 muestra la secuencia de activación del paro sinusal y dos trazos como ejemplos, con pausas muy largas de 4.2 y 7 segundos, no múltiplos del intervalo R-R de base. Si las pausas miden más de dos segundos, es muy probable que el paciente presentará síncope, incluso convulsiones por insuficiencia circulatoria cerebral, cuadro denominado crisis de Stock Adams. El paro sinusal puede estar asociado frecuentemente a enfermedad del nodo sinusal o a efectos de fármacos en pacientes sensibles, principalmente ancianos con fibrosis del nodo sinusal.

El monitoreo continuo ambulatorio de 24 horas (estudio Holter) es indispensable en pacientes que han sufrido síncope para descartar esta patología, ya que el electrocardiograma, en caso de que presente un paro sinusal transitorio, puede no detectarlo. Por esta razón es importante monitorizar al paciente o realizar un estudio Holter.

En presencia de paro sinusal mantenido, como el caso que se representa en la Figura 85, la pausa es continua y debe considerarse una situación crítica, ya que, para preservar la vida del paciente, deben presentarse ritmos de escape. En estado crítico puede requerir la instalación de marcapaso transitorio. Posteriormente, valorar la instalación de un marcapaso definitivo.

A.

B.

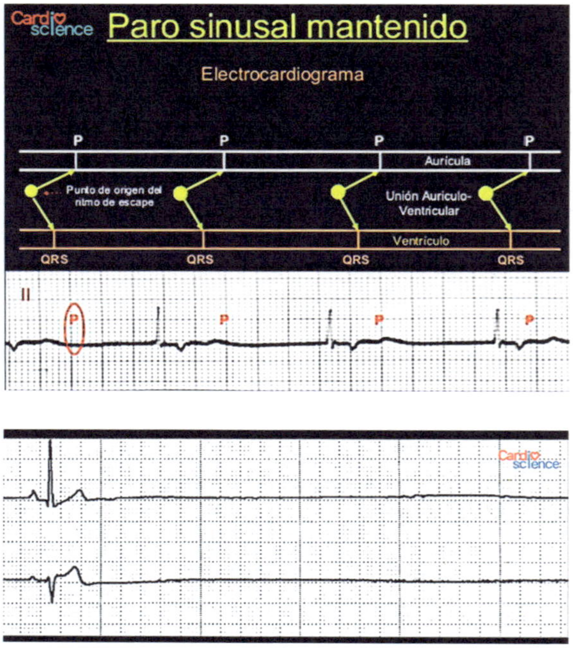

Figura 85. Paro sinusal mantenido: A. Secuencia de activación de escapes nodales en presencia de paro sinusal sostenido, B. Pausa mantenida sin ritmo de escape.

El paro sinusal mantenido es aquel en el cual no existe una onda P que precede a un complejo QRS. Por lo tanto, es un ritmo de escape que habitualmente es escape nodal, el cual puede incluso, producir una estimulación retrógrada a la aurícula con la presencia de una onda P después del complejo QRS o después de la onda T, como se aprecia en la imagen de la Figura 85.

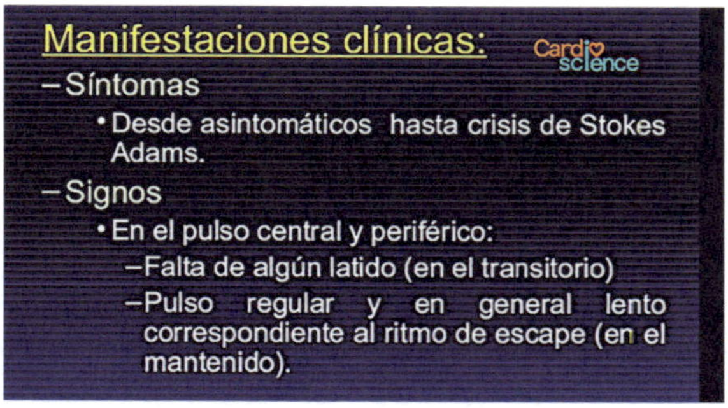

Figura 86. Paro sinusal: manifestaciones clínicas.

Las manifestaciones clínicas del paro sinusal descritas en la Figura 86, dependen de la magnitud de la pausa. Las crisis de Stokes Adams se presentan en caso de pausas mayores de 2 segundos, aunque algunos pacientes pueden soportar frecuencias muy lentas y la sintomatología puede ser mínima, como disnea o alteraciones de las funciones mentales.

En la Figura 87 se muestran trazos electrocardiográficos con paro sinusal (no múltiplo del ritmo de base) y bloqueo sinoatrial (es múltiplo del ritmo de base), donde la duración de la pausa relacionada con el intervalo R-R es la base para el diagnóstico diferencial. El tratamiento del paro sinusal depende del tiempo de duración de la pausa, de la repercusión hemodinámica o sintomatología y requiere con frecuencia, el implante de marcapaso transitorio y definitivo si se asocia a enfermedad del nodo sinusal sintomático.

A.

B.

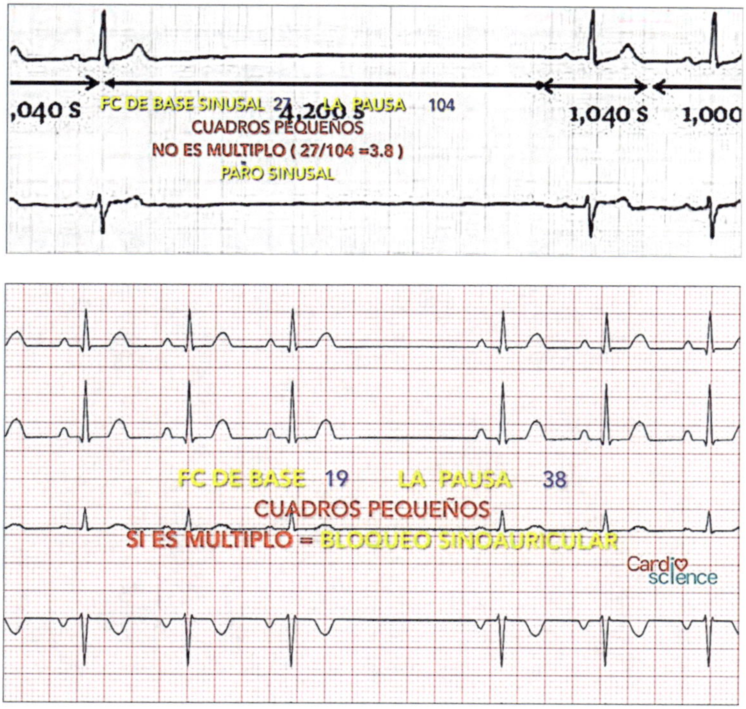

Figura 87. A. Paro sinusal (pausa no múltiplos del intervalo R-R), B. Bloqueo sinoatrial (pausa múltiplos del intervalo R-R).

BLOQUEO SINOAURICULAR DE PRIMERO, SEGUNDO Y TERCER GRADO

El bloqueo de salida del nodo sinusal o bloqueo sinoauricular se debe a la detención de la conducción o reducción de la velocidad de los estímulos entre las células P del nodo sinusal y la musculatura auricular, secundaria a las modificaciones patológicas de la unión sinoatrial (Fig. 87 y 88).

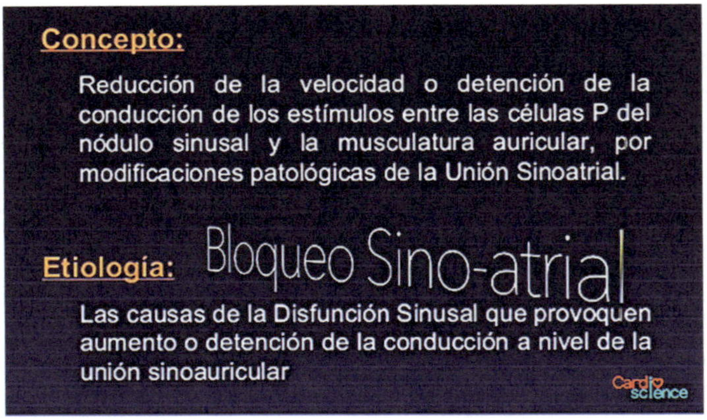

Figura 88. Bloqueo sinoauricular: concepto y etiología.

El bloqueo sinoatrial se divide en tres grados, pero solo el bloqueo de segundo grado es el que clínica y electrocardiográficamente podemos determinar con exactitud, ya que los bloqueos sinoatriales de primer y tercer grado, pueden pasar inadvertidos en el electrocardiograma (Fig. 89).

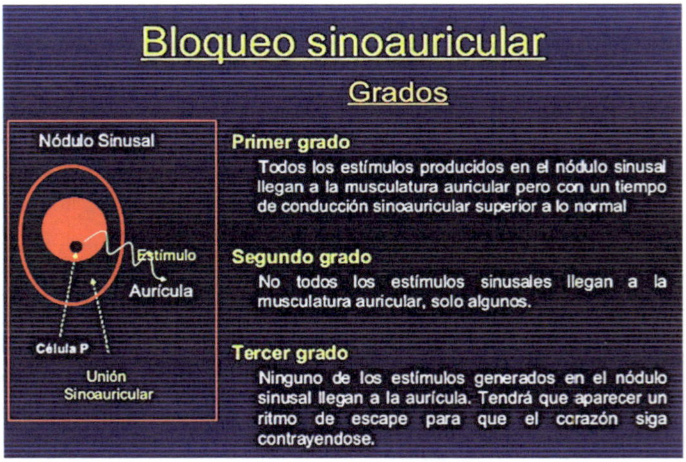

Figura 89. Bloqueo sinoauricular: clasificación.

El bloqueo de salida del nodo sinusal de primer grado consiste en que todos los estímulos producidos en el nodo sinusal llegan a la musculatura auricular, pero con un tiempo de conducción sinoauricular superior a lo normal.

En el bloqueo sinoatrial de segundo grado, no todos los estímulos sinusales llegan a la musculatura auricular. En el de tercer grado, ninguno de los estímulos generados en el nodo sinusal llega a la aurícula, por lo que aparece habitualmente un ritmo de escape, con el fin de evitar un paro cardiaco prolongado. Las características electrocardiográficas que identifican al bloqueo sinoauricular o bloqueo de salida del nodo sinusal incluyen: la presencia de frecuencia cardiaca variable. El intervalo P-P y el intervalo R-R son irregulares, se presentan ondas P excepto en los periodos donde ocurre la pausa, el radio entre la onda P y el complejo QRS es uno a uno, es decir, la onda P precede al complejo QRS excepto durante la pausa, el intervalo PR es normal y el intervalo QRS tiene una duración normal en ausencia de bloqueo de la rama (Fig. 90).

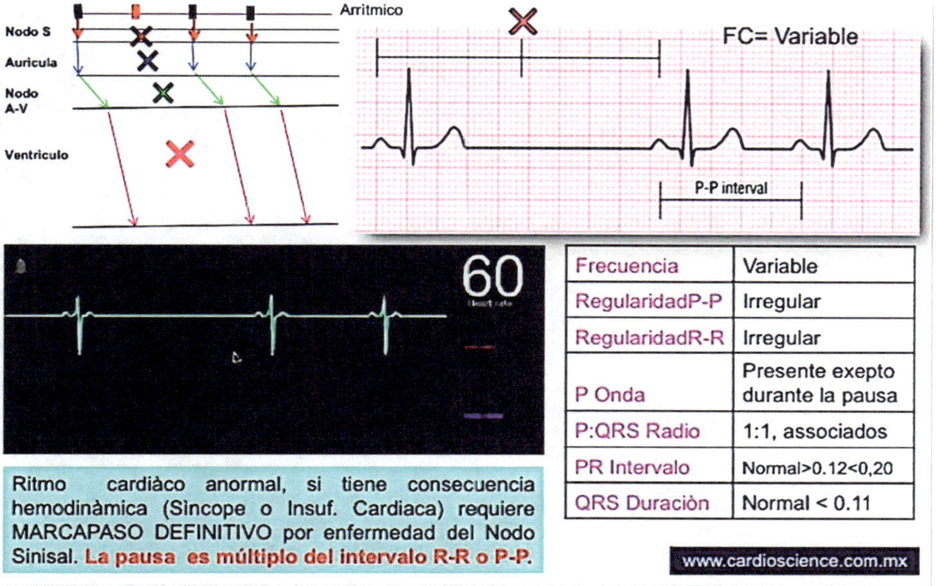

Figura 90. Bloqueo sinoauricular: características electrocardiográficas generales.

El paro sinoatrial de segundo grado se representa en la Figura 91-B, donde después de un impulso sinusal normal con intervalos R-R y P-P fijos y rítmicos, el nodo sinusal no genera impulso y se produce una pausa, que es múltiplo del ritmo sinusal normal. Característica importante para el diagnóstico diferencial entre el paro sinusal y el bloqueo sinoauricular. En el caso comentado, la pausa se presenta con una frecuencia de 4:3, es decir, una pausa cada tres latidos sinusales normales.

A.

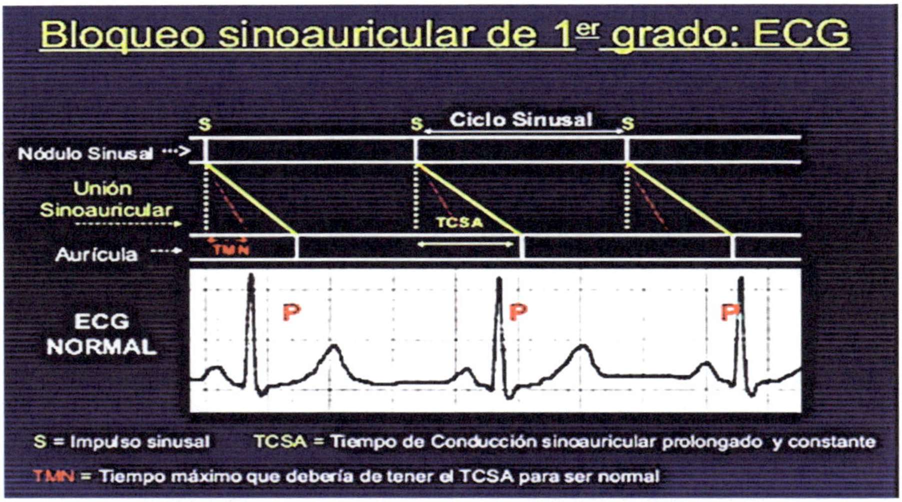

B.

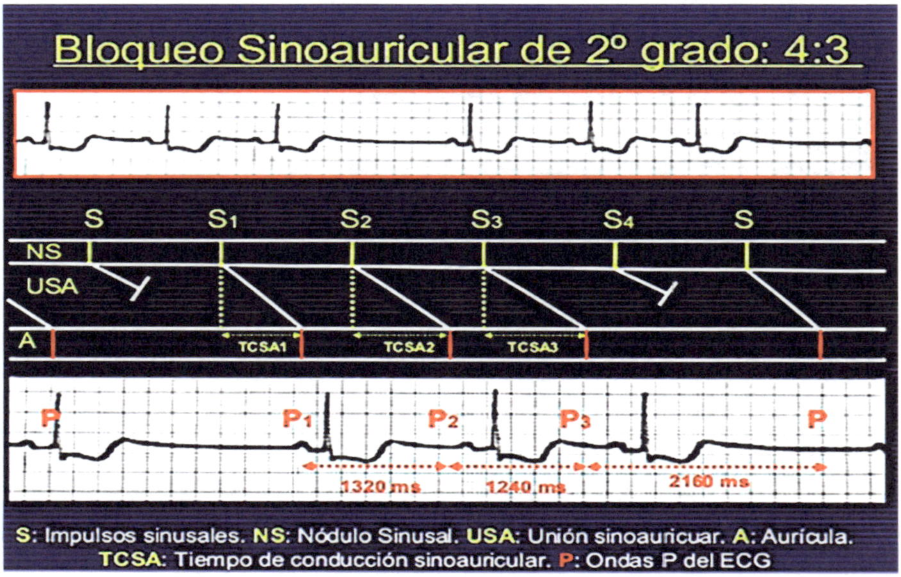

Figura 91. Bloqueo sinoauricular: A. Primer grado, B. Segundo grado 4:3.

En el caso de bloqueo sinoauricular de primer grado representado gráficamente en la Figura 91-A, solo aumenta el ciclo sinusal y no se ve representado en el electrocardiograma, es decir, no tiene ninguna expresión electrocardiográfica. En el bloqueo sinoauricular de segundo grado de la Figura 91-B, existe ausencia de un latido, es decir una pausa, que como hemos comentado es múltiplo del ritmo sinusal de base. Además, en el bloqueo sinoauricular de segundo grado puede presentarse un bloqueo intermitente 2 a 1, por lo que habrá un latido sinusal alternando con una pausa de manera continua, como se manifiesta en la Figura 92-A.

A.

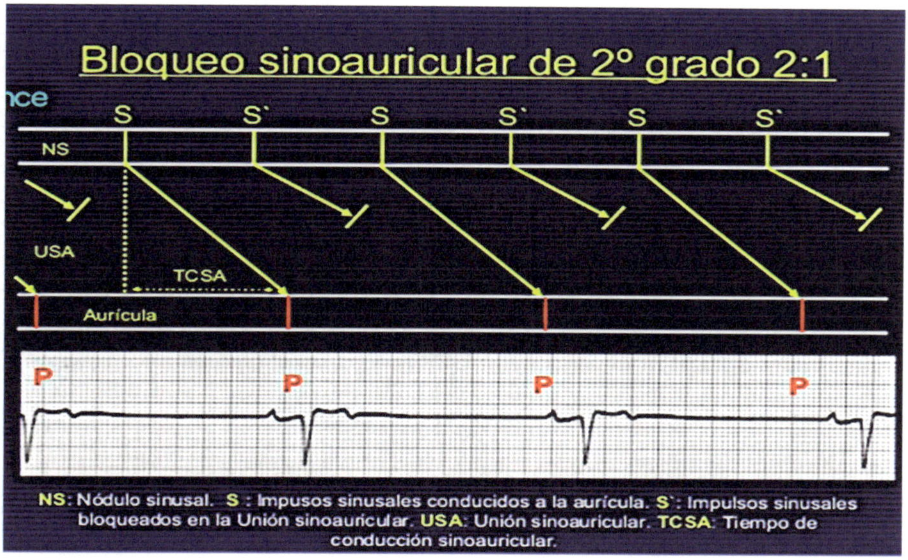

B.

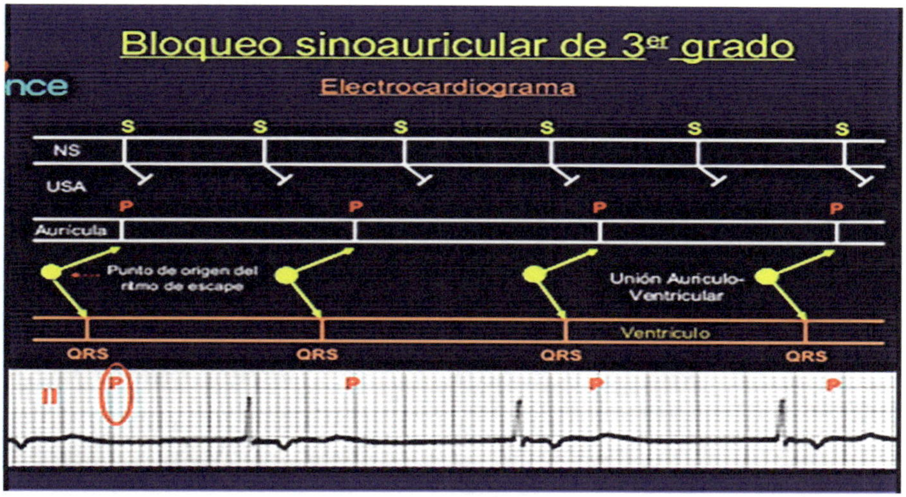

Figura 92. Bloqueo sinoauricular: A. Segundo grado 2:1, B. Tercer grado.

El bloqueo sinoauricular de tercer grado, se representa en la Figura 92-B y no puede determinarse electrocardiográficamente pues se manifiesta morfológicamente como un escape y, debido a que habitualmente el ritmo de escape nodal es el ritmo que se presenta en casos de pausas o paros (para evitar el paro cardiaco), que puede despolarizar retrógradamente a la aurícula y producir ondas P después de QRS no es posible definir si el paciente tiene un bloqueo sinoatrial de tercer grado, o un ritmo nodal como tal. Por lo tanto, lo interpretamos simplemente como ritmo nodal con retroconducción auricular.

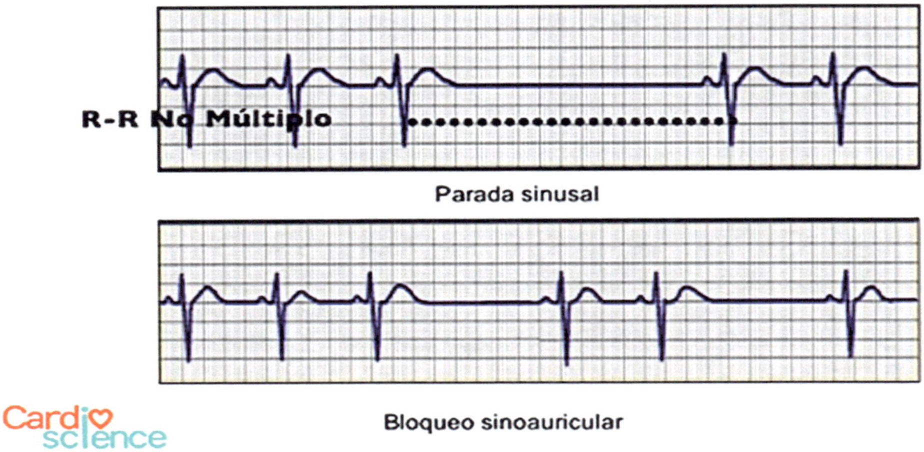

Figura 93. Bloqueo sinoatrial: podemos definir que es bloqueo sinoauricular porque el intervalo R-R es múltiplo del ritmo de base.

El bloqueo sinoatrial que podemos identificar electrocardiográficamente con seguridad es el de segundo grado, que como muestra el ejemplo de la Figura 93 presenta pausas, que a diferencia de la parada o pausa sinusal son múltiplo de su ritmo de base.

La Figura 94 muestra un trazo electrocardiográfico con ritmo sinusal de base. En él se produce súbitamente ausencia de un latido o pausa que es múltiplo del ritmo sinusal de base, por lo tanto, se trata de un bloqueo sinoatrial de segundo grado. El aspecto morfológico del bloqueo sinoatrial y de la pausa sinusal es similar, de ahí que es importante el análisis en un electrocardiograma (no monitor) para definir los intervalos R-R y determinar si la pausa es o no múltiplo del ritmo de base y así realizar con certeza el diagnóstico diferencial.

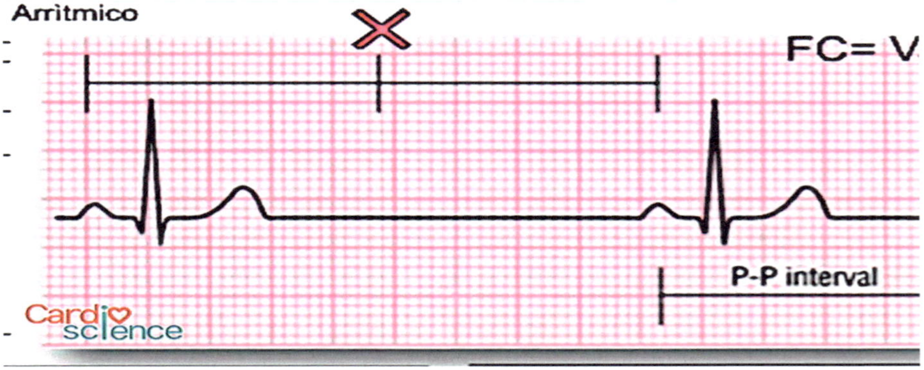

Figura 94. Bloqueo sinoatrial de segundo grado: la pausa es múltiplo del ritmo sinusal de base.

Las manifestaciones clínicas del bloqueo sinoatrial representadas en la Figura 95-A son consecuencia de la repercusión hemodinámica de la arritmia, que es lo que define el tratamiento final. Así, el bloqueo sinoatrial de primer grado no precisa tratamiento, el de segundo grado (frecuentemente asociado a enfermedad del nodo sinusal), puede ser tratado farmacológica o eléctricamente con marcapaso y el de tercer grado, habitualmente requiere la colocación de marcapaso definitivo (Fig. 95-B)

A.

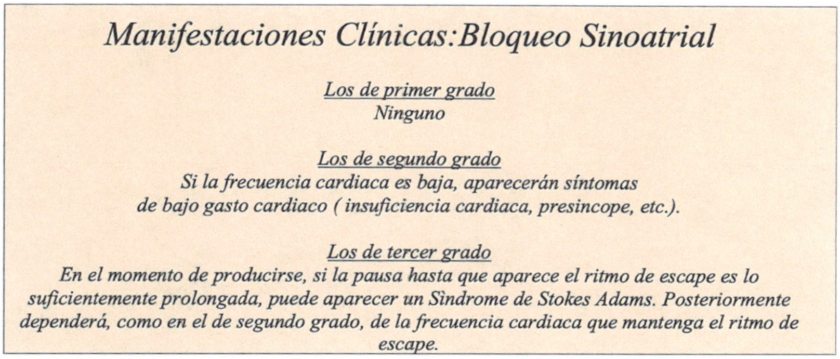

B.

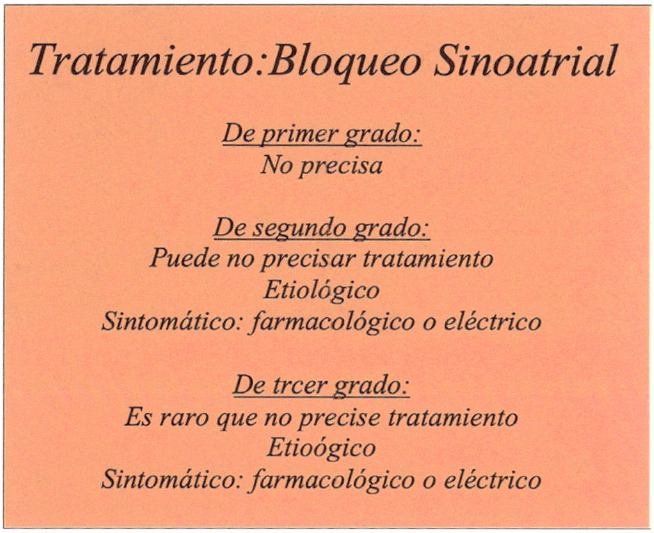

Figura 95. Bloqueo sinoatrial: A. Manifestaciones clínicas, B. Tratamiento.

SÍNDROME DEL NODO SINUSAL ENFERMO O DE TAQUIBRADICARDIA

La disfunción del nodo sinusal, en sus componentes de automatismo y conducción sinoauricular, puede generar alteraciones clínicas y electrocardiográficas que se definen con el término síndrome del nodo sinusal enfermo (Fig. 96).

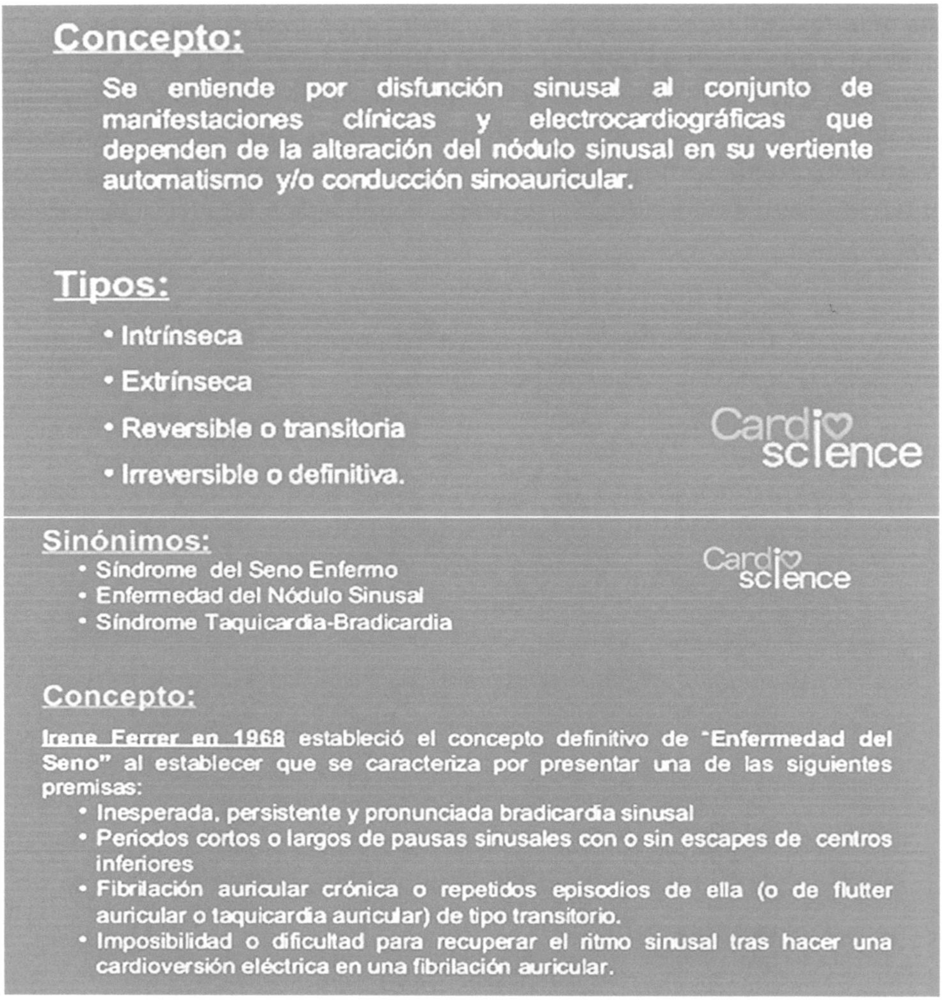

Figura 96. Enfermedad del seno: concepto, sinónimos y tipos.

Son sinónimos de esta arritmia: el síndrome del seno enfermo, del nodo sinusal enfermo, de taquicardia-bradicardia o taqui-bradi. Se caracteriza por presentar una de las siguientes premisas:

- Bradicardia sinusal pronunciada persistente e inesperada.
- Periodos cortos o largos de pausas sinusales con o sin escapes de centros inferiores.
- Fibrilación auricular crónica o repetidos episodios de ella.
- Flutter auricular crónica o Taquicardia auricular de tipo transitorio con repetidos episodios de ella.
- Imposibilidad para la regresión a ritmo sinusal normal tras cardioversión eléctrica.

Este síndrome se clasifica en: intrínseco y extrínseco, reversible o transitorio e irreversible o definitivo. La Figura 97-A muestra los ritmos cardiacos asociados frecuentemente a enfermedad del nodo sinusal. Un ritmo típico es el de fibrilación auricular que muestra ausencia de onda P e intervalos R-R de longitud variable.

La etiología de la enfermedad de la enfermedad del seno se detalla en la Figura 97-B e incluye causas desconocidas o primarias, genéticas, infiltrativas, isquémicas, miocardiopatías, enfermedades neuromusculares, traumáticas e inflamatorias, también mediadas por el sistema nervioso autónomo como disautonomías.

A.

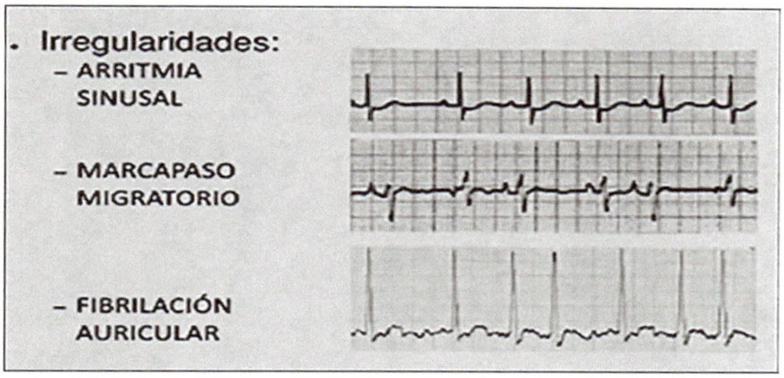

B.

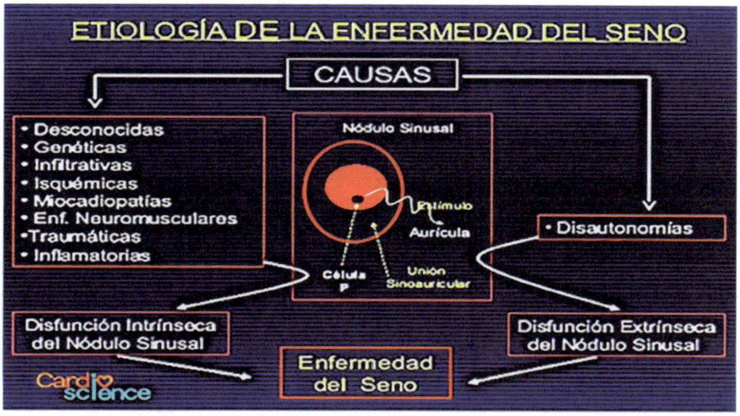

Figura 97. Enfermedad del seno: A. Arritmias asociadas, B. Etiología.

La etiopatogenia de la enfermedad del nodo sinusal se describe en la Figura 98 y depende del sitio anatómico donde se produce, es decir, a nivel del nodo sinusal, a nivel del tejido específico de conducción o a nivel del miocardio auricular.

El nodo sinusal puede ser afectado en la conducción del impulso del nodo hacia el tejido auricular, es decir, en la región sinoauricular o en su automatismo y, producir bradicardia sinusal o paro sinusal, arritmias lentas que afectan la conducción sinoauricular y que producen diferentes grados de bloqueos sinoauricular.

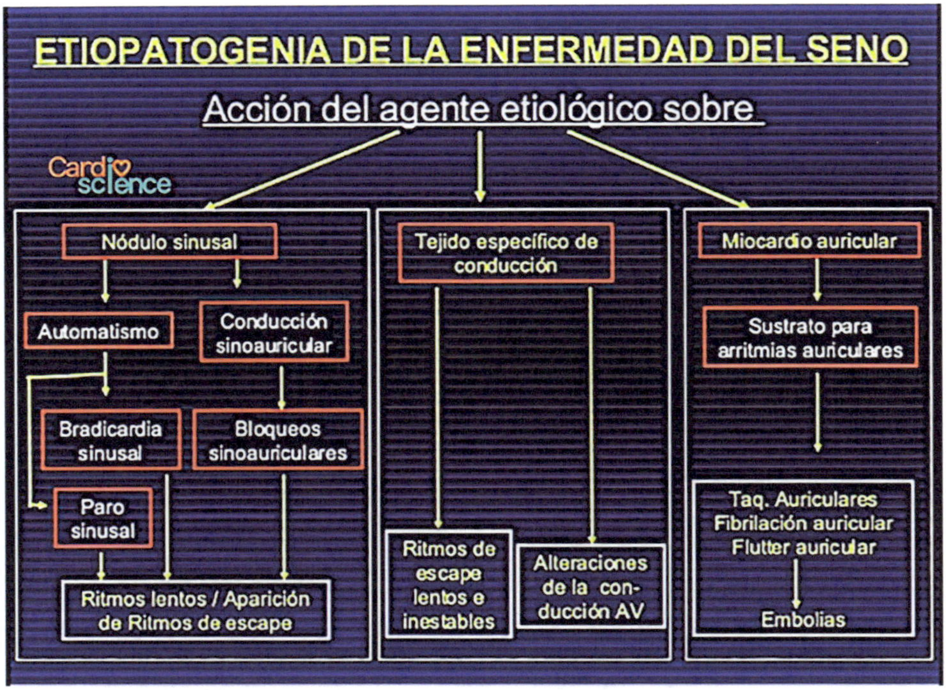

Figura 98. Enfermedad del seno: etiopatogenia de la enfermedad del seno.

En presencia de enfermedad del nodo sinusal es frecuente la aparición de ritmos de escape, los cuales se relacionan con afección del nodo sinusal. Por otro lado, a nivel del tejido específico de conducción se pueden generar ritmos de escape lentos o inestables y, alteraciones de la conducción auriculoventricular en el tejido miocárdico de las aurículas (que es el sustrato para la producción de arritmias auriculares como taquicardia auricular, fibrilación auricular o flutter auricular), las cuales son arritmias trombogénicas o con potencial para generar émbolos. Debe considerarse, en los pacientes con enfermedad del nodo sinusal, si existe alguna contraindicación o si el riesgo de sangrado es mayor (anticoagulación crónica por la presencia de fibrilación auricular recurrente y embolismo).

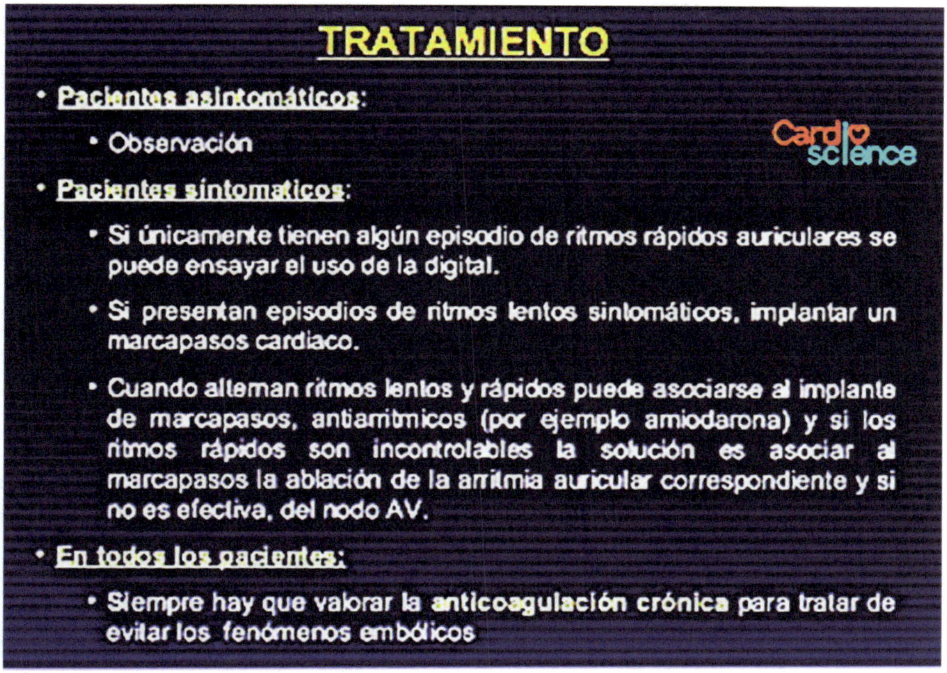

Figura 99. Enfermedad del seno: tratamiento.

El tratamiento en pacientes asintomáticos con enfermedad del nodo sinusal es simplemente observación. En pacientes sintomáticos, si presentan episodios esporádicos de ritmo rápido auricular, se puede utilizar algún antiarrítmico y valorar el resultado. En caso de presentar episodios de ritmos lento sintomático se deberá implantarse un marcapaso definitivo. Cuando alternan ritmos lentos y rápidos se debe asociar el implante de marcapaso definitivo con un fármaco antiarrítmico, como amiodarona. En caso de persistir con taquiarritmias o que el paciente no responda al tratamiento, éste debe ser sometido a ablación de la arritmia auricular e instalación del marcapaso (Fig. 99).

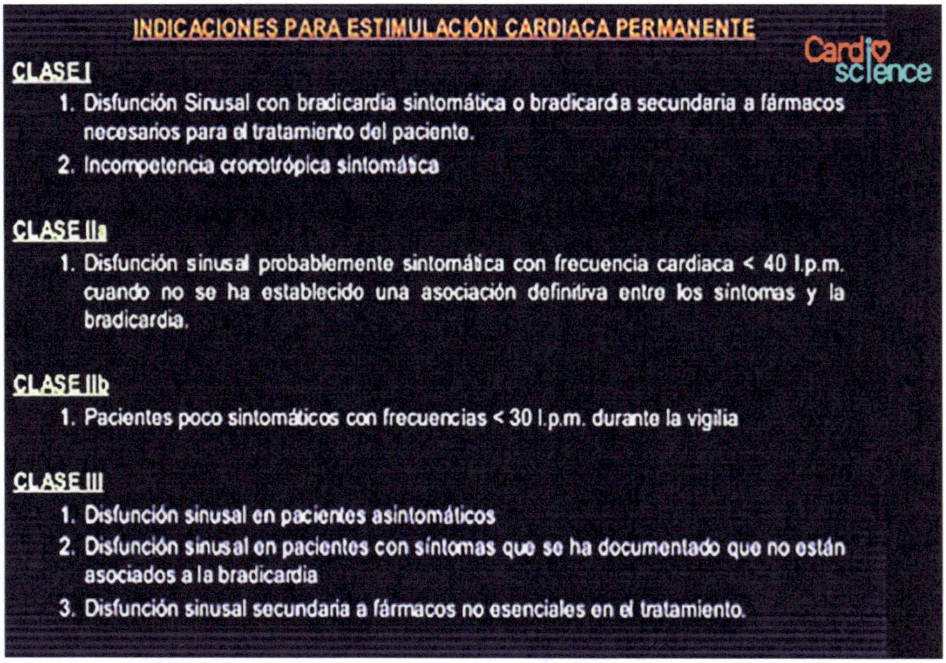

Figura 100. Enfermedad del seno: indicaciones de estimulación cardiaca permanente

Las indicaciones para estímulo cardiaco permanente o colocación de marcapasos definitivo en enfermedad del nodo sinusal se resumen en la Figura 100.

MÓDULO 10.3.1.
ARRITMIAS DEPENDIENTES DE LA AURÍCULA

La clasificación general de las arritmias cardiacas considera a las arritmias dependientes de la aurícula como supraventriculares. En el presente módulo revisaremos el método para la identificación de las arritmias dependientes de las aurículas considerando el siguiente orden:

- Extrasístoles auriculares.
- Taquicardia auricular focal o reentrante.
- Taquicardia auricular multifocal.
- Flutter auricular.
- Fibrilación auricular.

EXTRASÍSTOLES AURICULARES

En general las arritmias se dividen en transitorias y permanentes. Las arritmias transitorias son extrasístoles o latidos adelantados, así como escapes o latidos tardíos. Las extrasístoles y los escapes pueden ser de origen supraventricular o ventricular (Fig. 101).

Las extrasístoles auriculares, por lo tanto, son arritmias transitorias producidas por latidos adelantados que provienen de focos ectópicos en las aurículas. De acuerdo con su frecuencia de presentación se clasifican como: latidos aislados, una o dos por minuto; frecuentes, más de cinco por minuto; trigeminados, cuando se presenta una extrasístole cada tercer latido alternando con el ritmo normal; bigeminados, cuando alterna una extrasístole con un latido normal en pares o duplas; y en tripletas consecutivas, así como en carreras o colgajos si son más de tres extrasístoles sucesivas (Fig. 101-C).

En la mayoría de los casos, las extrasístoles auriculares no tienen una causa etiológica aparente. La Figura 102 muestra las principales causas de la aparición de extrasístoles auriculares, las cuales son:

- Aumento de catecolaminas y del tono simpático.
- Cuadros infecciosos.
- Emociones.
- Fármacos simpaticomiméticos.

- Desequilibrio hidroelectrolítico.
- Hipoxia.
- Toxicidad a digital.
- Patología estructural: que produce dilatación o hipertrofia auricular, o daño ventricular que secundariamente produce afección auricular.

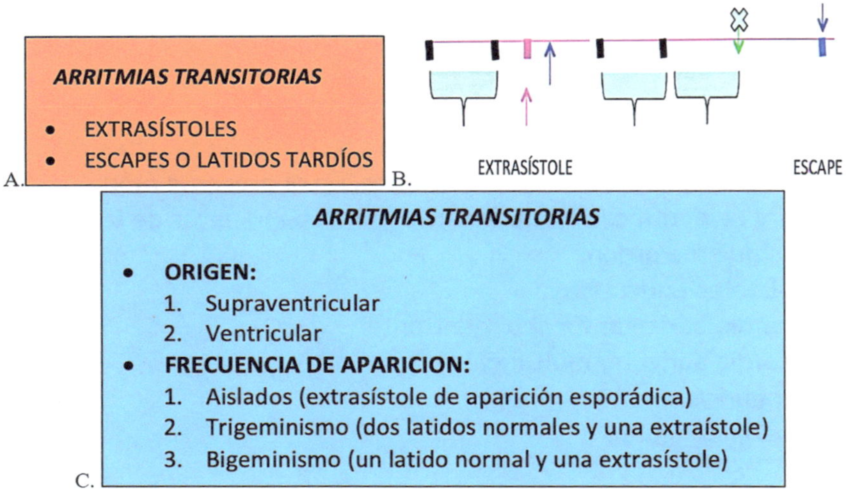

Figura 101. A. Arritmias transitorias, B. Definición gráfica de extrasístole (prematuro) y escape (tardío), C. Clasificación de las extrasístoles en general.

Las extrasístoles auriculares originan un ritmo arrítmico con intervalos PP y RR irregulares. Tales extrasístoles se caracterizan por ser un latido adelantado constituido por una onda P de forma diferente a la onda P del ritmo sinusal normal presentando una relación 1:1 con el intervalo QRS el cual tiene una duración normal (< de 0.10 mseg), y no originan cambios patológicos de la onda T o segmento ST (Fig. 101-B).

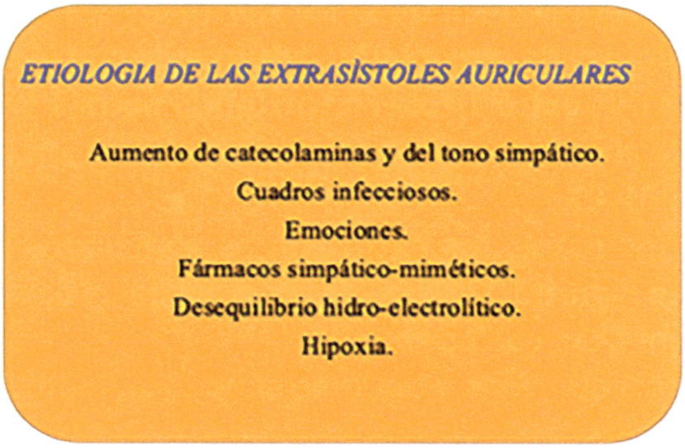

Figura 102. Principales causas etiológicas de las extrasístoles auriculares.

Una de las características importantes para la rápida identificación de la extrasístole auricular es su intervalo PR (< 0.12 mseg) el cual es más corto que el del intervalo PR del ritmo sinusal de base normal.

Como muestra la secuencia de activación de la Figura 103-A, los dos primeros latidos surgen del nodo sinusal y activan ambas aurículas para, posteriormente, despolarizar ambos ventrículos a través del nodo auriculoventricular. El tercer latido corresponde a una extrasístole auricular. Éste es un latido adelantado donde el intervalo R-R varía y el impulso parte de la aurícula, no del nodo sinusal. A pesar de esto, la activación auricular se efectúa de manera muy similar a la del ritmo sinusal, aunque el latido extrasistólico muestra un intervalo PR más corto de lo normal con lo que la morfología de la onda P es anormal.

A.

B.

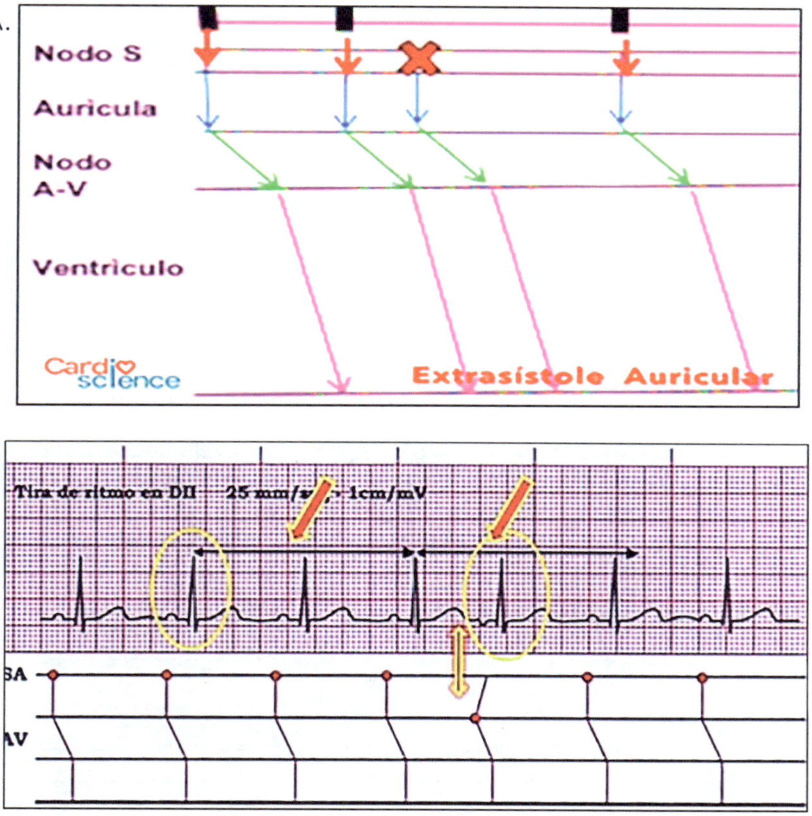

Figura 103. Extrasístole auricular: A. El tercer latido representa la secuencia de activación de una extrasístole auricular, B. Modificaciones de la secuencia de activación y del intervalo R-R por una extrasístole auricular.

El trazo de la Figura 103-A representa la activación normal del corazón la cual se ve afectada por un foco ectópico auricular que se manifiesta como un latido adelantado. En el trazo electrocardiográfico de la Figura 103-B se identifica un latido prematuro precedido de una onda P de forma diferente a la normal con una onda de configuración semejante a los complejos QRS normales, pero con pausa compensadora incompleta lo cual corresponde al espacio de reposo que sigue a la extrasístole auricular.

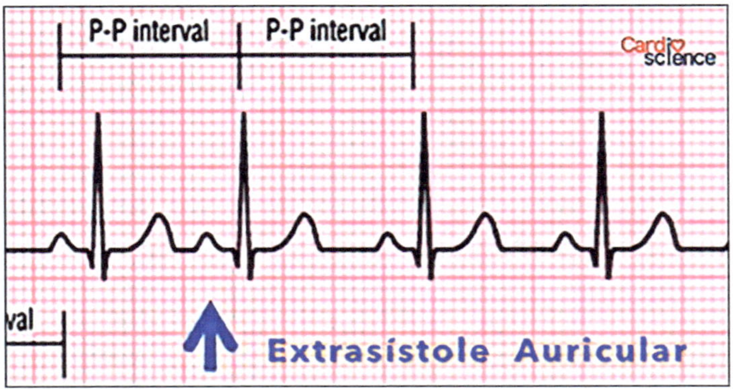

Figura 104. Extrasístole auricular: el segundo latido adelantado es una extrasístole auricular con pausa compensadora incompleta.

La Figura 104 muestra una extrasístole auricular que se manifiesta como un latido adelantado (el cual es señalado por la flecha) con morfología muy semejante al ritmo sinusal, solo que éste es un latido precoz o adelantado que posteriormente presenta una pausa que alarga el intervalo R-R o P-P.

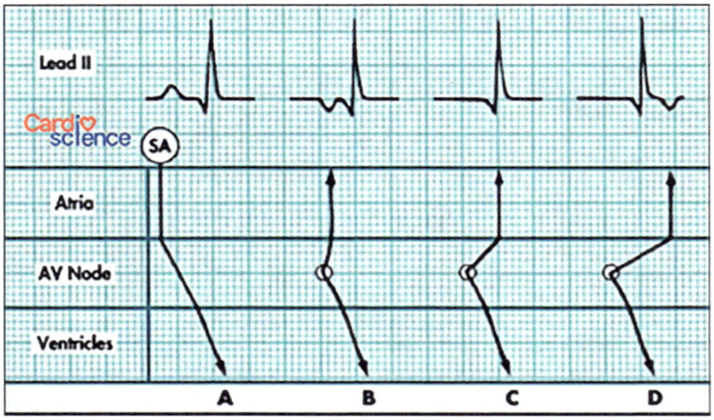

Figura 105. Secuencia de activación auriculoventricular y morfología electrocardiográfica: A. Sinusal, B. Nodal con conducción auricular más precoz que la ventricular, C. Nodal con conducción sincrónica auriculovetricular, D. Nodal con conducción ventricular más precoz que la auricular.

La Figura 105 sirve para comprender las diferentes secuencias de activación a partir del origen del impulso cardiaco. El módulo A es un ejemplo de secuencia de la activación normal en el cual el impulso parte del nodo sinusal, llega al atrio, pasa por el nodo AV y finalmente llega al ventrículo, lo que se traduce como una onda P asociada a un QRS con un PR de magnitud normal y complejo QRS no ancho.

El módulo B muestra cómo el impulso se genera en el nodo AV o en la aurícula, lo cual produce que la activación de la aurícula sea inversa, es decir, de la porción baja de la aurícula hacia el techo de ésta, por lo tanto, la onda P tendrá una polaridad negativa o diferente a la onda P sinusal. Lo mismo ocurre si se genera a nivel del nodo auriculoventricular, en ambos casos el intervalo PR es más corto, la onda P es diferente al ritmo sinusal normal, y el complejo QRS y la onda T no sufren alteraciones.

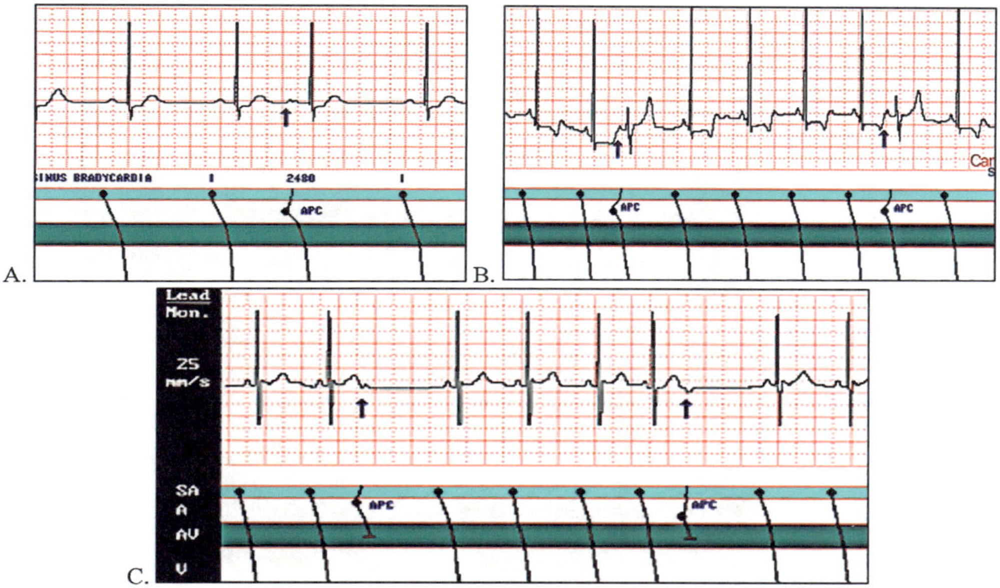

Figura 106. Trazos electrocardiográficos con extrasístoles auriculares.

En los módulos C y D de la Figura 105 se ejemplifica la activación supraventricular a partir del nodo auriculoventricular. Si se activan al mismo tiempo la aurícula y el ventrículo, la onda P se oculta dentro del complejo QRS o, incluso, si la aurícula se activa posterior al ventrículo, la onda P puede aparecer después del complejo QRS ya sea en el segmento ST o incluso junto a la onda T.

En la Figura 106-A el tercer latido es precoz o adelantado y corresponde a una extrasístole auricular compuesta por una onda P (que precede al complejo QRS el cual no es ancho), un intervalo PR corto y un período de pausa compensadora incompleta. En el ejemplo de la Figura 106-B se aprecian dos extrasístoles auriculares aisladas las cuales se identifican fácilmente por ser latidos adelantados con onda P y complejos QRS no anchos, pero de morfología diferente a los latidos sinusales normales.

La Figura 106-C muestra un caso interesante. Éste corresponde a una extrasístole auricular bloqueada la cual se produce cuando el nodo auriculoventricular aún no se ha recuperado y se encuentra despolarizado, por lo tanto, el impulso no puede pasar de la aurícula al ventrículo y la extrasístole se bloquea asociándose con una pausa compensadora incompleta que se produce después de la extrasístole auricular.

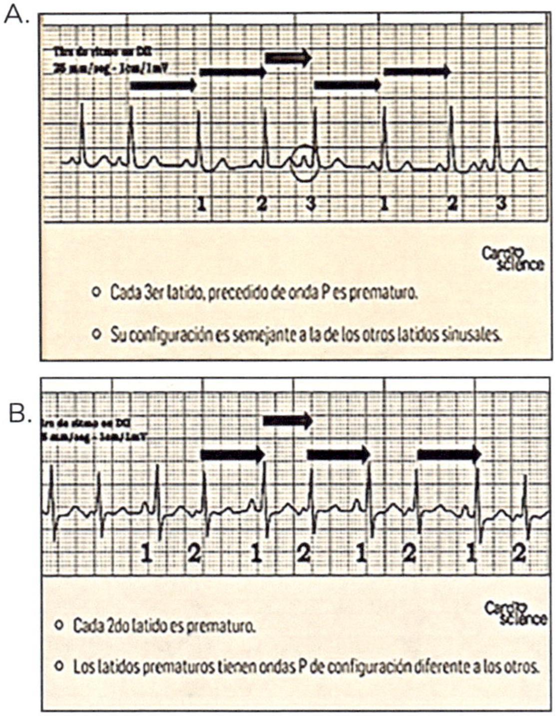

Figura 107. Extrasístoles auriculares trigeminadas (A) y bigeminadas (B).

La Figura 107-A muestra complejos sinusales normales marcados con los números uno y dos, así como un complejo adelantado o extrasístole que corresponde al número tres. Éste último se caracteriza por presentarse de manera fija cada tercer latido, lo que se denomina trigeminismo auricular, con ondas P de morfología diferente al ritmo sinusal normal, intervalo PR corto y presencia de pausa compensadora incompleta.

El bigeminismo corresponde a la presencia de un latido normal que alterna con una extrasístole. En la Figura 107-B se presenta un trazo de latidos con ritmo sinusal normal los cuales alternan con latidos supraventriculares marcados con el número dos. Estos parten de la aurícula y se acompañan de pausa compensadora incompleta.

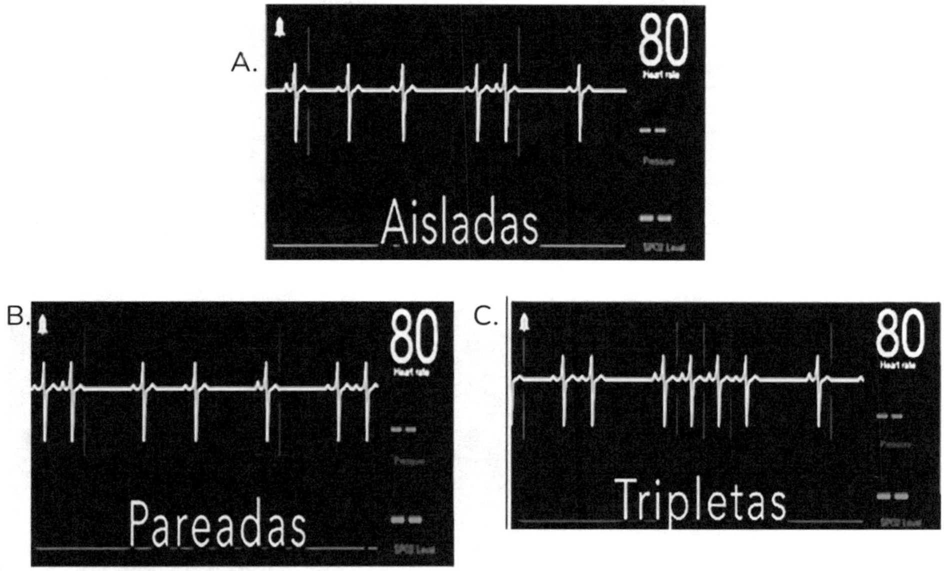

Figura 108. Trazos de monitor con extrasístoles auriculares: A. Aisladas, B. Pareadas, C. Tripletas.

La Figura 108 consiste en secuencias de monitor que muestran un ritmo sinusal que alterna con extrasístoles auriculares aisladas, pareadas y en tripletas.

En los electrocardiogramas de la Figura 109 se presenta la secuencia de activación de las extrasístoles supraventriculares. Éstas se caracterizan por ser latidos adelantados con onda P de diferente morfología que aquella del ritmo sinusal normal e intervalo PR corto con complejos QRS normales, los cuales pueden acompañarse de pausa compensadora incompleta.

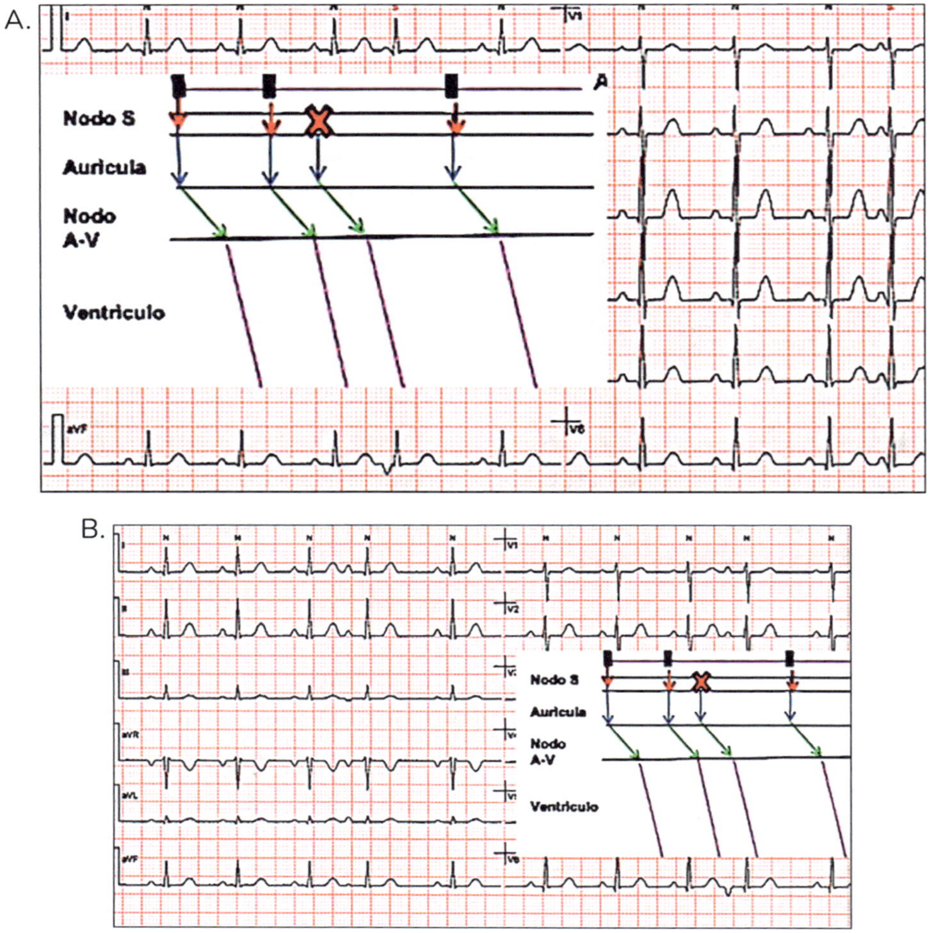

Figura 109. Trazos electrocardiográficos de 12 derivaciones con extrasístoles auriculares aisladas.

En la Figura 110-A podemos identificar un latido adelanto con onda P anormal con respecto a los latidos sinusales previos y que se acompaña de pausa compensadora incompleta. En la secuencia de la Figura 110-B se aprecia un latido adelantado con onda P diferente y pausa compensadora incompleta. Ambos ejemplos corresponden a extrasístoles auriculares aisladas.

A.

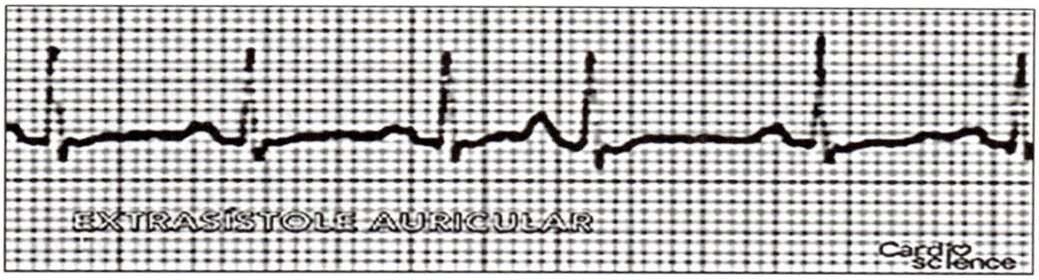

B.

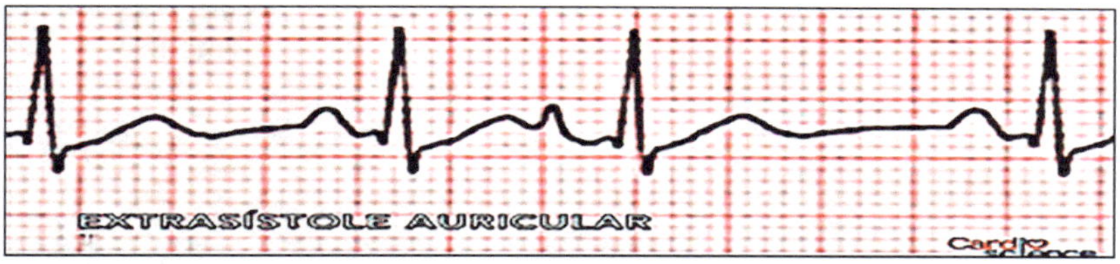

Figura 110. Trazos electrocardiográficos de extrasístoles auriculares aisladas.

Cuando no identificamos una onda P y el complejo QRS no es ancho entonces la extrasístole es de origen nodal. En la Figura 111-A se identifica una extrasístole nodal ya que no presenta onda P y el complejo QRS no es ancho. En el trazo de la Figura 111-B, aunque pequeña, el latido adelantado presenta onda P por lo tanto se trata de una extrasístole auricular aislada.

A.

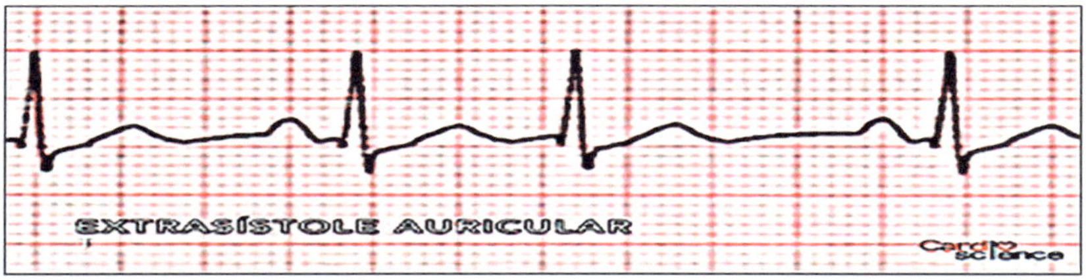

B.

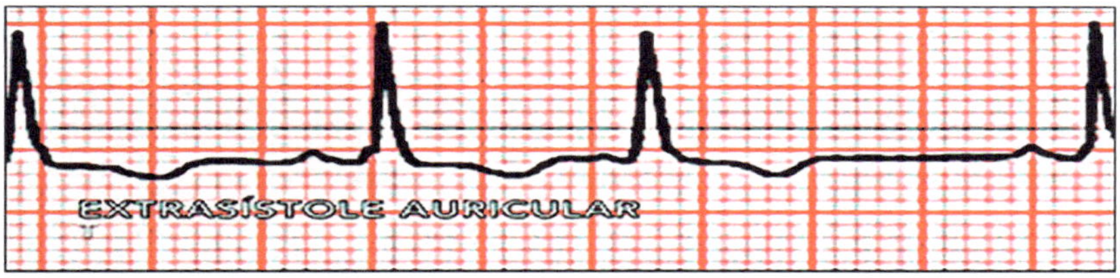

Figura 111. Trazos electrocardiográficos: A. Extrasístole nodal, B. Extrasístole auricular aislada.

En el síndrome de Wolff-Parkinson-White los complejos QRS presentan ensanchamiento inicial por la presencia de onda delta y, frecuentemente, se asocian a extrasístoles supraventriculares. Las extrasístoles auriculares son benignas y difícilmente requieren tratamiento farmacológico. En caso de que sean muy sintomáticas se recomienda el uso de betabloqueadores.

Frecuencia	Normal
Regularidad P-P	Irregular
Regularidad R-R	Irregular
P Onda	Presente, de diferente forma en la extrasìstole
P:QRS Radio	1:1, asociados

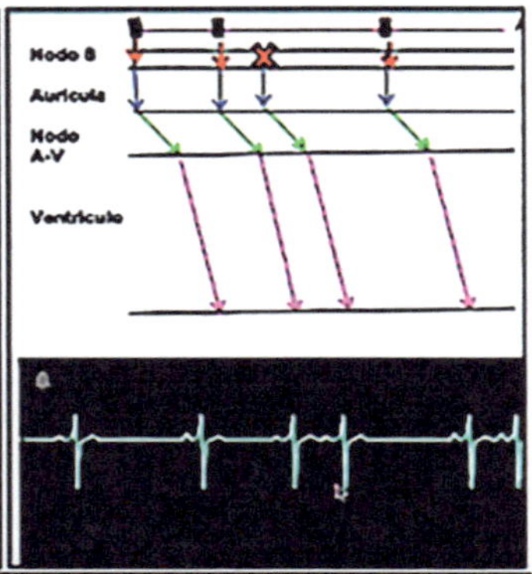

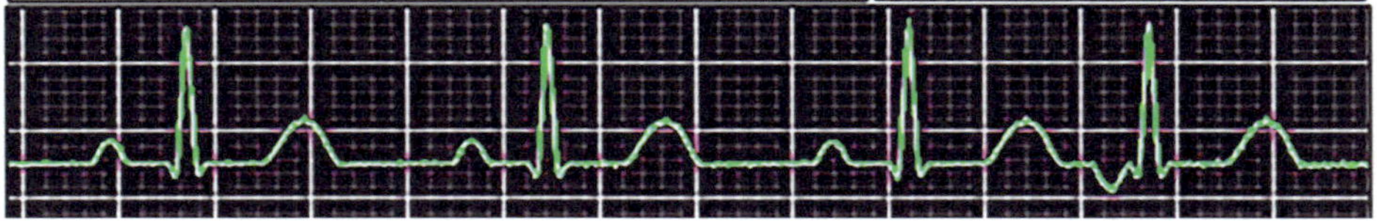

Figura 112. Características electrocardiográficas de las extrasístoles auriculares.

El ritmo cardiaco supraventricular, en general, tiene poca repercusión hemodinámica. Las extrasístoles auriculares habitualmente presentan un buen pronóstico; se presentan en niños y desaparecen en la adolescencia. En pacientes con daño estructural se pueden asociar con arritmias de importancia inscritas en fibrilación auricular (Fig. 112).

TAQUICARDIA AURICULAR FOCAL O REENTRANTE

La taquicardia auricular focal o reentrante es una arritmia supraventricular que depende de las aurículas y es producida por un foco ectópico auricular con automatismo aumentado. Es por ello que la taquicardia inicia y se mantiene por medio de este foco el cual produce que la onda P inicial sea igual al resto de las ondas P durante el tiempo en que se mantiene la taquicardia (Fig. 113).

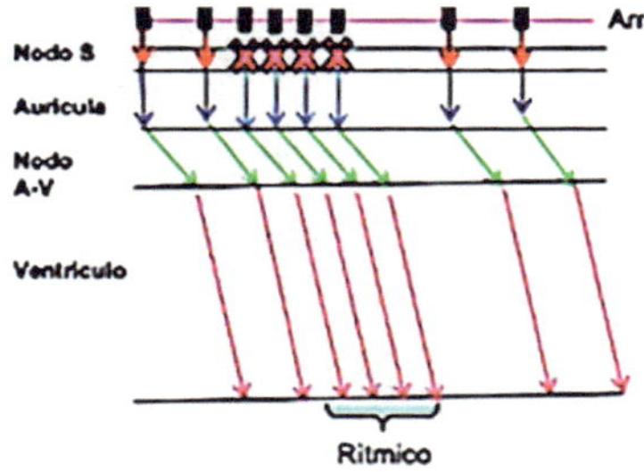

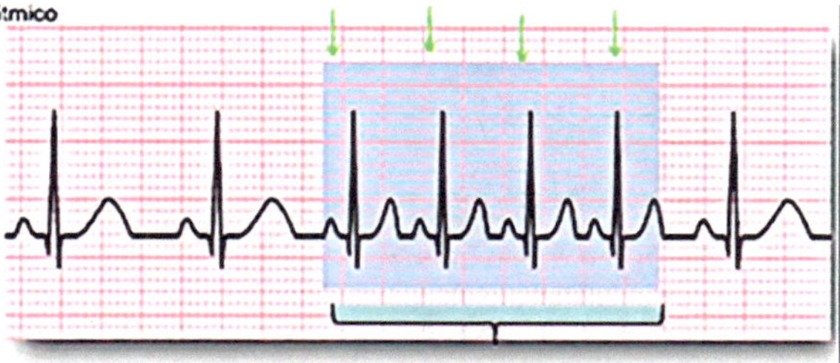

Frecuencia	100-180 lpm, Inicio Repentino
Regularidad P-P	Regular
Regularidad R-R	Regular
P Onda	La morfología de P del ritmo auricular es diferente a la P del ritmo sinusal
P:QRS Radio	1:1, asociados
PR Intervalo	En los latidos prematuros auriculares el PR es corto < 0.12
QRS Duración	Normal, < 0.11 pero pueden desarrollar complejos aberrantes o anchos

Ritmo cardiàco anormal, si tiene consecuencia hemodinàmica (Sìncope o Insuf. Cardiaca) requiere Cardioversiòn Electrica de Urgencia.

Cardio science

www.cardioscience.com.mx

Figura 113. Características electrocardiográficas de la taquicardia auricular focal o reentrante.

Tal como se muestra en la Figura 114, el mecanismo propuesto para la generación de la taquicardia auricular focal o reentrante es el proceso de reentrada de un foco tópico auricular en el que la frecuencia auricular varía entre 150 y 200 lpm con ondas P ectópicas y focales distintas en morfología a la onda P sinusal normal. Ésta es, además, una arritmia rítmica o regular con una relación P-QRS 1:1.

Las principales causas de taquicardia auricular focal o reentrante son: infarto al miocardio, coronariopatía, EPOC, alteraciones metabólicas, intoxicación con alcohol o digital y la falta de potasio. El efecto del masaje carotideo en esta arritmia es mínimo pues la frecuencia cardiaca disminuye un poco o no le afecta.

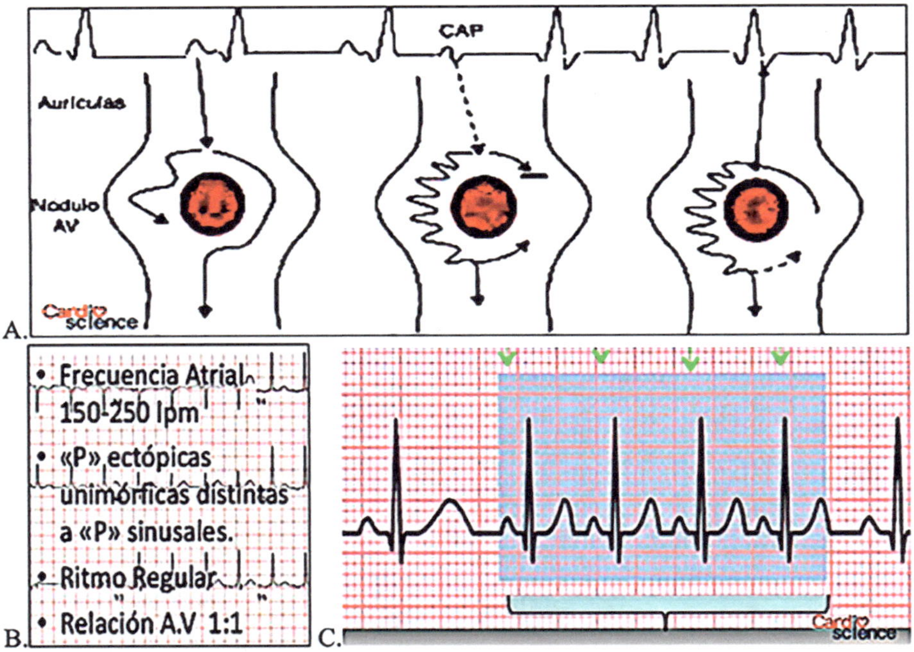

Figura 114. Taquicardia atrial unifocal o reentrante: A. Producida por mecanismo de reentrada, B. Características generales, C. Trazo electrocardiográfico.

El diagrama de la secuencia de activación en la Figura 113 muestra, en los dos primeros latidos, una secuencia de activación normal ya que los latidos parten del nodo sinusal, pero es a partir del tercer latido que la activación principia en la aurícula y se acompaña de una activación auriculoventricular normal por lo que, debido a que el impulso parte de una región diferente al nodo sinusal, produce ondas P con morfología diferente. Esto último se asocia con una frecuencia cardiaca muy elevada y rítmica, es decir, produce una taquiarritmia rítmica aunque si la capacidad de conducción del nodo auriculoventricular es rebasada por la frecuencia auricular, la taquicardia auricular focal puede convertirse en una arritmia arrítmica o, en otras palabras, puede conducir con una frecuencia variable de uno, dos o tres latidos auriculares por uno ventricular lo cual va a depender de la capacidad de conducción del nodo auriculoventricular y de la velocidad de la frecuencia de activación del foco ectópico auricular.

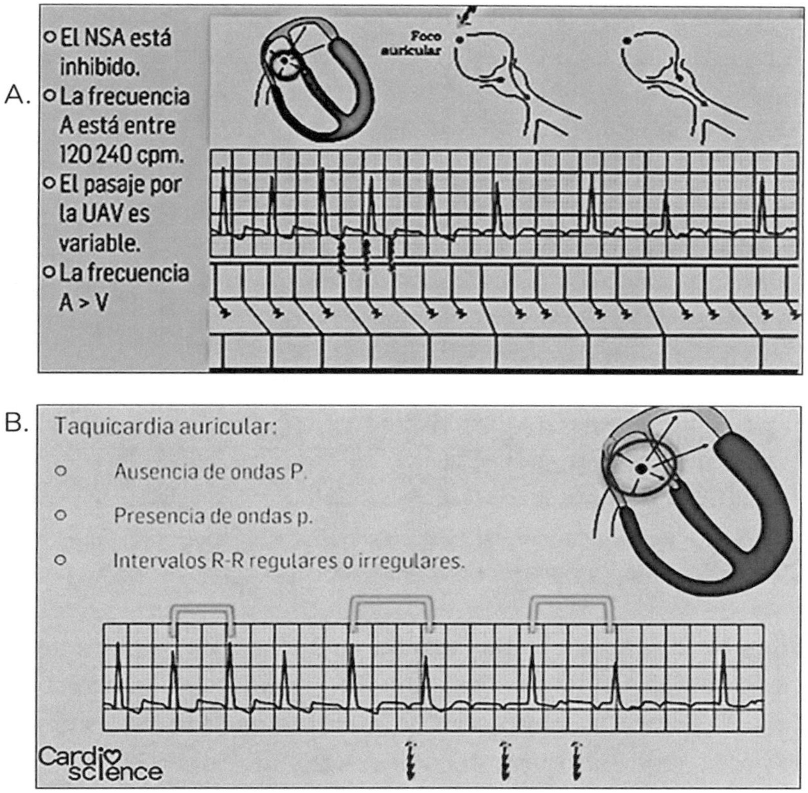

Figura 115. Taquicardia auricular focal con conducción variante: A. Conducción 2:1 y 3:1, B. Ausencia de P e intervalo R-R regulares e irregulares.

El trazo electrocardiográfico de la Figura 114-A muestra, después de tres latidos sinusales con ondas P normales, una extrasístole (CAP) producto de focos auriculares ectópicos a partir de la cual presenta el mecanismo de reentrada que explica la taquicardia auricular rentrante. La Figura 114-C muestra un colgajo de taquicardia auricular focal auto limitada rítmica.

En la Figura 115-A algunas ondas P de morfología anormal conducen y otras no lo cual simula ritmo de flutter. La frecuencia cardiaca, en estos casos, es la clave para el diagnóstico diferencial ya que la frecuencia de descarga del foco ectópico auricular (de P a P) varia de 120 a 240 lpm, mientras que el flutter auricular se presenta con una frecuencia mayor de 240 lpm (de F a F).

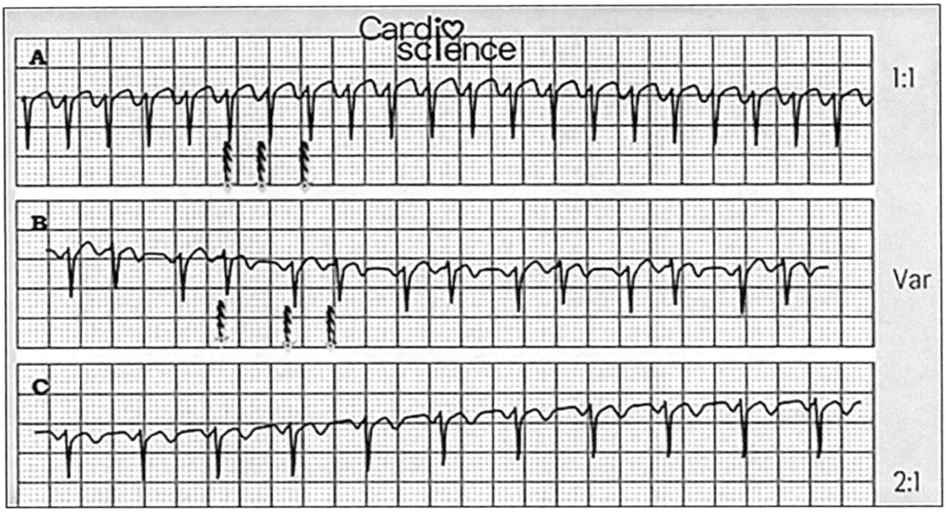

Figura 116. Taquicardia auricular focal o reentrante: A. Conducción 1:1 rítmica, B. Conducción variable arrítmica por efecto farmacológico, C. Conducción 2:1 rítmica.

La falta de ritmicidad de la taquicardia auricular focal reentrante se produce cuando el foco ectópico auricular tiene una frecuencia mayor que inhibe al nodo sinusal y, al mismo tiempo (por incrementos importantes de la frecuencia cardiaca), la conducción por el nodo auriculoventricular es variable, siendo la manifestación más frecuente aquella donde se presentan de dos a tres ondas P o latidos auriculares bloqueados por **uno** que conduce a los ventrículos.

En el diagrama 115-B hay dos impulsos auriculares que no conducen por el nodo AV y uno que sí lo hace, pero este comportamiento puede variar y presentarse como una arritmia rítmica con conducción a través del nodo auriculoventricular no variable.

El trazo electrocardiográfico de la Figura 116 marcado con la letra A representa la conducción de una taquicardia auricular reentrante con una proporción 1:1 rítmica. En el trazo marcado con la letra C vemos la conducción 2:1 rítmica y, en el trazo B, ya sea por efecto de medicamentos o por otra condición, observamos una arritmia arrítmica con conducción variable o taquicardia auricular con conducción variable.

Tal como muestra la Figura 117, la taquicardia auricular puede manifestarse como:

- Conducción 2:1 la cual es muy frecuente.
- Salvas cortas de 10 a 15 latidos autolimitados.
- Paroxismos sostenidos.
- Taquicardia auricular incesante.

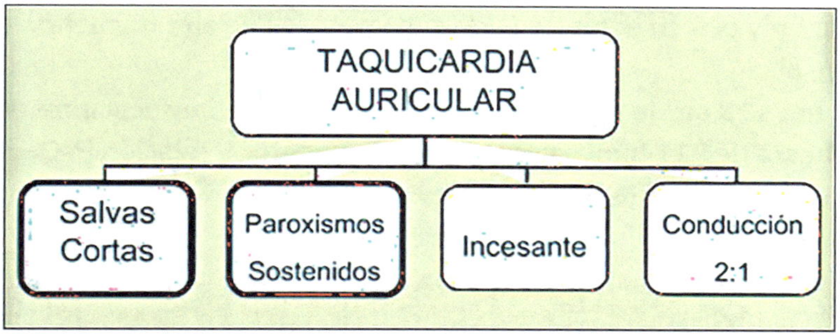

Figura 117. Clasificación de la taquicardia auricular focal o reentrante.

La presentación más grave de la taquicardia auricular focal es la variedad incesante la cual, incluso, puede requerir la colocación de marcapaso.

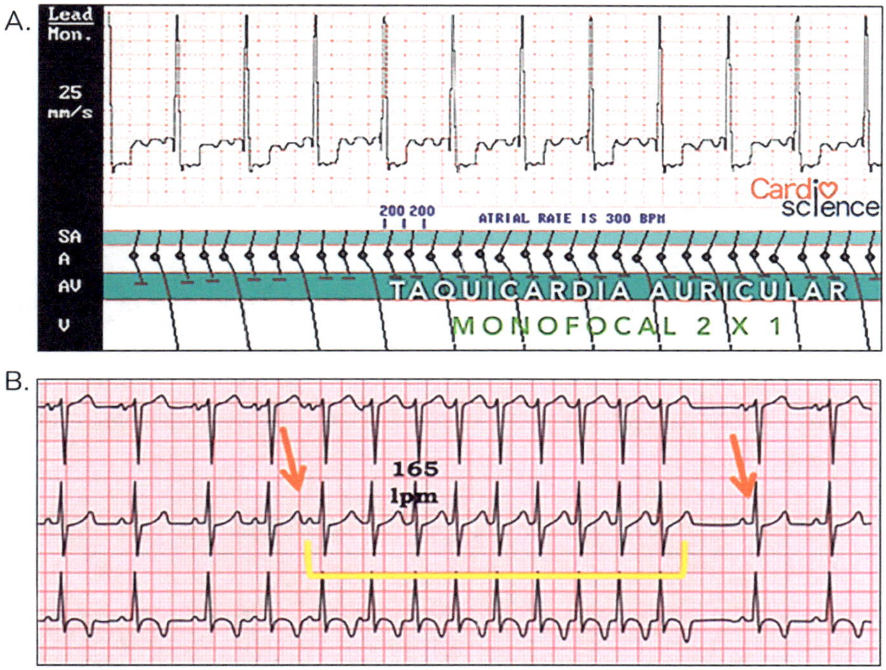

Figura 118. Taquicardia auricular focal: A. Conducción 2:1, B. Paroxística autolimitada 1:1.

La Figura 118-A ejemplifica una taquicardia auricular monofocal reentrante con conducción 2:1 rítmica con ondas P que conducen de manera alternada. La Figura 118-B muestra paroxismos de taquicardia auricular con frecuencia de 165 lpm regular que terminan de manera súbita y autolimitada seguida de ritmo sinusal. El colgajo de paroxismo de taquicardia auricular inicia con una extrasístole auricular, lo que ocurre siempre, y es a partir de esta extrasístole que se genera la reentrada a nivel auricular y el foco ectópico inicia con impulsos de alta frecuencia que inhiben al nodo sinusal.

En la Figura 119 se ejemplifica una taquicardia auricular focal incesante con frecuencia de hasta de 211 lpm, complejos QRS angostos y relación P-QRS 1:1 la cual se presenta principalmente en jóvenes.

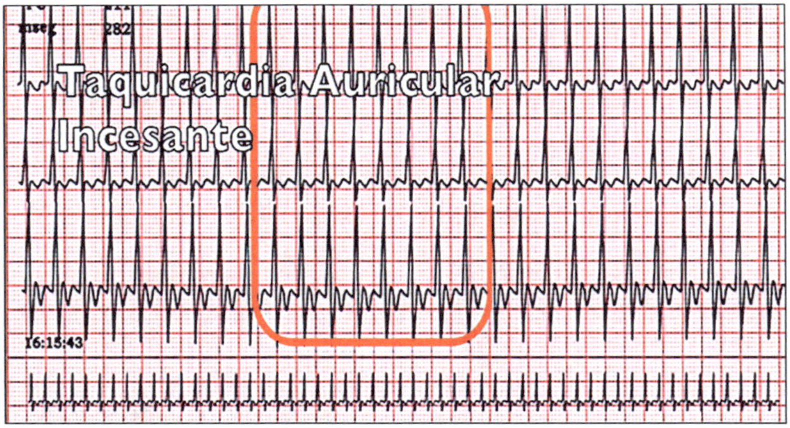

Figura 119. Características de la taquicardia auricular focal incesante. FC regular 211 lpm, complejos QRS angostos y relación P-QRS 1:1.

En el trazo electrocardiográfico de la Figura 120 se ejemplifica el caso de una taquicardia auricular focal autolimitada seguida de ritmo sinusal normal con una frecuencia de 150 lpm y complejos QRS angostos. Es interesante notar que la relación del intervalo R-P es mayor que el intervalo P-R, lo que es típico de la taquicardia auricular focal.

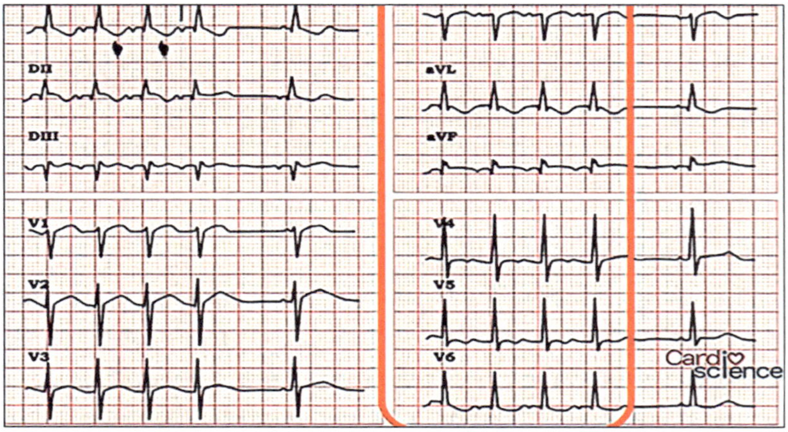

Figura 120. Taquicardia auricular focal o reentrante y cese de la arritmia: QRS angostos, regulares con relación R-P > P-R y FC > de 150 lpm.

En el trazo de la Figura 121 se representa un ritmo sinusal inicial con frecuencia de 95 lpm y, después de una extrasístole auricular, inicia un colgajo de 13 latidos de taquicardia auricular focal paroxística con frecuencia de 180 lpm la cual se autolimita y continua con ritmo sinusal.

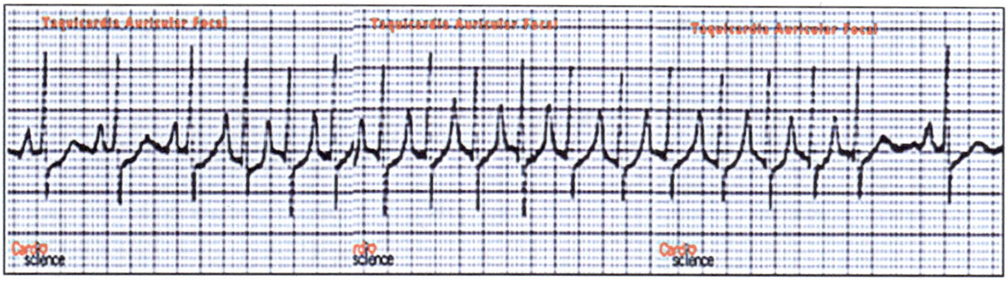

Figura 121. Taquicardia auricular focal o reentrante paroxística autolimitada con relación del intervalo R-P > P-R y FC 180 lpm.

La Figura 122-A muestra otro ejemplo de taquicardia auricular focal donde no podemos apreciar la onda P, el QRS no es ancho y la frecuencia es de aproximadamente 120 lpm. En el trazo de la Figura 122-B se repite el esquema de la carrera de taquicardia auricular sostenida focal en el cual los dos primeros latidos son a ritmo sinusal y es a partir del tercero que se presenta un paroxismo de taquicardia auricular focal autolimitada cuya onda P es negativa, el intervalo PR es corto y el QRS no es ancho.

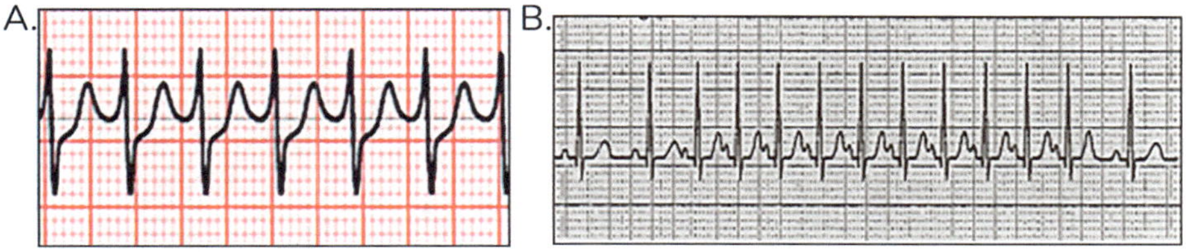

Figura 122. Taquicardia auricular focal o reentrante: A. Ausencia de onda P, B. Presencia de onda P, intervalo PR corto, QRS delgado y relación del intervalo R-P > P-R con FC mayor a 150 lpm.

Los medicamentos como verapamilo, betabloqueadores y amiodarona no siempre previenen las crisis, pero pueden disminuir la frecuencia ventricular (Fig. 124).

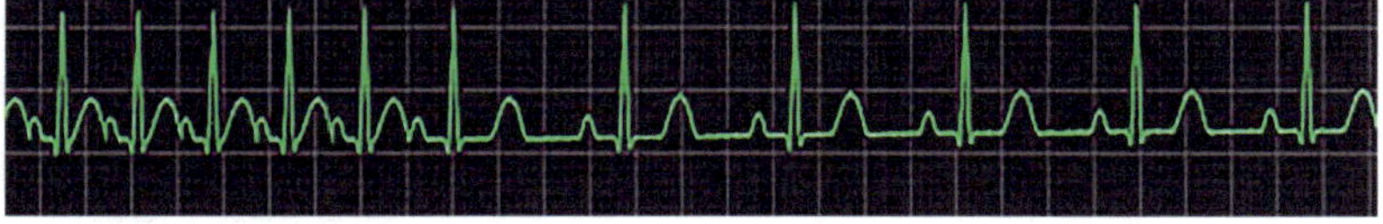

Figura 123. Taquicardia auricular focal o reentrante en trazo de monitor: interrupción súbita.

El tratamiento de la taquicardia auricular focal es complejo ya que las maniobras vagales hacen que aumente el grado de bloqueo, pero no modifican la frecuencia auricular ni terminan con las crisis.

Taquicardia auricular monomórfica no asociada a cardiopatía orgánica

Clase I

1. Administración de betabloqueadores (metoprolol) en la taquicardia sintomática, sensible a las catecolaminas. Grado de evidencia B
2. Administración de fármacos antiarrítmicos clase IC en la taquicardia sintomática no sensible a las catecolaminas, como primera línea terapéutica. Grado de evidencia A
3. Ablación por radiofrecuencia del foco de la taquicardia en los casos de taquicardia sintomática refractaria a tratamiento farmacológico o por preferencia del paciente. Grado de evidencia A

Clase IIa

1. Tratamiento con amiodarona o sotalol en los pacientes en los que los fármacos de primera elección (metoprolol/clase IC) no son eficaces o están contraindicados

Clase IIb

1. Tratamiento con betabloqueadores y/o antagonistas del calcio en la taquicardia auricular monofocal sintomática para control de la respuesta ventricular. Grado de evidencia B

Clase III

1. Cardioversión eléctrica externa en la taquicardia incesante

Cardio science

Figura 124. Tratamiento de la taquicardia auricular focal o monomórfica no asociada a cardiopatía orgánica.

Tal como muestra la Figura 125, la administración de adenosina intravenosa puede producir, en presencia de taquicardia focal, enlentecimiento gradual y posterior aceleración o terminación súbita de la arritmia, pero también taquicardia auricular con bloqueo AV transitorio de alto grado. La ablación del nodo auricular con implantación de marcapasos permanente en casos refractarios es la indicación para este tipo de arritmias de difícil control.

La Figura 125 muestra la taquicardia auricular monofocal no asociada a cardiopatía orgánica. Se trata de una manera diferente de aquella que se asocia a daño estructural básicamente con la administración de betabloqueadores.

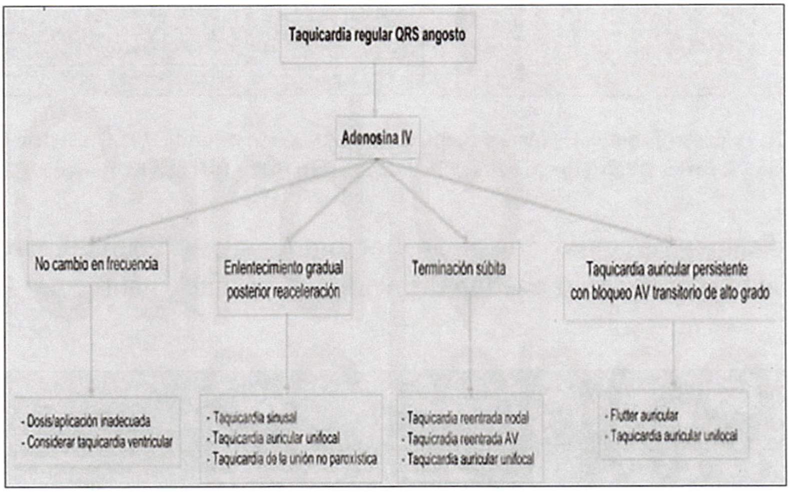

Figura 125. Efecto de adenosina y comportamiento de la taquicardia auricular focal o monomórfica.

En caso de daño estructural o cardiopatía por cirugías previas se prefiere, como tratamiento, la ablación electrofisiológica e incluso la colocación de marcapaso y antiarrítmicos para evitar las recidivas.

TAQUICARDIA AURICULAR MULTIFOCAL VS MARCAPASO AURICULAR ERRANTE

La migración de marcapaso o marcapaso auricular errante es una arritmia auricular que se produce cuando el sitio del marcapaso natural del corazón (Fig. 126-A) se desplaza entre el nodo sinoauricular y los atrios, el nodo auriculoventricular o el tejido perinodal. La principal causa es la variación del tono vagal ya que, una vez que el tono vagal disminuye, el nodo sinusal asume su ritmo y mando natural.

Como muestran las Figuras 126-B, 127-B y 128, el cambio migratorio del marcapaso del nodo sinoauricular puede determinarse por la onda P del electrocardiograma. Cuando el latido es normal, las ondas P suelen ser rectas y suaves principalmente determinadas en la derivación de DII mientras que los latidos anormales auriculares tienen ondas P aplanadas con muescas o son bifásicas.

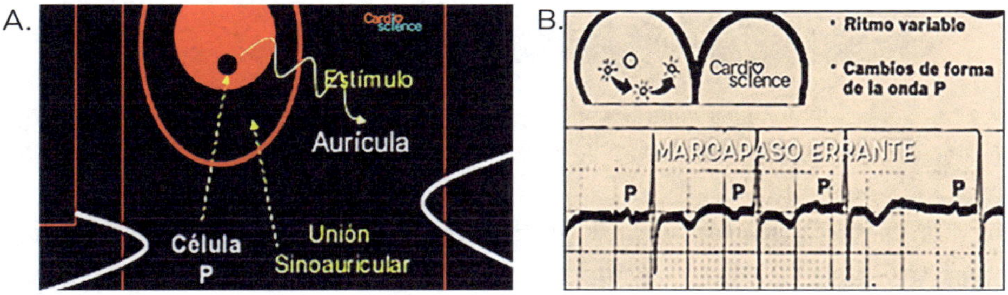

Figura 126. Taquicardia auricular multifocal o marcapaso auricular errante o migratorio: A. Las células P del nodo sinusal, unión sinuauricular y tejido auricular, B. Variación morfológica de la onda P como manifestación de migración de marcapaso.

El marcapaso errante generalmente es causado por variaciones del tono vagal, así como por aumento del tono vagal de los nodos, los cuales se enlentecen y permiten que un marcapaso auricular o del tejido perinodal auriculoventricular pueda volverse ligeramente más rápido para que, una vez que el tono vagal disminuya en el nodo sinoauricular, éste nuevamente tome su ritmo natural como se esquematiza en la secuencia de activación de la Figura 127-A.

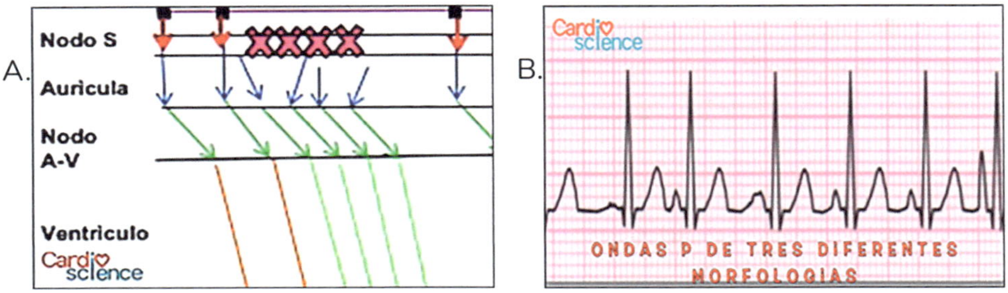

Figura 127. Taquicardia auricular multifocal o marcapaso auricular errante o migratorio: A. Secuencia de activación que se genera en diferentes áreas de las aurículas (X), B. Variación morfológica de la onda P.

La migración de marcapaso rara vez causa síntomas o requiere tratamiento. Se presenta a menudo en atletas, en jóvenes o en pacientes mayores de 50 años especialmente con trastornos pulmonares o EPOC.

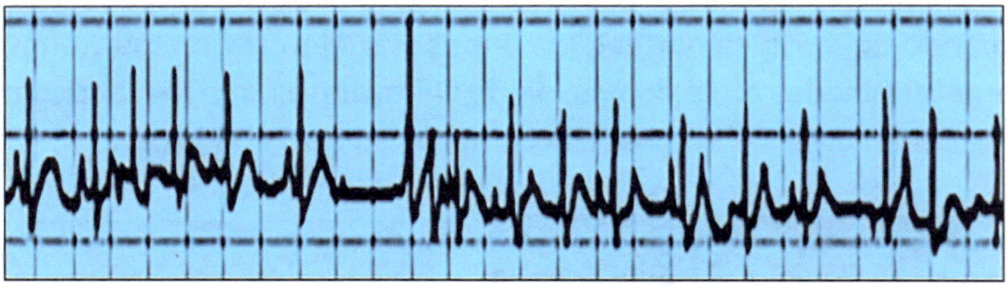

Figura 128. Taquicardia auricular multifocal: paciente de 79 años con EPOC. Las ondas P son multiformes con intervalos PR variables. Algunas ondas P están bloqueadas y los intervalos R-R son irregulares.

Las manifestaciones electrocardiográficas del marcapaso auricular errante se mencionan en la Figura 129. Éste se caracteriza por la presencia de tres o más focos ectópicos en el miocardio auricular que se comportan como marcapasos dominantes, por lo tanto, es realmente una arritmia dependiente de las aurículas ya que la ubicación del marcapaso cambia continuamente y puede ubicarse en cualquier lugar del miocardio auricular.

Ello da como resultado un vector de activación auricular cambiante que causa modificación en la morfología de la onda P y de la duración del intervalo PR de un latido a otro por lo que no puede identificarse una onda P predominante, sinusal o auricular.

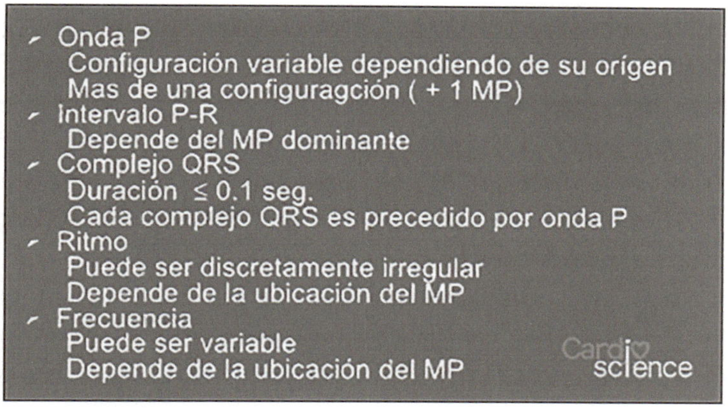

Figura 129. Taquicardia auricular multifocal o marcapaso auricular errante o migratorio: características electrocardiográficas.

Cuando la frecuencia cardiaca es mayor a 100 lpm se denomina taquicardia auricular multifocal. El ritmo es irregularmente irregular y puede confundirse con fibrilación auricular, sin embargo, a diferencia de la fibrilación auricular están presentes las ondas P.

En resumen, la taquicardia auricular multifocal es causada por señales eléctricas múltiples que se envían desde focos ectópicos localizados en las aurículas en lugar de que el impulso se genere en el nodo sinoauricular. Estas señales múltiples causan un latido rápido e ineficiente. Tal arritmia la describimos como marcapaso auricular errante cuando hablamos de las alteraciones del ritmo dependiente del nodo sinusal, pero si la frecuencia cardiaca es mayor a 100 lpm se denomina entonces taquicardia auricular multifocal y no marcapaso errante.

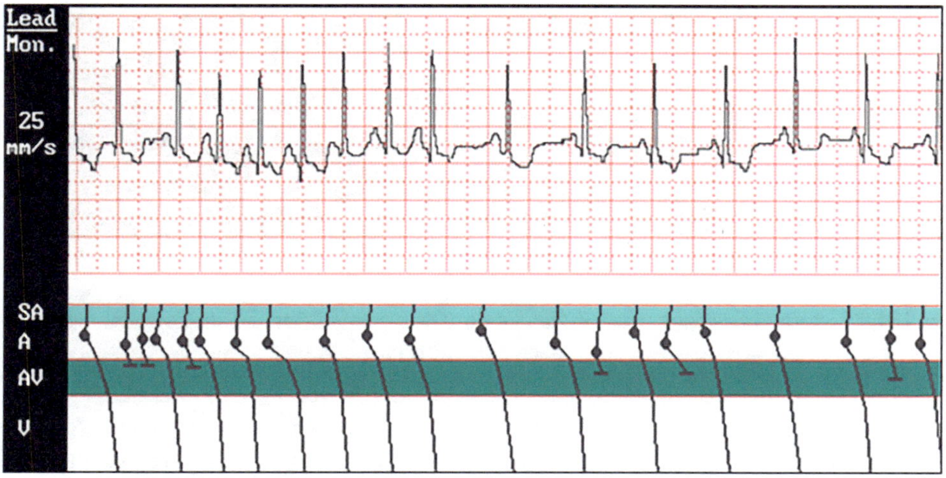

Figura 130. Taquicardia auricular multifocal o reentrante: interrupción súbita de la arritmia seguida de ritmo sinusal y secuencia de activación auriculoventricular.

La característica electrocardiográfica básica de esta arritmia es la configuración de la onda P la cual es variable pues depende del origen del foco ectópico. La onda P presenta una configuración de tres diferentes morfologías en el mismo trazo con un intervalo PR que también depende del sitio donde se genere el marcapaso migratorio, así como de complejos QRS normales que van precedidos de onda P con una relación 1:1. El ritmo puede ser discretamente irregular dependiendo igualmente de la localización del marcapaso ectópico.

En el trazo electrocardiográfico de la Figura 130 se muestra una taquicardia auricular multifocal con frecuencia cardiaca aproximada de 150 lpm que, posterior a la administración de medicamentos, se convierte en un marcapaso errante. Es evidente la morfología variable de la onda P con una frecuencia ahora menor a 100 lpm. Inicialmente es una taquicardia auricular multifocal que, después del tratamiento, se convierte en un marcapaso auricular migratorio en el que las características en la morfología de la onda P proporcionan el diagnóstico.

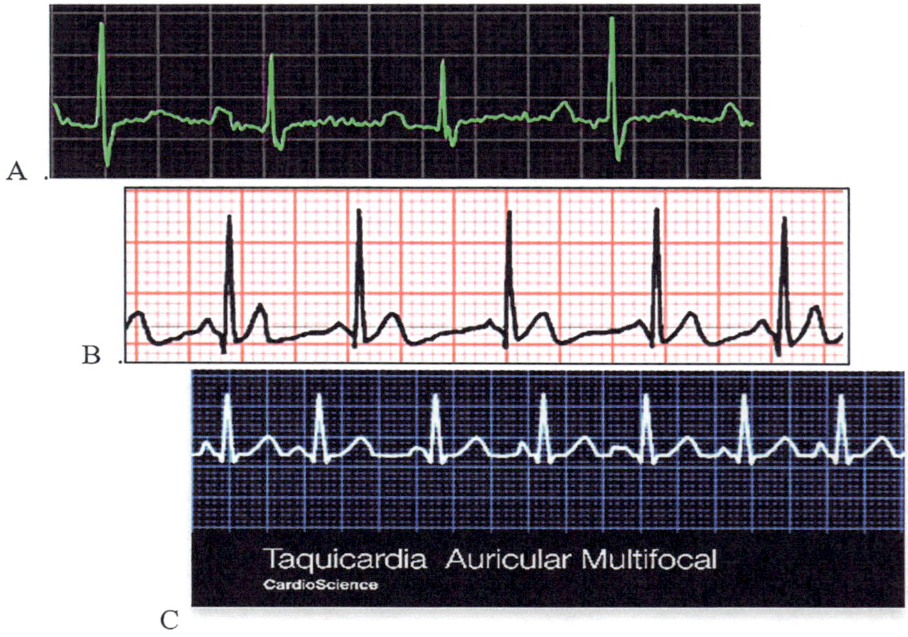

Figura 131. A. Migración de marcapaso: FC menor de 100 lpm, B y C. Taquicardia auricular multifocal: FC mayor de 100 lpm.

La Figura 131-A muestra un trazo de monitor donde se aprecia la morfología variable de la onda P con frecuencia menor a 100 lpm por lo que se trata de migración de marcapaso. No obstante, en la Figura 131-B y C los trazos muestran ondas P polimórficas con frecuencias mayores a 100 lpm por lo tanto se denomina taquicardia auricular multifocal. Las claves diagnósticas son: variaciones morfológicas de la onda P y valor de la frecuencia cardiaca.

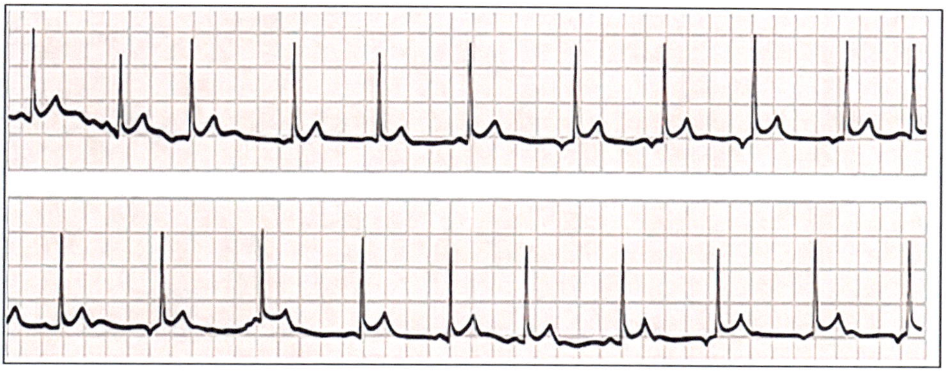

Figura 132. Migración de marcapaso: FC menor de 100 lpm.

En el trazo de la Figura 132 la variación de la onda P es notoria con ondas P incluso negativas o de morfología diferente entre sí cuando menos en tres latidos, siendo el intervalo R-R y PR variable. En este caso la frecuencia cardiaca se encuentra entre 60 y 100 lpm con presencia de latidos arrítmicos en el trazo de la derivación DII, pero con onda P, lo cual se relaciona con el origen auricular del impulso y es gracias a la variación de la morfología de la onda P que se llega al diagnóstico de que el marcapaso está migrando, es decir, que se trata de marcapaso migratorio o errante.

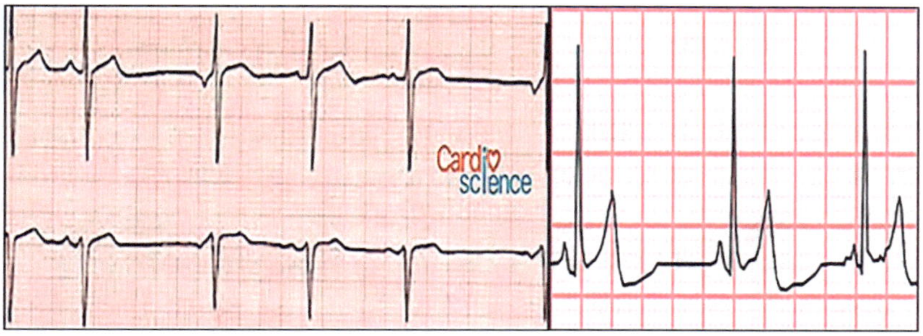

Figura 133. Migración de marcapaso: FC menor de 100 lpm.

En las Figuras 133, 134, y 135 se muestran trazos electrocardiográficos que ejemplifican migración de marcapaso en los cuales la frecuencia cardiaca es menor a 100 lpm.

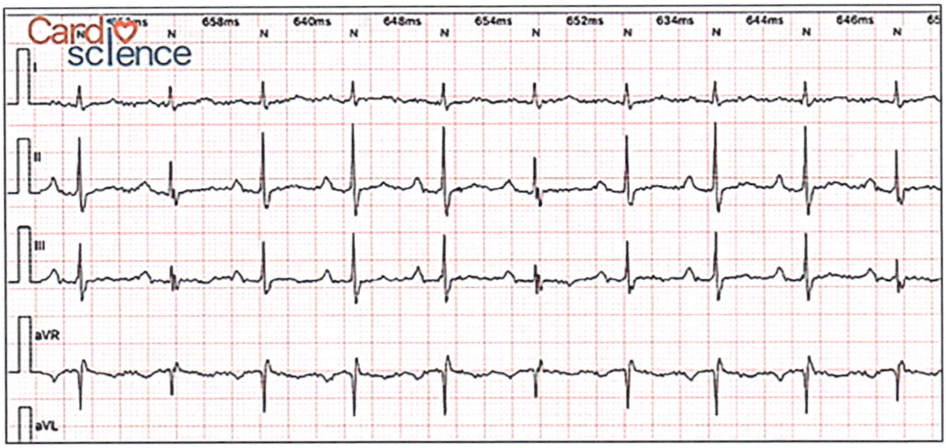

Figura 134. Migración de marcapaso: FC menor de 100 lpm.

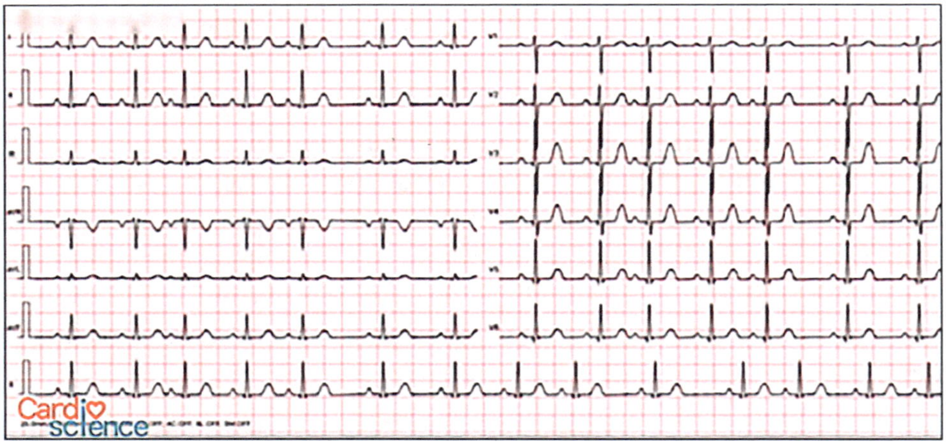

Figura 135. Migración de marcapaso: FC menor de 100 lpm.

En el trazo de las Figuras 136 y 137 la frecuencia cardiaca se encuentra aproximadamente en 150 lpm con ondas P de morfología variable asociada a irregularidad de los intervalos R-R, lo que puede confundirse con fibrilación auricular siendo en este caso la presencia de ondas P la clave para el diagnóstico diferencial. Es pues una taquicardia auricular multifocal.

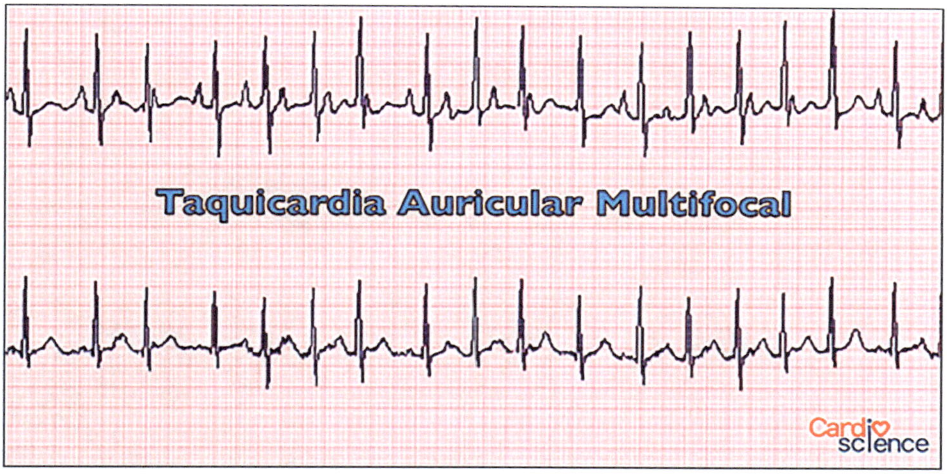

Figura 136. Taquicardia auricular multifocal: FC mayor a 100 lpm

La cardioversión eléctrica está indicada solo cuando esta arritmia se asocia a consecuencias hemodinámicas importantes. El tratamiento médico se realiza principalmente con metoprolol, verapamilo o amiodarona. Es importante comentar que el manejo inicial debe incluir los factores precipitantes de la arritmia como la enfermedad pulmonar obstructiva crónica.

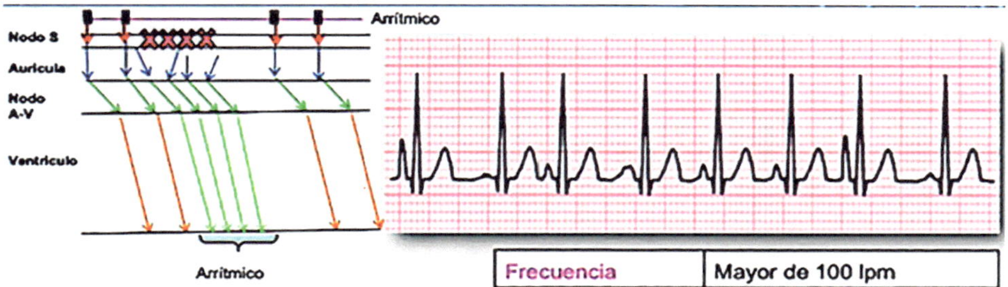

Ritmo cardiàco anormal, si tiene consecuencia hemodinàmica (Sìncope o Insuf. Cardiaca) requiere Cardioversión Elèctrica o Farmacológica de urgencia.

Frecuencia	Mayor de 100 lpm
Regularidad P-P	Irregular
Regularidad R-R	Irregular
P Onda	3 diferentes Morfologías de la Onda P
P:QRS Radio	1:1, asociados
PR Intervalo	Variable pero < 0.12
QRS Duraciòn	Normal < 0.11

www.cardioscience.com.mx

Figura 137. Características generales de la taquicardia auricular multifocal.

Tal como se menciona en la Figura 138, puede darse el caso de que se requiera ablación del nodo auriculoventricular y colocación de marcapasos si se presenta la arritmia como un fenómeno incesante con incremento de la frecuencia ventricular, lo cual sería el grado extremo de esta arritmia.

Taquicardia auricular multifocal

Clase I

1. Tratamiento de los factores precipitantes: hipoxia, hipercapnia, trastornos hidroelectrolíticos
2. Tratamiento con metoprolol/verapamilo para el control de la respuesta ventricular y/o reversión a ritmo sinusal. Grado de evidencia B

Clase IIa

1. Tratamiento con amiodarona en la taquicardia auricular multifocal en los pacientes en que el metoprolol y el verapamilo no sean eficaces o estén contraindicados. Grado de evidencia B
2. Ablación no selectiva del nodo AV e implantación de marcapaso definitivo en la taquicardia auricular multifocal de larga duración, con respuesta ventricular rápida, en pacientes refractarios o que no pueden recibir tratamiento farmacológico para control de la frecuencia. Grado de evidencia B

Clase III

1. Cardioversión eléctrica externa en los casos de taquicardia auricular incesante

Figura 138. Taquicardia auricular focal o reentrante: tratamiento.

FLUTTER AURICULAR

El flutter auricular es causado por un mecanismo de reentrada auricular con una frecuencia regular de aproximadamente 300 lpm. El flutter auricular aparece en el electrocardiograma con ondas P en forma de dientes de sierra denominadas ondas F.

El nodo auriculoventricular, en esta arritmia, por lo general no es capaz de conducir y generar una frecuencia rápida por lo que la relación P-QRS forma bloques de dos a uno o de cuatro a uno de manera consistente (regulares) a diferencia de las inconsistentes (irregulares) ondas P de la fibrilación auricular.

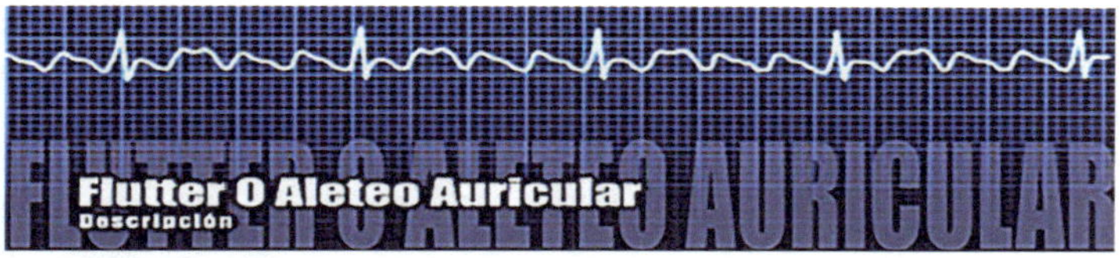

Flutter *auricular típico*

En el *flutter* típico, el frente de onda circula por la aurícula derecha alrededor del anillo de la válvula tricúspide en sentido antihorario u horario. El *flutter* auricular típico es el ejemplo más frecuente de circuito de macrorreentrada, en el que obstáculos anatómicos y funcionales crean el sustrato.

Flutter *auricular atípico*

En este tipo de *flutter*, el obstáculo suele estar relacionado con intervenciones realizadas anteriormente que crean barreras anatómicas grandes (cicatriz de atriotomía, líneas de sutura o ablación por radiofrecuencia) o facilitan una zona de conducción lenta que posibilita la reentrada (p. ej., *flutter* auricular izquierdo relacionado con una ablación de FA previa). A diferencia de la forma típica, el *flutter* auricular atípico muestra ocasionalmente características de un mecanismo focal y se solapa con las taquicardias auriculares.

Figura 139. Flutter o aleteo auricular: clasificación.

La conducción auriculoventricular, en caso del flutter auricular, puede ser bloqueada de manera rítmica: 2:1 o 4:1 pero también de forma arrítmica con imagen de conducción variable. Esto último ocurre frecuentemente una vez que se inicia el tratamiento farmacológico, por lo tanto el flutter auricular no se comporta como taquicardia a menos que el nodo auriculoventricular permita una respuesta ventricular rápida.

La Figura 139 resume la clasificación del flutter auricular en:

- Típico, Común o Tipo I: con intervalo de frecuencias de 240 a 340 lpm.
- Atípico, No Común o Tipo II: con intervalo de frecuencias de 340 a 433 lpm.

El flutter auricular típico o común se caracteriza porque el frente de onda circula por la aurícula derecha y el anillo de la válvula tricúspide lo hace en sentido horario o antihorario. El flutter auricular típico es el ejemplo más frecuente de circuito de macrorreentrada. Esta es pues una reentrada en la que los obstáculos anatómicos y funcionales crean el sustrato para su generación. En cambio, en el flutter auricular atípico el obstáculo suele ser secundario a intervenciones realizadas anteriormente como cicatrices, líneas de sutura o ablación por radiofrecuencia las cuales crean barreras anatómicas que facilitan zonas de conducción lenta y posibilitan el mecanismo de reentrada. El flutter auricular atípico muestra características de un mecanismo focal de reentrada y se solapa con taquicardias auriculares.

El flúter auricular común principalmente se diagnostica en el ECG de superficie tras observar las llamadas ondas de flúter, en las derivaciones II, III, aVF y V1, que aparecen como complejos auriculares de morfología, polaridad y longitud de ciclo constante, a una frecuencia entre 240 y 340 lat/min, con morfología en «dientes de sierra» y sin línea de base visible llamadas ondas F.

Figura 140. Flutter o aleteo auricular: diagnóstico.

En el electrocardiograma de superficie el flutter auricular común se diagnostica al observar ondas F de flutter en las derivaciones DII, DIII, aVF y V1 las cuales aparecen como complejos auriculares de morfología, polaridad y longitud de ciclos constantes con frecuencias entre 240 y 340 lpm denominadas dientes de sierra.

Las ondas F son negativas en aquellas derivaciones que ven hacia la cara inferior debido a la dirección antihoraria del circuito de reentrada, y son positivas en las mismas derivaciones en casos en los que la dirección del circuito sea horaria. La respuesta ventricular normalmente es regular con relación 2:1 o 4:1 pero también puede haber respuesta ventricular variable e irregular principalmente si se inició tratamiento farmacológico, lo cual bloquea el nodo auriculoventricular y afecta la conducción (Fig. 140 y 141-A). Por lo tanto, el flutter auricular es producido por un mecanismo de reentrada a través de un circuito localizado habitualmente en la aurícula derecha.

En el trazo electrocardiográfico de la Figura 141-B se identifican, sobre la línea basal isoeléctrica, las ondas F en dientes de sierra, regulares y monomórficas que, en este ejemplo, se asocian a una respuesta de conducción ventricular variable debido a que la conducción de la estimulación del foco auricular reentrante en el nodo auriculoventricular es variable. En este sentido, se demuestra también que existe diferencia significativa entre el trazo de flutter auricular con respecto al trazo superior de fibrilación auricular principalmente por la presencia de las ondas F de fibrilación, las cuales se caracterizan por ser pequeñas, irregulares y multiformes, base para el diagnóstico diferencial.

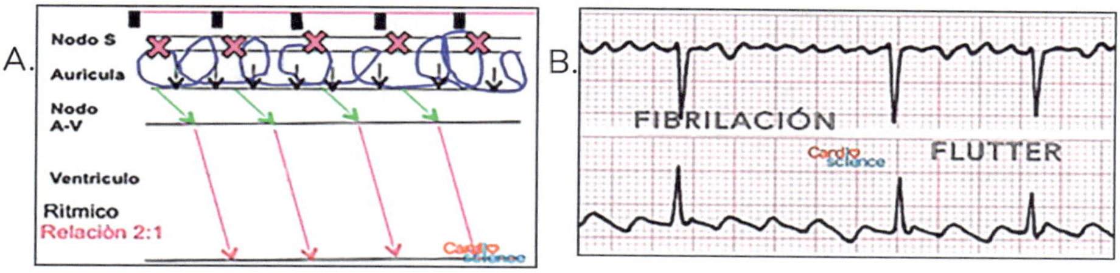

Figura 141. Flutter o aleteo auricular: A. Secuencia de activación, B. Diagnóstico diferencial con fibrilación auricular.

La secuencia de activación cardiaca en el flutter auricular se esquematiza en la Figura 141-A en la que el nodo sinusal se encuentra inhibido (X) por la reentrada a nivel auricular produciendo un fenómeno circular, horario o antihorario y, al mismo tiempo, el nodo auriculoventricular permite el paso del impulso a los ventrículos con relación 4:1 o, como lo demuestra la representación esquemática de la Figura, con relación 2:1.

La frecuencia auricular se mide con los intervalos de las ondas F cuyo valor en esta arritmia va de entre 250 a 300 lpm, y la frecuencia ventricular se mide entre el intervalo R-R de los complejos QRS los cuales van a depender de la conducción auriculoventricular a través del nodo de conducción.

Frecuencia Auricular Ventricular	Auricular de 250-350 lpm Ventricular varia de acuerdo a la relación de conducción 2:1, 3:1 etc. (ejemplo : 2:1 = 2 Aur por 1 Vent)
P-P Regularidad	NO EXISTE P ES" F-F" y es regular
R-R Regularidad	Usualmente regular pero puede ser variable al iniciar tratamiento c/digital
P Onda	Onda P no existe , las ondas F tienen morfologia de "Dientes de Sierra"
P:QRS Radio	Variable: 1:1, 2:1, 3:1, 4:1, etc.

Figura 142. Características electrocardiográficas del flutter o aleteo auricular.

En el flutter auricular el intervalo F-F es regular y, usualmente, el intervalo R-R también es regular, pero al iniciar tratamiento farmacológico se transforma en irregular. En esta arritmia no existen ondas P o intervalo PR y en su lugar hay ondas F en dientes de sierra con complejos QRS normales (Fig. 142).

El flutter auricular es una arritmia frecuente catalogada como un tipo de taquicardia supraventricular muy similar a la fibrilación auricular. Es un ritmo cardiaco anormalmente rápido en el que las aurículas se contraen rápidamente y bombean sangre a los ventrículos de manera inapropiada pues las contracciones auriculares no están sincronizadas con los periodos sistolodiastólicos de los ventrículos, lo cual resulta en que el corazón no bombee sangre con eficacia y la cantidad de ésta que expulsa en un minuto disminuya (gasto cardiaco).

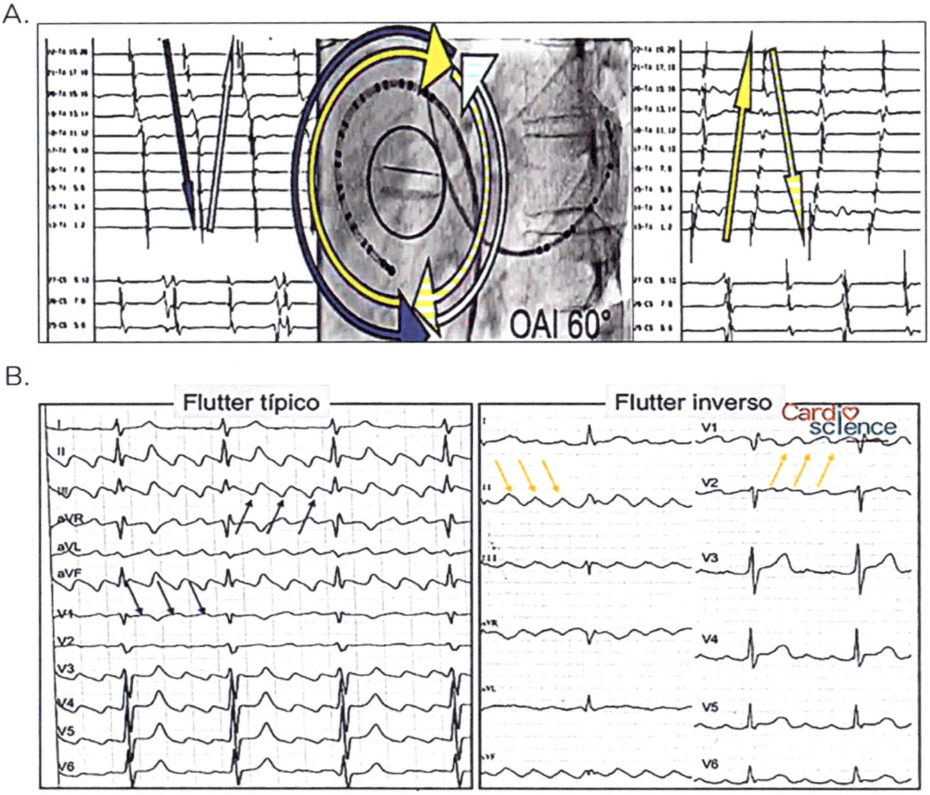

Figura 143. Flutter o aleteo auricular: A. Estudio electrofisiológico y secuencia de activación con movimiento horario y antihorario, B. Diagnóstico electrocardiográfico diferencial.

Existen dos variedades de flutter auricular: la I o típica y la II o atípica. La típica puede tener una dirección de reentrada con rotación antihoraria y horaria mientras que la atípica siempre se presenta con rotación horaria.

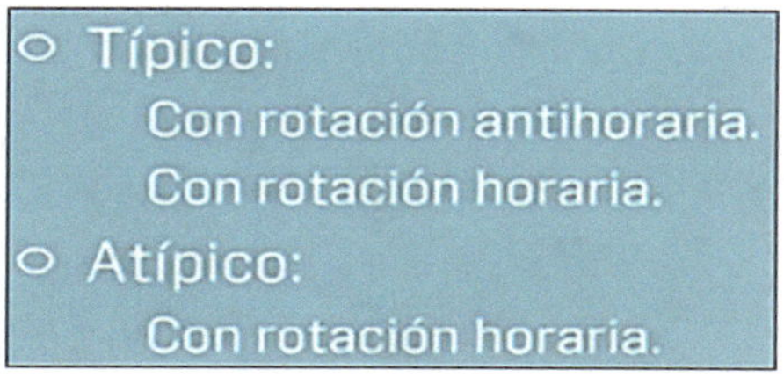

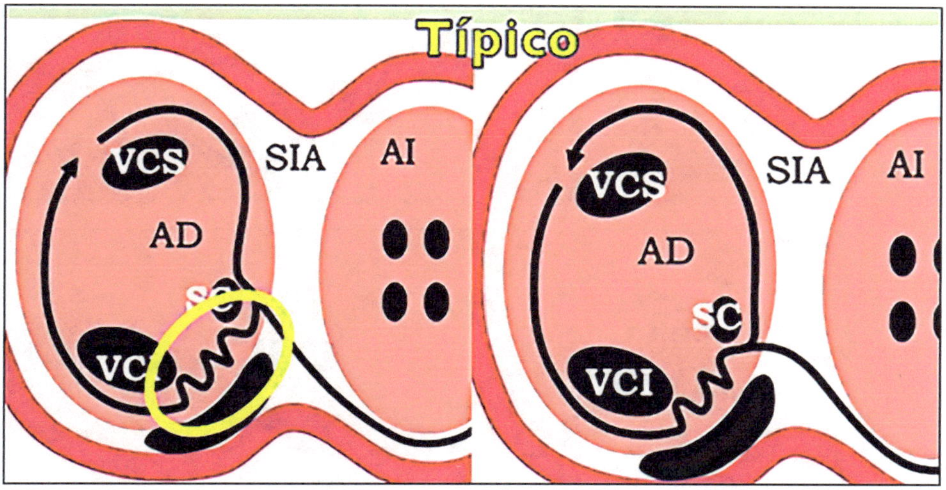

Figura 144. Área de la macrorreentrada del flutter auricular típico y dirección de las rotaciones en el istmo cavotricuspídeo. VCS y VCI: venas cavas, SIA: septum interauricular, AD y AI: aurículas.

La rotación de la macrorreentrada en el flutter auricular se genera en la aurícula derecha como lo demuestra el estudio electrofisiológico de la Figura 143-A en el que se comparan los movimientos horario, antihorario y los cambios morfológicos electrocardiográficos en ambos casos.

En la Figura 144 se representa el istmo cavotricuspídeo y el anillo tricuspídeo los cuales son las regiones anatómicas donde se genera la reentrada del flutter auricular. Se ejemplifica, además, el sentido de la activación horaria y antihoraria de la macrorreentrada tipo I o típica.

En el flutter auricular atípico no participan los mismos segmentos anatómicos por lo que se genera una macrorreentrada con frecuencias cardiacas mucho mayores ya que no existen obstrucciones para su generación y propagación, lo que supone una gran diferencia anatomofuncional entre el flutter típico y el atípico (Fig. 144).

A.

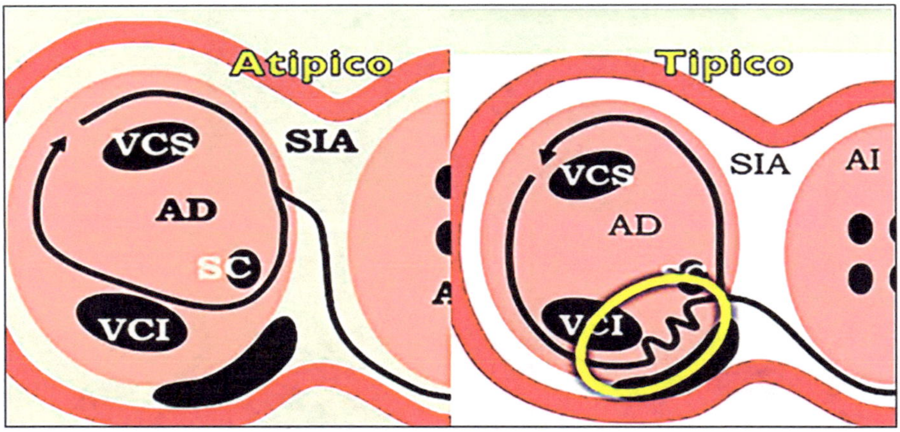

B.

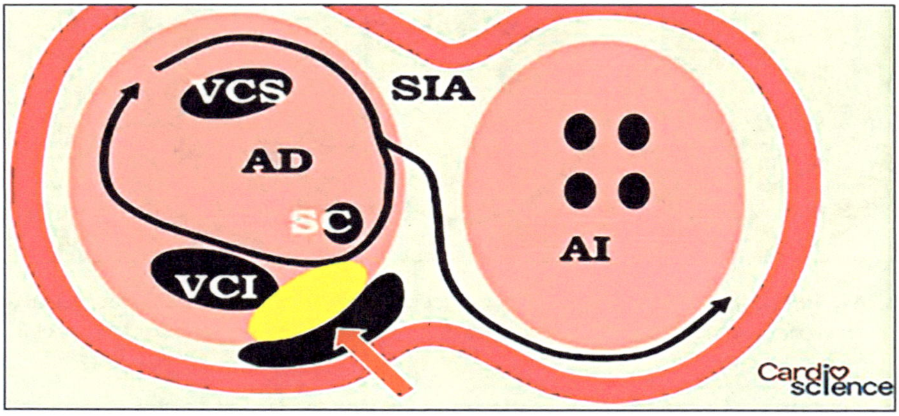

Figura 145. Estructuras involucradas y dirección de la rotación de la reentrada en el flutter auricular típico y atípico: VCS y VCI: venas cavas, SIA: septum interauricular, AD y AI: aurículas.

En la Figura 145 resaltan las diferencias funcionales entre el flutter típico y atípico, así como el movimiento horario y antihorario de la conducción, aunque básicamente el diagnóstico se centra en la frecuencia cardiaca ya que en caso del flutter típico la frecuencia varía de 240 a 340 lpm y en el flutter atípico de 340 a 430 lpm.

Tal como resume el cuadro de la Figura 146, para definir el movimiento de la conducción del flutter auricular debemos analizar la polaridad de las ondas F en las derivaciones de la cara inferior (DII, DIII y aVF) las cuales, si son negativas, se asocian a un movimiento antihorario y si son positivas a un movimiento horario. También la polaridad de las derivaciones precordiales puede ser útil para conocer el movimiento de rotación de la reentrada.

Tipo de aleteo	Ondas F (DII-III y aVF)	Ondas F precordiales	Frecuencia auricular x'	Respuesta a CVE y DA
Típico			240 – 340	
- Antihorario	Negativas	V1-V2 + V5-V6 -		Favorable
- Horario	Positivas	V1 - V6 +		Favorable
Atípico	Sinusoidales		340 – 430	Pobre

Figura 146. Flutter auricular tipo I y II: características electrocardiográficas para el diagnóstico diferencial.

Es importante hacer notar que el flutter típico, en sus dos variedades, tiene una respuesta favorable a la cardioversión eléctrica y al efecto de las drogas antiarrítmicas. En cambio, el flutter atípico tiene muy pobre respuesta a estas opciones terapéuticas.

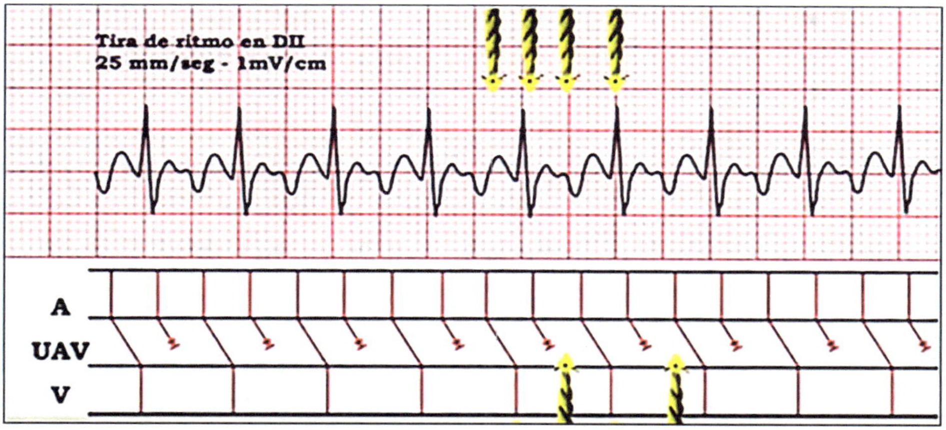

Figura 147. Flutter o aleteo auricular tipo I o común con conducción 2:1, ondas F positivas en DI, frecuencia auricular 300 lpm.

En la Figura 147 se presenta un trazo electrocardiográfico como ejemplo de flutter típico o tipo I en el que la frecuencia auricular es de 300 lpm, la conducción es de dos latidos auriculares (ondas F) y uno que conduce al ventrículo (complejo QRS no ancho) como se grafica en el esquema de Lewis en la parte inferior por lo que se trata de una conducción 2:1.

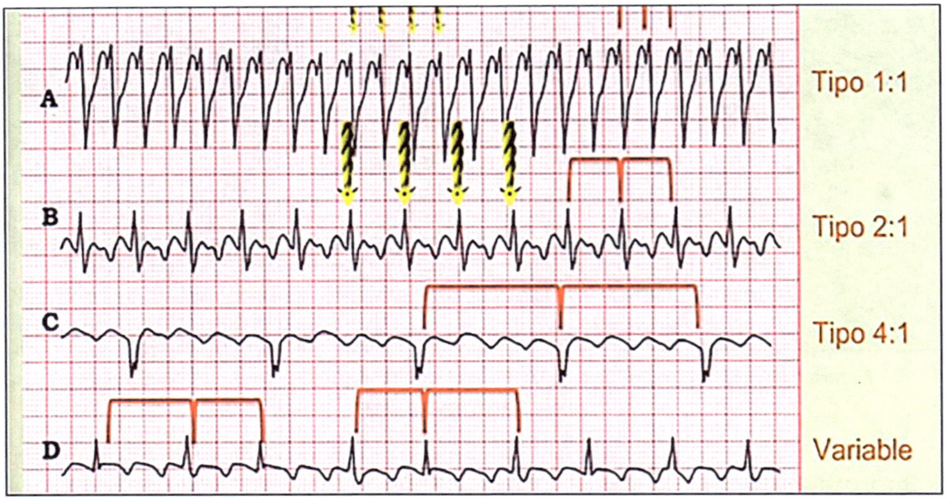

Figura 148. Flutter o aleteo auricular y variantes de conducción ventricular.

Tal como muestra la Figura 148, la conducción ventricular durante el flutter auricular varía. Lo más común es la conducción tipo 2:1, es decir, dos latidos auriculares por un impulso ventricular, pero puede existir conducción tipo 1:1, 4:1 y conducción variable. Esta última se asocia a enfermedad del nodo auriculoventricular y al uso de medicamentos antiarrítmicos como digital verapamilo o betabloqueadores. El trazo electrocardiográfico de la Figura 149 presenta morfología R-R en las derivaciones V1 y V2 (círculo) debido a un bloqueo de la rama derecha asociado a ondas F negativas en las derivaciones DII, DIII y aVF, lo cual concuerda con el diagnóstico de aleteo auricular típico con movimiento antihorario y conducción 2:1.

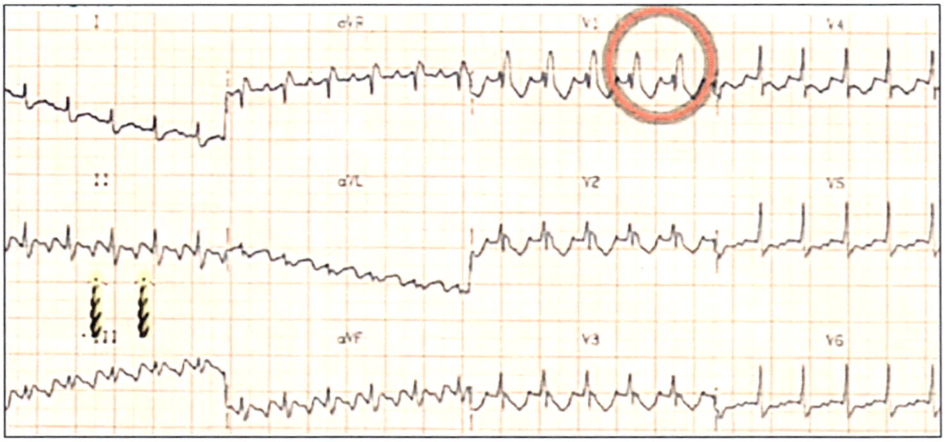

Figura 149. Aleteo auricular típico con movimiento antihorario y conducción 2:1.

El trazo de la Figura 150 es un ejemplo de macrorreentrada por flutter auricular típico con conducción horaria donde las ondas F son positivas en las derivaciones DII, DIII y aVF con variante de conducción 2:1.

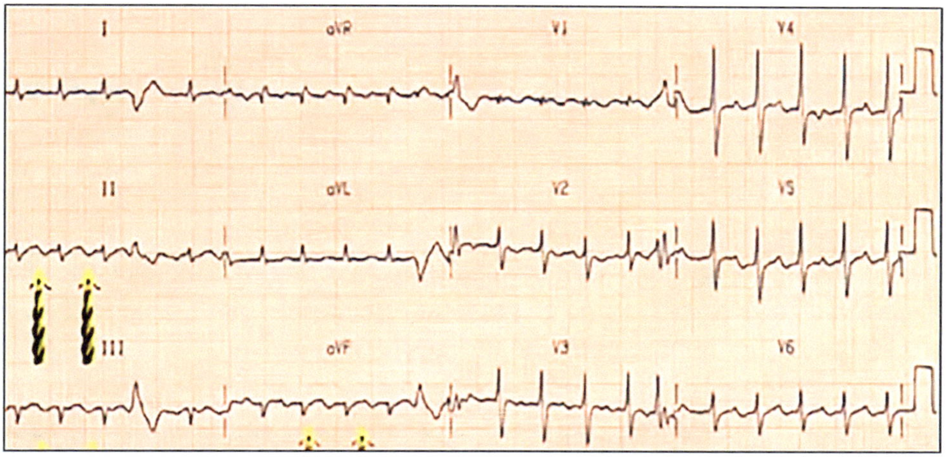

Figura 150. Aleteo auricular típico con movimiento horario y conducción 2:1.

En el caso de flutter o aleteo atípico podemos no diferenciar las ondas F en las derivaciones de la cara inferior DII, DIII y aVF pero, como lo demuestra la Figura 151, en estos casos la derivación V1 es útil para identificar la frecuencia de las ondas F ya que si es superior a 350 y hasta 440 lpm, hace el diagnóstico de flutter atípico.

En la Figura 152 se presenta un trazo de flutter auricular con conducción variable 2:1 y 3:1 y frecuencia atrial de 250 lpm cuya conducción ventricular es variable pero apropiada ya que el complejo QRS no es ancho. Entonces, por el hecho de que la frecuencia atrial es menor a 350 lpm podemos asegurar que se trata de un flutter típico o tipo I.

La Figura 153 muestra un caso complejo ya que existen ritmos ventriculares que son latidos con QRS anchos e inversión de la onda T con respecto al QRS, pero estos alternan con periodos de fibrilación auricular que se identifican con ondas f (minúscula) y periodos de flutter auricular marcados con la letra F. La fibrilación auricular se manifiesta con ondas pequeñas y polimórficas y el flutter auricular con ondas en dientes de sierra con conducción 2:1 o 3:1 aunque, en este caso, la conducción tiene una relación 4:1.

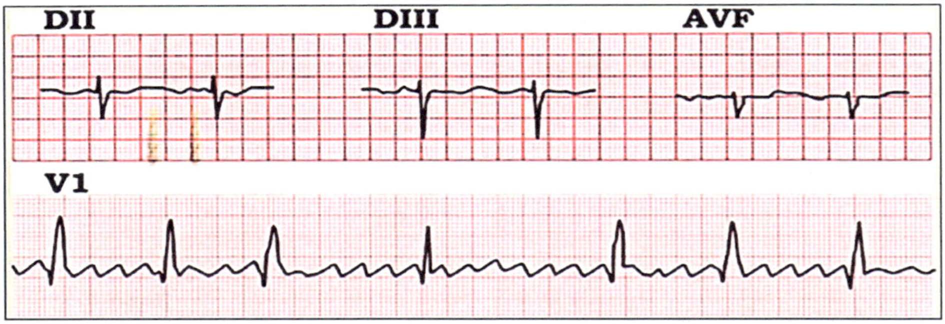

Figura 151. Flutter o aleteo auricular atípico o tipo II: ausencia de ondas P en las derivaciones de la cara inferior evidentes en la derivación V1 con frecuencia mayor a 350 lpm y conducción (R-R) variable.

En el electrocardiograma de 12 derivaciones de la Figura 154 se puede identificar la despolarización atrial como ondas F las cuales presentan conducción ventricular variable seguramente por efecto farmacológico.

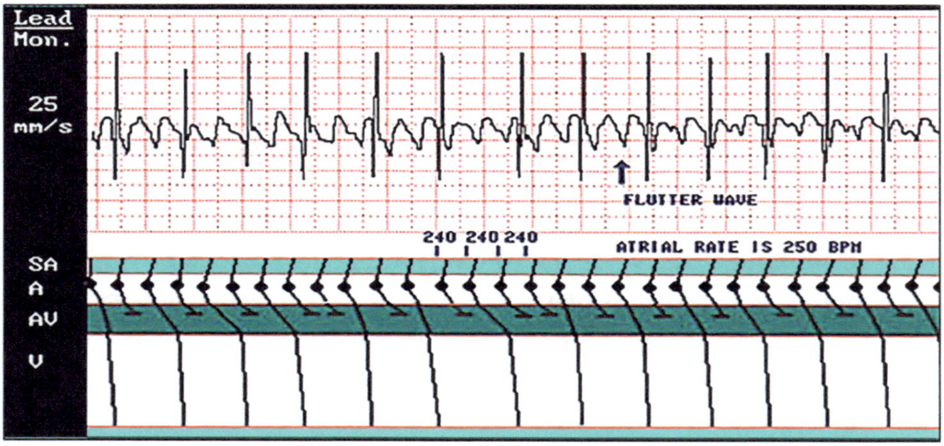

Figura 152. Flutter o aleteo auricular tipo I: conducción variable 2:1 y 3:1 con frecuencia atrial de 250 lpm.

En la Figura 155-A se presenta un trazo de flutter auricular con conducción fija de 2:1 con frecuencia atrial de 300 lpm y ventricular de 150 lpm.

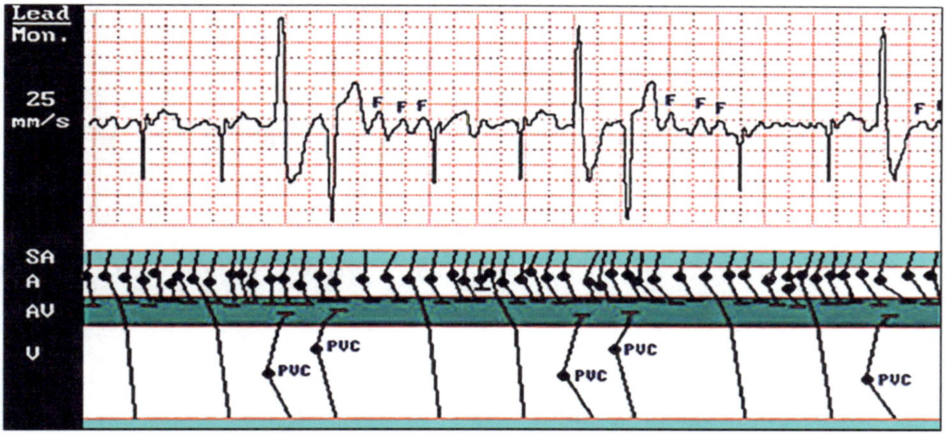

Figura 153. Trazo electrocardiográfico con ritmo ventricular y fibrilación auricular con ondas f (minúsculas) que alternan con periodos de flutter auricular marcados con F (mayúscula).

En la Figura 155-B el trazo electrocardiográfico muestra una frecuencia atrial de 300 lpm, lo cual corresponde a flutter auricular típico o tipo I, y una secuencia de activación ventricular con conducción fija 4:1 que produce una frecuencia cardiaca de aproximadamente 70 lpm.

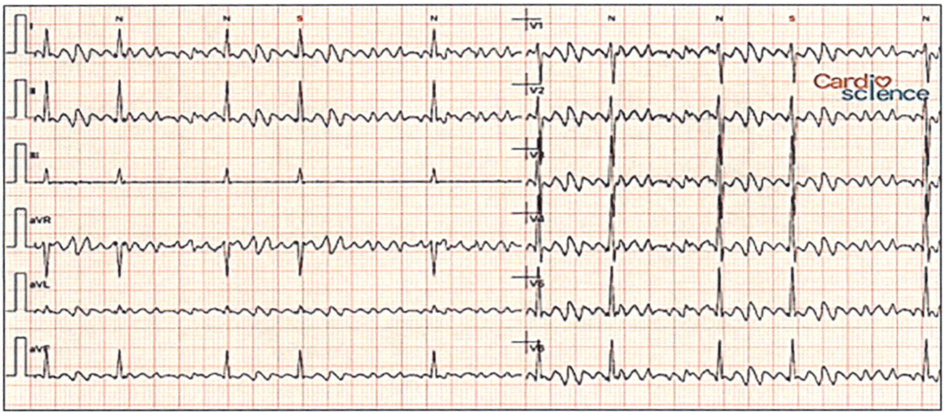

Figura 154. Periodos de fibrilación auricular con ondas f (minúsculas) que alternan con periodos de flutter auricular F (mayúsculas).

Las ondas F típicas de flutter auricular son monomórficas y con aspecto de dientes de sierra por lo que con facilidad pueden identificarse en un monitor (Fig. 155).

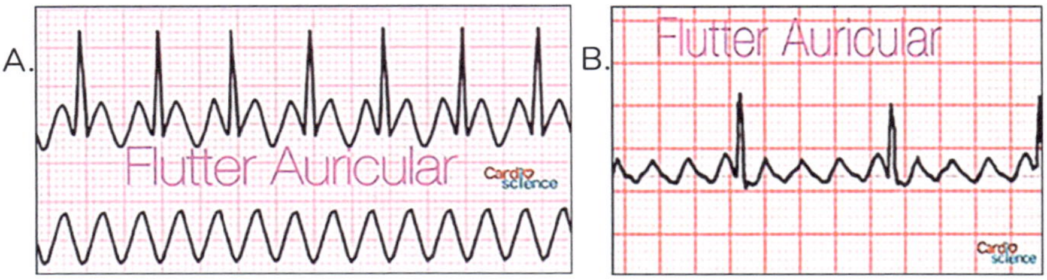

Figura 155. Flutter o aleteo auricular típico o tipo I: A. Frecuencia atrial de 300 lpm, conducción 2:1 y ondas F aisladas, B. Frecuencia atrial de 300 lpm y conducción 4:1.

Es muy importante reconocer las ondas F del flutter auricular y estar preparados para cardioversión o desfibrilación en caso necesario. Identificar las características generales de este ritmo es esencial en los servicios de urgencias o terapia intensiva ya que se trata de una arritmia que puede complicarse y asociarse a infarto al miocardio, hipoxia e intoxicación por diferentes drogas (Fig. 156).

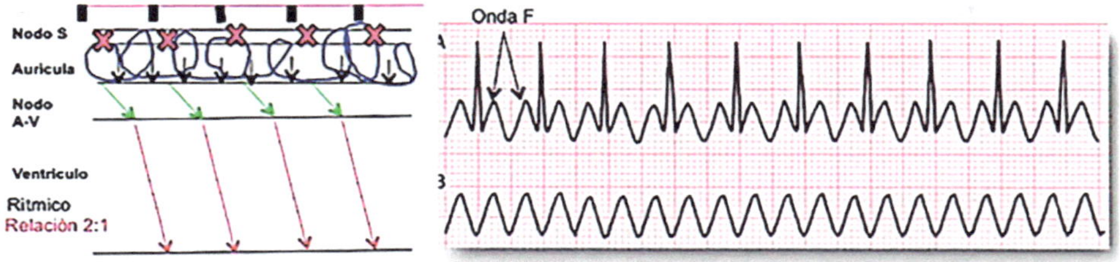

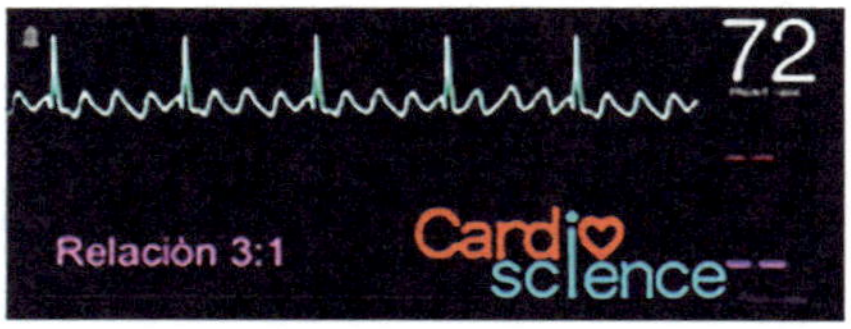

Ritmo cardiaco anormal, si tiene consecuencia hemodinámica (Síncope o Insuf. Cardiaca) requiere Cardioversión Eléctrica de Urgencia. Movimiento de circo de la actividad eléctrica auricular.

Frecuencia Auricular Ventricular	Auricular de 250-350 lpm Ventricular varia de acuerdo a la relación de conducción 2:1, 3:1 etc. (ejemplo : 2:1 = 2 Aur por 1 Vent)
P-P Regularidad	NO EXISTE P ES" F-F" y es regular
R-R Regularidad	Usualmente regular pero puede ser variable al iniciar tratamiento c/digital
P Onda	Onda P no existe , las ondas F tienen morfología de "Dientes de Sierra"
P:QRS Radio	Variable: 1:1, 2:1, 3:1, 4:1, etc.
PR Intervalo	Variable

Figura 156. Características electrocardiográficas generales del flutter o aleteo auricular.

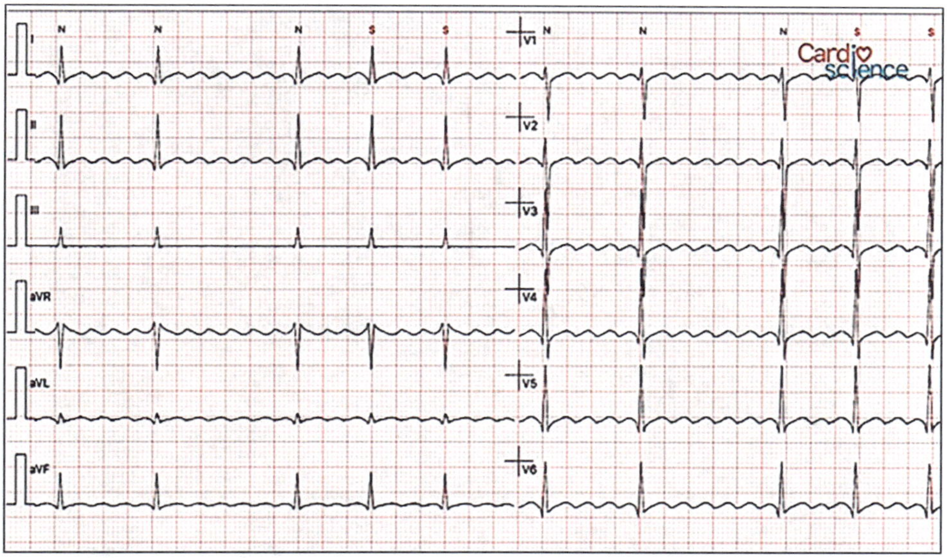

Figura 157. Electrocardiograma de 12 derivaciones con flutter o aleteo auricular típico y conducción variable por efecto farmacológico.

El electrocardiograma de la Figura 157 muestra conducción o respuesta ventricular variable en presencia de flutter auricular. En la Figura 158 se ejemplifican diversos casos de flutter auricular.

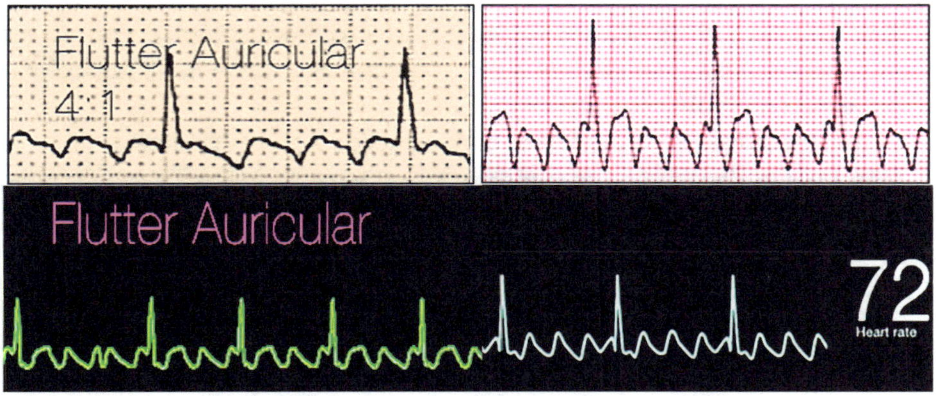

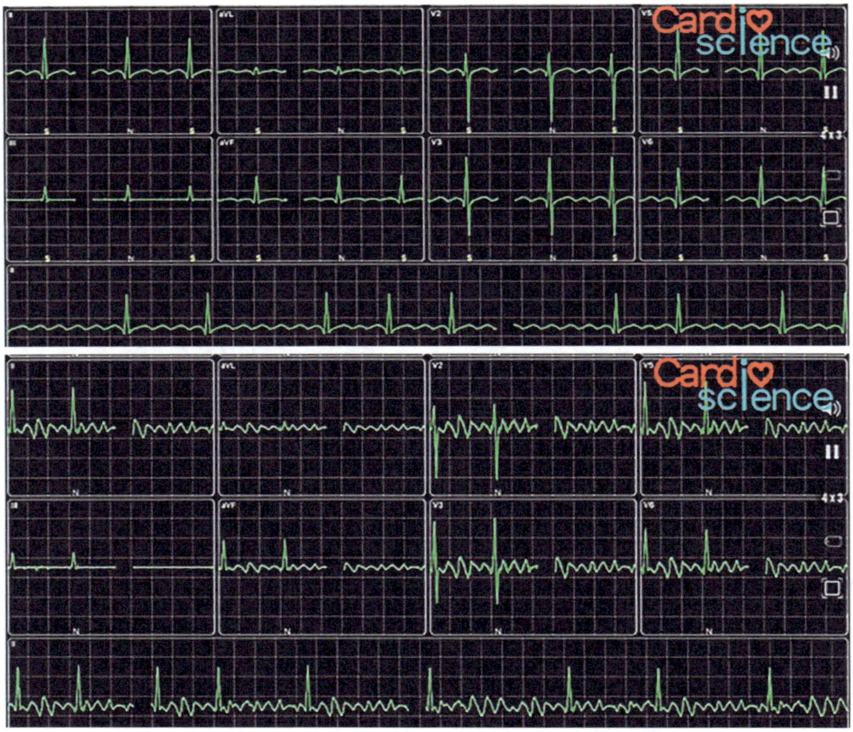

Figura 158. Flutter o aleteo auricular: electrocardiogramas y trazos.

Los objetivos del tratamiento del flutter auricular son:

- Cardiovertir a ritmo sinusal ya sea por efecto farmacológico, con sobreestimulación auricular con ayuda de un marcapaso intracavitario auricular o por ablación con radiofrecuencia.
- Controlar la frecuencia cardiaca con fármacos o con catéteres.
- Disminuir el riesgo cardioembólico.

Los objetivos del tratamiento del flutter auricular son muy similares a los objetivos del tratamiento de la fibrilación auricular (Fig. 159).

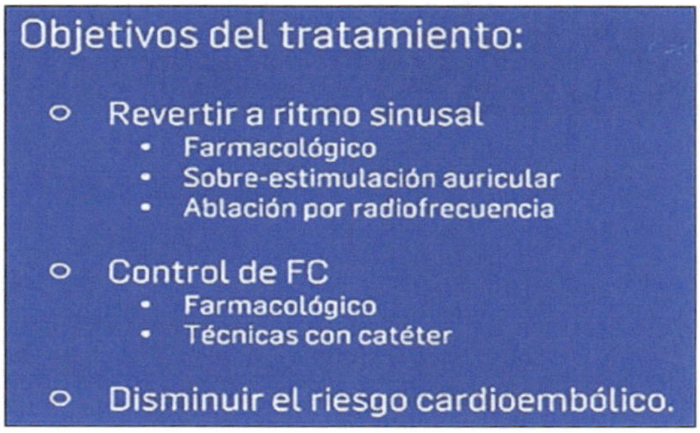

Figura 159. Objetivos del tratamiento del flutter o aleteo auricular.

Lo más importante en presencia de flutter auricular con repercusión hemodinámica significante es controlar la frecuencia cardiaca lo antes posible y revertir a ritmo sinusal, siempre asociando el uso de heparina no fraccionada o fraccionada para disminuir el riesgo cardioembólico. La cardioversión eléctrica se debe considerar en casos de importante repercusión hemodinámica ya que logra la reversión de la arritmia y con ello la mejoría clínica inmediata. Cuando se administra adenosina el flutter auricular y la taquicardia auricular pueden presentarse con taquicardia auricular persistente y bloqueos transitorios de alto grado (Fig. 160).

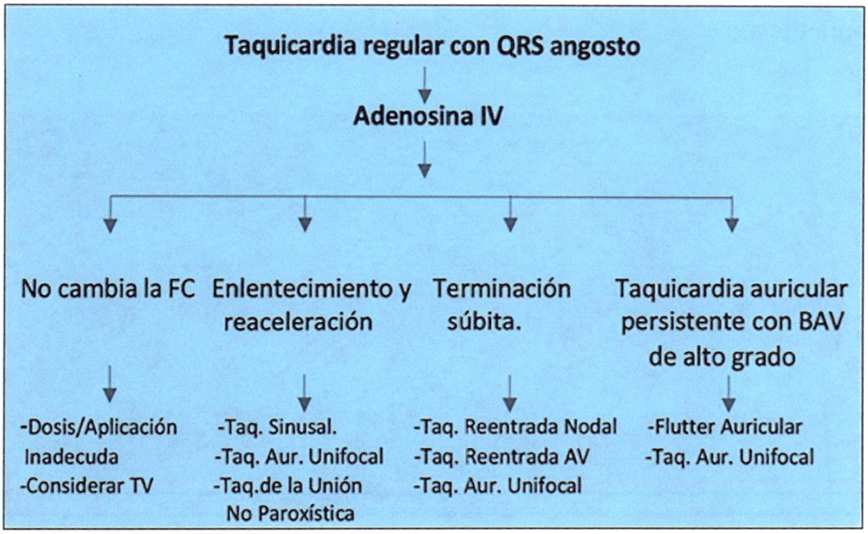

Figura 160. Comportamiento del flutter o aleteo auricular y otras arritmias con la administración de adenosina IV.

FIBRILACIÓN AURICULAR

La fibrilación auricular es una taquiarritmia supraventricular caracterizada por la activación desordenada de las aurículas.

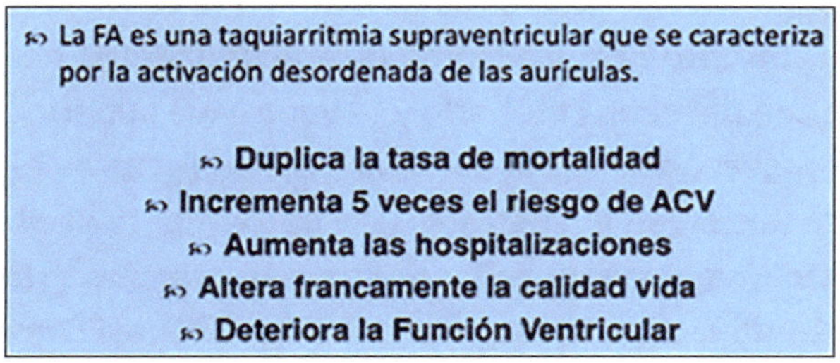

Figura 161. Características clínicas de la fibrilación auricular.

La fibrilación auricular es la arritmia permanente más frecuente, la cual duplica la tasa de mortalidad cardiovascular, incrementa hasta cinco veces el riesgo de accidente cerebrovascular, altera la calidad de vida y deteriora la función ventricular lo que aumenta notablemente las posibilidades de hospitalización (Fig. 161).

El mecanismo de producción de la fibrilación auricular se basa en dos teorías o mecanismos principales:

1. Aumento del automatismo: implica uno o más focos automáticos que descargan rápidamente en las aurículas.
2. Mecanismo de reentrada: implica uno o más circuitos de reentrada en las aurículas.

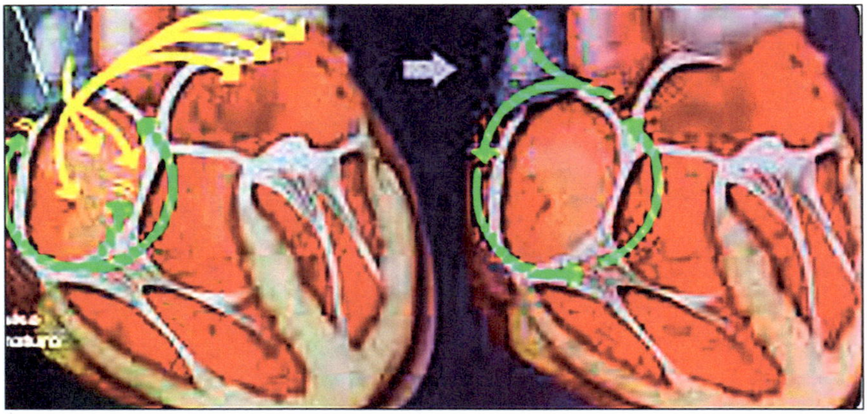

Figura 162. Mecanismos para la producción de la fibrilación auricular: aumento del automatismo o reentrada.

Se considera que el origen de los impulsos corresponde a formas variables de automatismo focal anormal o a circuitos de microrreentrada (el mecanismo de reentrada tiene mayor aceptación) localizados principalmente alrededor de la desembocadura de las venas pulmonares bajo una intensa influencia del sistema autónomo. Las venas pulmonares no solo contribuyen a la iniciación de la fibrilación auricular, sino que también participan en el mantenimiento de la arritmia (Fig. 162 y 163). De igual forma se han descrito otros factores desencadenantes no pulmonares como los de origen auricular, del seno coronario y la vena cava superior. El mantenimiento de la arritmia es consecuencia de la combinación de factores electrofisiológicos y estructurales los cuales crean el sustrato para perpetuar la fibrilación auricular.

Se han propuesto diversos mecanismos como la presencia de múltiples pequeñas ondas de reentrada o circuito rotor madre (Fig. 164) así como una actividad de alta frecuencia en las aurículas asociadas al remodelado estructural y eléctrico de éstas que, con el paso del tiempo, contribuyen a producir el sustrato arritmogénico.

Ello se debe a que cualquier tipo de cardiopatía estructural puede desencadenar un proceso de remodelado estructural con aumento del depósito de tejido conectivo y fibrosis, lo cual es capaz de generar disociación eléctrica entre los haces musculares, así como heterogeneidad de la conducción local lo que facilita el inicio de la fibrilación auricular y que, asociado a la producción de múltiples pequeños circuitos de reentrada, puede estabilizarla y perpetuarla (Fig. 165).

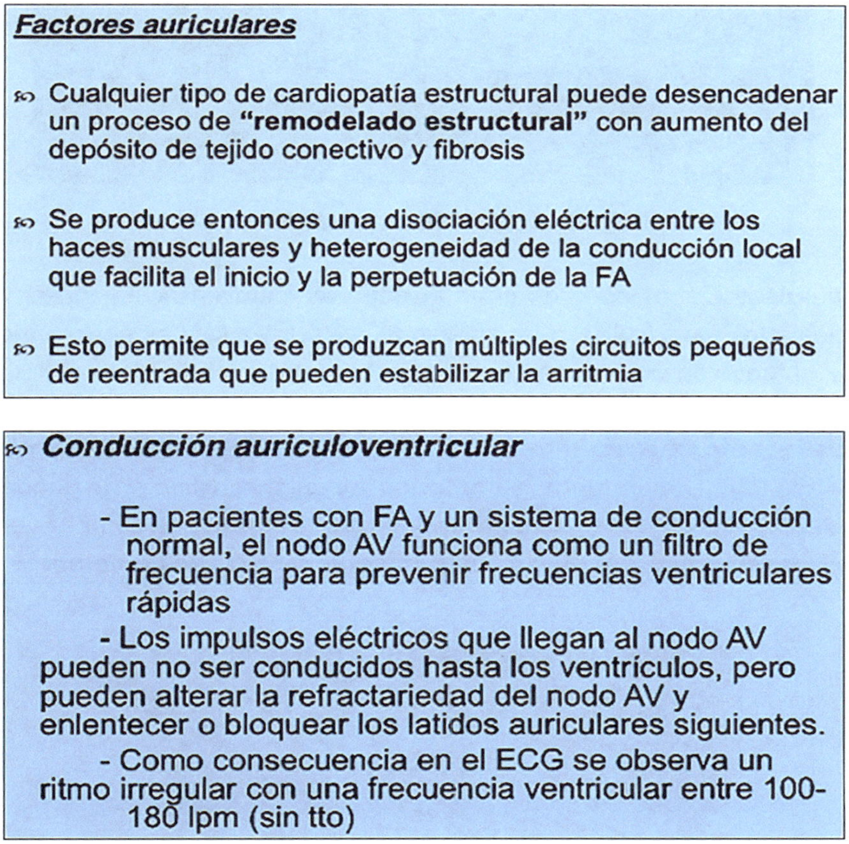

Figura 163. Características electrofisiológicas de la fibrilación auricular: factores auriculares y conducción AV.

En la Figura 164 se explica el mecanismo de reentrada el cual es responsable de la fibrilación auricular y de muchas otras arritmias. La conducción auriculoventricular en pacientes con fibrilación auricular es variable ya que el nodo auriculoventricular funciona como un filtro de frecuencia para prevenir frecuencias ventriculares rápidas.

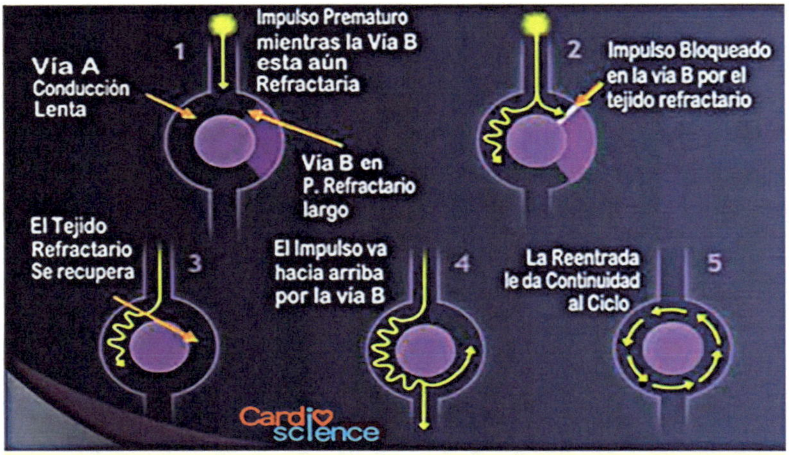

Figura 164. Mecanismo de reentrada en la generación de arritmias.

Los impulsos eléctricos que llegan al nodo auriculoventricular pueden no ser conducidos a los ventrículos, pero alteran la refractariedad del nodo auriculoventricular y enlentecen o bloquean los siguientes latidos auriculares. Como consecuencia de lo anterior, en el electrocardiograma se observa un ritmo irregular con frecuencias ventriculares de entre 100 a 180 lpm cuando el paciente no ha sido tratado aún (Fig. 163). Por lo tanto, la fibrilación auricular consiste en la generación de impulsos eléctricos desordenados producidos por la interacción compleja entre factores iniciadores y sustratos electro-estructurales capaces de perpetuar la arritmia.

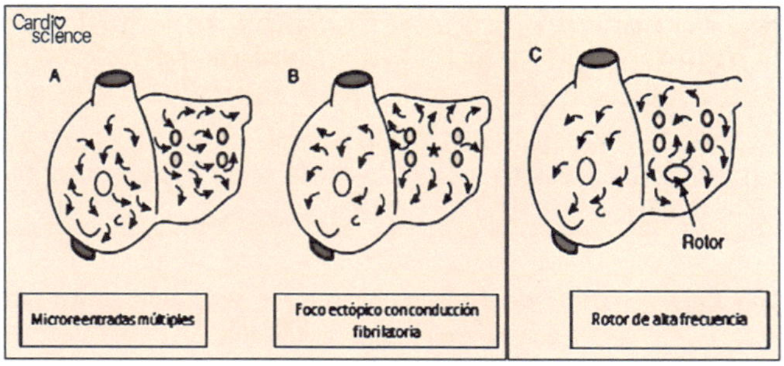

Figura 165. Teoría electrofisiológica de microrreentrada que explica la generación de fibrilación auricular.

En la Figura 165 se describe el concepto clásico del origen de la fibrilación auricular el cual explica que ésta se debe a la presencia de una microrreentrada producida en el sitio de un foco ectópico auricular, lo que induce múltiples reentradas con aumento del automatismo a nivel de las venas pulmonares con conducción fibrilatoria, que inicia un rotor de alta frecuencia y que perpetúa la arritmia, si existen las condiciones electroestructurales apropiadas.

La fibrilación auricular es causada por efecto acumulativo del remodelado eléctrico y estructural de las células auriculares. El remodelado electrofisiológico tiene relación con la sobrecarga de calcio en los mocitos, lo que favorece la perpetuación de la arritmia.

FIBRILACION AURICULAR

- **Existe una interacción compleja entre los factores iniciadores y el sustrato electro-estructural, capaz de perpetuar la arritmia.**
- **El remodelado estructural contribuye a la degeneración de los miocitos y a la disminución del gasto cardíaco y consiste en la dilatación progresiva de las aurículas, por inactividad contráctil, que provoca estasis y trombosis.**
- **El remodelado electrofisiológico, tiene relación con la sobrecarga de calcio en los miocitos y en la reducción de los periodos refractarios auriculares.**

Figura 166. Características fisiopatológicas de la fibrilación auricular: remodelado electroestructural.

El remodelado eléctrico de la fibrilación auricular se produce en pocos días y contribuye a la persistencia de la arritmia. El remodelado estructural consiste en la dilatación progresiva de las aurículas por inactividad contráctil provocando estasis y trombosis, lo que contribuye, además, a la disminución del gasto cardiaco (Fig. 166).

Fibrilación Auricular: Hipercoagulabilidad e Inflamación Sistémica

Estado de Hipercoagulabilidad mediado por incremento de:

- Fibrina
- Dimero D
- Beta-Trombo globulina

Estado sistémico inflamatorio por incremento de:

- Interleucina 6
- PC reactiva

Figura 167. Características de la fibrilación auricular: estado de hipercoagulabilidad e inflamación.

La estasis sanguínea auricular asociada a la fibrilación auricular produce un estado de hipercoagulabilidad por incremento de fibrina, Dímero D y beta-tromboglobulina lo cual también se asocia a un estado sistémico inflamatorio con elevación de interlucina-6 y proteína C reactiva, de ahí que la complicación más temida en casos de fibrilación auricular sea el ictus o el accidente vascular cerebral (Fig. 167 y 168).

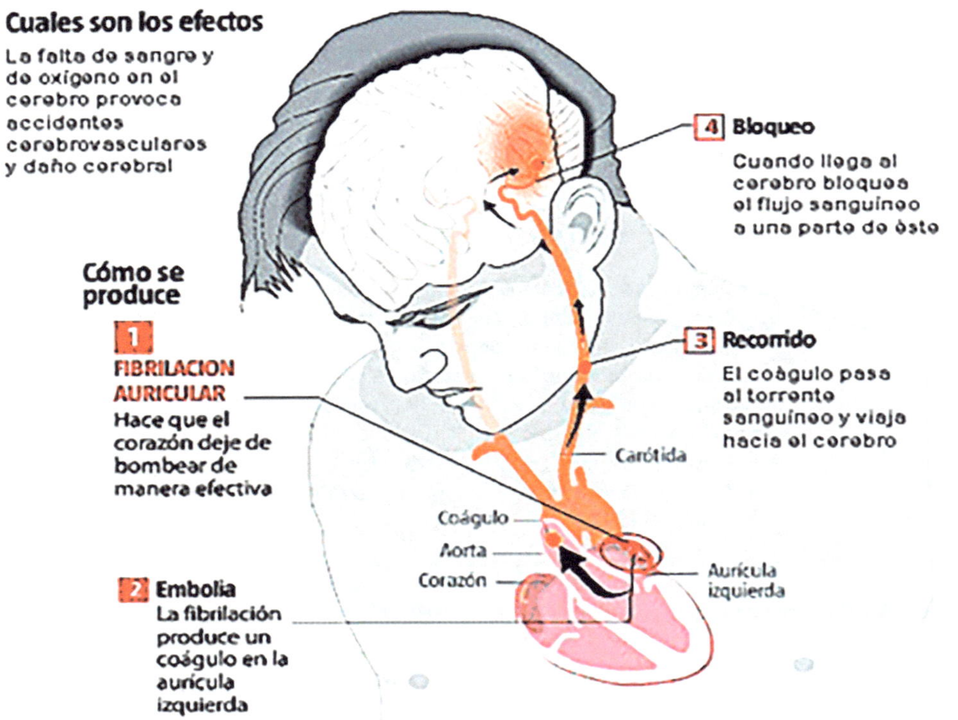

Figura 168. Complicación más temida de la fibrilación auricular: ictus o accidente cerebrovascular cardioembólico.

La fibrilación auricular produce una gran cantidad de pequeños trombos que invaden el cerebro según lo demuestran los estudios de tomografía axial computada. Los microtrombos originan deterioro progresivo de las funciones mentales superiores incluyendo concentración y memoria los cuales también se asocian a síntomas de insuficiencia cardiaca congestiva y miocardiopatía arritmogénica. Este último es un cuadro que aparece en semanas luego del inicio de la arritmia y puede llegar tempranamente a ser irreversible (Fig. 169).

DEBE DE RECUPERARSE EL RITMO SINUSAL LO ANTES POSIBLE YA QUE, LOS SÍNTOMAS DE INSUFICIENCIA CARDÍACA Y MIOCARDIOPATÍA IRREVERSIBLE, APARECE A SEMANAS DEL INICIO DE LA FIBRILACION AURICULAR.

Figura 169. Fibrilación auricular: objetivo primordial del tratamiento.

Debido al carácter progresivo y devastador de la fibrilación auricular hay que considerar seriamente cuando es momento de aceptar dejar a un paciente, de manera permanente, en fibrilación auricular. Es importante intentar por todos los medios el realizar una reversión al ritmo sinusal normal y disminuir la posibilidad de ictus, mortalidad y deterioro intelectual inevitable que presentan estos pacientes a pesar del tratamiento anticoagulante (Fig. 168, 169, 170).

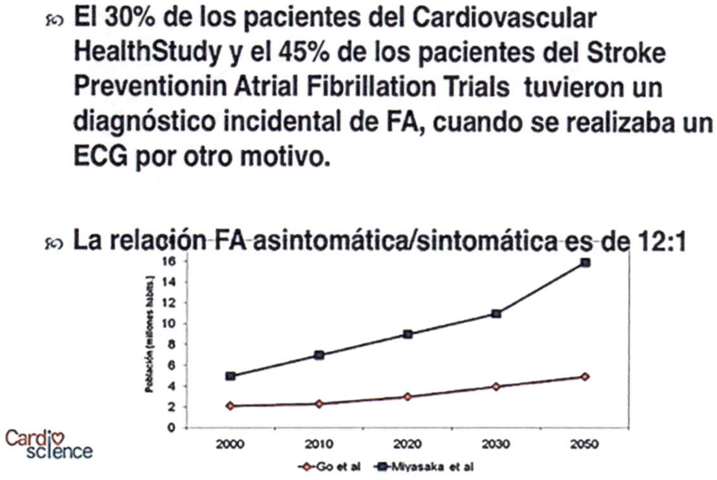

Figura 170. Estudios que demuestran la alta prevalencia de ictus en fibrilación auricular.

En la fibrilación auricular, los impulsos eléctricos no se originan en el nodo sinusal o sinoauricular, sino que parten de diferentes regiones de las aurículas o en la cercanía de las venas pulmonares. Estas señales eléctricas anormales son rápidas y desorganizadas e irradian a través de las paredes auriculares de forma descoordinada haciendo que las aurículas tiemblen rápidamente o fibrilen en lugar de contraerse normalmente. Las señales eléctricas son transmitidas irregularmente desde las aurículas a los ventrículos los cuales dejan de contraerse de forma sincronizada y la sangre no es bombeada en forma eficiente de una cámara auricular a la ventricular e inicia una acumulación anormal de sangre en las aurículas, es decir, se produce estasis sanguínea.

Tal como muestra la Figura 171, las consecuencias hemodinámicas de la fibrilación auricular son producto de una contracción auricular anormal con disminución de la contribución auricular al llenado ventricular, lo que condiciona la disminución del gasto cardiaco, la disminución del flujo coronario y la disminución del flujo cerebral.

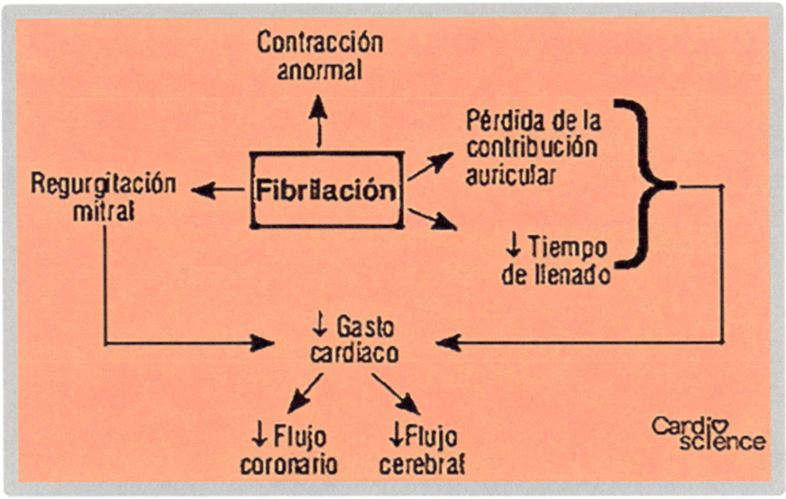

Figura 171. Consecuencias hemodinámicas de la fibrilación auricular.

En la Figura 172 se mencionan las principales causas etiológicas de fibrilación auricular las cuales incluyen: problemas valvulares principalmente degenerativos, infartos previos, presión arterial elevada, enfermedad coronaria, alteración tiroidea o metabólica, cirugías cardiacas previas, infecciones virales, alteraciones del humor, estrés, apnea del sueño, consumo de sustancias como cafeína, alcohol y drogas. El riesgo aumenta progresivamente con la edad y puede presentarse como una arritmia aislada, solitaria y sin motivo del 3 al 12% de los casos o bien como manifestación de cardiopatía principalmente estructural.

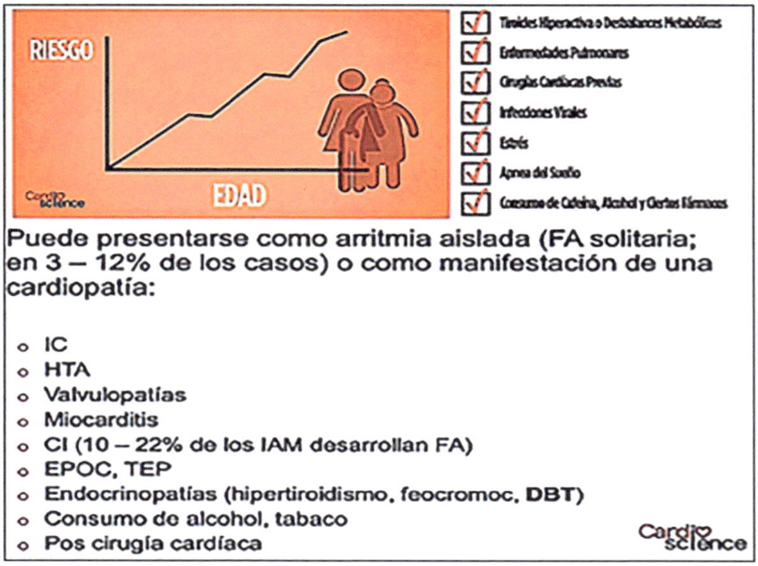

Figura 172. Fibrilación auricular: principales causas etiológicas.

Las Figuras 173 y 174 muestran la clasificación de la fibrilación auricular. Según el tiempo de aparición se definen como: aguda, si su aparición tiene menos de 48 horas, o crónica, si tiene más de 48 horas. La fibrilación auricular crónica se divide a su vez en: paroxística, que se define como aquella que se revierte espontáneamente; persistente, como aquella que requiere cardioversión eléctrica para su control; y permanente, la cual no puede ser revertida farmacológica o eléctricamente y que persiste a consecuencia de condiciones patológicas cardiacas estructurales como el crecimiento de la aurícula izquierda, lo que impide la regresión a un ritmo normal.

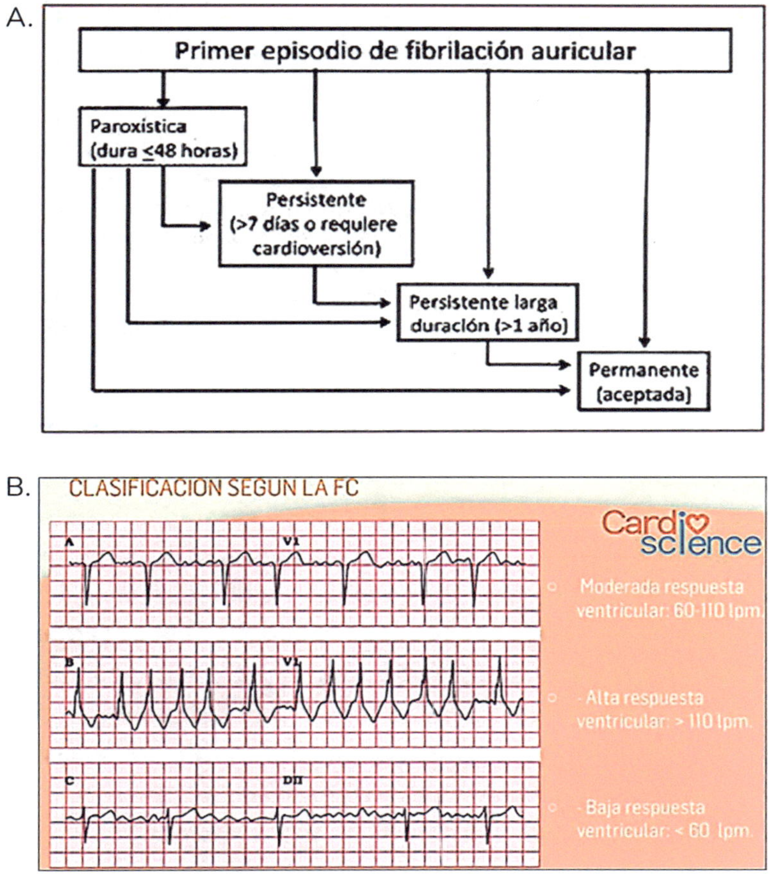

Figura 173. Clasificación de la fibrilación auricular: A. Tiempo de evolución, B. Respuesta ventricular.

Se considera fibrilación auricular paroxística a aquella que termina de manera espontánea o con intervención dentro de los primeros siete días de su inicio, aunque los episodios puedan repetirse con frecuencia variable.

La fibrilación auricular persistente es aquella que continúa más de siete días y la fibrilación auricular permanente ocurre cuando, en decisión conjunta entre el paciente y el clínico, se determina evitar nuevos intentos para restaurar el ritmo sinusal ya sea por el grado de lesión cardiaca estructural o por el fallo de procedimientos de cardioversión eléctrico-farmacológica.

TERMINO	DEFINICION
FA Paroxística	• FA que termina de forma espontánea o con intervención dentro de 7 días de su inicio. • Los episodios pueden repetirse con frecuencia variable.
FA Persistente	FA continua >7 días
FA Persistente de larga data	FA continua > 12 meses de duración.
FA Permanente 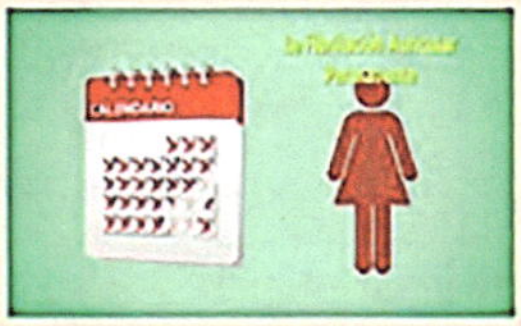	1.- Decisión conjunta por parte del paciente y el clínico a cesar nuevos intentos para restaurar y / o mantener el ritmo sinusal 2.- El aceptar FA se toma como una elección terapeutica, y puede variar a medida que los síntomas, la eficacia de las intervenciones terapéuticas, y las preferencias del clínico y paciente evolucione.

Figura 174. Clasificación de fibrilación auricular con base en su tiempo de presentación y duración.

Según la frecuencia ventricular, la fibrilación auricular puede ser de alta respuesta ventricular cuando es mayor a 100 lpm; moderada, cuando la respuesta ventricular es de 60 a 100 lpm; y baja, si la respuesta ventricular es menor a 60 lpm (Fig. 173). La combinación de fibrilación auricular y bloqueo auriculoventricular de tercer grado se diagnostica cuando se presenta una frecuencia cardiaca ventricular regular con presencia de ondas f de fibrilación. En presencia de fibrilación auricular existe arritmia completa de los intervalos R-R lo cual indica que el impulso auricular pasa a través del nodo auriculoventricular, pero cuando se presentan ondas de fibrilación auricular asociadas a intervalos R-R o a complejos QRS rítmicos, ello indica que existe un bloqueo auriculoventricular y que se trata de un ritmo de escape ventricular o nodal regular.

La fibrilación auricular también se clasifica en fibrilación valvular y no valvular. La no valvular hace referencia a la fibrilación auricular en ausencia de enfermedad mitral reumática o ausencia de prótesis valvular.

A.

Frecuencia	Variable, la respuesta ventricular puede ser rápida o lenta
Regularidad P-P	Actividad auricular caótica
Regularidad R-R	Irregular muy irregular
P Onda	No hay onda P, hay "f"
P:QRS Radio	No hay P
PR Intervalo	No hay P

B.

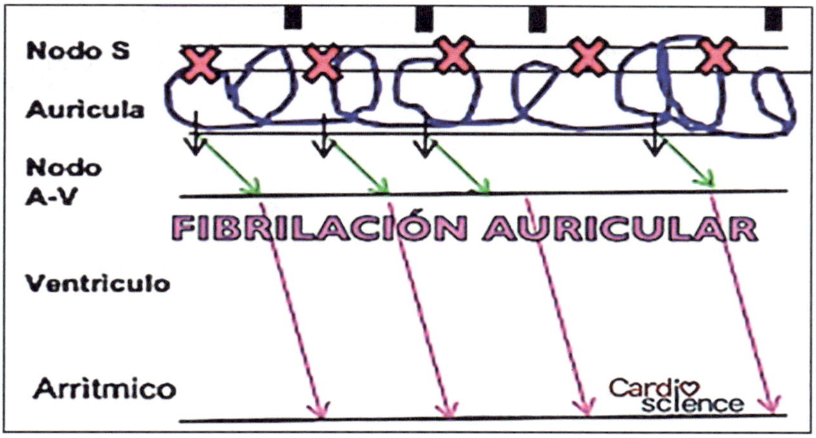

Figura 175. Fibrilación auricular: A. Características electrocardiográficas generales, B. Secuencia de activación.

La Figura 175 resume la secuencia de activación de la fibrilación auricular. En dicha Figura vemos que el nodo sinusal es inhibido por un foco ectópico auricular que late de manera muy elevada. Esto produce, al mismo tiempo, impulsos hacia los ventrículos los cuales se bloquean de manera irregular en el nodo auriculoventricular y generan un ritmo irregular ya que la respuesta ventricular es variable. Por lo tanto, la frecuencia durante la fibrilación auricular puede ser lenta, moderada o rápida siendo la actividad auricular caótica. En ausencia de ondas P y ondas f polimórficas, el intervalo R-R es variable con duración del complejo QRS normal en ausencia de bloqueo de rama.

En la fibrilación auricular las ondas P son reemplazadas por ondas F, las cuales tienen una frecuencia atrial o auricular de entre 400 a 700 lpm. Las ondas f se identifican mejor en las derivaciones inferiores y precordiales derechas. En la fibrilación auricular el intervalo R-R es variable e irregular, la frecuencia ventricular varía de entre 100 a 180 lpm y, sin tratamiento, la respuesta ventricular puede superar los 200 lpm.

- Ausencia de onda P
- Reemplazo de ondas P por ondas de fibrilación (*f*)
- Poseen morfología, duración y amplitud muy variables
- Frecuencia auricular entre 400-700 lpm
- Se identifican mejor en las derivaciones inferiores y precordiales derechas
- Intervalos R-R variables, irregulares
- Frecuencia ventricular entre 100-180 lpm sin tratamiento
- Si la respuesta ventricular supera los 200 lpm debe tenerse en cuenta la posibilidad de un Sme de pre-excitación
- Si existe enfermedad del nodo AV la respuesta ventricular puede ser < 70 lpm
- En los casos de BAVC la FV es lenta, con intervalos R-R regulares, con QRS angosto o ancho

Cardio science

Figura 176. Fibrilación auricular: características electrocardiográficas y asociación con otras arritmias.

En presencia de fibrilación auricular, como se describe en la Figura 176, debe descartarse la posibilidad de asociación con el síndrome de Wolff-Parkinson-White (si la frecuencia ventricular es mayor a 200 lpm), la enfermedad del nodo auriculoventricular (si la respuesta ventricular es menor a 70 lpm) y el bloqueo auriculoventricular completo (si se presenta respuesta ventricular lenta e intervalos R-R regulares).

La Figura 177 muestra la secuencia de activación en caso de fibrilación auricular con ondas P polimórficas denominadas ondas f, e intervalos R-R variables a consecuencia del bloqueo fisiológico del nodo auriculoventricular por estímulos auriculares con frecuencia elevada.

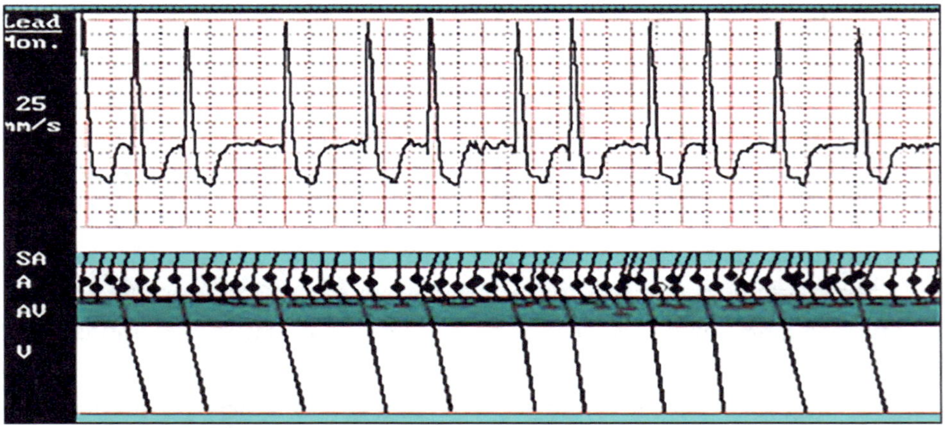

Figura 177. Trazo y secuencia de activación de fibrilación auricular.

Tal como muestra la Figura 178, la fibrilación auricular se caracteriza por ausencia de ondas P, presencia de ondas de fibrilación o F e intervalos R-R irregulares.

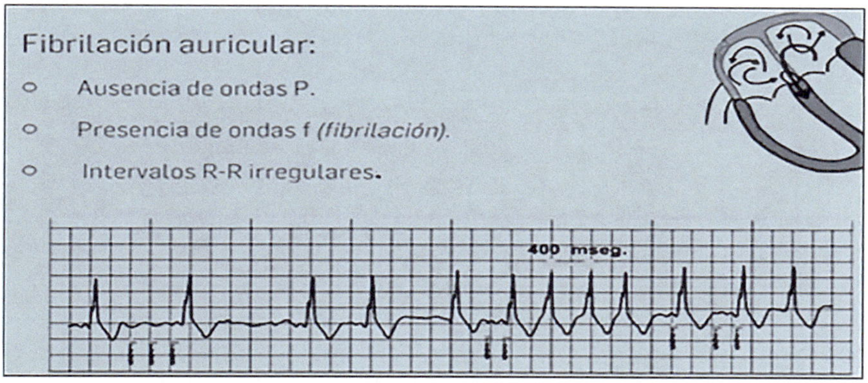

Figura 178. Fibrilación auricular: trazo con las características electrocardiográficas típicas.

El electrocardiograma de la Figura 179 muestra otro ejemplo de fibrilación auricular con ondas F polimórficas e intervalos R-R variables a consecuencia del bloqueo a nivel del nodo auriculoventricular el cual permite funcionalmente que, a pesar de que existen frecuencias atriales superiores a 400 lpm, solo pase un número mucho menor de estímulos a los ventrículos.

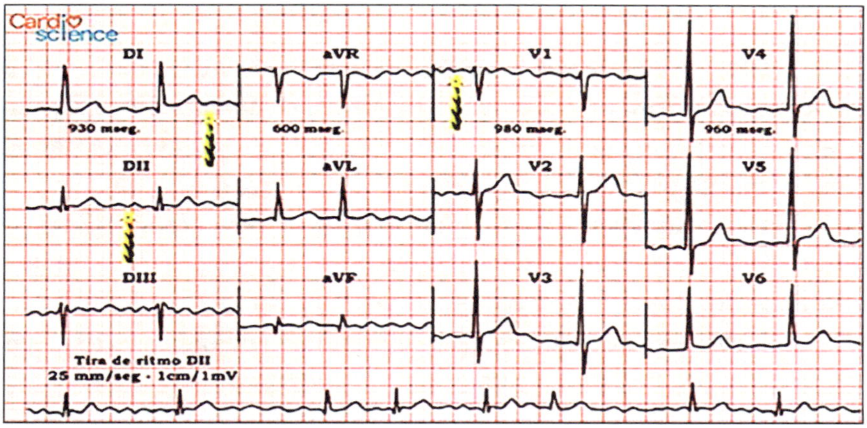

Figura 179. Fibrilación auricular: trazo con las características electrocardiográficas típicas.

La Figura 180 muestra un trazo con fibrilación auricular con moderada respuesta ventricular ya que ésta fluctúa entre 60 a 100 lpm. Dicha cifra se obtiene con el método para calcular la frecuencia cardiaca en condiciones de arritmicidad el cual consiste en sumar el número de latidos ventriculares que existen en seis segundos o 30 cuadros grandes, y este resultado se multiplica por 10 para así obtener la frecuencia ventricular media.

El ejemplo de la Figura 180-B muestra que en seis segundos (que equivalen a 30 cuadros) se presentan 12 complejos QRS los cuales al multiplicarlos por 10 dan como resultado una frecuencia cardiaca promedio de 120 lpm y, por lo tanto, tal resultado corresponde a un trazo de fibrilación auricular con respuesta ventricular elevada.

A).

B).

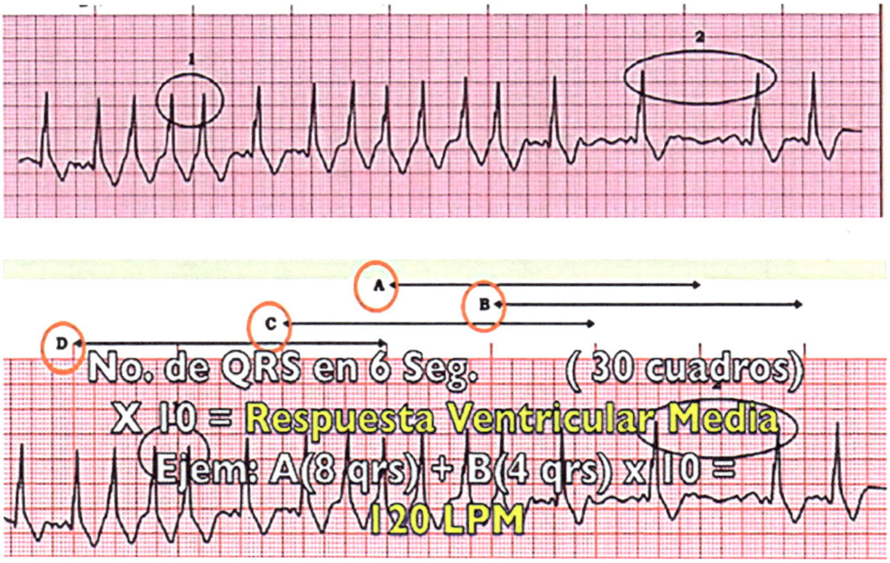

Figura 180. Cálculo de la frecuencia ventricular media en fibrilación auricular.

Una interesante variante electrocardiográfica de la fibrilación auricular se muestra en la Figura 181. En tal Figura nos percatamos de la ausencia de oscilaciones en la línea de base o bien, de la ausencia de ondas P y ondas f con intervalos R-R irregulares, lo cual se origina en condiciones en las que la fibrilación auricular es de larga evolución y las aurículas prácticamente han perdido su capacidad de contracción por lo que no generan ningún tipo de vector que se represente en el electrocardiograma. De ahí que solo va a aparecer una línea recta, isoeléctrica, sin ondas f ni ondas P, pero con un ritmo ventricular irregular con complejos QRS normales no anchos en ausencia de bloqueo de rama.

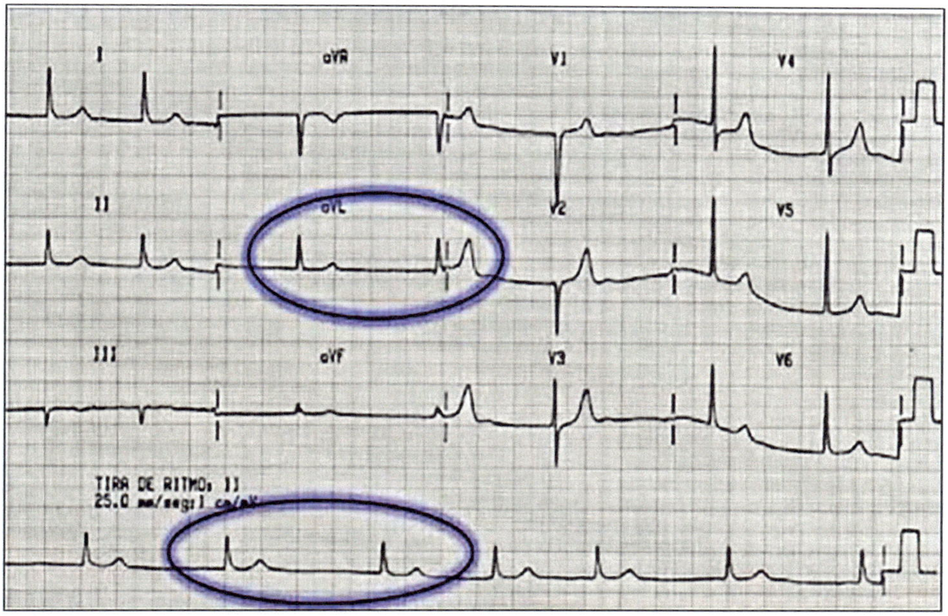

Figura 181. Fibrilación auricular: variante electrocardiográfica en línea recta con ausencia de oscilaciones en línea isoeléctrica y arritmicidad.

En la Figura 182 se muestra otro hallazgo interesante. Éste es la coexistencia de fibrilación auricular con bloqueo auriculoventricular completo, es decir, que los impulsos fibrilatorios no pasan de las aurículas al ventrículo a través del nodo auriculoventricular. Tal evento lo podemos diagnosticar por la presencia de frecuencia cardiaca regular ya que el marcapaso ectópico de escape es nodal o ventricular y produce complejos QRS con intervalos R-R fijos, los cuales se asocian a la presencia de ondas f u oscilaciones irregulares en la línea de base dadas por fibrilación auricular.

En la Figura 183 se muestra un trazo electrocardiográfico típico de fibrilación auricular en el que las ondas f son irregulares, polimórficas y se asocian a intervalos R-R variables o arrítmicos por lo que ello se denomina arritmia completa por fibrilación auricular. En este caso la respuesta ventricular media es normal ya que la frecuencia cardiaca media está en 80 lpm, no existe regularidad de los intervalos R-R y hay ondas f polimórficas de fibrilación.

- La combinación de FA y BAV 3º G genera FC regular (el mcp nodal AV o Hisiano descarga regularmente)

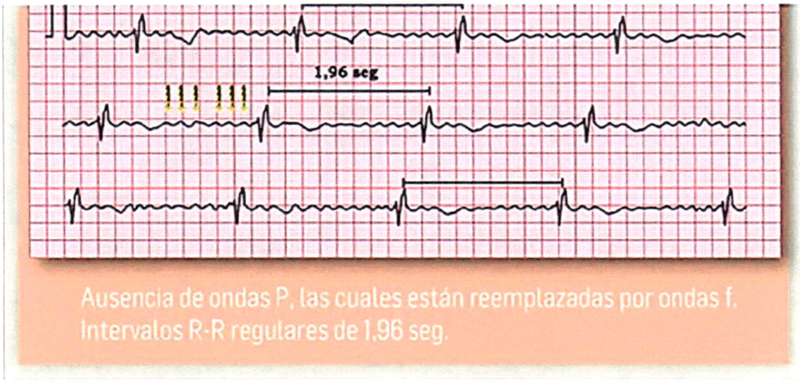

Figura 182. Combinación de fibrilación auricular y bloqueo AV de tercer grado: ondas f con intervalo R-R fijo por ritmo nodal o hisiano rítmico.

Es importante conocer la presencia de fenómenos de aberrancia asociados a fibrilación auricular como lo es el fenómeno de Ashman (Fig. 184). Ocasionalmente, encontramos en los trazos de fibrilación auricular complejos QRS anchos los cuales no son extrasístoles ventriculares sino latidos aberrantes a consecuencia del cansancio del sistema específico de conducción después de un breve período de recuperación. A este suceso se le denomina fenómeno de Ashman.

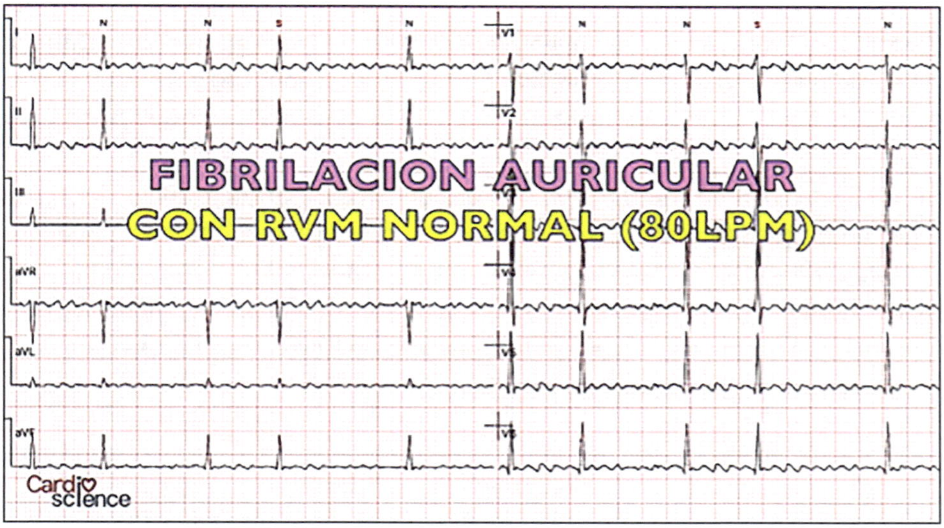

Figura 183. Electrocardiograma con fibrilación auricular y respuesta ventricular normal.

En este sentido, el fenómeno de Ashman se debe a la conducción aberrante, es decir a un complejo QRS ancho que ocurre tras un intervalo R-R corto precedido por un intervalo R-R largo, o bien a un bloqueo de rama que puede confundirse con un latido de ritmo ventricular.

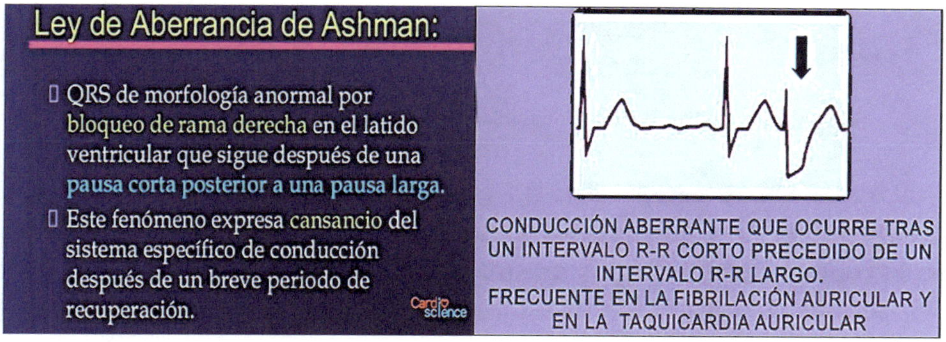

Figura 184. Ley de Aberrancia de Ashman.

En la Figura 185 se muestra un trazo de fibrilación auricular en el que se presenta la secuencia de un ciclo R-R corto y un ciclo R-R largo seguidos por un complejo QRS aberrante muy similar morfológicamente a un ritmo ventricular, pero que realmente representa la conducción aberrante por cansancio del sistema de conducción.

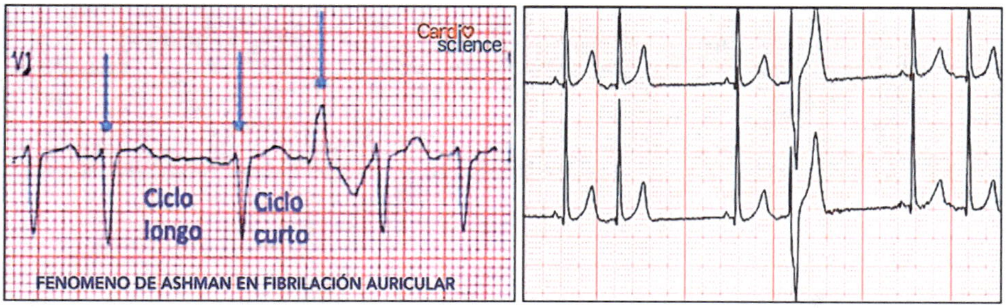

Figura 185. Trazos de fibrilación auricular con fenómeno de Ashman.

En la Figura 186 se presentan casos de complejos aberrantes dentro de fibrilación auricular los cuales no son ritmos de origen ventricular, sino que constituyen un fenómeno de Ashman.

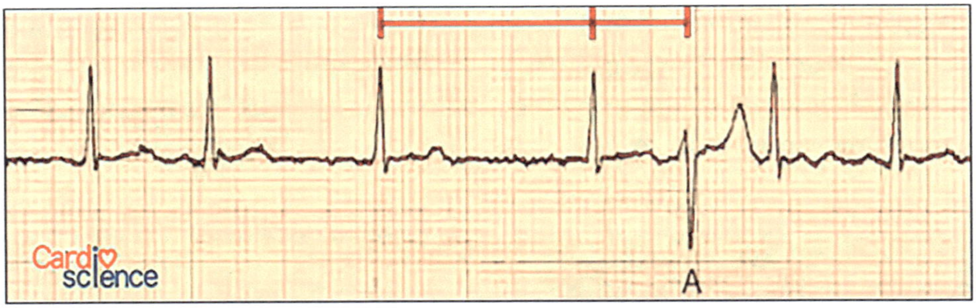

Figura 186. Análisis del trazo de fibrilación auricular con fenómeno de Ashman.

En el trazo de la derivación DII de la Figura 186 se presenta un complejo aberrante por fenómeno de Ashman asociado a fibrilación auricular cuya característica es ser precedido por un intervalo largo y que manifiesta fatiga del sistema de conducción.

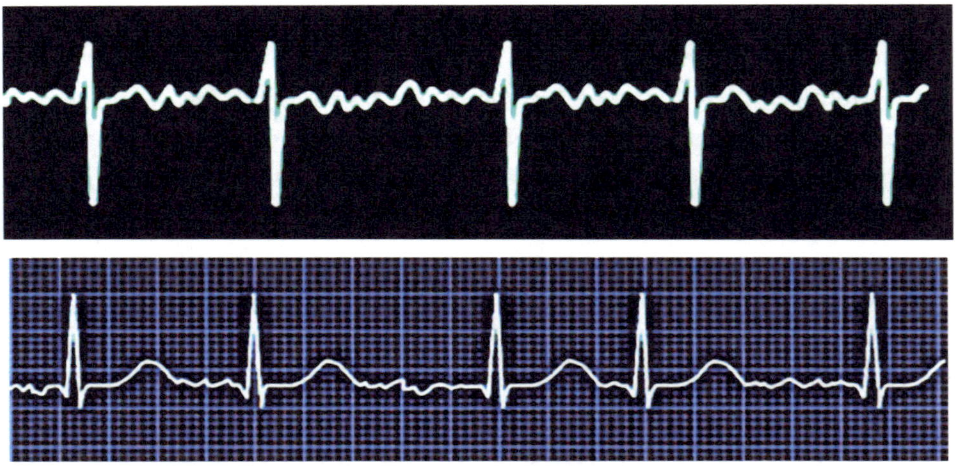

Figura 187. Fibrilación auricular: trazos de monitor.

En la Figura 187 se presentan trazos de monitor con ondas F irregulares y polimórficas que ocasionalmente son muy notorias ya que son de espiga grande, aunque existen de espiga pequeña e incluso, como hemos comentado, también se puede presentar el fenómeno de línea recta en el cual la guía diagnóstica es la arritmicidad de los complejos QRS.

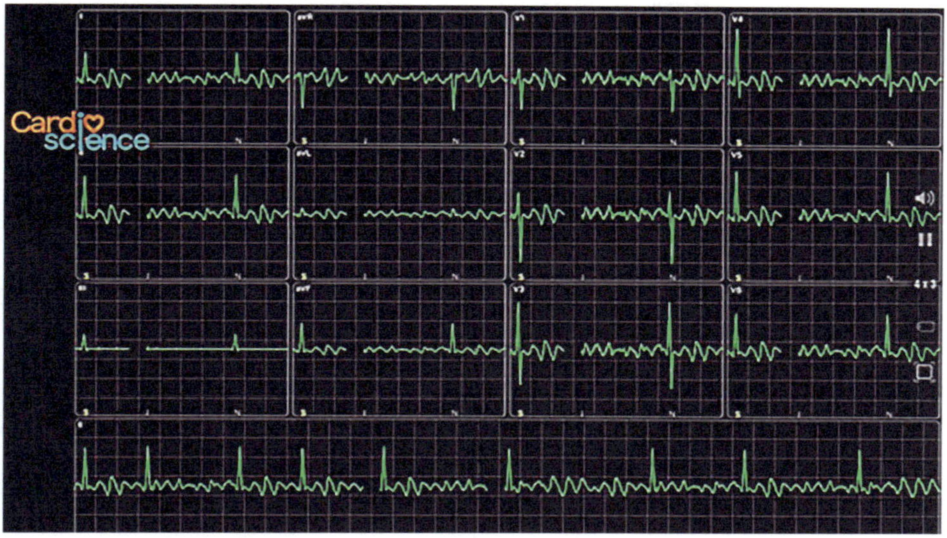

Figura 188. Fibrilación auricular: electrocardiograma de 12 derivaciones.

Otro ejemplo de fibrilación auricular típica se muestra en la Figura 188 en un electrocardiograma de 12 derivaciones con ondas F polimórficas y respuesta ventricular variable distintiva de la fibrilación auricular.

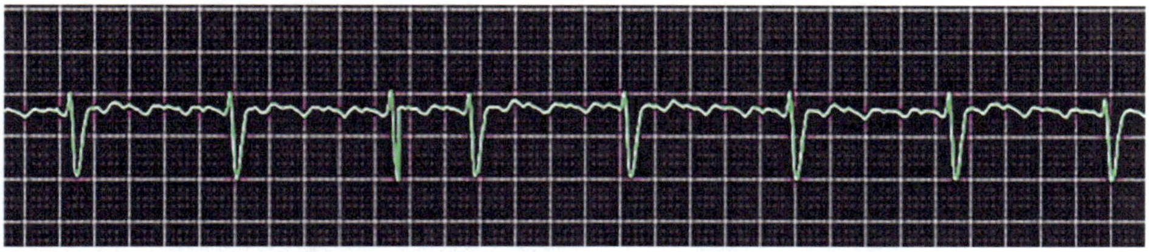

Figura 189. Trazo de fibrilación auricular con bloqueo de rama.

En la Figura 189 se presenta un trazo de fibrilación auricular con arritmia completa, intervalos R-R variables y presencia de ondas f asociadas a bloqueo de la rama del haz de His por lo que el complejo QRS es ancho. La fibrilación auricular puede producir síncope o insuficiencia cardiaca y en presencia de compromiso hemodinámico significante requiere, para su control agudo, cardioversión eléctrica de urgencia. Si el paciente puede mantener un estado hemodinámico estable se puede intentar realizar cardioversión farmacológica.

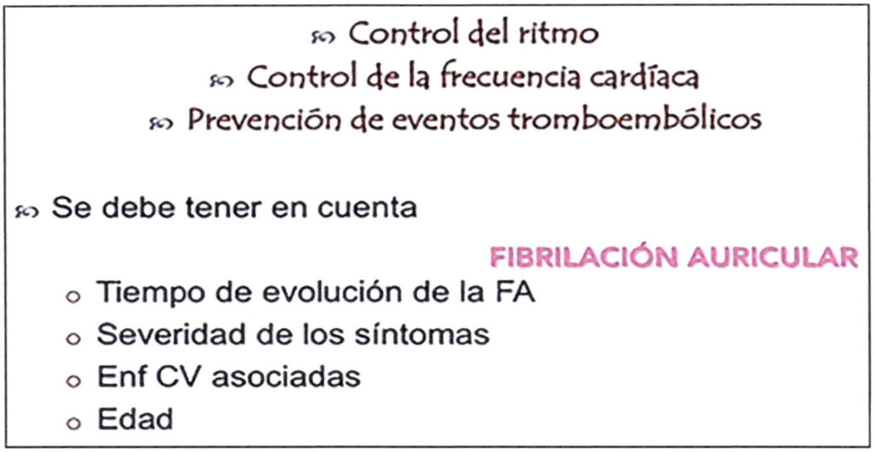

Figura 190. Fibrilación auricular: consideraciones terapéuticas.

Tal como se menciona en la Figura 190, en presencia de fibrilación auricular debe considerarse: el tiempo de evolución, la severidad de los síntomas, las enfermedades cardiovasculares asociadas y la edad.

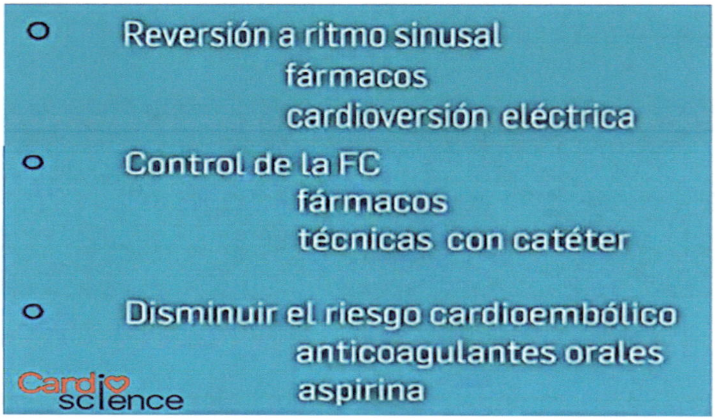

Figura 191. Objetivos del tratamiento de la fibrilación auricular.

En la Figura 191 se describen los objetivos básicos del tratamiento de la fibrilación auricular los cuales son: reversión al ritmo sinusal normal a través de fármacos o cardioversión eléctrica, el control de la frecuencia cardiaca con fármacos o con técnicas de catéter y disminuir el riesgo de fenómenos cardioembólicos con anticoagulantes orales o intravenosos.

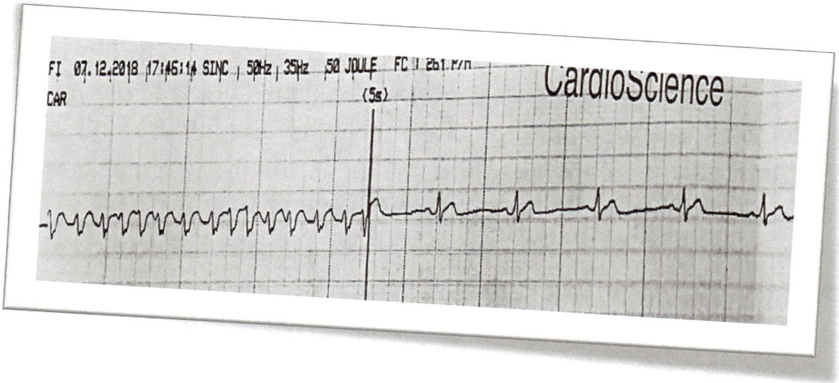

Figura 192. Trazo que muestra el resultado de cardioversión eléctrica exitosa para tratamiento de la fibrilación auricular.

La fibrilación auricular se puede controlar farmacológicamente con digoxina, betabloqueadores antiarrítmicos y cardioversión eléctrica. En la Figura 192 se muestra el trazo con un periodo de fibrilación auricular de alta frecuencia que, después de cardioversión eléctrica con una descarga de 200 watts, cede y se convierte a ritmo sinusal normal. A través de catéteres y por medio estudios electrofisiológicos diagnósticos y terapéuticos, se puede lograr ablación de la arritmia con radiofrecuencia con especial atención al tejido que rodea a las venas pulmonares.

Parte esencial del tratamiento de la fibrilación auricular es la prevención de fenómenos embolicosistémicos y cerebrales, ya que la estasis sanguínea a nivel auricular genera trombos que pueden emigrar al cerebro y a la circulación sistémica. Para disminuir el riesgo de accidente vascular cerebral es importante el uso de anticoagulantes.

Tal como se describe en la Figura 193, para estimar el riesgo de fenómenos embólicos en pacientes con fibrilación auricular se utiliza la puntuación CHA_2DS_2-VASc Score la cual considera factores de riesgo de accidente cerebrovascular adicionales los cuales pueden influir en la decisión de anticoagular o no a los pacientes.

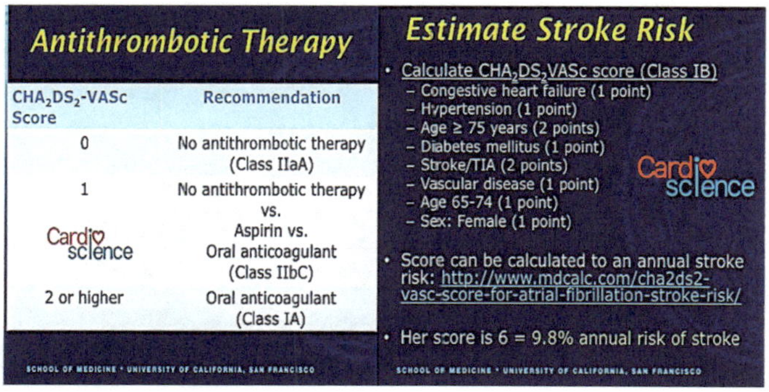

Figura 193. Estimación del riesgo de fenómenos embólicos en fibrilación auricular: CHA_2DS_2-VASc Score.

El esquema CHA_2DS_2-VASc Score considera los siguientes parámetros para decidir si el paciente debe ser anticoagulado en presencia de fibrilación auricular: falla cardiaca, hipertensión arterial, edad mayor de 75 años, diabetes mellitus, ictus, enfermedad vascular, edad entre 65 y 74 años y el sexo. En caso de que el puntaje sea mayor a seis el riesgo anual de accidente vascular cerebral es del 9.8% el cual se considera de riesgo muy elevado. Podemos estimar entonces el riesgo de accidente vascular cerebral por medio de este método. Si el puntaje es cero no se debe utilizar terapia antitrombótica. Si tiene valor de uno se puede utilizar aspirina y si es mayor a dos se recomienda profilaxis de embolismo sistémico o vascular cerebral con anticoagulantes orales.

Debe calcularse también el riesgo de sangrado por el uso de anticoagulantes para lo cual se utiliza el puntaje HAS-BLED que se derivó de una cohorte del mundo real de 3,978 con fibrilación auricular (FA). Este marcador evalúa el riesgo a un año de sangrado mayor (intracraneal, hospitalización, disminución de hemoglobina >2 g/L y/o transfusión) asociado con anticoagulación oral. Los pacientes con alto riesgo de hemorragia (puntuación HAS-BLED ≥ 3) deben someterse a revisiones clínicas periódicas tras el inicio de la anticoagulación oral. Este puntaje considera como parámetros importantes: hipertensión, daño hepático, historia de accidente vascular cerebral previo, predisposición al sangrado, edad mayor de 65 años y el uso de alcohol o de drogas. Si el puntaje HAS-BLED es mayor a 3 el paciente tiene un riesgo anual de hemorragia de 3.7%. Por lo tanto, para el uso de anticoagulantes se debe considerar el riesgo de apoplejía y también de hemorragia para que, con base en las comorbilidades, se indique el tratamiento. En términos generales se recomienda que en pacientes de alto riesgo de sangrado no se indique anticoagulación.

El tratamiento de fibrilación auricular se resume en la Figura 194. En presencia de inestabilidad hemodinámica está indicado realizar cardioversión eléctrica. Si el paciente se encuentra estable se puede realizar cardioversión asociada a anticoagulación o puede intentarse cardioversión farmacológica de acuerdo con la decisión del médico y del paciente.

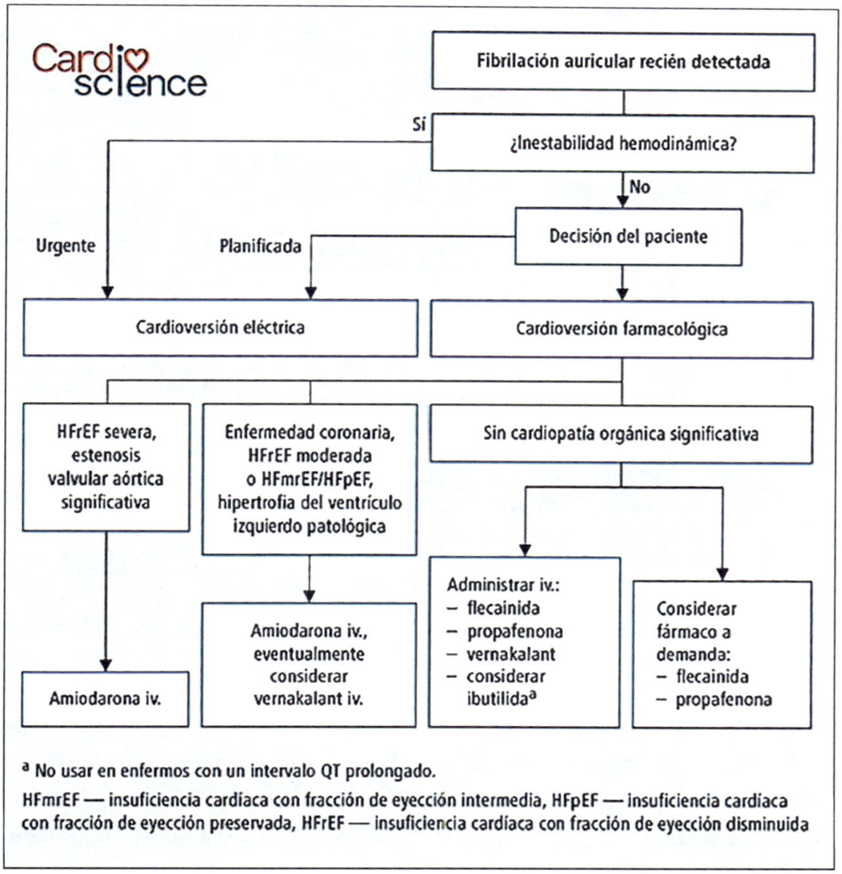

Figura 194. Diagrama de flujo para el tratamiento de la fibrilación auricular.

Si no existe cardiopatía orgánica significativa, se recomienda flecainida o propafenona como antiarrítmicos orales y en caso de daño cardiaco como estenosis aórtica, insuficiencia cardiaca e incluso disfunción diastólica o hipertrofia del ventrículo izquierdo significante, se considera amiodarona. La elección del fármaco para el tratamiento de la fibrilación auricular depende del estilo de vida del paciente.

Es importante recordar que los nuevos anticoagulantes son una opción en la anticoagulación para cardioversión eléctrica (clase Ia). En la Figura 195 se resume el tratamiento farmacológico recomendado para el control de la fibrilación auricular a largo plazo con base en el estilo de vida del paciente.

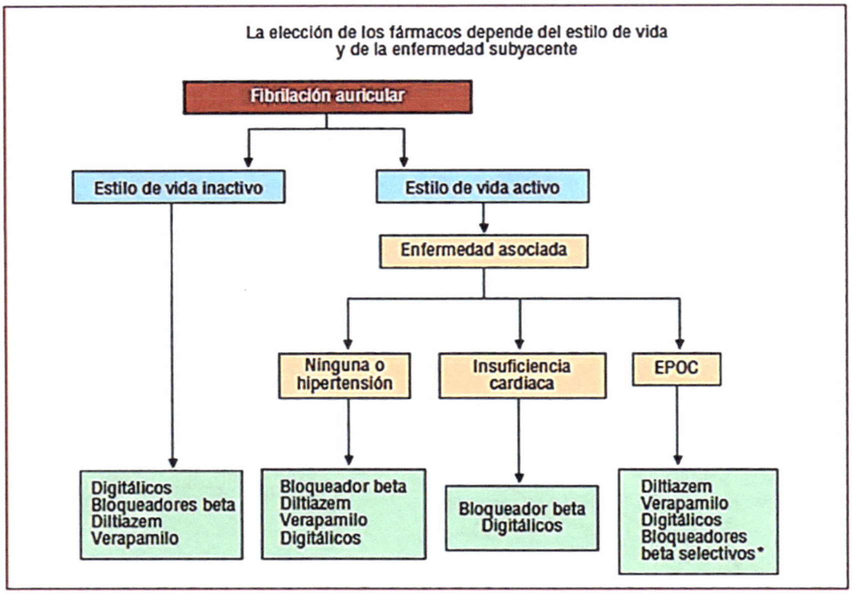

Figura 195. Diagrama de flujo para el tratamiento farmacológico de la fibrilación auricular con base al estilo de vida del paciente.

Tal como muestra la Figura 196, es importante recordar que los antiarrítmicos tienen efectos tóxicos y su tolerancia va a depender de cada paciente. La flecainida y la propafenona son la primera elección en cardioversión farmacológica (**clase I**) y la amiodarona oral es de segunda elección (**clase Ia**). El tratamiento antiarrítmico a largo plazo con amiodarona solo debe considerarse cuando otros antiarrítmicos han fallado debido a su perfil de seguridad.

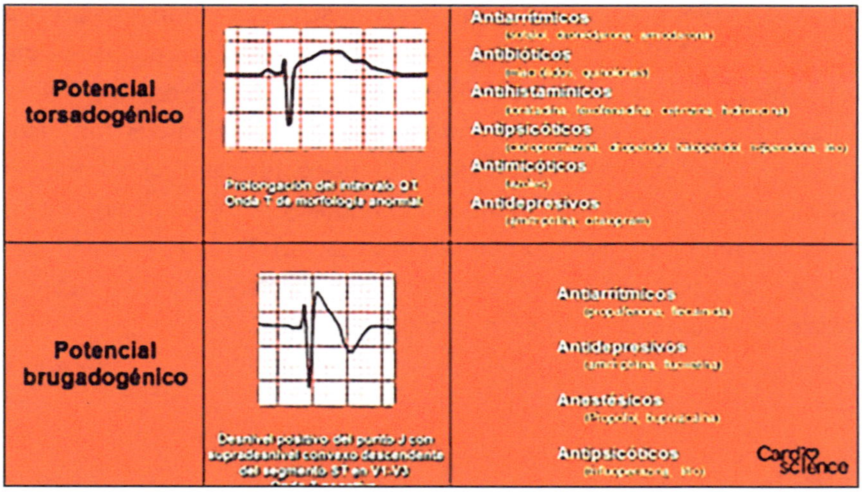

Figura 196. Efectos tóxicos potenciales de los antiarrítmicos.

Las indicaciones de la cardioversión eléctrica, como se menciona en la Figura 197, se efectúan sin duda en aquellos pacientes con fibrilación auricular mal tolerada, con FA paroxística, que no presentan reversión espontánea o en los cuales ha fallado la cardioversión farmacológica, así como en fibrilación auricular persistente o de duración desconocida. Definitivamente no debe realizarse cardioversión eléctrica en aquellos pacientes con fibrilación auricular crónica en los que se han realizado varios intentos de cardioversión eléctrica para restablecer el ritmo sinusal y estos han fallado o bien, después de un éxito inicial que se acompaña de recaídas a corto plazo.

Clase I	FA mal tolerada Pacientes con FA paroxística (< 48 h), si no hay reversión espontánea a RS o ha fallado la CV farmacológica Pacientes con FA persistente (> 48 h) Pacientes con FA de duración desconocida
Clase IIa	No hay
Clase IIb	No hay
Clase III	Pacientes con FA crónica en los que varios intentos de CV eléctrica para restablecer el RS han fallado, o después de un éxito inicial han presentado recaídas a corto plazo

FA: fibrilación auricular; RS: ritmo sinusal; CV: cardioversión.

Figura 197. Fibrilación auricular: indicaciones de cardioversión eléctrica.

Por último, como se insiste en la Figura 198 la ablación con catéter se recomienda para restaurar el ritmo sinusal en caso de que no se tenga éxito con cardioversión farmacoeléctrica como también en presencia de ritmos ventriculares rápidos que no responden a terapias farmacológicas y se asocian a inestabilidad hemodinámica y en pacientes con preexcitación asociada como el síndrome de Wolff-Parkinson-White.

- Para restaurar el ritmo sinusal. Si no tiene éxito, se pueden hacer intentos de repetición
- Con Ritmo Ventricular Rápido, que no responde a terapias farmacológicas
- Con inestabilidad hemodinámica y preexcitación

Figura 198. Fibrilación auricular: indicaciones de ablación con catéter.

Existen haces accesorios de conexión anómala como los representados en la Figura 199, los cuales se caracterizan por exhibir conducción rápida y períodos refractarios más largos que aquellos del nodo auriculoventricular, lo que crea el sustrato para un mecanismo de reentrada o macrorreentrada en el que interviene la vía accesoria. La fibrilación auricular preexcitada consiste en un circuito de macrorreentrada que está formado por: el sistema de conducción específico (nodo AV, haz de His), la vía accesoria (haz anómalo) y los tejidos auricular y ventricular situados entre estos.

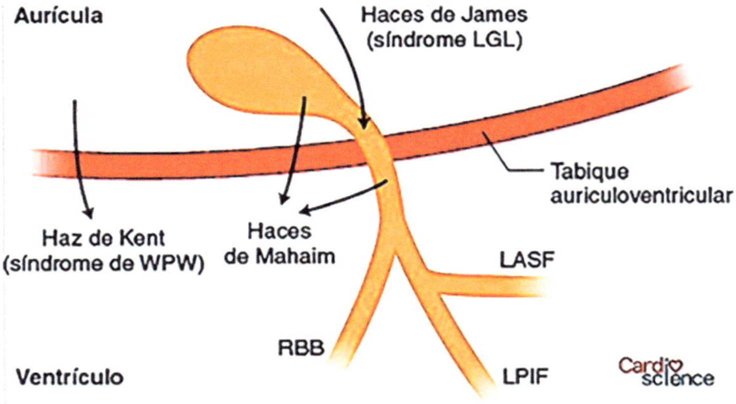

Figura 199. Haces anómalos asociados a fibrilación auricular preexcitada.

Es importante destacar la asociación de fibrilación auricular y reentrada auriculoventricular por una vía accesoria o síndrome de Wolff-Parkinson-White, situación que se denomina fibrilación auricular preexcitada.

El impulso del nodo sinusal normalmente conecta con el nodo auriculoventricular y éste atraviesa el septum membranoso interventricular dispersándose en el tronco del haz de His y sus ramas, pero puede haber conexiones o haces patológicos que comunican a la aurícula con el ventrículo como es el caso del haz Kent (Síndrome de Wolff-Parkinson-White) o haces que rodean y omiten su paso por el nodo auriculoventricular como ocurre con el haz de James, el cual produce el síndrome de Lown-Ganong-Levine como también haces que conectan al nodo auriculoventricular o al tronco de His directamente con la porción muscular ventricular sin pasar por las ramas de His los cuales se denominan haces de Mahaim.

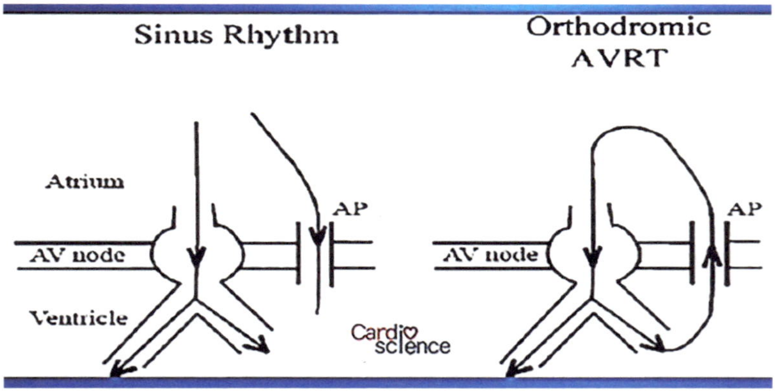

Figura 200. Síndrome de Wolff-Parkinson-White (WPW): conducción durante ritmo sinusal y durante una macrorreentrada con conducción ortodrómica.

En la Figura 200 se compara la conducción del síndrome de Wolff-Parkinson-White (WPW) en presencia de ritmo sinusal y durante la conducción por una vía accesoria (AP) en dirección ortodrómica. La conducción, durante el ritmo sinusal, es tanto por el nodo auriculoventricular como por la vía accesoria anómala o haz de Kent y, al mismo tiempo, el impulso llega al ventrículo por ambas vías y se agota. A consecuencia de una extrasístole inicial se puede generar una reentrada a través del haz anómalo, es decir que el impulso que llega al ventrículo regresa a la aurícula por el haz anómalo y vuelve a estimularla para entrar nuevamente al ventrículo por el nodo auriculoventricular y producir una taquicardia por macrorreentrada auriculoventricular con conducción ortodrómica.

Durante el WPW se puede producir una conducción antidrómica representada en la Figura 201 la cual ocurre en sentido opuesto, esto es, el impulso entra a partir de una extrasístole auricular por el haz anómalo de Kent y accede al ventrículo para retornar, por el sistema eléctrico de las ramas y tronco del haz de His, al nodo auriculoventricular y la aurícula y, posteriormente, volver a reentrar al ventrículo por el haz anómalo configurando así una macrorreentrada con dirección antidrómica.

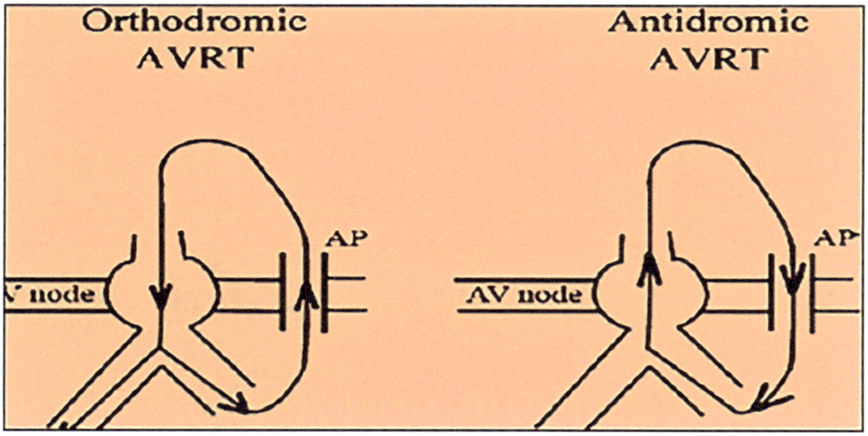

Figura 201. Síndrome de WPW: comparación de la conducción ortodrómica y antidrómica.

Los sucesos descritos previamente ocasionan que el síndrome de WPW produzca complejos QRS con onda delta la cual distorsiona la primera parte del complejo QRS. Este síndrome es causa común de taquiarritmias en pacientes pediátricos principalmente por cuadros de taquicardia supraventricular paroxística. En condiciones basales como se representa en las Figuras 202, 203 y 204, el síndrome de Wolff-Parkinson-White se exhibe con intervalo PR corto inferior a 0.12 con presencia de onda delta y frecuencia cardiaca normal, pero en el momento de la macro reentrada se comporta como una taquicardia supraventricular paroxística con frecuencia muy elevada y desaparición de la onda P.

En la Figura 202 se muestra un complejo QRS típico de Wolff-Parkinson-White en el cual la onda delta se localiza en la primera porción del complejo QRS dando la impresión de ensanchamiento del complejo. Además, la onda P está muy unida al complejo QRS, es decir, el intervalo PR es muy corto.

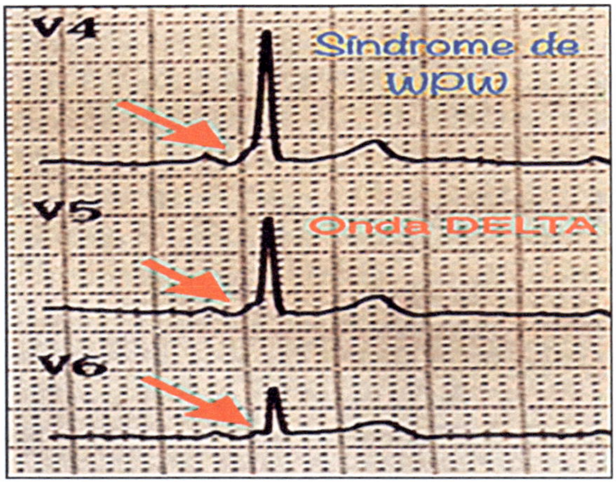

Figura 202. Imagen electrocardiográfica típica de Wolff-Parkinson-White: PR corto y onda delta.

La Figura 203 muestra cómo el síndrome de WPW con ritmo sinusal presenta: FC normal, onda P normal, un intervalo PR corto y la onda delta.

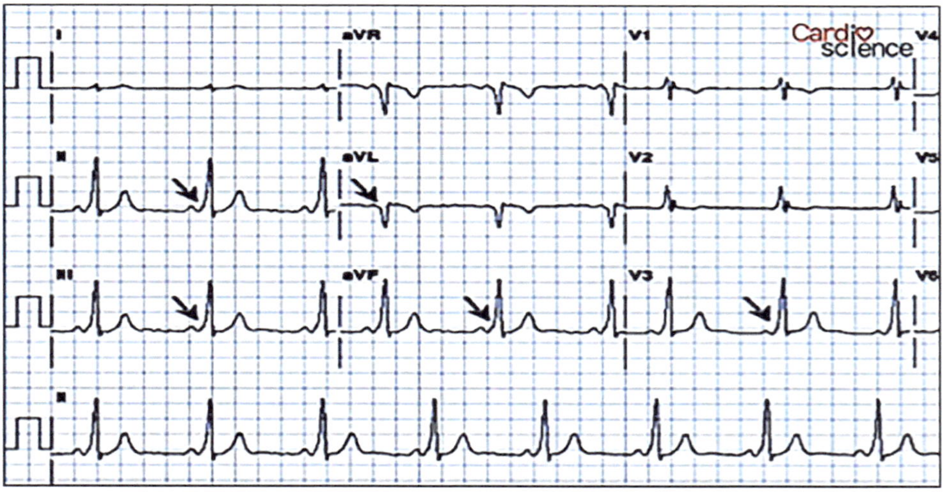

Figura 203. Trazo electrocardiográfico de 12 derivaciones típico de Wolff-Parkinson-White: PR corto y onda delta (flechas).

La Figura 204 representa, en los tres primeros latidos, la conducción del síndrome de WPW con conducción en ritmo sinusal, pero a partir del quinto latido se produce una taquicardia supraventricular paroxística la cual inicia posterior a una extrasístole supraventricular que encuentra al nodo auriculoventricular despolarizado, pero no al haz Kent, lo que genera una macrorreentrada con dirección antidrómica. Ahora bien, se va a generar fibrilación auricular preexcitada cuando se presente fibrilación auricular y una macrorreentrada con conducción antidrómica, lo que se reconoce electrocardiográficamente por ausencia de ondas P, así como complejos QRS anchos y arrítmicos.

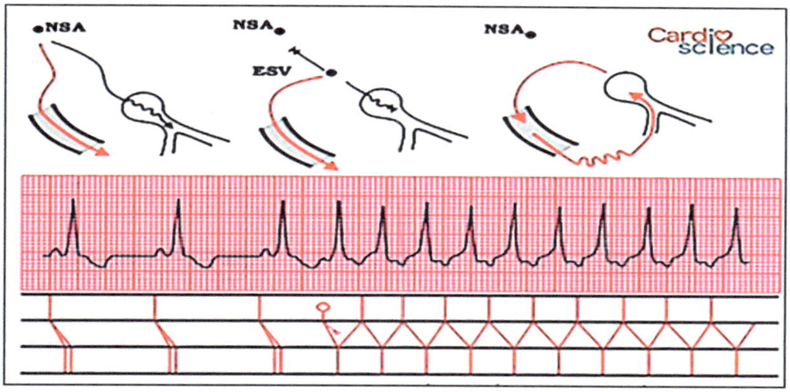

Figura 204. Wolff-Parkinson-White: ritmo sinusal, extrasístole supraventricular y reentrada con conducción antidrómica (taquicardia con QRS ancho).

En la Figura 205 se resume cómo, en la taquicardia ortodrómica, el impulso eléctrico llega al ventrículo por el sistema de conducción normal y reingresa a la aurícula por el haz anómalo, en cambio durante la taquicardia con dirección antidrómica el circuito por el sistema de conducción normal es inverso debido a que el impulso desciende al ventrículo por el haz anómalo y eso produce taquicardia por macrorreentrada con complejos QRS anchos.

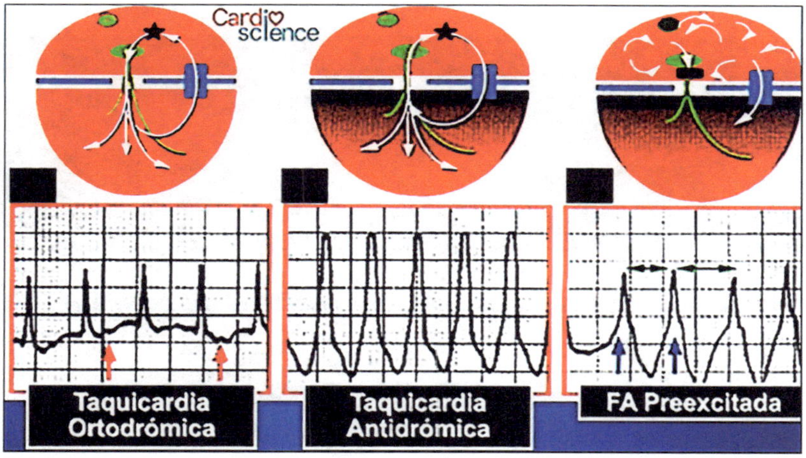

Figura 205. WPW con macrorreentradas y conducción ortodrómica (complejo QRS no ancho, rítmico), antidrómica (QRS ancho, rítmico) y fibrilación preexcitada (QRS ancho y arrítmico).

En la Figura 206 se grafica un electrocardiograma de 12 derivaciones que muestra fibrilación auricular preexcitada caracterizada por complejos QRS arrítmicos y muy anchos por macrorreentrada con conducción antidrómica. La presencia de fibrilación auricular con conducción antidrómica o fibrilación auricular preexcitada se caracteriza por la ausencia de ondas P, intervalos R-R irregulares y complejos QRS anchos dependiendo de la vía estimulada.

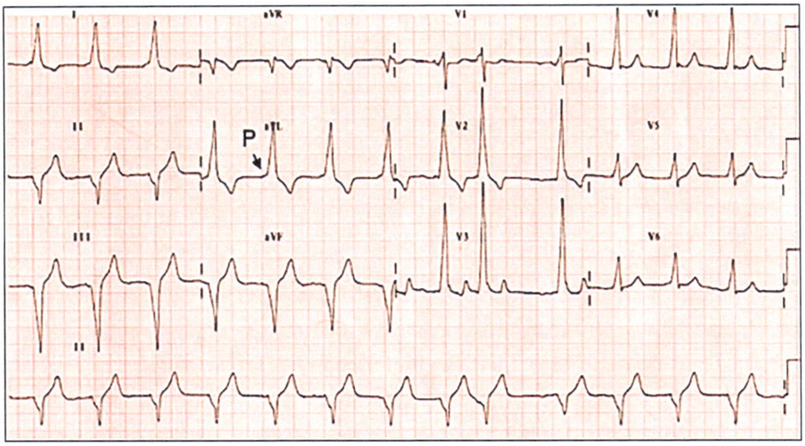

Figura 206. Fibrilación auricular preexcitada: complejos QRS anchos y arrítmicos. Electrocardiograma de 12 derivaciones.

Finalmente, en la Figura 207 se ejemplifica un trazo de monitor con fibrilación auricular preexcitada caracterizada por: ausencia de onda P, intervalos R-R de magnitud variable, complejos QRS muy anchos y la presencia de onda delta.

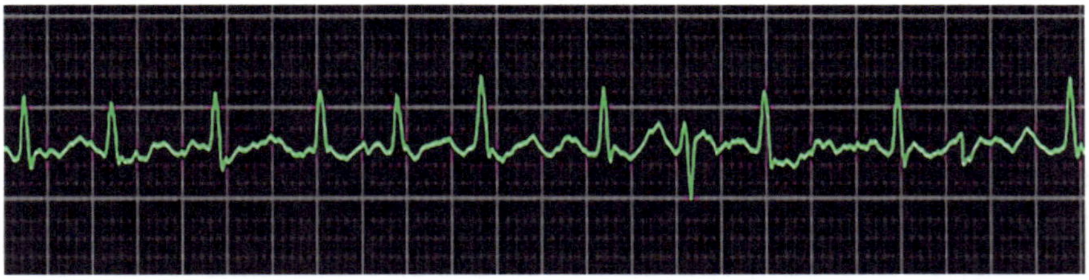

Figura 207. Fibrilación auricular preexcitada: ausencia de onda P, complejos QRS anchos y arrítmicos.

MÓDULO 10.3.2.

TAQUICARDIA PAROXÍSTICA SUPRAVENTRICULAR

La clasificación convencional de arritmias cardiacas considera a aquellas dependientes de la aurícula como arritmias supraventriculares, pero no todas son paroxísticas. En este capítulo recordaremos los conceptos básicos y clasificación de las taquicardias supraventriculares paroxísticas incluyendo:

- Taquicardia auricular ectópica.
- Taquicardia por reentrada en el nodo auriculoventricular (AVNRT):
  1. Variedad común.
  2. Variedad no común.
- Taquicardia por reentrada auriculoventricular (AVRT):
  1. Variedad ortodrómica.
  2. Variedad antidrómica.
  3. Fibrilación auricular preexcitada.

Haremos énfasis en el análisis del método para el diagnóstico diferencial de la taquicardia paroxística supraventricular.

Como ejemplo de la temática a tratar en el presente capitulo se recomienda analizar el video asociado con este código QR. Se trata del caso de un paciente masculino de 34 años de edad con taquicardia paroxística supraventricular tratado exitosamente con cardioversión eléctrica.

DEFINICIÓN Y CONCEPTOS BÁSICOS DE LAS ARRITMIAS SUPRAVENRICULARES

La frecuencia cardiaca normal varía entre 60 a 100 lpm. Cuando disminuye por debajo de 60 lpm se denomina bradicardia, y taquicardia cuando la frecuencia se presenta por arriba de 100 lpm. Es con base en esta característica que clasificamos a las alteraciones del ritmo en bradiarritmias y taquiarritmias.

Se consideran sinónimos los siguientes conceptos:

- **Taquicardia supraventricular:** ritmo mayor a 100 lpm que se origina por arriba de la bifurcación del haz de His.
- **Taquicardia de complejos estrechos:** ritmo mayor de 100 lpm y complejos QRS con duración menor a 0.12 milisegundos.
- **Taquicardia del tejido de la unión:** ritmo mayor de 100 lpm en el que participa tejido nodal y perinodal.

> ▪ **Se entiende como taquicardias supraventriculares a aquellas en las que participan necesariamente estructuras ubicadas por encima de la bifurcación del haz de His.**
>
> ▪ **A su vez, estas arritmias se pueden dividir en dos grupos:**
>
> - **Taquicardias de la unión** (cuando es componente imprescindible la unión A-V)
> - **Taquicardias auriculares** (cuando la unión A-V no tiene una participación esencial).

Figura 208. Sinónimos de taquicardia supraventricular.

Las taquicardias supraventriculares, como se comenta en la Figura 208, son aquellas en las necesariamente participan estructuras anatómicas ubicadas por arriba de la bifurcación del haz de His. Estas arritmias se pueden dividir en dos grandes grupos: las taquicardias de la unión en las cuales el componente imprescindible es el nodo auriculoventricular, y las taquicardias auriculares que se producen cuando la unión auriculoventricular no tiene participación esencial y solo participa el tejido auricular.

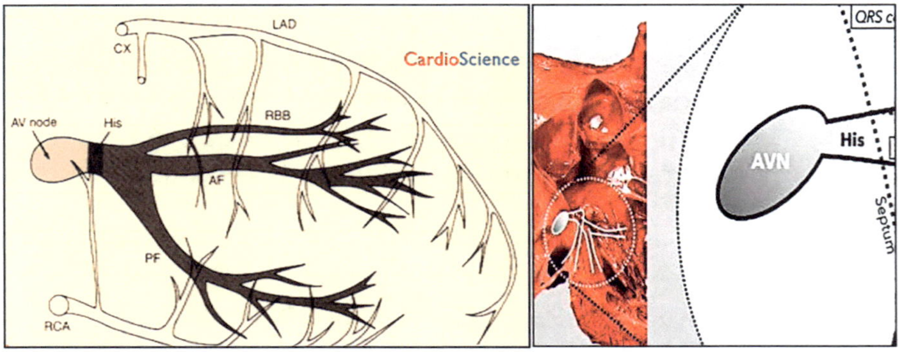

Figura 209. Componentes anatómicos imprescindibles en la taquicardia supraventricular: tejido auricular, nodal, perinodal y tronco del haz de His (antes de su bifurcación).

El tejido auricular es necesario para la génesis o perpetuación de la taquicardia supraventricular por lo que, con el fin de clasificarlo, el tejido perinodal o de la unión es considerado como tejido auricular.

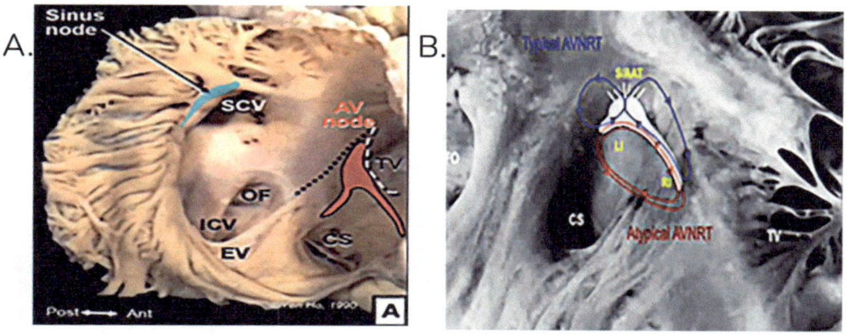

Figura 210. Tejido perinodal: A. Localización del nodo auriculoventricular (triángulo de koch), B. Área de generación de las taquicardias de la unión AV.

El tejido de la unión incluye al nodo auriculoventricular, el tronco del haz de His (antes de su bifurcación), el músculo donde se apoya el nodo auriculoventricular y las fibras que llegan al nodo auriculoventricular (Fig. 209). El nodo auriculoventricular se localiza en el triángulo de Koch y se prolonga hacia la porción membranosa del septum interventricular, lo perfora y genera el tronco de His y sus ramas. Dicho nodo participa en la secuencia de conducción del impulso cardiaco y recibe, normalmente, los haces internodales; el nodo AV es participe indispensable en la generación de la taquicardia supraventricular paroxística por reentrada nodal.

El triángulo de Koch, como muestra la Figura 210, está limitado por el tendón de Torano, el seno coronario, la desembocadura de la vena cava inferior y el anillo de la válvula tricúspide.

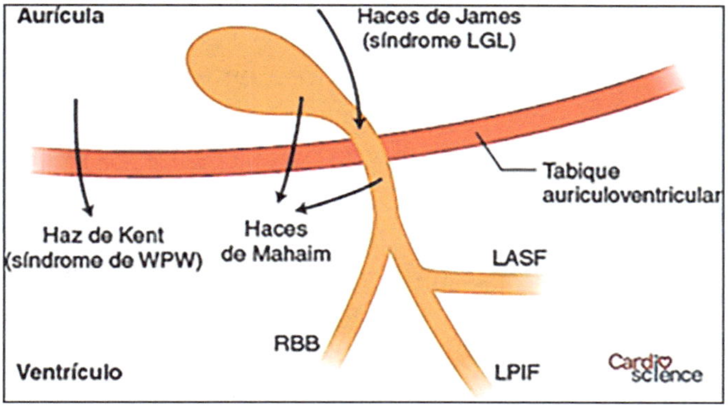

Figura 211. Haces auriculoventriculares anómalos: James (Lawn-Gannon-Levine), Manheim, Kent (Wolff-Parkinson-White).

Tal como muestra la Figura 211, existen haces o conexiones anómalas que afectan la secuencia de activación cardiaca normal como son:

- **Haces de James:** originan el síndrome de Lown-Ganong-Levine en el cual se produce una conexión del nodo sinusal con el tronco del haz de His sin pasar por el nodo auriculoventricular.
- **Haces de Maheim:** conexión anómala que une directamente al nodo auricu-

loventricular o al tronco del haz de His con el musculo ventricular sin pasar por las ramas del haz de His.

- **Haz de Kent:** es el responsable del síndrome de Wolff-Parkinson-White y consiste en una conexión muscular auriculoventricular periférica.

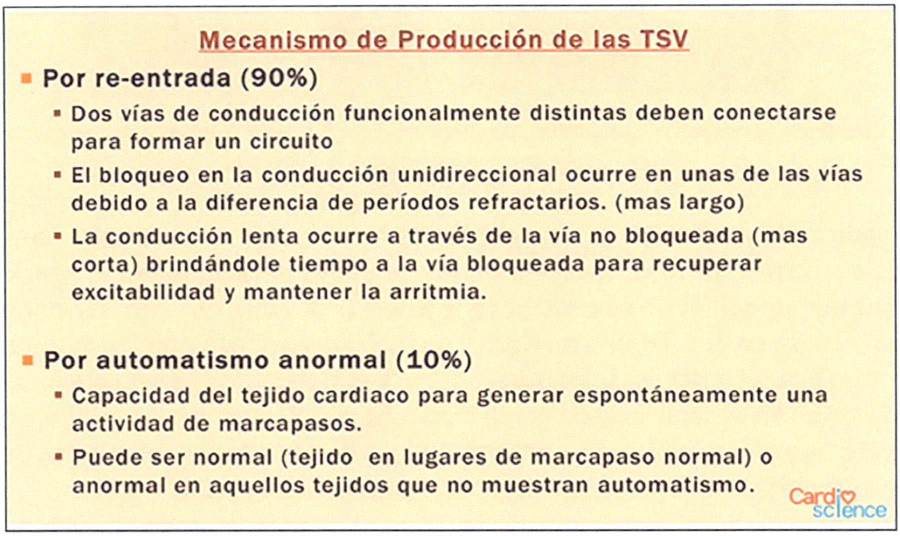

Figura 212. Mecanismo de producción de las taquicardias supraventriculares.

Los mecanismos de producción de las taquicardias supraventriculares se resumen en la Figura 212 y son:

1. Mecanismo de Reentrada: Es el más frecuente ya que ocurre en el 90% de los casos.
2. Automatismo anormal del sistema de conducción o del tejido auricular o perinodal.

El mecanismo de reentrada se explica gráficamente en la Figura 164 y 214. Éste se produce cuando se conectan dos vías de conducción funcionalmente distintas y forman un circuito con bloqueo de la conducción unidireccional en una de las vías (debido a diferencias de los periodos refractarios) y conducción lenta a través de la vía no bloqueada, brindándole así tiempo a la vía bloqueada para recuperar su excitabilidad y favorecer la reentrada del impulso que se mantiene y va a generar la taquiarritmia por reentrada.

El automatismo anormal, como se comenta en la Figura 212, ocurre en un 10% de los casos de taquicardias supraventriculares y expresa la capacidad del tejido cardiaco para generar espontáneamente actividad de marcapasos ectópico.

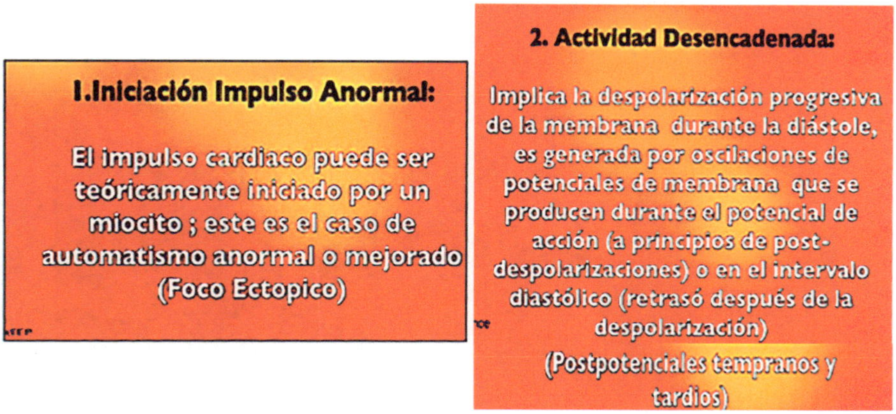

Figura 213. Mecanismos arritmogénicos de la taquicardia supraventricular por automatismo anormal: foco ectópico y actividad desencadenada (pospotenciales tardíos y tempranos).

Tal como muestra la Figura 213, los mecanismos de arritmogenia en la taquicardia supraventricular por automatismo anormal son:

1. Iniciación anormal de un impulso (foco ectópico).
2. Actividad desencadenada (denominada como pospotenciales tempranos y pospotenciales tardíos).

En la Figura 214 se representan los mecanismos de la arritmogenia de las taquicardias supraventriculares incluyendo la iniciación y propagación de un impulso anormal denominado foco ectópico y la actividad desencadenada por pospotenciales tempranos y tardíos.

En la misma Figura también se representa el mecanismo de reentrada el cual es causado por la circulación del impulso a lo largo de un circuito (representado por la línea roja) formado por múltiples mocitos conectados en condiciones específicas donde el cabezal del circuito y la cola del mismo están separados por una brecha plenamente excitable con un tiempo de propagación adecuado. Así, cuando la cabeza del circuito incide sobre el tejido parcialmente refractario, la propagación puede ser más lenta permitiendo la perpetuación del circuito y la arritmia por reentrada.

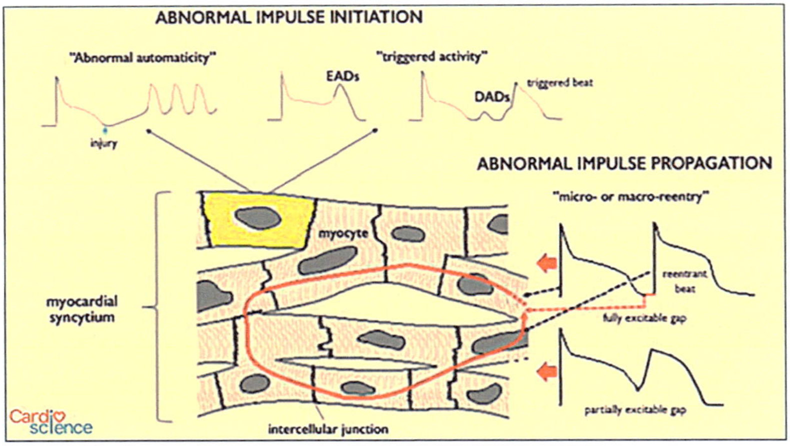

Figura 214. Mecanismos arritmogénicos de taquicardia supraventricular: iniciación anormal del impulso y automatismo anormal.

En la Figura 215 se ejemplifica electrocardiográficamente el fenómeno de reentrada en el cual los tres primeros latidos son normales, pero después de una extrasístole supraventricular representada en el cuarto latido se genera la reentrada en el nodo auriculoventricular. En la Figura 216 se describen gráficamente las arritmias supraventriculares más frecuentes y los diversos orígenes anatómicos de éstas.

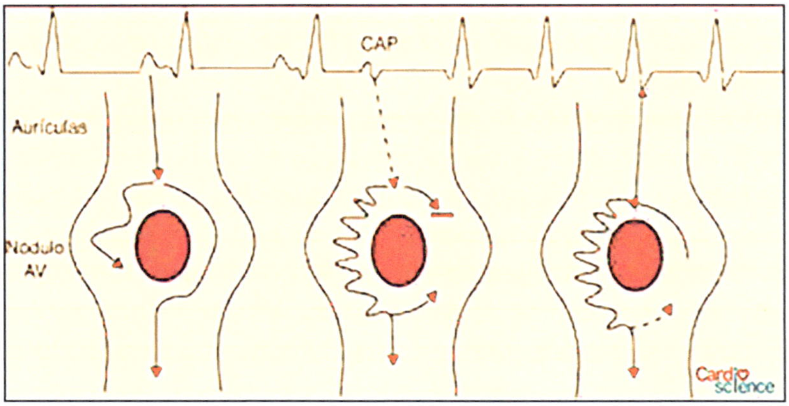

Figura 215. Taquicardia supraventricular: fenómeno de reentrada.

Pueden existir mecanismos de reentrada auricular, nodal y perinodal, los cuales son los responsables de: flutter auricular, taquicardia auricular multifocal o unifocal y los mecanismos mediados por las vías de macrorreentrada auriculoventricular presentes en el síndrome de Wolff-Parkinson-White y asociados a macrocircuitos de preexcitación con conducción ortodrómica (horaria) o conducción antidrómica (antihoraria).

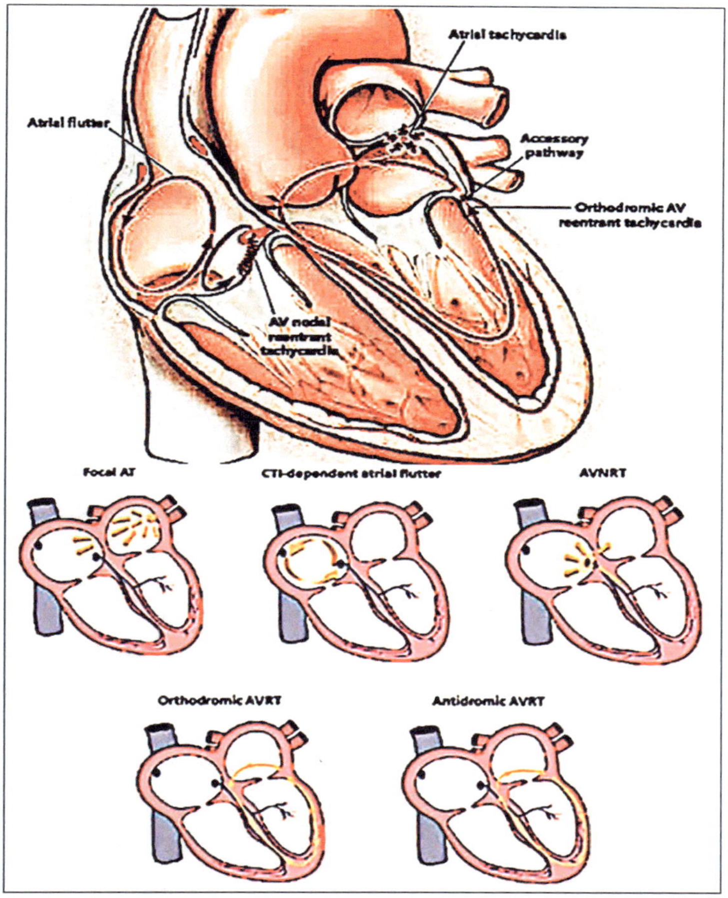

Figura 216. Orígenes anatómicos de las taquicardias supraventriculares. AT: taquicardia auricular, AVNRT: taquicardia por reentrada nodal, AVRT: taquicardia por reentrada auriculoventricular.

Las taquicardias supraventriculares más frecuentes se caracterizan por ser de complejos QRS angostos, aunque las puede haber también asociadas a QRS anchos por presencia de aberrancia ya sea por coexistir con bloqueo de rama preexistente, por aberrancia del complejo QRS dependiente de frecuencia o por aquella relacionada al síndrome de Wolff-Parkinson-White (Fig. 216).

Ante la presencia de taquicardia con QRS ancho es importante realizar el diagnóstico diferencial entre taquicardia supraventricular y ventricular ya que el tratamiento y el pronóstico son muy diferentes. Para ello se han diseñado algoritmos específicos como guía.

En la Figura 217-A el trazo electrocardiográfico representa un periodo de taquicardia supraventricular con complejo QRS angosto menor a 0.12 segundos. El complejo QRS puede cambiar y ensancharse ante la presencia de bloqueo de rama preexistente (217-B) o presentar aberrancia dependiente de frecuencia cardiaca (217-C).

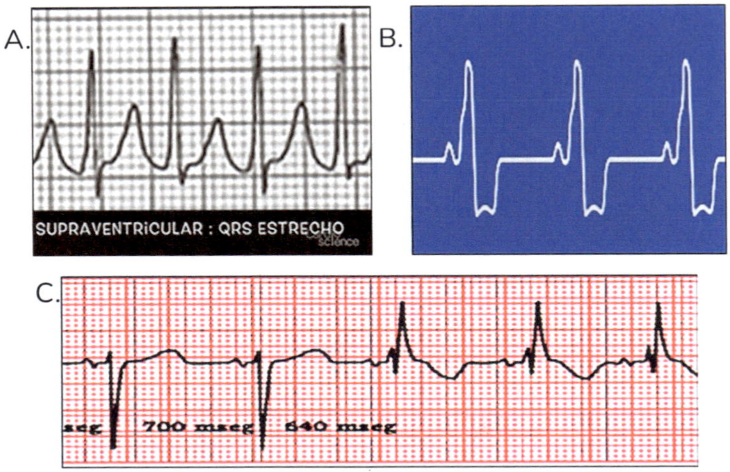

Figura 217. Aberrancia: A. Taquicardia supraventricular con QRS angosto (típico), B. Ritmo sinusal con aberrancia por bloqueo de rama, C. Ritmo sinusal con aberrancia dependiente de frecuencia.

En la taquicardia supraventricular el complejo QRS es normalmente angosto porque la conducción ocurre por las vías normales de conducción intraventricular. De ahí que, si el complejo QRS es ancho, tendrá que realizarse el diagnóstico diferencial con ritmos ventriculares.

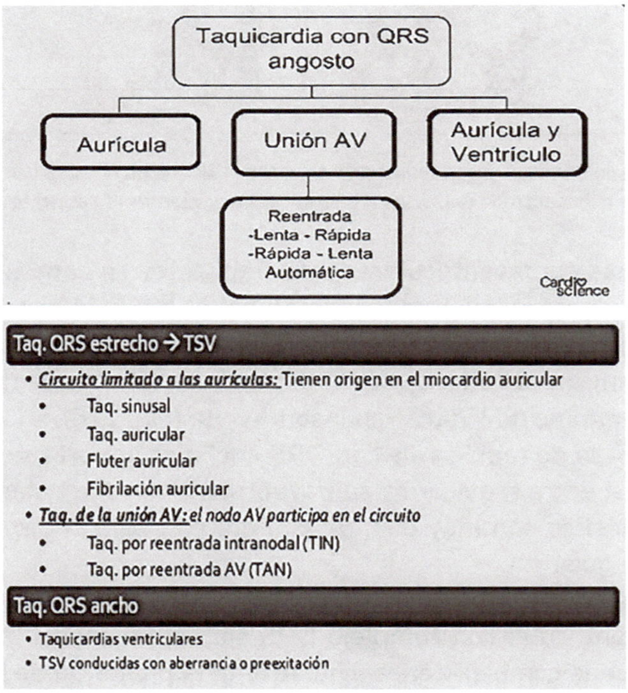

Figura 218. Tejidos y circuitos anatómicos que participan en las taquicardias con complejos QRS angostos y anchos.

Tal como muestra la Figura 218, desde el punto de vista anatómico, las taquicardias con QRS angosto o supraventriculares se pueden clasificar en: arritmias auriculares que dependen básicamente de **esta estructura**, arritmias auriculoventriculares en donde participa tanto la aurícula como el ventrículo, y las taquicardias de la unión auriculoventricular en sus variedades lenta-rápida y rápida-lenta (la más común), las cuales básicamente dependen del nodo AV al igual que la menos frecuente denominada taquicardia de la unión automática.

CLASIFICACIÓN

RITMO	COMPLEJO ESTRECHO
REGULARES	Taquicardia supraventricular paroxística
	Taquicardia atrial Unifocal
	Fluter Atrial
	Taquicardia de la Unión AV
	Taquicardia sinusal
IRREGULARES	Fibrilación Atrial respuesta ventricular rápida
	Taquicardia atrial multifocal
	Fluter Atrial respuesta ventricular variable.

Figura 219. Clasificación de taquicardias supraventriculares con base en su regularidad.

Las taquicardias supraventriculares, como se muestra en la Figura 219, también pueden clasificarse en regulares e irregulares. Las regulares son: la taquicardia supraventricular paroxística, la taquicardia atrial unifocal, el flutter atrial, la taquicardia de la unión auriculoventricular y la taquicardia sinusal. Las arrítmicas o irregulares son: la fibrilación atrial, el flutter atrial con respuesta ventricular variable y la taquicardia auricular multifocal.

El algoritmo de la Figura 220 facilita el diagnóstico de las arritmias supraventriculares. Es importante la identificación de la onda P ya que si está presente y el complejo QRS es angosto concluimos que se trata de taquicardia derivada del nodo sinusal. Si la onda P está presente, pero es de forma atípica o no se ve por estar oculta en el complejo QRS, ello nos obliga a dar el paso siguiente el cual es medir el intervalo RP para determinar si éste es largo o corto y con base en este dato clasificar el origen del ritmo en estudio.

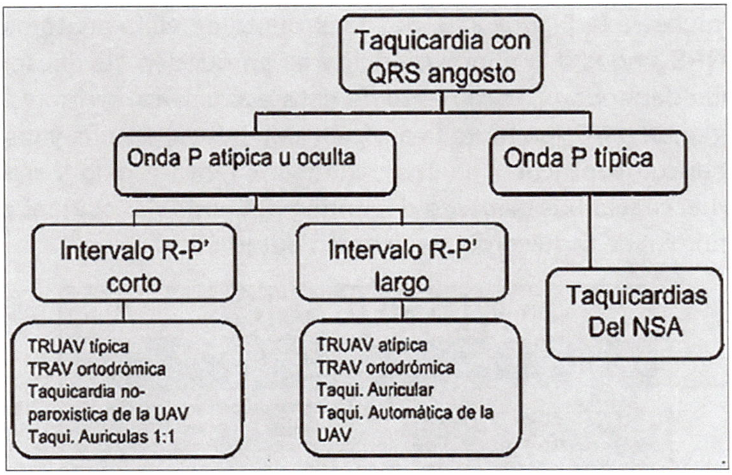

Figura 220. Diagramas de flujo para el diagnóstico de las taquicardias supraventriculares.

Las taquicardias supraventriculares se clasifican en aquellas con complejo QRS angosto y QRS ancho, pero también, si se logra determinar la presencia de onda P, pueden clasificarse en aquellas con intervalo RP corto e intervalo RP largo. En la Figura 221 se presenta un trazo de taquicardia supraventricular típica con complejos QRS angostos y sin presencia de ondas P ya que éstas están ocultas en el complejo QRS.

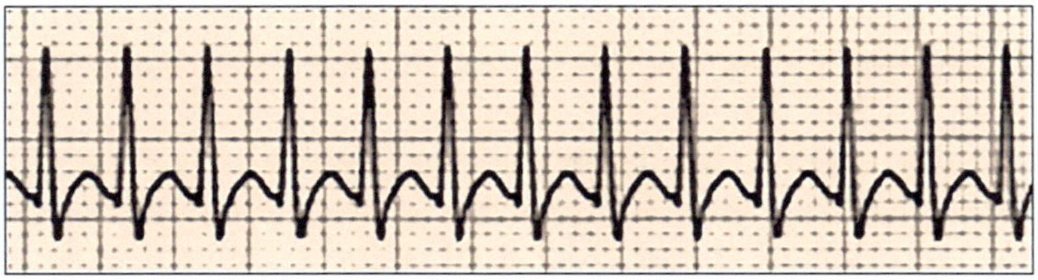

Figura 221. Trazo de taquicardia supraventricular típica: aumento de la frecuencia cardiaca, complejos QRS angostos y ausencia de onda P (oculta).

Tal como se ilustra en la clasificación de la Figura 222, las taquicardias supraventriculares específicas son:

- **A nivel auricular**: taquicardia sinusal, taquicardia sinusal inapropiada, reentrada sinusal, taquicardia auricular focal, taquicardia auricular multifocal, aleteo auricular y fibrilación auricular.
- **A nivel de la unión auriculoventricular**: reentrada intranodal típica y atípica, taquicardia ortodrómica y antidrómica por reentrada auriculoventricular, así como taquicardia nodal automática.

A nivel de la unión auriculoventricular, la taquicardia reentrante del nodo AV y la reentrante auriculoventricular son las más importantes. Podemos clasificar también a las arritmias supraventriculares en aquellas dependientes e independientes del nodo auriculoventricular. Ello resulta útil para comprender el efecto farmacológico de la adenosina y el efecto mecánico del masaje carotídeo en la interrupción de arritmias dependientes de la participación del nodo auriculoventricular.

Tipos específicos de las TSV

- **Taquicardias de la unión AV**
  - Taquicardia por reentrada intranodal
  - Taquicardia ortodrómica por re-entrada AV.
  - Taquicardia antidrómica por re-entrada AV.
  - Taquicardia automática de la unión.
- **Taquicardias auriculares**
  - Taquicardia sinusal
  - Taquicardia sinusal "inapropiada"
  - Reentrada sinusal
  - Taquicardia auricular focal (automática o reentrante)
  - Taquicardia auricular multifocal
  - Aleteo auricular
  - Fibrilación auricular

Figura 222. Tipos específicos de las taquicardias supraventriculares.

Las maniobras farmacológicas y mecánicas descritas previamente no afectan a las arritmias independientes del nodo auriculoventricular (Fig. 223).

Independientes del nodo AV	Dependientes del nodo AV
Taquicardia sinusal Apropiada Inapropiada Reentrada sinoauricular	Reentrada intranodal Típica: variante lento-rápida Atípica: variante rápido-lenta Variante lenta-lenta
Taquicardia auricular Unifocal Multifocal	Reentrada por vía accesoria Ortodrómica (VA oculta) Antidrómica (VA manifiesta) PTRU (VA oculta con conducción lenta)
Aleto auricular	Taquicardia de la unión Taquicardia automática de la unión Ritmo de la unión acelerado
Fibrilación auricular	

Figura 223. Clasificación de las taquicardias supraventriculares dependientes e independientes del nodo auriculoventricular.

CONCEPTOS Y CLASIFICACIÓN DE LA TAQUICARDIA PAROXÍSTICA SUPRAVENRICULAR

En otros capítulos revisamos las arritmias supraventriculares dependientes de plano sinusal y auricular representadas en la Figura 223. Ahora nos enfocaremos en el análisis de las arritmias del plano de la unión auriculoventricular, principalmente la taquicardia paroxística por reentrada nodal y la taquicardia auricular de movimiento circular o vía accesoria. Como se muestra la Figura 224, las taquicardias supraventriculares paroxísticas son:

- Taquicardia auricular.
- Taquicardia reentrante nodal (**AVNRT**).
- Taquicardia con participación de la vía accesoria o reentrada auriculoventricular (AVRT).

Taquiarritmias supraventriculares

1. Plano sinusal
   a) Taquicardia sinusal apropiada o fisiológica.
   b) Taquicardia sinusal inapropiada o patológica.
   c) Reentrada sinoatrial.
2. Plano auricular puro
   a) Fibrilación auricular.
   b) Fluter auricular tipo I y II.
   c) Taquicardia auricular ectópica.
   d) Taquicardia auricular multifocal.
3. Plano de la Unión AV
   a) Taquicardia paroxistica por re-entrada nodal.
      - Tipo común.
      - Tipo no común.
   b)Taquicardia aurículoventricular de movimiento circular (vía accesoria).
      - Ortodrómica.
      - Antidrómica.
   c) Taquicardia no paroxística de la unión AV.

Figura 224. Clasificación de las taquicardias supraventriculares.

La taquicardia reentrante nodal (AVNRT) se divide en tipo común y no común, y la taquicardia por reentrada auriculoventricular (AVRT) o por vía accesoria se divide en aquellas con conducción ortodrómica (antihoraria) y antidrómica (horaria). Por lo tanto, las clasificaciones de las taquiarritmias consideran la duración del complejo QRS y el nivel anatómico en el cual se está generando ya sea a nivel auricular, auriculoventricular o ventricular.

Como vemos, los modelos de clasificación de las taquiarritmias supraventriculares dependen del contexto en el que se estén generando pero, para fines prácticos, lo más importante es aprender a deducir con facilidad la secuencia de activación cardiaca normal y en presencia de arritmias, así como clasificarlas y diagnosticarlas correctamente para lo cual es recomendable tomar como base nuestro modelo didáctico representado en la Figura 226-A en el que se especifica la secuencia de activación cardiaca y su relación con la morfología electrocardiográfica.

El modelo electrocardiográfico descrito en la Figura 226-B sirve para comprender las diferentes secuencias de activación a partir del origen del impulso cardiaco en ritmo sinusal, supraventricular y la morfología electrocardiográfica. El primer módulo marcado con la letra A muestra la conducción normal que parte del nodo sinusal, llega al atrio, pasa el nodo auriculoventricular y, finalmente, llega al ventrículo lo cual genera un complejo QRS normal no ancho precedido por una onda P con un intervalo PR normal.

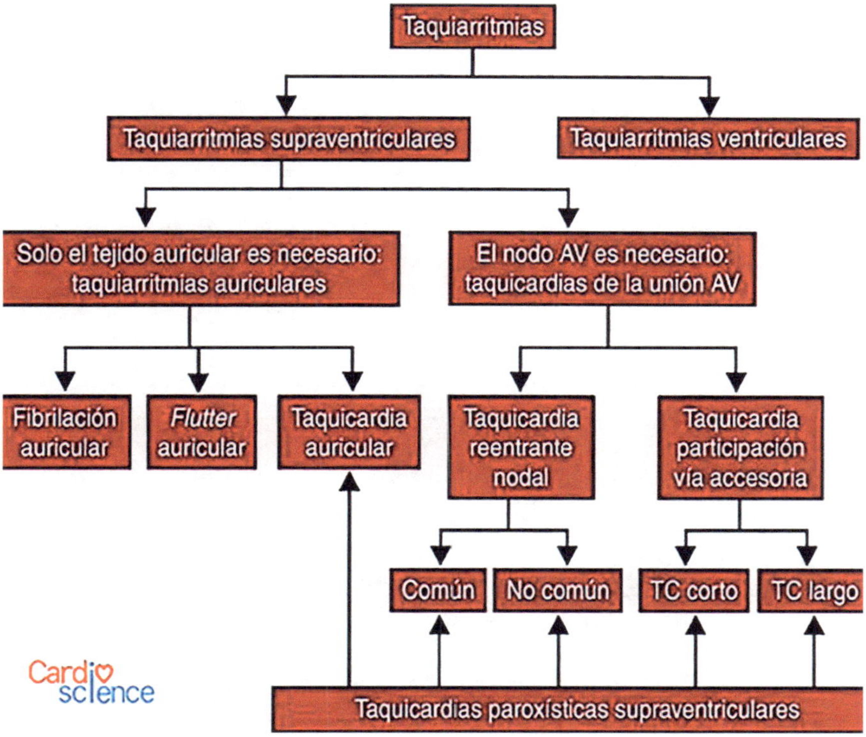

Figura 225. Clasificación general de taquiarritmias y de taquicardias paroxísticas supraventriculares.

El segundo módulo, la Figura 226-B representa el ritmo auricular en el que el impulso se genera en el tejido perinodal, el nodo AV o en la aurícula. Si la activación auricular se presenta de manera inversa, es decir, de la porción baja o inferior de la aurícula hacia arriba, la onda P será negativa o diferente a la onda P sinusal normal. Lo mismo ocurrirá cuando el nodo auriculoventricular se estimula y éste activa primero a la aurícula y posteriormente al ventrículo. En este caso el intervalo PR es más corto y la onda P es de diferente morfología con respecto al ritmo sinusal normal manteniendo complejos QRS angostos ya que no sufren alteraciones en cuanto a su duración.

En los módulos C y D de la Figura se ejemplifica cómo es la activación supraventricular a partir del nodo auriculoventricular. Cuando se activan al mismo tiempo la aurícula y el ventrículo la onda P se encuentra oculta en el complejo QRS e incluso, si se activa la aurícula posterior al ventrículo, la onda P puede aparecer después del complejo QRS ya sea en el segmento ST o sobre la onda T.

A.

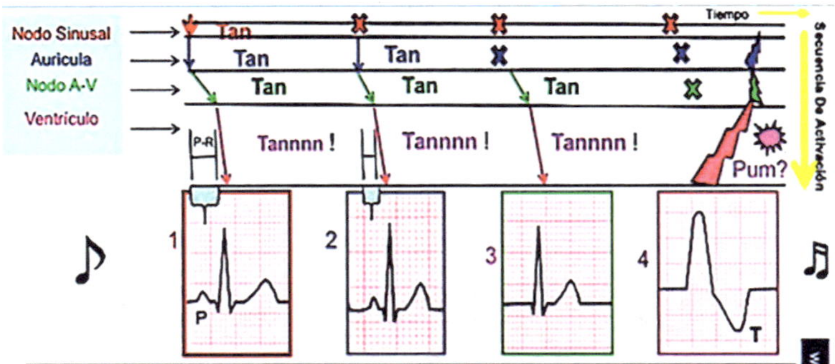

Ritmo	1.Sinusal	2. Auricular	3. Nodal	4. Ventricular
P Onda	Presente	Presente	Ausente	Ausente
P-R Intervalo	Presente de 0.12 a 0.21Seg	≤ 0.12 Seg	Ausente	Ausente
QRS Duraciòn	≤ 0.10 Seg. (Delgado)	≤ 0.10 Seg. (Delgado)	≤ 0.10 Seg. (Delgado)	≥ 0.12 (Ancho o Aberrante)
T Onda	Si R es + T es +	Si R es + T es +	Si R es + T es +	Invertida a R

www.cardioscience.com.mx

B.

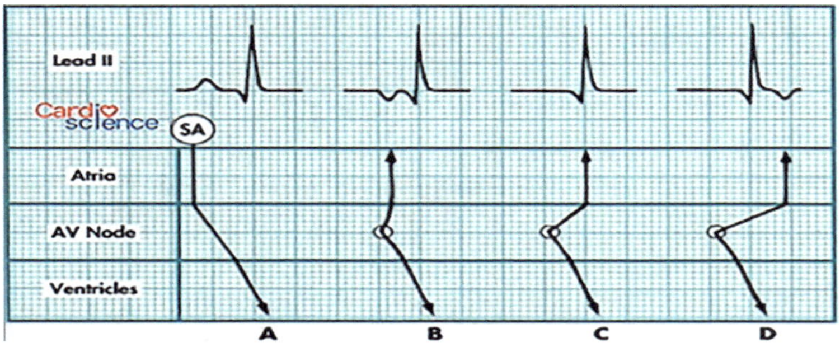

Figura 226. Secuencia de activación cardiaca: A. Su relación con la morfología electrocardiográfica, B. En ritmo: sensual, auricular y nodal.

INTERVALOS PR Y RP PARA EL DIAGNÓSTICO DIFERENCIAL DE LAS TAQUICARDIAS SUPRAVENRICULARES

Conociendo la forma en la que se activan los ritmos supraventriculares comprendemos por qué en algunos casos de taquicardia supraventricular paroxística, la onda P no puede localizarse como se muestra en el trazo electrocardiográfico del panel superior en la Figura 227 en el cual la onda P se suma y oculta en el complejo QRS. Ante la presencia de taquicardia supraventricular paroxística con onda P oculta en el complejo QRS, el diagnóstico electrocardiográfico corresponde a taquicardia reentrante del nodo auriculoventricular (AVNRT). Ocasionalmente, en la taquicardia paroxística supraventricular se presentan ondas P antes o después del complejo QRS. Es muy importante aprender a identificarlas dichas ondas para facilitar el diagnóstico diferencial. El trazo electrocardiográfico inferior de la Figura 227 muestra una taquicardia supraventricular con presencia de onda P entre el QRS y la onda T, lo que se asocia a intervalo RP menor al PR. Analizaremos cómo buscar la onda P y medir los intervalos RP y PR como parámetro para el diagnóstico diferencial y clasificación de las arritmias supraventriculares.

Como se muestra la Figura 228-B, la medición de los intervalos RP y PR es útil para lograr el diagnóstico diferencial de taquicardia auricular, taquicardia por reentrada en el nodo auriculoventricular o taquicardia por reentrada auriculoventricular.

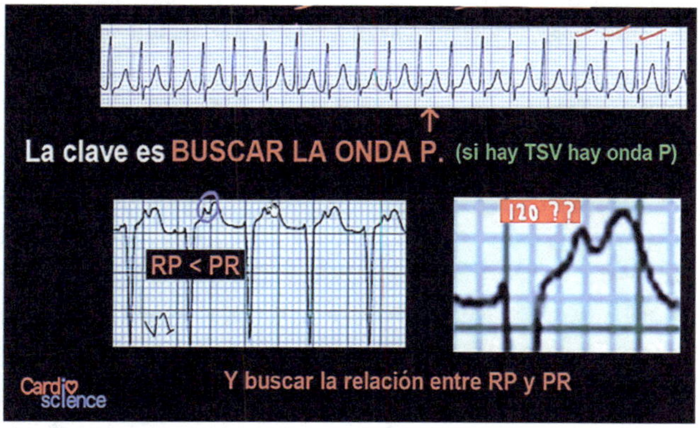

Figura 227. Taquicardia paroxística supraventricular con fenómeno de P oculta (arriba) y con presencia de onda P (abajo) que permite estudiar la relación RP y PR para el diagnóstico.

La Figura 228 muestra gráficamente, a través de trazos electrocardiográficos, la localización y correcta medición de los intervalos PR y RP. En el panel A se ejemplifica el ritmo sinusal normal en el que el intervalo PR es más corto que el intervalo RP. En el panel B el intervalo RP es más corto que el intervalo PR, y en el panel C el intervalo PR es más corto que el intervalo RP.

A.

B.

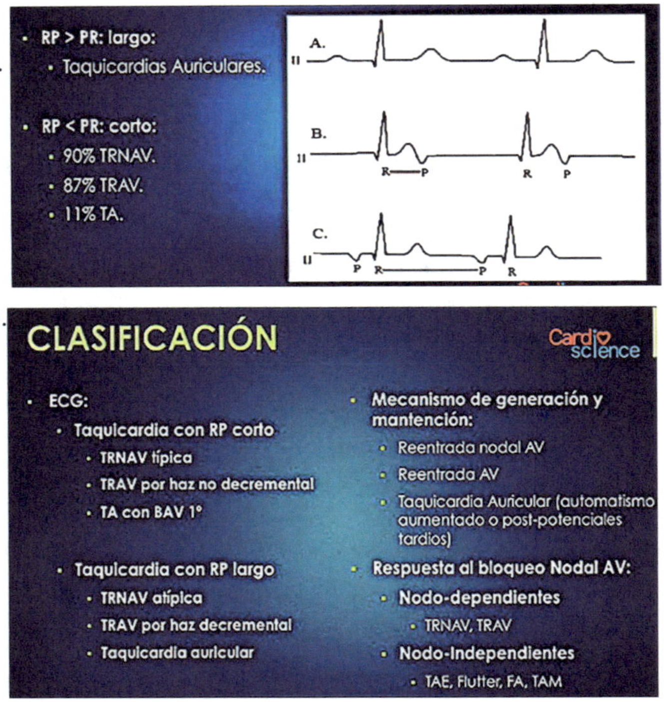

Figura 228. Taquicardia paroxística supraventricular: A. Definición y medición de los intervalos RP y PR, B. Clasificación de las taquiarritmias de acuerdo con los intervalos RP y PR.

En presencia de taquicardia auricular el intervalo RP es mayor que el intervalo PR, y en presencia de taquicardia por reentrada en el nodo auriculoventricular, así como en la taquicardia con reentrada auriculoventricular, el intervalo RP es menor que el intervalo PR.

Como ya explicamos, la aparición de onda P después de la onda T se debe a que el impulso nodal o auricular conduce primero hacia los ventrículos y posteriormente hacia las aurículas, por lo que la onda P se manifiesta después del complejo QRS en caso de que exista onda P anormal antes del complejo QRS. Esto se debe a que la estimulación auricular o nodal estimula primero a la aurícula, después al ventrículo y, cuando la activación se produce al mismo tiempo en ambas cámaras, la onda P permanece oculta en el complejo QRS.

Por lo tanto, tal como se describe en la Figura 228 podemos clasificar a las taquicardias supraventriculares en aquellas con intervalo RP corto o largo. En caso de encontrar RP corto el diagnóstico electrocardiográfico será: reentrada nodal típica, reentrada auriculoventricular ortodrómica o taquicardia auricular con bloqueo auriculoventricular de primer grado. En presencia de taquicardia con QRS angosto e intervalo RP largo el diagnóstico será: taquicardia con reentrada nodal atípica, taquicardia con reentrada auriculoventricular antidrómica y taquicardia auricular.

Nuevamente, los mecanismos para la generación y mantenimiento de las arritmias supraventriculares son: la reentrada nodal, la reentrada auriculoventricular, el automatismo aumentado y los pospotenciales tardíos. Con base en la respuesta y en el bloqueo fisiológico del nodo auriculoventricular, las taquicardias supraventriculares se consideran como:

- Arritmias nodo-dependientes: taquicardia de reentrada auriculoventricular y reentrada en el nodo auriculoventricular.
- Arritmias nodo-independientes: taquicardia auricular ectópica, flutter auricular, fibrilación auricular y taquicardia auricular multifocal.

De acuerdo con los conocimientos adquiridos, resulta interesante evaluar el algoritmo de la Figura 229 para comprender los lineamientos que permiten llegar al diagnóstico diferencial de las taquicardias paroxísticas supraventriculares o de complejos QRS angostos utilizando los intervalos RP y PR. El análisis debe iniciar con el cálculo de la frecuencia cardiaca y considerar el diagnóstico de taquicardia cuando la frecuencia sea mayor a 100 lpm y la duración del complejo QRS sea menor a 0.12 mseg. Debe evaluarse la ritmicidad del trazo y, en caso de ser irregular, el diagnóstico puede ser: fibrilación auricular, taquicardia auricular, flutter con conducción auriculoventricular variable o taquicardia auricular multifocal.

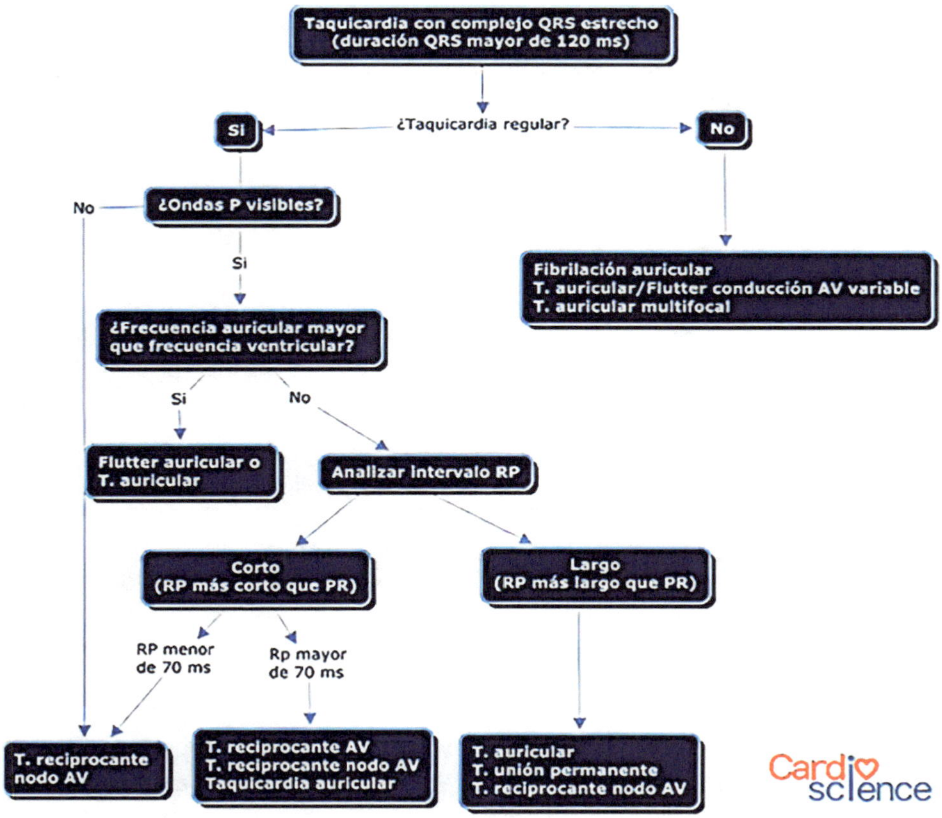

Figura 229. Taquicardia paroxística supraventricular: utilidad de la medición de los intervalos RP y PR, y diagrama de flujo para el diagnóstico diferencial.

En presencia de taquicardia con QRS estrecho y regular, debemos intentar identificar la presencia de onda P ya que, si la onda P no es visible, el diagnóstico será taquicardia por reentrada en el nodo auriculoventricular y, si la onda P es visible y tiene una frecuencia mayor que la ventricular, será flutter auricular o taquicardia auricular.

En presencia de onda P visible con frecuencia auricular no mayor que la ventricular debe analizarse el intervalo RP para el diagnóstico diferencial ya que si éste es más largo que el intervalo PR, el diagnóstico más probable es taquicardia por reentrada en el nodo auriculoventricular atípica o taquicardia atrial. Si el intervalo RP es menor que el PR y si éste es menor a 70 milisegundos, el diagnóstico será de taquicardia por reentrada a nivel del nodo auriculoventricular, y si es mayor a 70 milisegundos se trata entonces de taquicardia atrial, taquicardia de reentrada en el nodo auriculoventricular o taquicardia de reentrada auriculoventricular.

En la Figura 230 se ilustra un algoritmo el cual se basa en la longitud del complejo QRS y la regularidad del trazo electrocardiográfico para el diagnóstico de taquiarritmias. Cuando el trazo muestra taquicardia con complejo QRS angosto y ésta es regular, el diagnóstico puede corresponder a: taquicardia sinusal, taquicardia auricular, taquicardia por reentrada auriculoventricular, taquicardia de reentrada nodal o de la unión o flutter auricular y, en caso de que la taquicardia sea irregular, debe considerarse como diagnóstico: fibrilación auricular, taquicardia auricular multifocal o aleteo auricular con conducción variable.

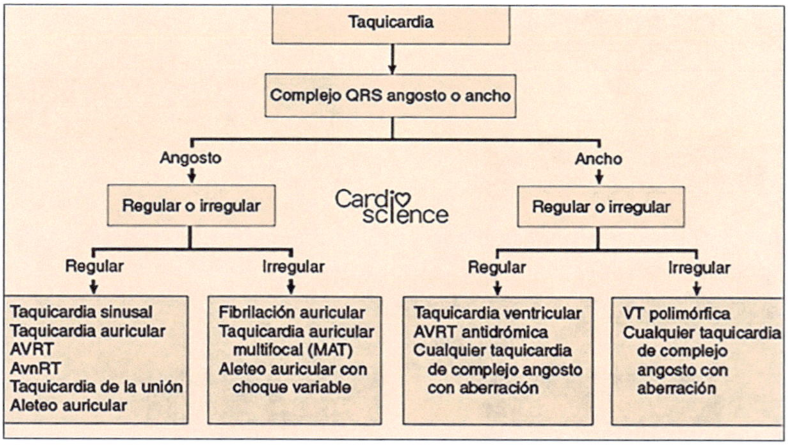

Figura 230. Taquicardia con complejos QRS angostos o anchos: diagrama para el diagnóstico diferencial.

La presencia de complejos QRS anchos debe considerarse como taquicardia ventricular y, en segundo término, taquicardia supraventricular con aberrancia.

En general, las arritmias más frecuentes de la práctica clínica son: la taquicardia y bradicardia sinusal, el flutter auricular, la fibrilación auricular, las taquicardias supraventriculares y las extrasístoles supraventriculares.

TAQUICARDIA AURICULAR ECTÓPICA

Las taquicardias supraventriculares son arritmias que en general cursan con complejo QRS angosto y, como muestra la Figura 231, aquellas que se generan a nivel auricular son: fibrilación auricular, flutter auricular y taquicardia auricular. Analizaremos las características de la taquicardia auricular con detalle para así lograr el diagnóstico diferencial con las taquicardias de la unión auriculoventricular y las taquicardias auriculoventriculares.

La taquicardia auricular se genera por un foco ectópico localizado a nivel auricular, específicamente en la desembocadura de las venas cavas, de las venas pulmonares o del seno coronario. Dicha taquicardia produce, por mecanismo de reentrada, altas frecuencias de descarga del tejido auricular que a su vez condiciona en el nodo auriculoventricular conducción variable de estos impulsos hacia los ventrículos como mecanismo protector para así evitar frecuencias elevadas a nivel ventricular.

La taquicardia auricular se estudia por electrofisiología a través de mapas denominados de activación o precocidad y de propagación del impulso. Como se muestra en la Figura 232, el foco ectópico auricular representado en color blanco cerca del seno coronario irradia y se propaga, en color rojo y amarillo, hacia las venas cavas superior e inferior alejándose del núcleo del foco ectópico original. Es así como mediante los estudios electrofisiológicos se determina el origen del foco ectópico, lo que facilitan la ablación con radiofrecuencia de éste para el tratamiento definitivo de tal arritmia.

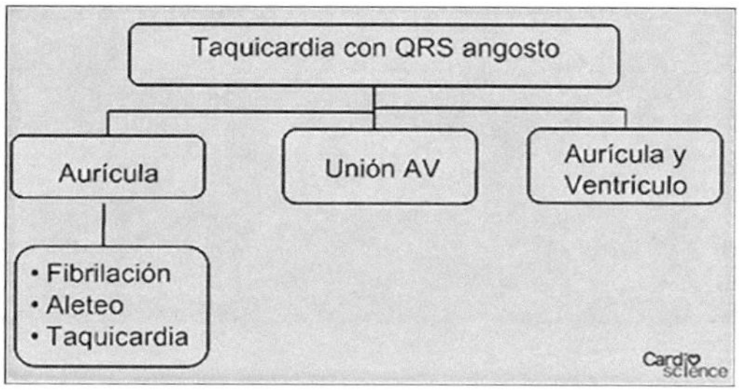

Figura 231. Taquicardias con QRS angosto de origen auricular.

La taquicardia auricular es originada en las paredes de la aurícula y se caracteriza electrocardiográficamente por presentar un intervalo RP largo, intervalos R-R variables, bloqueo fisiológico del nodo auriculoventricular ante frecuencias auriculares elevadas, por la morfología de la onda P la cual es diferente a la sinusal y por la conducción que al ser anterógrada produce complejos QRS angostos.

Las características generales de la taquicardia auricular se mencionan en la Figura 233. Esta taquicardia se presenta en pacientes mayores y se asocia principalmente a cardiopatía estructural, enfermedad pulmonar crónica, alteraciones hidroelectrolíticas e intoxicación por digital.

A).
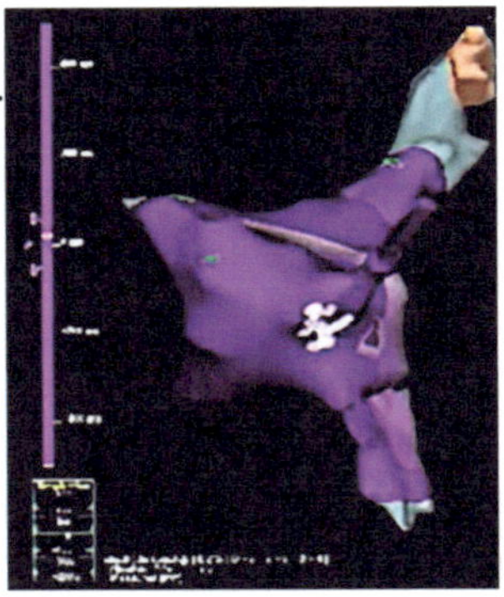
B).
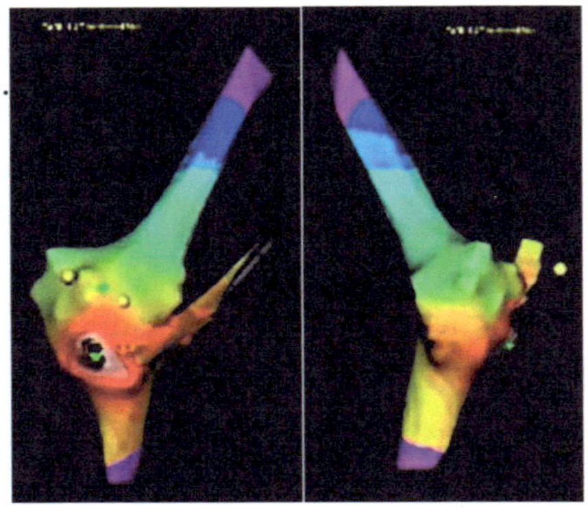

Figura 232. Estudio electrofisiológico de taquicardia auricular: A. Mapa de activación o precocidad, B. Mapa de propagación.

La taquicardia auricular ectópica es una arritmia con intervalo RP largo e intervalo PR corto. Tal característica electrocardiográfica es muy importante para el diagnóstico diferencial con las taquicardias de reentrada nodal y auriculoventricular.

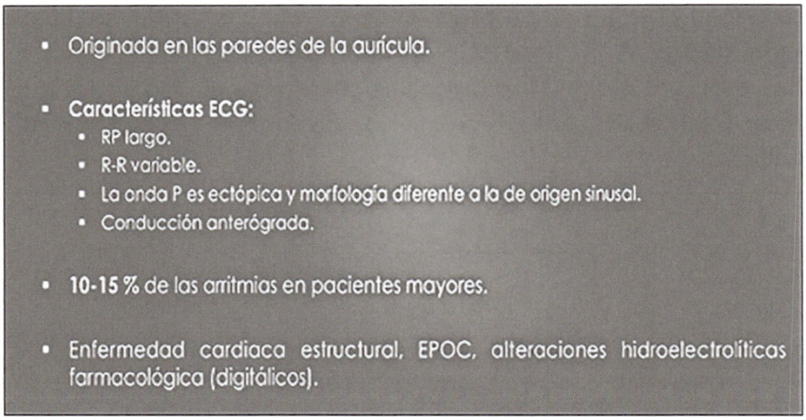

Figura 233. Características generales de la taquicardia auricular.

El mecanismo fisiopatológico por el cual se genera la taquicardia auricular es por inhibición del nodo sinoauricular a consecuencia de un foco ectópico que se dispara a una frecuencia que oscila entre 120 a 200 lpm. Además, debido a que el nodo auriculoventricular presenta conducción lenta y decremental, solo deja pasar algunos latidos, por lo que la conducción al ventrículo es variable y genera frecuencias auriculares mayores que las ventriculares.

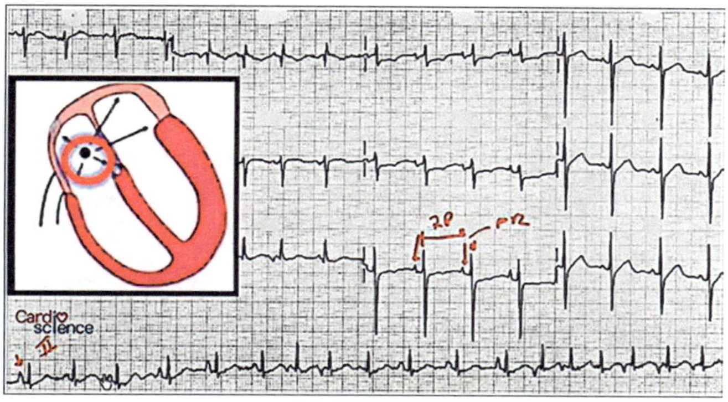

Figura 234. Electrocardiograma típico de taquicardia auricular (ectópica): intervalos RP largo, PR corto y R-R variable con onda P variable.

En los trazos de taquicardia auricular típica de las Figuras 234 y 235 se ejemplifica cómo, a consecuencia del bloqueo de impulsos auriculares en el nodo auriculoventricular, la conducción es variable en proporción 2:1 y 3:1. Los diversos tipos de conducción auriculoventricular de la taquicardia auricular se mencionan en la Figura 236. La conducción 1:1 corresponde a una onda P por cada complejo QRS mientras que la conducción 2:1 está representada por dos ondas P con un complejo QRS.

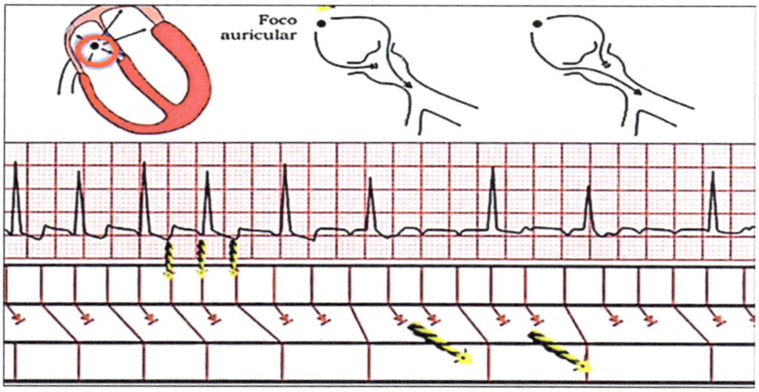

Figura 235. Trazo de taquicardia auricular: inhibición del nodo sinusal por frecuencia elevada auricular (aur. > vent.) y conducción del nodo AV variable.

También, la conducción auriculoventricular en la taquicardia auricular puede ser variable y generar una conducción muy irregular que puede confundirse con flutter auricular a diferencia de que en el flutter las ondas P conducen con una frecuencia mayor a 250 lpm y, en la taquicardia auricular, lo hacen con una frecuencia menor a 250 lpm.

Como se muestra en la Figura 237-A, el origen del foco ectópico en la taquicardia auricular se determina según la polaridad de la onda P, por lo tanto, si la estimulación de la arritmia parte de la aurícula izquierda, la onda P será positiva en V1, y si es a partir de la aurícula derecha la onda P será positiva en aVl permitiendo que las derivaciones de la cara inferior muestren si el foco ectópico se localiza en el techo o en las porciones inferiores de la aurícula.

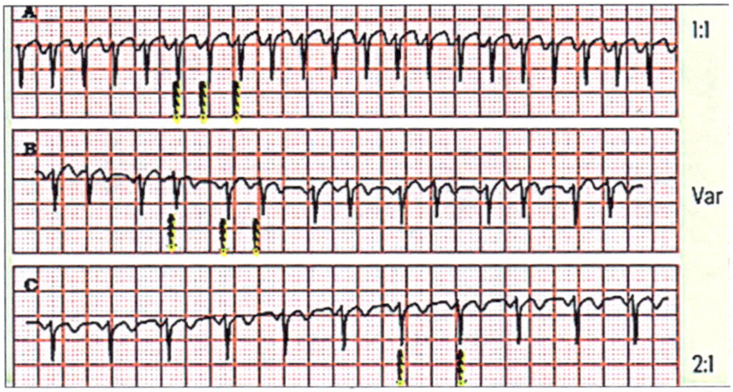

Figura 236. Taquicardia auricular y tipos de conducción auriculoventricular: proporción 1:1, 2:1 y variable.

En el ejemplo de la Figura 237-B las derivaciones DII, DIII y aVF presentan una polaridad de la onda P negativa y en la derivación V1 la onda P es positiva por lo que el foco ectópico se localiza en el piso de la aurícula izquierda. La taquicardia auricular también se clasifica de acuerdo a su forma de presentación ya sea como: salvas cortas, paroxismos sostenidos, incesante, conducción 2:1 y conducción variable tal como se representa en la Figura 238.

A.

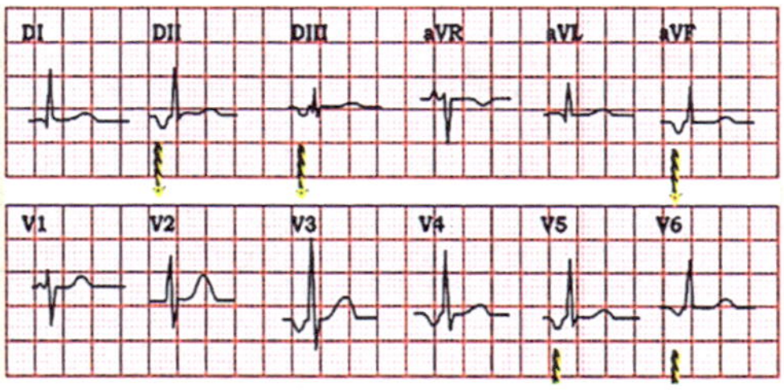

B.

Polaridad de la onda P	Origen de la TA
Positiva en V1	Aurícula izquierda
Positiva o bifásica en aVL	Aurícula derecha
Positiva en DII, DIII y aVF	Techo de las aurículas
Negativas en DII, DIII y aVF	Piso de las aurículas

Figura 237. Taquicardia auricular: A. Origen según la polaridad de la onda P, B. Trazo con foco ectópico en el piso de la aurícula izquierda (P+ V1/- DII, DIII y aVF).

Las salvas cortas exhibidas en el trazo de la Figura 239 son carreras de más de cinco latidos; los paroxismos sostenidos son periodos de taquicardia auricular que duran minutos u horas; la taquicardia incesante es aquella que dura más de 12 horas al día y la conducción 2:1, muy frecuente, se presenta cuando hay dos latidos auriculares y uno ventricular.

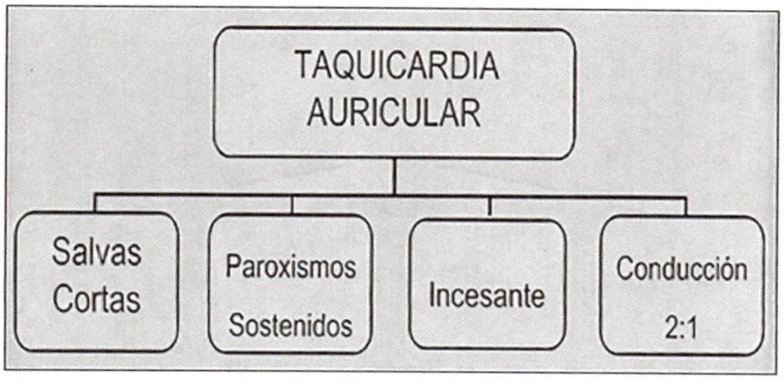

Figura 238. Taquicardia auricular: tipos de conducción auriculoventricular.

La taquicardia auricular en las salvas cortas que se muestran en el trazo electrocardiográfico de la Figura 239, inicia con una carrera o salva de ocho latidos a partir de una extrasístole auricular con ausencia de onda P y frecuencia de 165 lpm con complejos QRS estrechos.

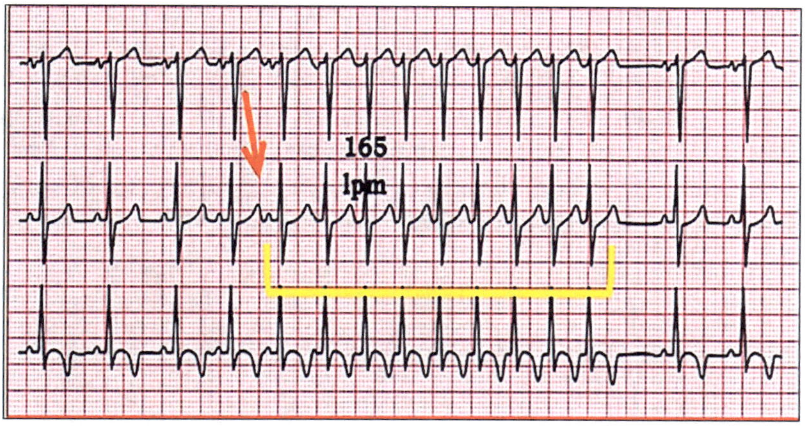

Figura 239. Taquicardia auricular: salva corta de ocho latidos, ausencia de onda P, FC regular de 165 lpm y QRS 0.08 seg.

El trazo electrocardiográfico de la Figura 240, es un ejemplo de taquicardia auricular incesante, la cual se presenta frecuentemente en personas jóvenes que pueden desarrollar miocardiopatía arritmogénica porque, prácticamente, la arritmia permanece todo el día con frecuencias muy elevadas.

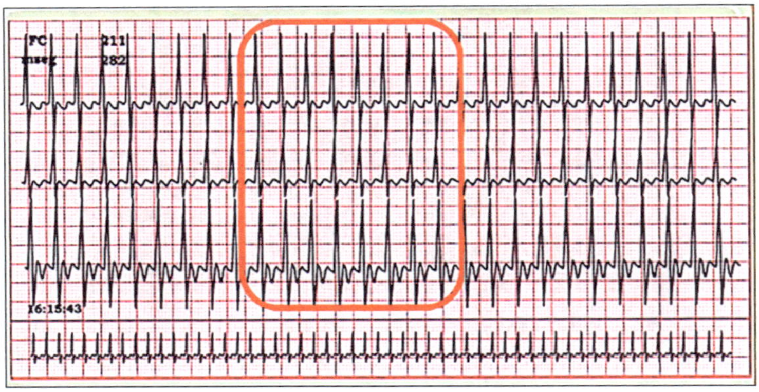

Figura 240. Taquicardia auricular incesante: Fc regular de 211 lpm, complejos QRS angostos y relación P-QRS 1:1.

El trazo de la Figura 241 ejemplifica un periodo de taquicardia auricular con frecuencia de 150 lpm, complejos QRS angostos y presencia de onda P antes del complejo QRS, con una relación P-QRS de 1:1, de ahí que, la frecuencia es muy elevada y puede generar miocardiopatía arritmogénica. La taquicardia auricular, típicamente, presenta intervalo RP largo, y la onda P precede al QRS, siendo el intervalo PR más pequeño en relación RP. En muy pocos casos, esta relación puede presentarse en la taquicardia por reentrada del nodo auriculoventricular en su variedad atípica. Es importante hacer notar que, cuando la arritmia auricular cesa, el complejo QRS normal, es muy parecido al de la taquicardia auricular.

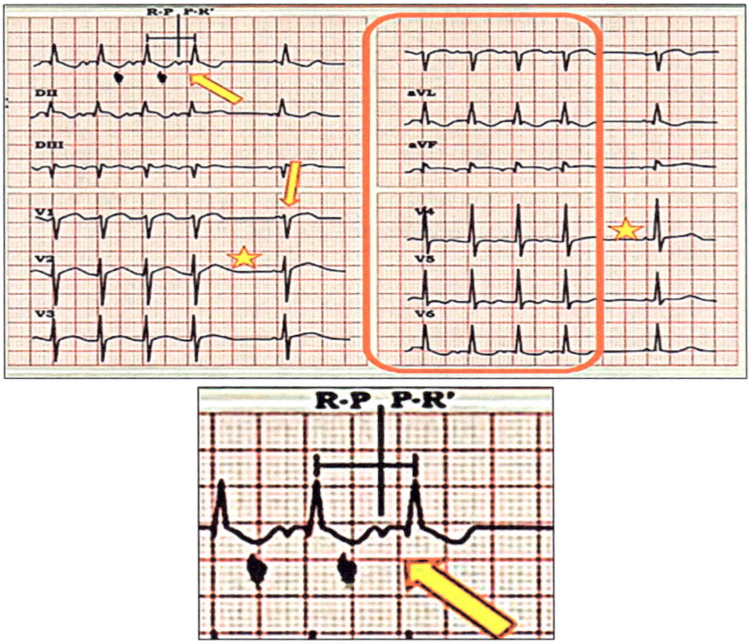

Figura 241. Taquicardia auricular típica, con un periodo de cese de la arritmia: FC refular de 150 lpm, QRS angosto y RP > PR.

TAQUICARDIA POR REENTRADA EN EL NODO AURICULOVENTRICULAR (AVNRT)

Como se representa en la Figura 242, las taquicardias paroxísticas supraventriculares se caracterizan por presentar QRS angosto; son las siguientes:

- Taquicardia auricular.
- Taquicardia por reentrada nodal o en el nodo auriculoventricular (AVNRT).
- Taquicardia por reentrada auriculoventricular (AVRT).

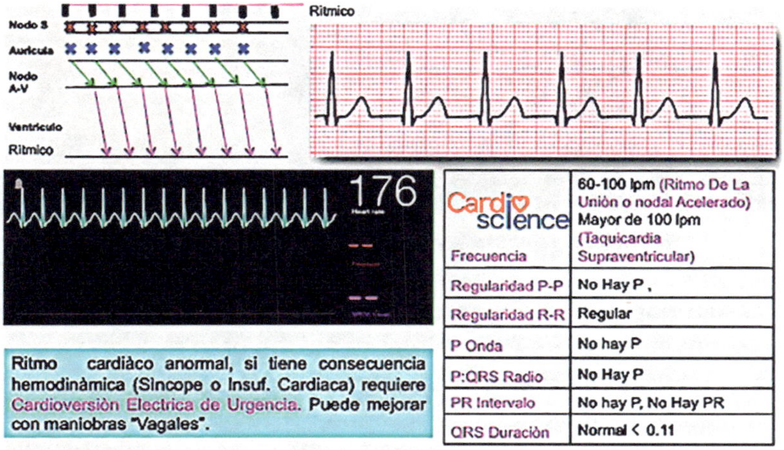

Figura 242. Taquicardia por reentrada nodal (AVNRT) con ausencia de onda P y complejo QRS angosto.

La AVNRT también se llama taquicardia reciprocante y se divide en variedad común y no común (Fig. 243).

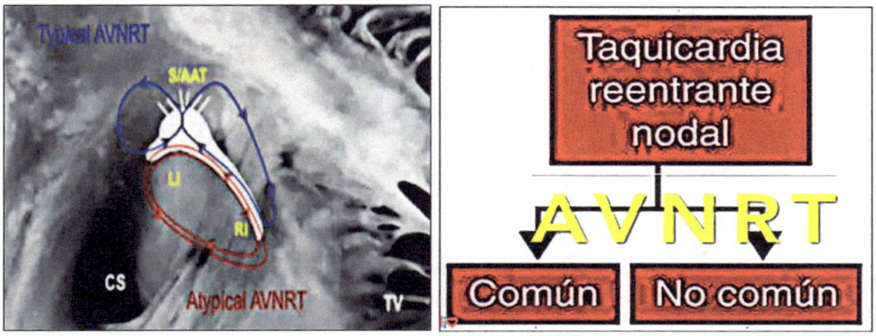

Figura 243. Clasificación de la taquicardia por reentrada nodal (AVNRT): común (típica) y no común (atípica).

La AVNRT incluye un circuito de reentrada dentro del nodo auriculoventricular que aparece justo antes de la onda P. El circuito de reentrada, por lo general, incluye dos minúsculas vías eléctricas dentro del nodo auriculoventricular, una más rápida que la otra. Debido a que el nodo está justo entre la aurícula y el ventrículo, el circuito de reentrada, frecuentemente, estimula a ambas cámaras al mismo tiempo, lo que se traduce en una conducción retrógrada auricular, que produce de una onda P retrógrada de diferente morfología que la sinusal, la cual se presenta incluida junto al complejo QRS o un poco después de éste, con un ritmo regular y complejo QRS angosto.

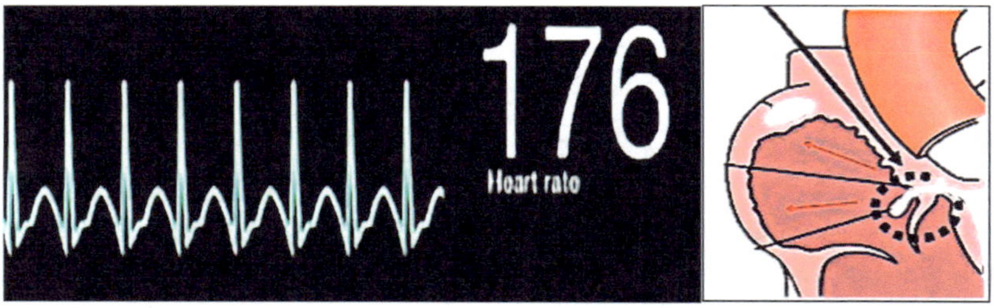

Figura 244. Taquicardia por reentrada nodal (AVNRT): trazo.

La taquicardia por reentrada intranodal representa el 70% de las taquicardias paroxísticas supraventriculares y, habitualmente, no está asociada a enfermedades estructurales, su inicio y final son bruscos y suelen desencadenarse a través de un complejo prematuro supraventricular. La onda P no suele visualizarse o aparece inmediatamente después del complejo QRS (Fig. 244). La AVNRT inicia después de un latido normal que se adelanta y recircula sobre sí en el nodo auriculoventricular, si esto ocurre una vez, se denomina extrasístole nodal; si ocurre dos veces, extrasístole pareada; pero si ocurre más de tres veces, se considera taquicardia por reentrada en el nodo auriculoventricular (AVNRT).

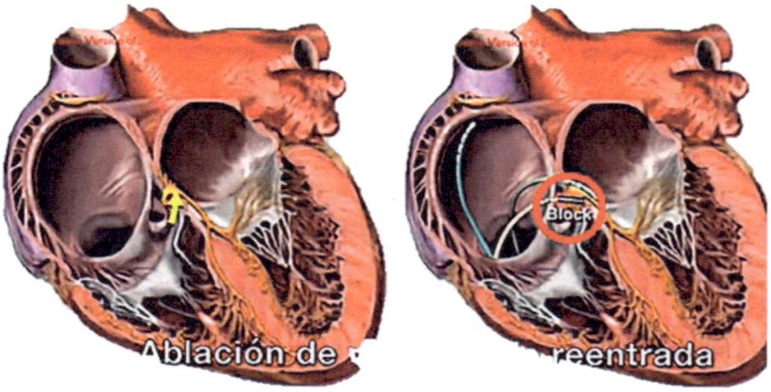

Figura 245. Ablación de la vía lenta para el tratamiento de la taquicardia por reentrada nodal (AVNRT).

Como muestra la Figura 245, la AVNRT puede ser resuelta a través de electrofisiología por medio de la ablación de la rama lenta del nodo auriculoventricular, para evitar la reentrada a este nivel. La AVNRT se debe a una disociación electrofisiológica longitudinal del nodo auriculoventricular que produce dos ramas longitudinales, como lo muestra la Figura 246, donde una rama conduce, lentamente, el impulso eléctrico que llega al polo superior del nodo auriculoventricular a través de los haces internodales; mientras que la otra rama conduce el impulso rápidamente hacia los ventrículos. Se requiere de la disociación longitudinal del nodo auriculoventricular y la creación de una rama lenta y una rápida para producir el fenómeno de reentrada a este nivel.

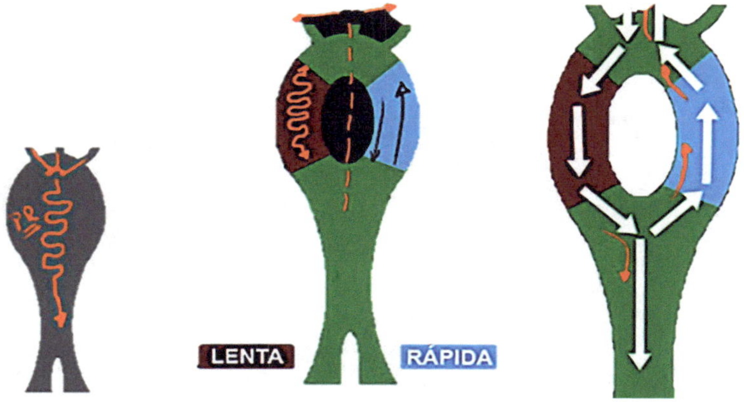

Figura 246. Taquicardia por reentrada nodal (AVNRT): disociación electrofisiológico longitudinal del nodo AV.

Cuando se origina la disociación longitudinal y pasa un impulso eléctrico a través de la rama de conducción rápida, esta rama se despolariza y queda sin posibilidades de volver a despolarizarse hasta que haya pasado determinado tiempo. En cambio, la rama lenta conduce el impulso despacio y cuando éste llega a la porción baja de la rama lenta y encuentra en ese momento ya despolarizada la rama rápida, reingresa nuevamente por la vía rápida de manera retrógrada, y vuelve a enviar el impulso hacia la porción inferior, es decir, al tronco del haz de His y a los ventrículos. Prácticamente al mismo tiempo, hacia las aurículas, de ahí que el impulso auricular se manifiesta por la presencia de onda P dentro o muy cercana al complejo QRS generado.

A.

B.

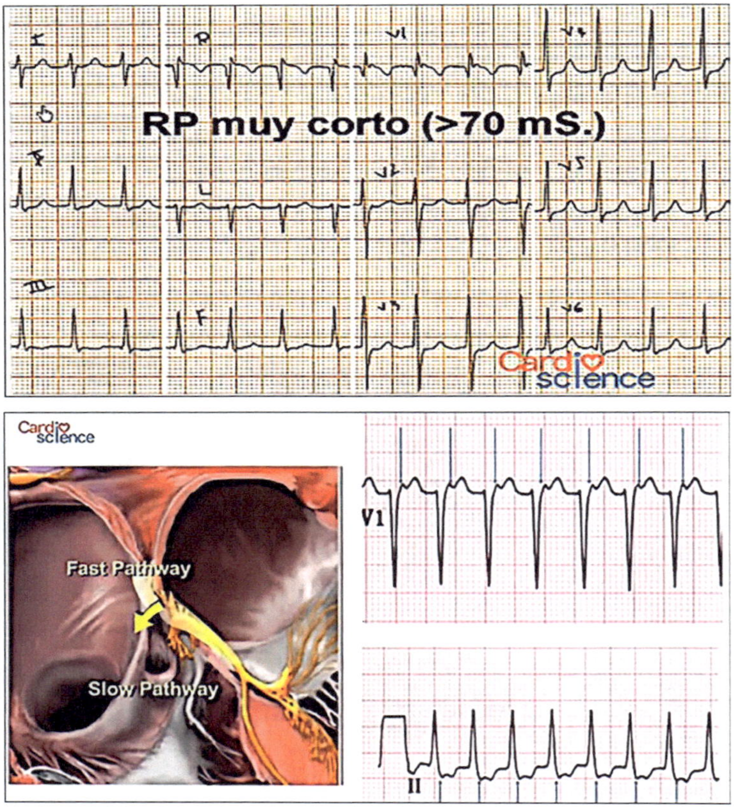

Figura 247. Taquicardia por reentrada nodal (AVNRT) variedad común: A. Onda P oculta, B. Onda P posterior al complejo QRS.

Existen dos tipos de reentrada en la taquicardia por reentrada en el nodo auriculoventricular, la más frecuente está representada en la Figura 247, es la llamada "común" o "taquicardia lenta-rápida", cuyo mecanismo de producción es secundario a una reentrada que inicia en la rama de conducción lenta y reingresa por la rama de conducción rápida, generando un impulso hacia la aurícula y hacia el ventrículo simultáneamente, con un proceso continuo de estimulación de la rama lenta a la rama rápida. El proceso de reentrada descrito origina en el electrocardiograma taquicardia con RP corto, menor de 70 mseg, con onda P oculta, dentro del complejo QRS, o muy cercana al QRS, lo cual puede generar ondas S o pseudo-S en las derivaciones DII, DIII y aVf, es decir, que simulan ondas S en las derivaciones de la cara inferior o también, producen una pequeña onda R tardía o pseudo-R, en la derivación V1. Por lo tanto, el intervalo RP es muy corto en el caso de la taquicardia de reentrada en el nodo auriculoventricular de tipo común, con presencia de ondas S o semi-S en las derivaciones de cara inferior, y onda semi-R en la porción final del complejo QRS en la derivación V1, lo cual se aprecia como una deformación de la porción final del complejo.

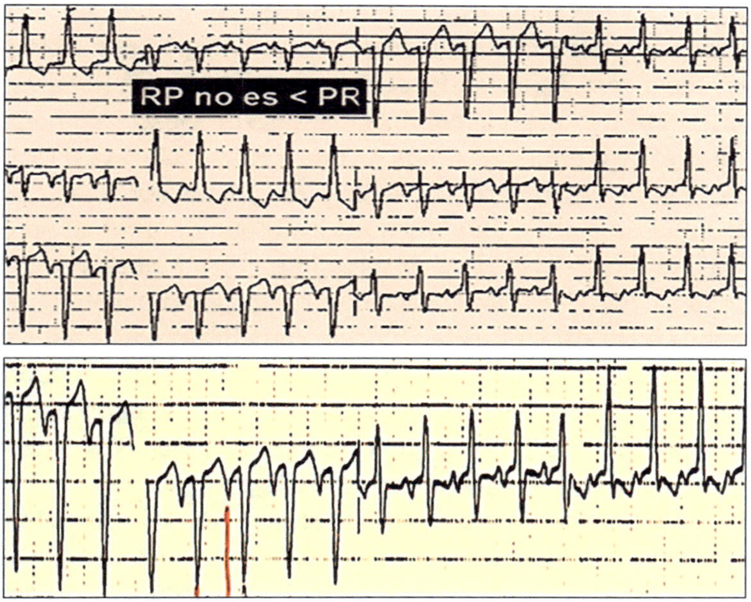

Figura 248. Taquicardia por reentrada nodal (AVNRT) variedad no común o rápida-lenta: intervalo RP > intervalo PR.

La AVNRT del tipo no común, representada en la Figura 248, se caracteriza por tener un intervalo RP largo, mayor del 50% del intervalo R-R; en este caso, la reentrada ocurre del brazo rápido a el brazo lento, por lo que también se denomina "no común" o "taquicardia de reentrada nodal rápida-lenta". La reentrada rápida-lenta es poco frecuente y se caracteriza por un intervalo RP largo, mayor de 70 mseg y un intervalo PR corto, es decir, el RP es más largo que el PR, lo cual es debido a que la reentrada pasa rápidamente por el brazo rápido y manda el impulso a los ventrículos, para, posteriormente, regresar por el brazo lento y generar, tardíamente, la estimulación auricular que produce una onda P tardía con un intervalo RP prolongado.

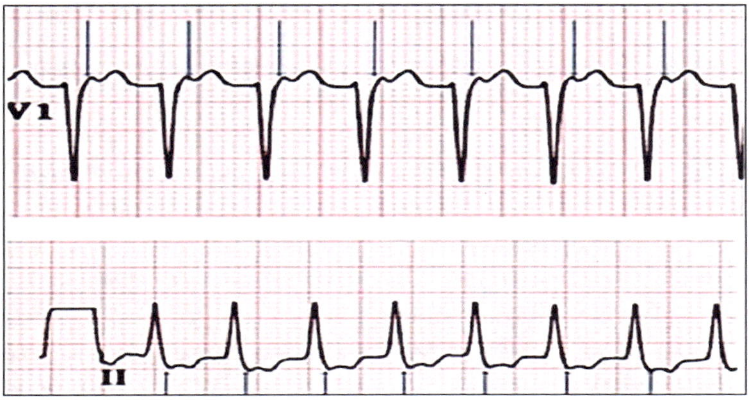

Figura 249. Taquicardia por reentrada nodal (AVNRT): ondas pseudo-P y pseudo-S en las derivaciones V1 y DII presentes ocasionalmente en la variedad común o lenta-rápida.

Existe otro tipo de taquicardia por reentrada del nodo auriculoventricular denominada “lenta-lenta”, exclusiva para estudio especializado por electrofisiólogos y es extremadamente rara. Repasando, el circuito de reentrada nodal tiene dos vías, una que conduce lento y una que conduce rápido, el retraso del impulso ocurre en la vía lenta, la cual se bloquea después de una extrasístole y casi inmediatamente después, manda un impulso hacia los ventrículos y a las aurículas que condiciona, en la derivación V1, una onda llamada pseudo-R, que deforma la porción final del complejo QRS y en las derivaciones de cada inferior, una onda pseudo-S, que deforma el complejo QRS de estas derivaciones, como se representa en la Figura 249.

El tratamiento de la AVNRT es la ablación con ultrafrecuencia a nivel del brazo lento del nodo AV para interrumpir la reentrada que condiciona la taquicardia. (Fig. 245). En la Figura 250 se muestra el triángulo de Koch y el nodo AV, se representa la dirección del impulso de la reentrada causante de taquicardia común o vía lenta-rápida y la vía de la taquicardia no común o rápida-lenta.

La taquicardia reentrante nodal variedad común, también conocida como típica o lenta-rápida, es la variedad más frecuente. Durante el ritmo sinusal, el impulso viaja por ambas vías longitudinales del nodo AV, pero el impulso llega antes al haz de His a través de la vía rápida.

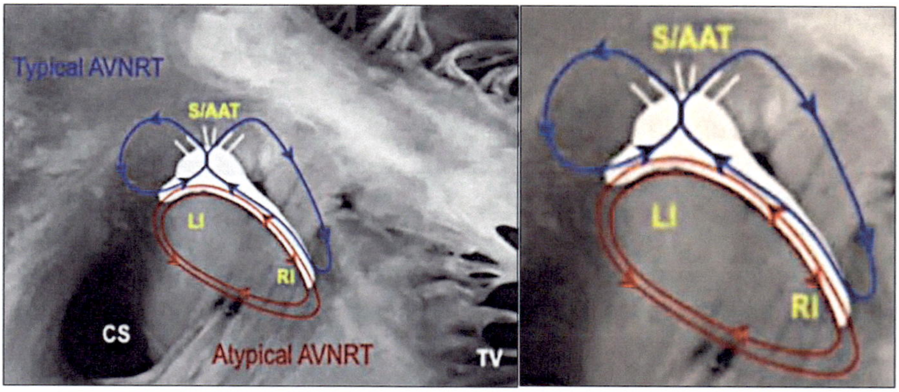

Figura 250. Taquicardia por reentrada nodal (AVNRT): vías de conducción lenta y rápida, que condicionan las variedades típica y atípica.

Un extraestímulo auricular, durante la ventana de tiempo en que la vía rápida se encuentra en período refractario, va a ser conducido exclusivamente por la vía lenta, ya que ésta tiene un periodo refractario más corto, lo que se traduce en una prolongación del intervalo PR; mientras baja el impulso por la vía lenta, se recupera la excitabilidad de la vía rápida en sentido inverso, y el impulso conducido por la vía rápida activa la aurícula, produciendo un latido denominado eco, si este mecanismo se mantiene de manera repetitiva, bajando por la vía lenta y subiendo por la vía rápida, se origina la taquicardia reentrante nodal sostenida.

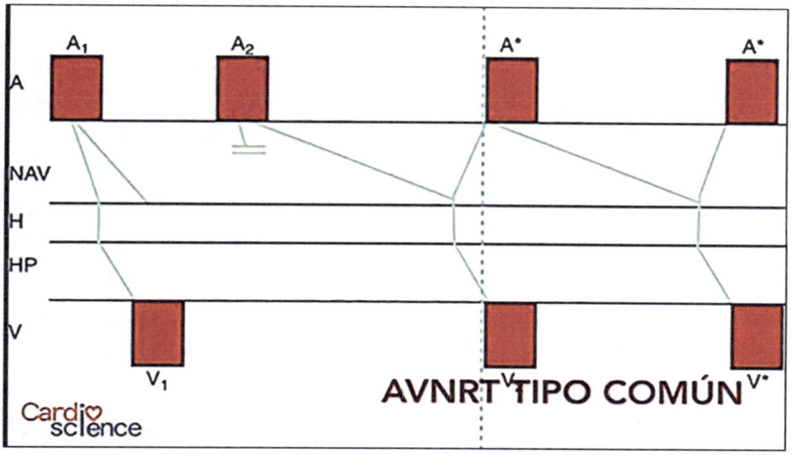

Figura 251. Taquicardia por reentrada nodal (AVNRT) común: secuencia de conducción y mecanismo que genera la reentrada sostenida.

En el gráfico de la Figura 251 se describe, con la letra A1, cómo se genera un impulso prematuro o extrasístole auricular, la cual es conducida a través del nodo auriculoventricular por el brazo de conducción rápida hacia los ventrículos, quedando el brazo de conducción lenta disponible para recibir un nuevo estímulo auricular. Al hacerlo, se genera una reentrada a través del brazo de conducción rápida, ya que éste está repolarizado y, al mismo tiempo, se conduce a la aurícula (que está representada con A*) y al ventrículo, de ahí que la onda P se presenta casi al mismo tiempo que el complejo QRS y puede quedar oculta dentro de él o presentarse posterior al complejo QRS, pero en este caso, el intervalo RP es menos de 70 milisegundos, lo cual es una característica importante de la taquicardia de reentrada tipo común.

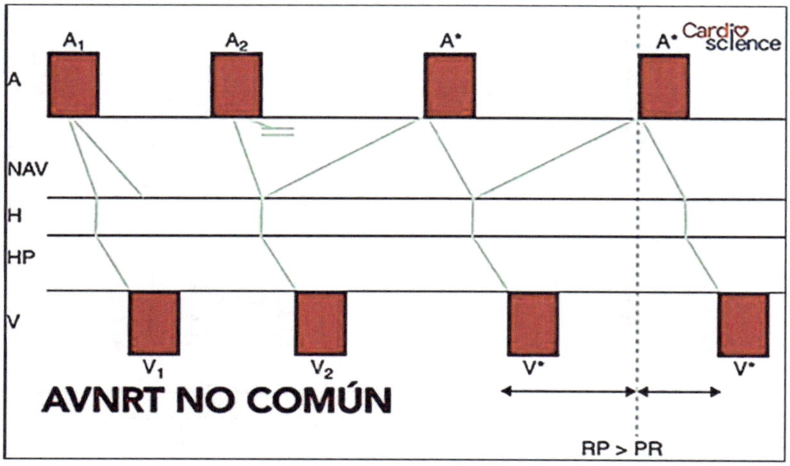

Figura 252. Taquicardia por reentrada nodal (AVNRT): secuencia de conducción y mecanismo de la variedad no común.

La diferencia de la AVNRT común con la reentrada no común es que el impulso ocurre a través de la vía rápida y se bloquea la vía lenta, donde el bloqueo es unidireccional y solo puede ingresar el impulso, de abajo hacia arriba, conduciendo el impulso de manera muy tardía hacia la aurícula, de ahí que la onda P es cercana al siguiente complejo QRS.

La taquicardia por reentrada nodal no común, también llamada “atípica” o “rápida-lenta”, es poco frecuente, se presenta entre el 5 y 10 % de los casos, y en ella el circuito de reentrada se mantiene de manera invertida durante la taquicardia, ya que el impulso baja por la vía rápida y sube por la vía lenta, por eso es considerada como una arritmia con intervalo RP largo, donde la onda P aparece tardíamente, después del complejo QRS (Fig. 252). Aunque la taquicardia por reentrada nodal no común es una arritmia muy poco frecuente, es importante considerarla.

etiologías para una taquicardia RP larga incluyen:

- **Taquicardia sinusal**
- **Taquicardia auricular**
- **Taquicardia reentrante nodal AV atípica (rápido-lento)**
- **Taquicardia ectópica de unión**
- **Taquicardia reentrante AV**
- **Aleteo auricular con bloqueo 2: 1**

Cardio Science

Figura 253. Taquicardias con intervalo RP largo.

La Figura 253 describe las diferentes taquicardias con intervalo RP largo, son las siguientes: taquicardia sinusal, taquicardia auricular, taquicardia por reentrada en el nodo auriculoventricular no común, atípica o rápida-lenta, taquicardia ectópica de la unión, taquicardia reentrante auriculoventricular y el flutter auricular con conducción 2:1.

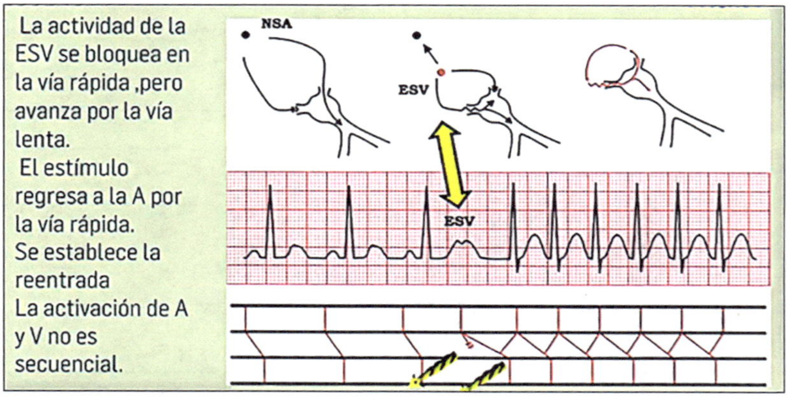

Figura 254. Taquicardia por reentrada nodal (AVNRT) típica: mecanismo de generación y secuencia de activación.

En el trazo electrocardiográfico de la Figura 254 se ejemplifica un caso de taquicardia por reentrada en el nodo auriculoventricular de tipo lento-rápido, típico o común, donde la actividad de una extrasístole supraventricular bloquea la vía rápida, pero el estímulo avanza por la vía lenta y regresa por la vía rápida, estableciendo así la reentrada con activación de la aurícula y el ventrículo no secuencial, ya que prácticamente se llevan a cabo al mismo tiempo, de ahí que no hay onda P, ni antes ni después del complejo QRS, es decir, se encuentra dentro del complejo QRS. Este fenómeno ocurre en el 70% de los casos de taquicardia típica o común, pero en un 30% es posible identificar la onda P si se busca intencionalmente.

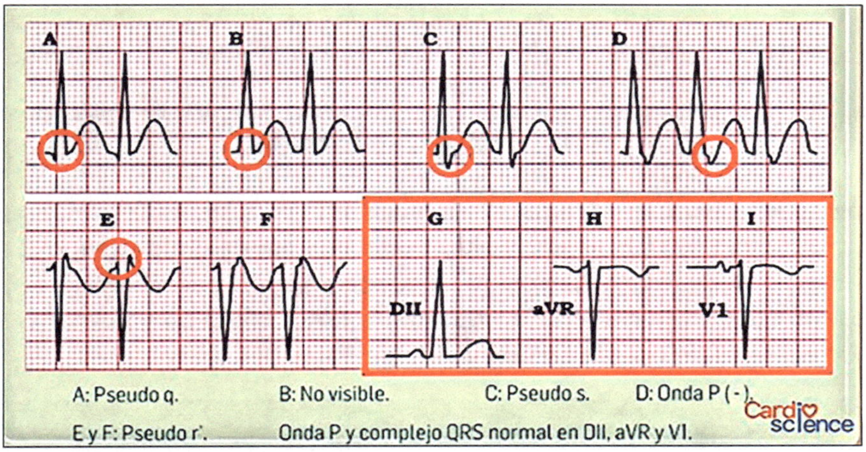

Figura 255. Taquicardia por reentrada nodal (AVNRT): localización de la onda P.

En la Figura 255 se explica gráficamente como identificar la onda P en casos de taquicardia por reentrada nodal, por ejemplo, en el diagrama C o D, la onda P se presenta como una porción tardía, deformada, del complejo QRS. En las derivaciones de la cara inferior, la onda P, puede originar una onda pseudo-S, similar al esquema señalado con la letra C, o también, una onda catalogada como pseudo-R, en la derivación V1, similar a la del esquema con la letra E, ondas que una vez que termina la taquicardia desaparecen y los complejos QRS de control, muestran ausencia de la pseudo-S y pseudo-R, comprobando, así, que se trataba de una taquicardia por reentrada nodal típica con un RP corto y con presencia de onda P que se integra al complejo QRS.

La Figura 256 muestra un trazo de taquicardia por reentrada en el nodo auriculoventricular típica donde no hay onda P, ya que está oculta en el QRS, la frecuencia cardiaca es regular, el complejo QRS no es ancho, todos son parámetros para el diagnóstico de taquicardia por reentrada en el nodo auriculoventricular variedad lenta-rápida o común.

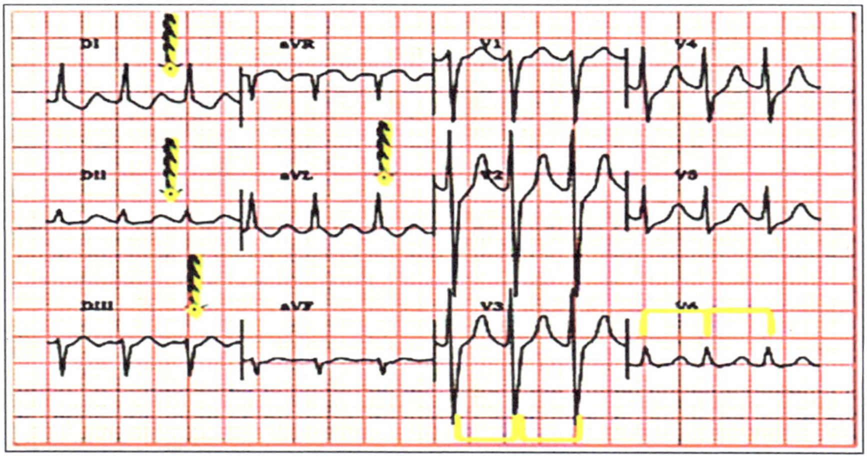

Figura 256. Taquicardia por reentrada nodal (AVNRT): variedad común o lenta-rápida con onda P no visible, regular, con QRS angosto.

El trazo electrocardiográfico de 12 derivaciones de la Figura 257 muestra ritmo rápido, complejos QRS estrechos, rítmicos, con imagen de onda pseudo-S en DII y pseudo-R en la derivación V1, compatible con taquicardia por reentrada en el nodo auriculoventricular, tipo común. Es importante notar cómo se deforma la porción final del complejo QRS por la onda P.

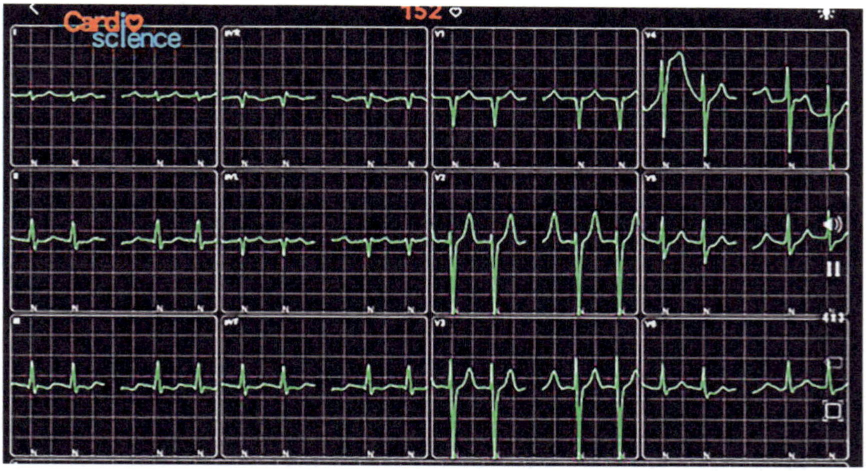

Figura 257. Taquicardia por reentrada nodal (AVNRT) variedad común: trazo electrocardiográfico de 12 derivaciones con ondas pseudo-R (V1) y pseudo-S (DII, DIII, aVf).

En las derivaciones DII, DIII y aVf, se puede presentar una onda pseudo-S, la cual es generada por la onda P, conducida del piso hacia el techo de las aurículas (Fig. 258).

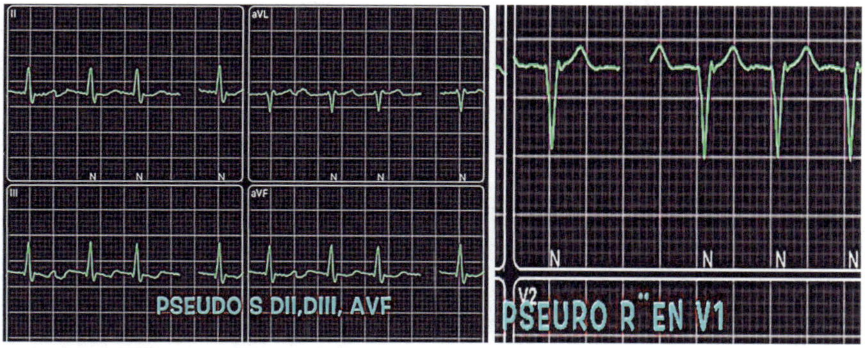

Figura 258. Taquicardia por reentrada nodal (AVNRT): ondas pseudo-S y pseudo-R para la detección de la onda P.

La taquicardia por entrada rápida-lenta, atípica o no común, se produce también, inicialmente, por una extrasístole. La Figura 259 muestra un trazo electrocardiográfico donde la extrasístole bloquea la vía rápida, pero el impulso alcanza la aurícula por la vía lenta para, posteriormente, retornar a la unión auriculoventricular y establecer la reentrada rápida-lenta por un impulso que desciende por la vía rápida y forma dos brazos, uno que estimula hacia los ventrículos y otro que retorna, por la vía lenta y genera la reentrada.

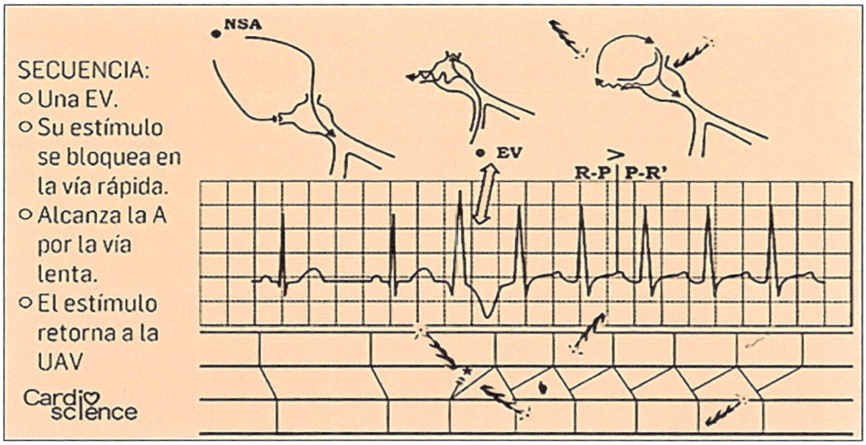

Figura 259. Taquicardia por reentrada nodal (AVNRT): variedad no común o rápida-lenta, secuencia de conducción (RP>PR).

La Figura 260 muestra un electrocardiograma de 12 derivaciones como ejemplo de una taquicardia por reentrada en el nodo AV atípica o rápida-lenta, con frecuencia de 135 lpm, ondas P atípicas, negativas, complejo QRS angosto e intervalo RP, mayor que el PR, aunque tiene que hacerse el diagnóstico diferencial con taquicardia auricular ectópica.

El trazo de la Figura 261 muestra taquicardia con complejo QRS estrecho, sin evidencia de onda P, porque está integrada al complejo QRS y, por lo tanto, el diagnóstico es taquicardia por reentrada AV del tipo común o lento-rápido.

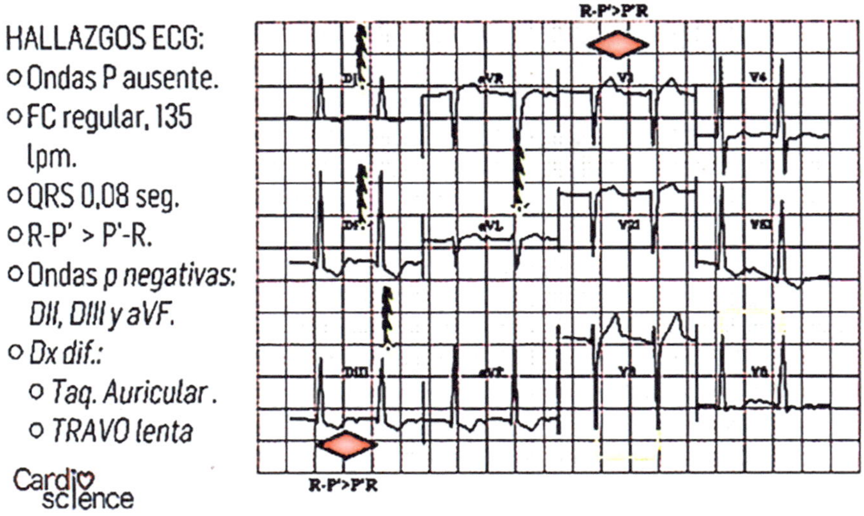

Figura 260. Taquicardia por reentrada nodal (AVNRT): variedad no común, atípica o rápida-lenta. Electrocardiograma.

El trazo electrocardiográfico de la Figura 262 corresponde a taquicardia regular con complejo QRS estrecho y frecuencia de 150 lpm, presencia de onda pseudo-R en la porción final del complejo QRS de la derivación V1, y pseudo-S en las derivaciones DII y DIII, con intervalo RP corto, lo que hace el diagnóstico de reentrada en el nodo auriculoventricular común o típica.

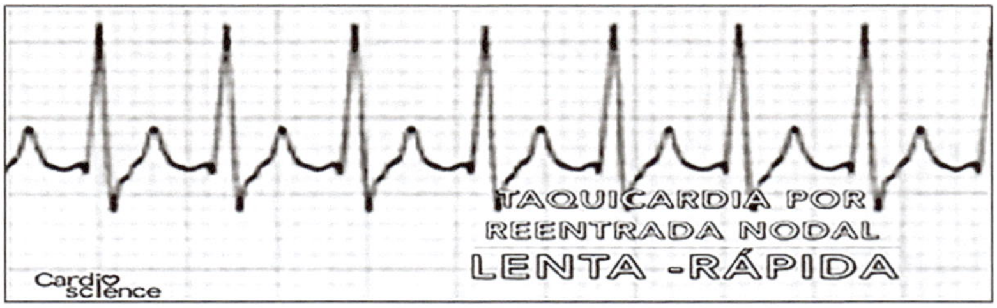

Figura 261. Trazo de monitor de taquicardia por reentrada nodal (AVNRT): variedad común, típica o lenta-rápida.

En la Figura 263 se muestra un trazo de monitor con ausencia de onda P porque se suma al QRS, el cual es estrecho y rítmico, todos son datos que hacen el diagnóstico de taquicardia por reentrada en el nodo AV, de tipo común.

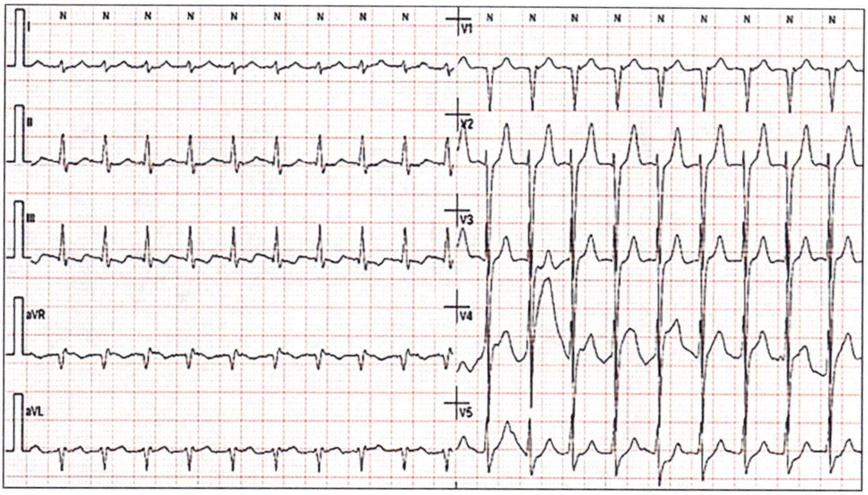

Figura 262. Electrocardiograma con taquicardia por reentrada nodal (AVNRT): variedad común, típica o lenta-rápida.

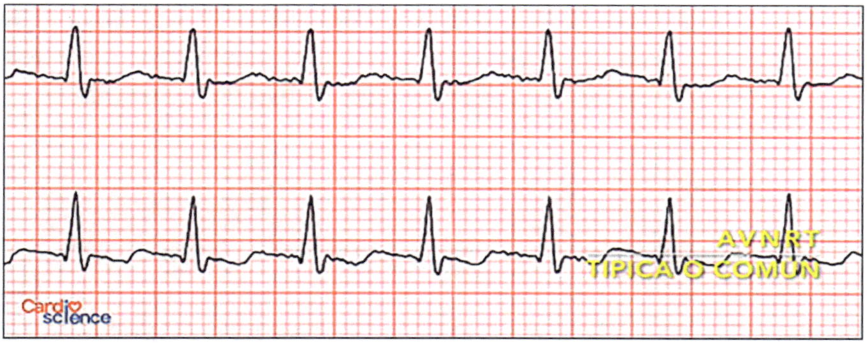

Figura 263. Taquicardia por reentrada nodal (AVNRT): variedad común, típica o lenta-rápida.

El electrocardiograma de 12 derivaciones de la Figura 264 presenta ondas pseudo-S en las derivaciones de la cara inferior y pseudo-R en la derivación V1 como manifestación de la conducción auricular tardía durante una reentrada en el nodo AV de tipo lenta rápida o común.

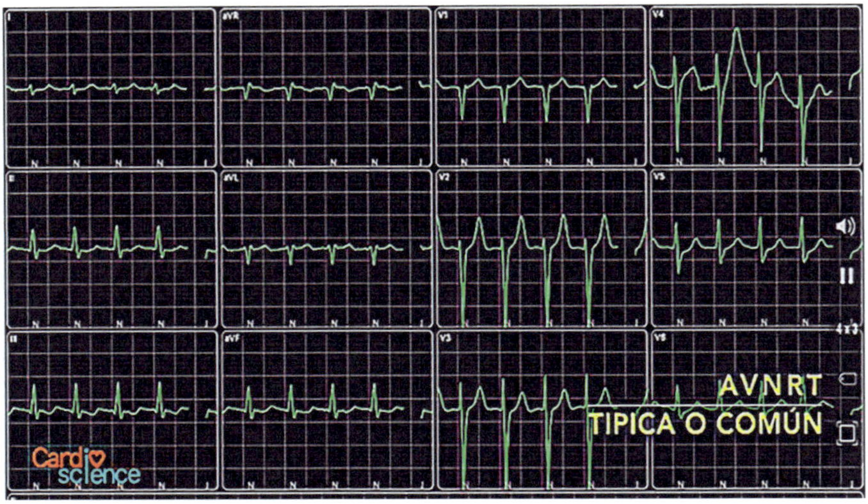

Figura 264. Taquicardia por reentrada nodal (AVNRT): variedad común, típica o lenta-rápida. Electrocardiograma.

En la Figura 265 se muestra cómo, durante un periodo de taquicardia paroxística supraventricular por reentrada AV del tipo común o lenta-rápida, se presentan ondas pseudo-R y ondas pseudo-S que desaparecen al cesar la arritmia y reiniciar el ritmo sinusal, hallazgo útil para el diagnóstico definitivo de la arritmia.

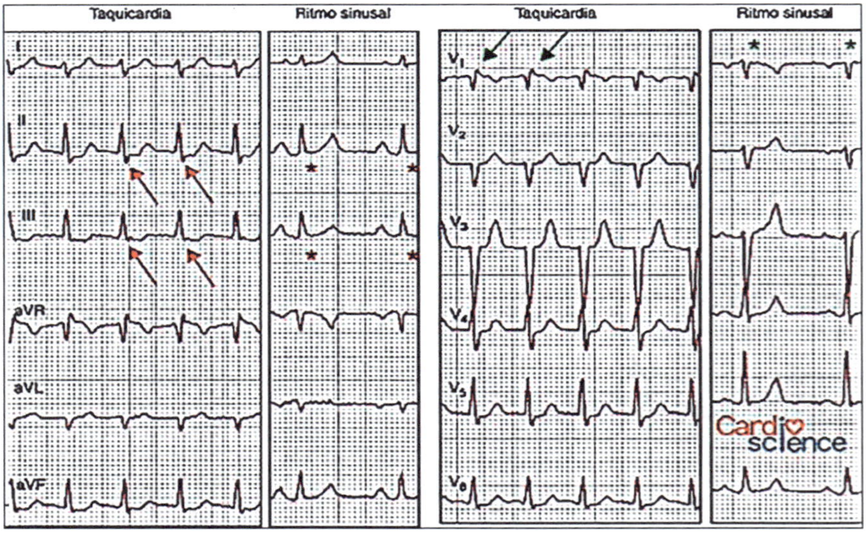

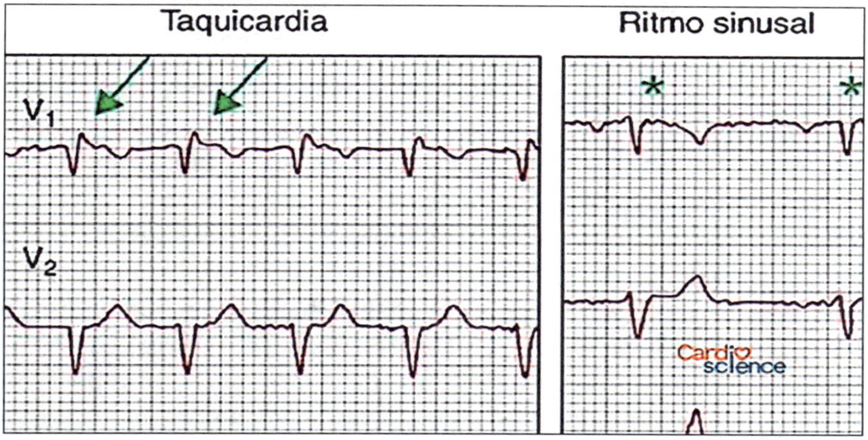

Figura 265. Taquicardia por reentrada nodal (AVNRT): variedad común, típica o lenta-rápida. en presencia de ondas pseudo-R y pseudo-S que desaparecen al iniciar el ritmo sinusal normal.

TAQUICARDIA POR REENTRADA AURICULOVENTRICULAR (AVRT)

La taquicardia por la reentrada auriculoventricular (AVRT) forma parte de las taquicardias paroxísticas supraventriculares y se caracteriza por incluir la participación de una vía accesoria. Se divide en AVRT con conducción ortodrómica y con conducción antidrómica. La taquicardia por reentrada auriculoventricular resulta de un circuito de reentrada que se considera macrorreentrada, ya que es, físicamente, más grande que la taquicardia de reentrada del nodo auriculoventricular y, aunque una porción del circuito de esta reentrada la constituye el mismo nodo auriculoventricular, la otra porción del circuito, es un camino accesorio anormal que comunica la aurícula con los ventrículos como el síndrome de Wolff Parkinson White (WPW), el cual incluye un camino eléctrico accesorio llamado haz de Kent, éste cruza el anillo auriculoventricular y produce una conexión anómala a este nivel (Fig. 266).

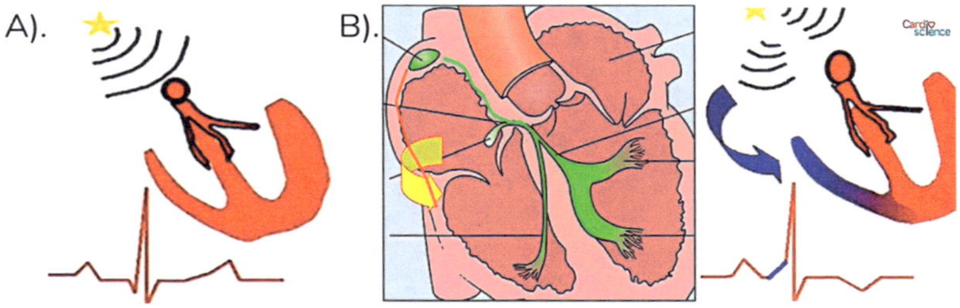

Figura 266. A. Ritmo sinusal y secuencia de conducción normal, B). Secuencia de conducción en el síndrome de Wolff Parkinson White, haz de Kent y complejo QRS con onda delta.

En las condiciones descritas y en presencia del síndrome de WPW, la conducción inicia en el nodo sinusal, el cual conecta con el nodo auriculoventricular a través de los haces internodales normales. El impulso se desplaza al tronco de His y sus ramas, en donde se agota; por el otro lado, el impulso sinusal avanza de manera anterógrada por la vía accesoria a nivel del anillo auriculoventricular y, al final, tanto la vía anómala, como la sinusal, quedan mutuamente anuladas.

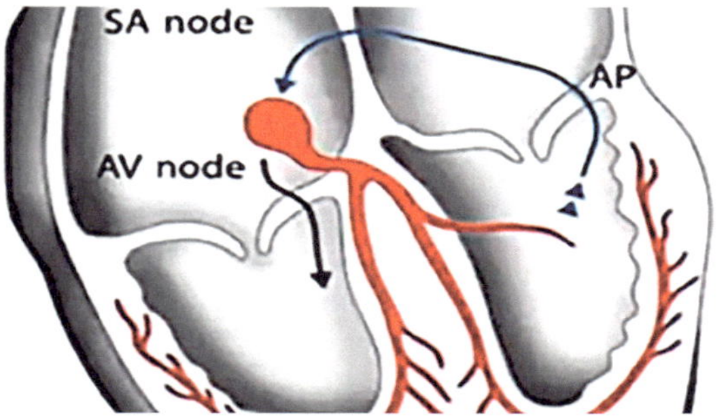

Figura 267. Taquicardia por reentrada auriculoventricular (AVRT): movimiento circular ortodrómico.

Debido a que el camino por la vía accesoria inicia la contracción ventricular fuera del haz de His, el complejo QRS inicial es más ancho de lo normal, con una onda característica, llamada onda delta.

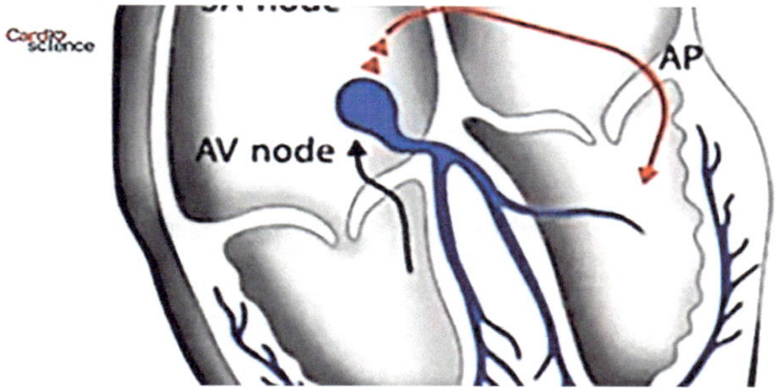

Figura 268. Taquicardia por reentrada auriculoventricular (AVRT): movimiento circular antidrómico.

En el caso de un paciente con síndrome WPW, en ritmo sinusal la conducción será a través tanto del nodo auriculoventricular como del haz de Kent o conexión anómala, es decir, que al mismo tiempo llegan los dos impulsos al ventrículo por el sistema de conducción habitual y por el sistema anómalo. Cuando se genera una reentrada a través del haz anómalo, se conoce como conducción ortodrómica, y genera taquicardia de reentrada auriculoventricular con conducción antihoraria, es decir, llega en impulso de la aurícula al nodo auriculoventricular y regresa por el haz anómalo a la aurícula y vuelve a entrar al nodo auriculoventricular (Fig. 267, 270, 271).

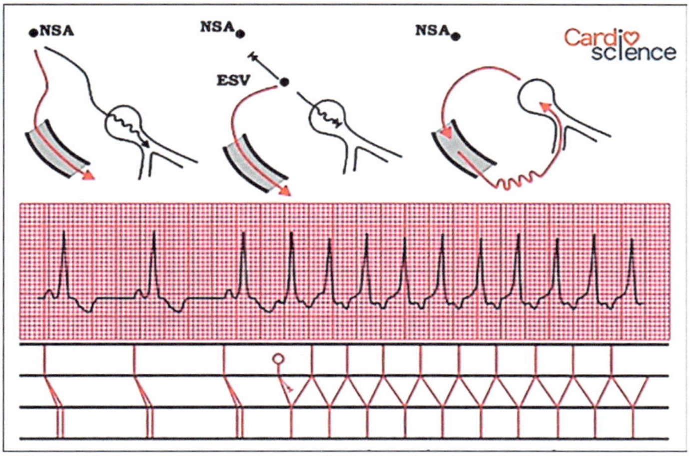

Figura 269. Taquicardia por reentrada auriculoventricular (AVRT): movimiento circular antidrómico con complejos QRS anchos.

Por lo tanto, el circuito en el que interviene la vía accesoria es un circuito de macrorreentrada formado por el sistema normal de conducción específico, la vía accesoria y el tejido auriculoventricular situado entre ellos. Los haces de conexión anómala o vías accesorias, tienen una conducción rápida y un periodo refractario más largo que el del nodo auriculoventricular, lo cual genera un sustrato para la producción de reentrada o macrorreentrada.

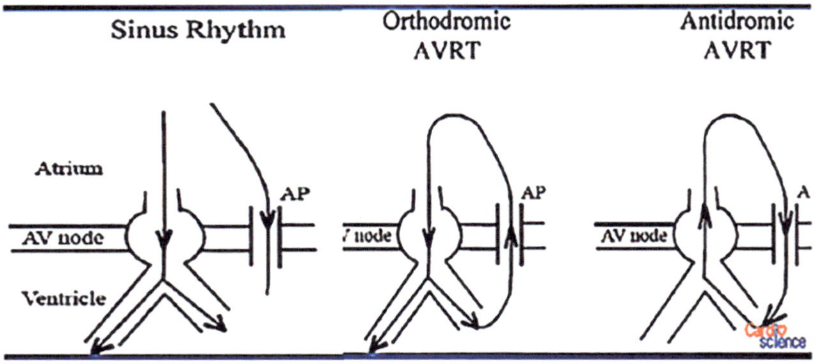

Figura 270. Comparación de la secuencia de activación cardiaca del ritmo sinusal y AVRT, con movimiento circular ortodrómico y antidrómico.

En las taquicardias de reentrada auriculoventricular ortodrómica, los impulsos auriculares se conducen hacia el ventrículo por medio del nodo auriculoventricular, y posteriormente vuelven de manera retrógrada hacia la aurícula por un camino accesorio; una característica distintiva de esta variante es la presencia de complejos QRS regulares y angostos. En las taquicardias de reentrada auriculoventricular con conducción antidrómica, la conducción es retrógrada, es decir, los impulsos auriculares son los que inician la conducción por medio del camino accesorio y penetran a la aurícula, de manera retrógrada, por el nódulo auriculoventricular (Fig. 268, 269 y 270). La conducción antidrómica ocurre en sentido opuesto a la conducción normal a partir de una extrasístole auricular que, a través del haz anómalo, accede al ventrículo y retorna por el sistema eléctrico del tronco de His y nodo auriculoventricular hacia la aurícula para volver iniciar el ciclo y reentrar al ventrículo por el haz anómalo. El ciclo descrito se considera un movimiento circular antidrómico mediado por una vía accesoria y se caracteriza por presentar complejos QRS anchos. (Fig. 269).

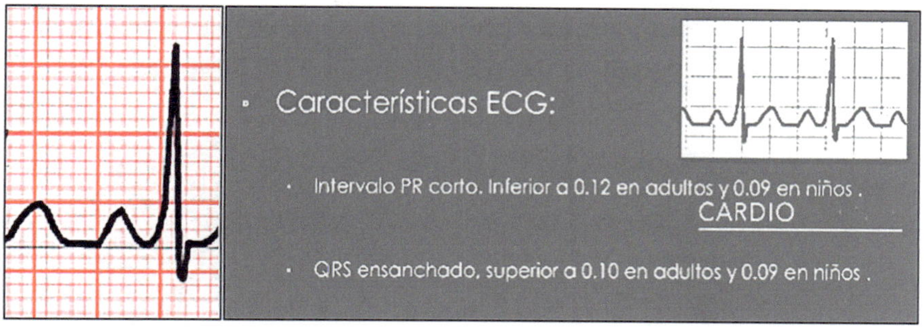

Figura 271. Síndrome de Wolff Parkinson White en ritmo sinusal: intervalo PR corto y onda delta.

En resumen, existen dos tipos de circuito en la macrorreentrada antidrómica causante de la taquicardia reentrante auriculoventricular (AVRT):

- Tipo 1 de conducción antidrómica: se produce cuando el estímulo desciende por la vía accesoria y alcanza el miocardio ventricular, llega a la unión auriculoventricular y conduce por ella en sentido retrógrado hasta la aurícula, desde donde se reinicia el circuito de macrorreentrada. Habitualmente este tipo del movimiento circular antidrómico dura muy corto tiempo, porque el nodo AV no tiene una gran capacidad para la conducción retrógrada (Fig. 270).
- Tipo 2 de conducción antidrómica: consiste en la presencia de dos vías anómalas, una sirve para la conducción auriculoventricular; la otra, para la conducción ventrículo-auricular. La unión auriculoventricular puede conducir tanto en sentido anterógrado como retrógrado.

El síndrome de WPW es una condición en que las señales eléctricas atraviesan una vía adicional anormal, llamada haz de Kent. Ésta puede producir, frecuentemente, problemas del ritmo cardiaco rápido en pacientes pediátricos, y se caracteriza, electrocardiográficamente, por presentar intervalo PR corto, menor a 0. 12 mseg, y onda delta (Fig. 271, 272).

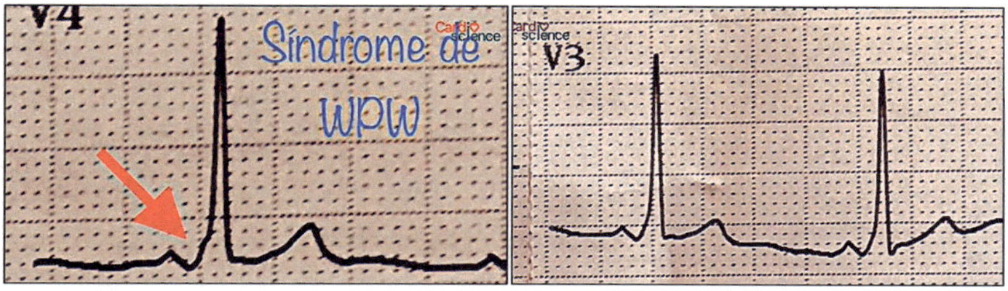

Figura 272. Síndrome de Wolff Parkinson White en ritmo sinusal: características morfológicas de la onda delta.

En el trazo de la Figura 272 se pueden observar las características morfológicas de la onda delta, situada en la primera porción del complejo QRS. Se describe como un ensanchamiento de la primera porción del complejo QRS asociado a una onda P unida al complejo QRS, ya que el intervalo PR es muy corto en esta condición.

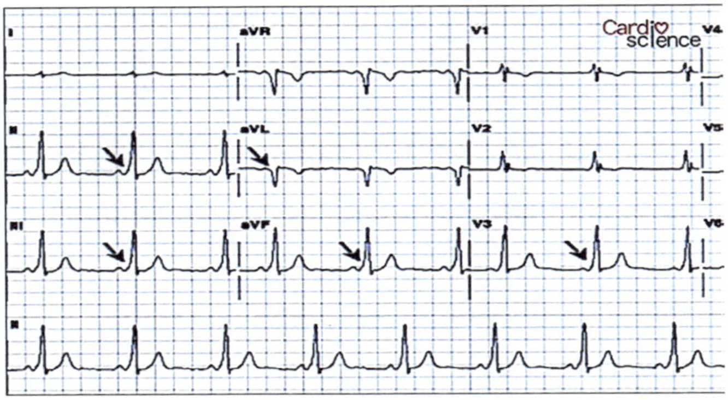

Figura 273. Electrocardiograma de 12 derivaciones asociado a síndrome de Wolff Parkinson White: intervalo PR corto y onda delta (flechas).

En la Figura 273 se presenta un electrocardiograma en ritmo sinusal, con síndrome de WPW, donde la onda delta es señalada con flechas. Cuando el corazón se encuentra en ritmo sinusal normal y no hay macrorreentrada, es sencillo detectar la presencia de onda delta. La localización y distribución del haz anómalo de Kent, en el síndrome de WPW, es muy heterogéneo. La región más frecuentemente afectada es la pared libre del ventrículo izquierdo, con un porcentaje que va del 46 al 60%. Por medio del electrocardiograma de superficie es posible suponer la localización del haz anómalo, de acuerdo con la polaridad de la onda P (Fig. 274 y 275).

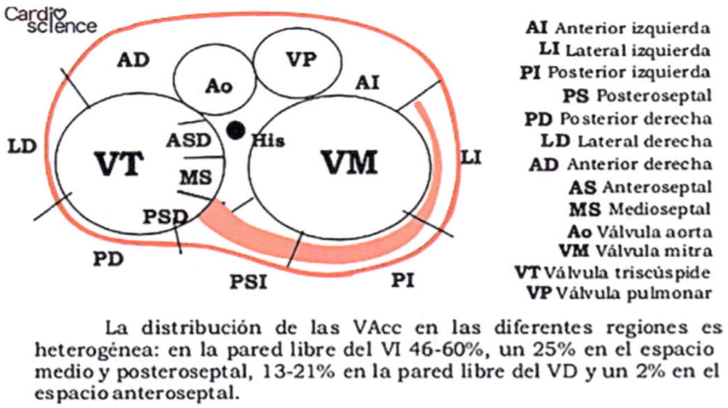

Figura 274. Síndrome de Wolff Parkinson White: localización y distribución del haz anómalo de Kent.

Localización de la VAcc	DI	DII	DIII	AVF	V1
Lateral izquierda	Negativa	Isoeléctrica/ bifásica	Isoeléctrica/ bifásica	Isoeléctrica/ bifásica	Positiva
Posterior izquierda	Negativa	Negativa	Negativa	Negativa	Positiva
Postero-septal	Bifásica	Negativa	Negativa	Negativa	Positiva
Posterior derecha	Positiva	Negativa	Negativa	Negativa	Negativa
Lateral derecha	Positiva	Isoeléctrica/ bifásica	Isoeléctrica/ bifásica	Isoeléctrica/ bifásica	Negativa
Anterior derecha	Positiva	Positiva	Positiva	Positiva	Negativa
Antero-septal	Bifásica	Positiva	Positiva	Positiva	Bifásica
Anterior izquierda	Negativa	Positiva	Positiva	Positiva	Positiva
Medio-septal		Negativa	Negativa	Negativa	Bifásica

En la posteroseptal la P es positiva en aVR y aVL.

Figura 275. Síndrome de WPW: polaridad de la onda P para la localización de la vía accesoria o haz de Kent, durante la AVRT.

Por lo tanto, la taquicardia por reentrada auriculoventricular con conducción ortodrómica es otra modalidad de taquicardia con QRS angosto que depende, para su generación y mantenimiento, de la aurícula y el ventrículo, mediada por el haz de Kent, de James o Mahaim (Fig. 276).

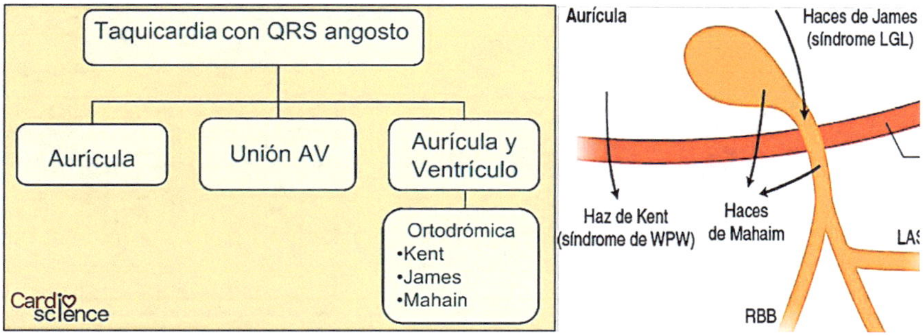

Figura 276. AVRT: Haces o conexiones anómalas que participan en la macro reentrada.

El concepto de patente de preexcitación presenta una prevalencia del 0.15 al 0.25% de la población y se origina cuando existen datos electrocardiográficos de síndrome de WPW, es decir, presenta onda delta e intervalo PR corto. El síndrome de preexcitación ocurre cuando, además de la patente mencionada, existen antecedentes de taquicardia supraventricular paroxística y antecedentes de síncope o muerte súbita reanimada (Fig. 886).

PATENTE DE PRE-EXCITACIÓN
• Pre-excitación en el ECG
• Prevalencia 0.15% en la población y 0.55% en familiares de 1er grado
SINDROME DE PRE-EXCITACIÓN
PATENTE DE PRE-EXCITACIÓN VENTRICULAR
Antecedentes de: • Arritmia supraventricular • Síncope o Muerte Súbita reanimada
CardioScience

Figura 277. Síndrome De Wolff Parkinson White: patente de preexcitación y síndrome de preexcitación.

La Figura 278 muestra, en el panel superior, el mecanismo electrofisiológico para la generación de la AVRT, el cual, se relaciona con el trazo electrocardiográfico resultante y la secuencia de activación. Es importante recordar que la macrorreentrada inicia con una extrasístole que bloquea el haz anómalo y favorece la retroconducción del impulso del ventrículo a la aurícula para iniciar el movimiento circular.

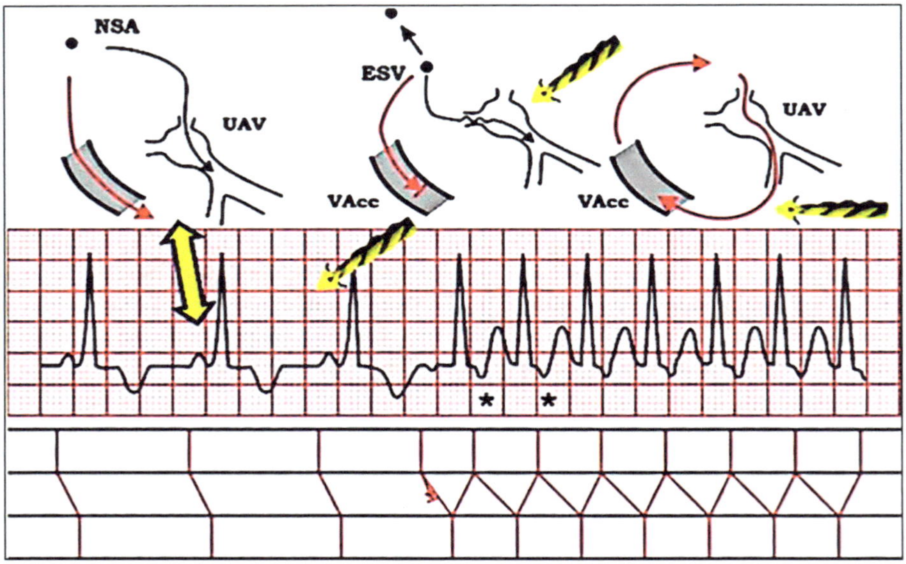

Figura 278. AVRT: Se presenta la macrorreentrada a causa de una extrasístole que bloquea unidireccionalmente el haz de Kent.

Los hallazgos de taquicardia por reentrada auriculoventricular se describen en la Figura 279, son: ausencia de onda P típica, existe onda P pero es retroconducida y atípica, la frecuencia cardiaca es regular, entre 150 y 250 lpm, el inicio es después de una o dos extrasístoles supraventriculares, y el final es con un complejo QRS no conducido hacia las aurículas por la vía accesoria. Los complejos QRS no son anchos, son menores de 0.12 mseg, existe frecuentemente alternancia del complejo QRS o complejos QRS de diferentes voltajes, ondas P separadas del complejo QRS, la relación RP entre la PR es mayor de uno, o sea, es un RP corto, por lo tanto mide menos del 50% del intervalo RR, pero más de 0.10 mseg después de la inscripción de la onda R.

En la Figura 280, se esquematiza el método para la localización de la onda P y conocer su polaridad, en casos de taquicardia por reentrada auriculoventricular y consiste en trazar una línea del punto J al vértice de la onda T.

- Ausencia de onda P.
- FC regular: 150-250 lpm.
- Inicio: luego de 1-2 ESV.
- Finaliza: con un complejo QRS.
- Complejos QRS: < 0,12 seg.
- Alternancia del QRS: frecuente.
- Onda P: separada del QRS.
- Relación R-P' / P'-R: >1.

Figura 279. Hallazgos electrocardiográficos de la taquicardia por reentrada auriculoventricular (AVRT).

El primer gráfico corresponde a ritmo sinusal, es fácil localizar la onda P. En el segundo se traza la línea imaginaria entre el punto J y el vértice de la T; la onda P está por arriba de esa línea, por lo tanto, es positiva; en el segundo caso, es bifásica, porque está arriba y abajo; en el tercer caso es negativa.

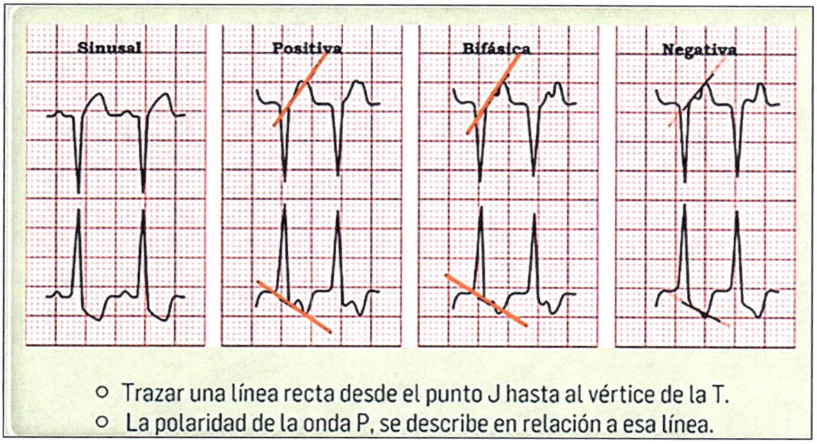

Figura 280. AVRT: método para la localización de la onda P y conocer su polaridad.

En la Figura 281 se analiza el trazo electrocardiográfico de una taquicardia por reentrada auriculoventricular ortodrómica, donde la onda P, típica, está ausente, pero existe una onda P atípica, localizada después del complejo QRS, la frecuencia cardiaca es de 180 lpm, el complejo QRS es angosto, mide 0.09 mseg, la distancia del intervalo RP es de 0.14 mseg (es un intervalo mayor de 0.10 mseg). La onda P es positiva en las derivaciones DII, DIII y aVf, el complejo QRS es alternante, es decir, alternan complejos grandes y pequeños y además hay intervalo ST infradesnivelado de V2 a V6.

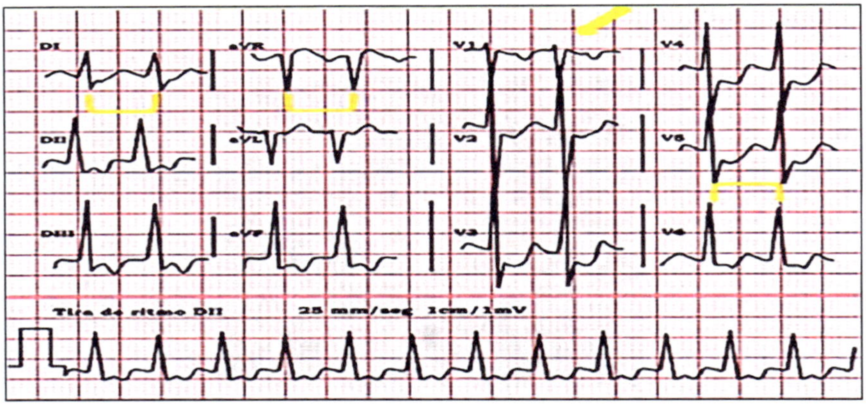

Figura 281. AVRT con conducción ortodrómica: Electrocardiograma de 12 derivaciones.

La Figura 292 muestra otro ejemplo de taquicardia por reentrada auriculoventricular con conducción ortodrómica, con ausencia de la **onda P o no** es posible identificarla, conduce con una frecuencia cardiaca de 200 lpm, el complejo QRS es angosto, mide 0.09 mseg, existe infradesnivel del ST en las derivaciones de la cara inferior y de V4 a V6, el complejo QRS es alternante, muy obvio en la derivación de DII, trazo lago, signo patognomónico de la existencia de una vía accesoria.

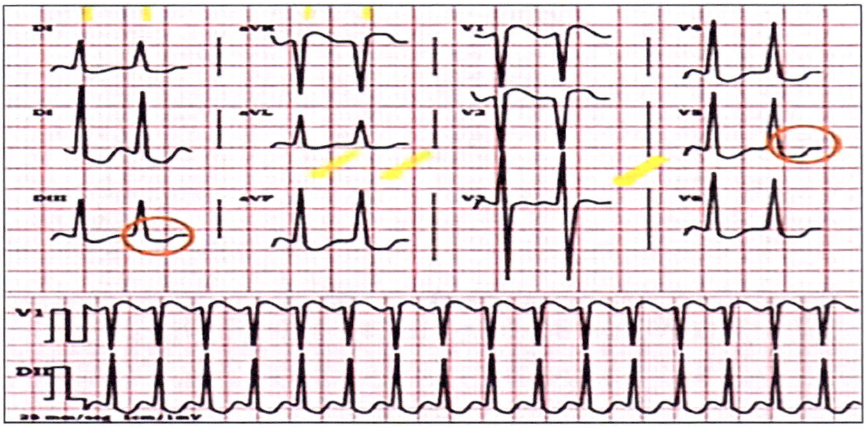

Figura 282. Electrocardiograma de 12 derivaciones con AVRT, conducción ortodrómica y QRS alternante en la derivación DII.

Otro caso de taquicardia por reentrada nodal con movimiento ortodrómico se ejemplifica en la Figura 283, donde existe ausencia de la onda P, con frecuencia cardiaca de 190 lpm, complejo QRS estrecho, infradesnivel del ST en V4 a V6, que, como muestra la derivación DII del grafico inferior, con la administración de adenosina IV se logra la recuperación a ritmo sinusal.

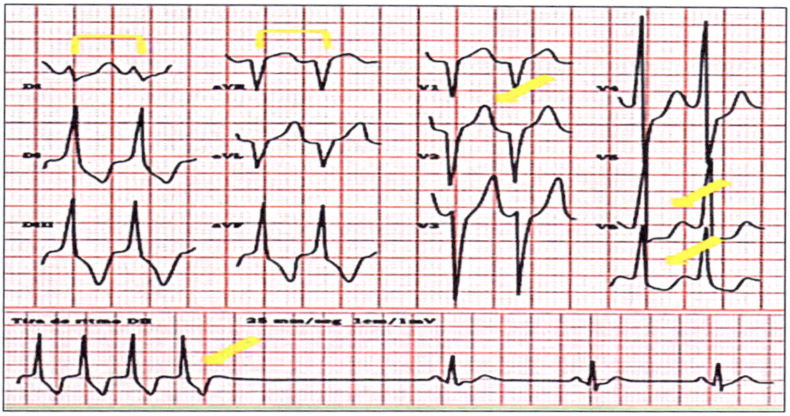

Figura 283. Electrocardiograma de 12 derivaciones, con AVRT con conducción ortodrómica, revertida con adenosina intravenosa.

Las características distintivas para el diagnóstico diferencial entre la taquicardia por reentrada en la unión auriculoventricular (AVNRT) y la taquicardia por reentrada auriculoventricular (AVRT), se resumen en la Figura 284.

Es muy importante determinar el riesgo de síncope y muerte súbita en presencia de preexcitación ventricular. En estos casos, como se describe en la Figura 284, la medición del RR tiene relación directa con el riesgo de muerte súbita y síncope, el cual será mayor si el intervalo RR es menor de 220 mseg, alto de 220 a 250 mseg y bajo cuando es mayor de 300 mseg. Este dato es útil para dar un pronóstico.

Hallazgo ECG	TRUAV	TRAV
QRS alternante	Raro	Común
P' R inicial	Prolongado	Normal
Localización de P'	Dentro del QRS Pseudo s o r'	Separada del QRS
Polaridad de P	Negativa en DII, DIII y aVF	P (-) en DI = VA
Aberrancia	Raro	Frecuente
FC (c/ aberrancia)	No cambia	La FC disminuye si BR ipsilateral a la VA
Conducción AV	Habitualmente 1:1	Siempre 1:1

Riesgo	R-R más corto
Muy alto	< 220 mseg.
Alto	220 - 250 mseg.
Mediano	250 - 300 mseg.
Bajo	> 300 mseg.

Figura 284. Parámetros útiles para el diagnóstico diferencial entre AVRT y AVNRT y riesgo de síncope o muerte súbita por preexcitación ventricular.

FIBRILACIÓN AURICULAR PREEXCITADA

La asociación de fibrilación auricular y reentrada auriculoventricular por una vía accesoria o síndrome de WPW, se denomina fibrilación auricular preexcitada. En los pacientes con síndrome de WPW y fibrilación auricular, puede producirse una conducción rápida, por la vía accesoria anómala, con preexcitación ventricular. La fibrilación auricular preexcitada puede derivar en fibrilación ventricular y paro cardiaco (Fig. 285). La prevalencia de fibrilación auricular, en los pacientes con síndrome de WPW es más alta de lo habitual en ausencia de una cardiopatía orgánica; aunque todavía se desconoce el mecanismo exacto, se ha propuesto que la presencia de la vía accesoria en sí y la activación retrógrada de las aurículas, durante la taquicardia supraventricular ortodrómica, desempeñan un papel importante en la iniciación de la fibrilación auricular.

Por razones que no son completamente conocidas, la fibrilación y el flutter auricular son más frecuentes en las personas con preexcitación ventricular. Es bien conocido que el nodo auriculoventricular ejerce, de forma fisiológica, una función de filtro, como lo demuestra la Figura 286, de tal forma que, si el número de impulsos auriculares que recibe es muy elevado, muchos de ellos no son propagados a través de él y se bloquean, lo cual se presenta, típicamente, durante los periodos de fibrilación o el aleteo auricular, ello limita la respuesta ventricular.

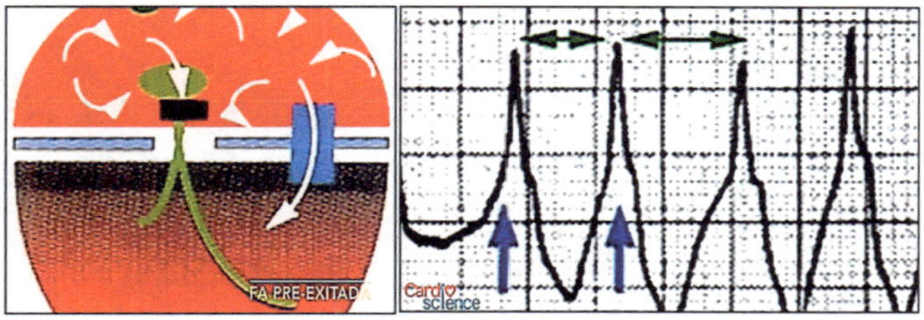

Figura 285. Fibrilación auricular preexcitada: secuencia de activación y morfología del complejo QRS (sin onda P, arrítmicos y ensanchados).

Las vías accesorias del WPW, al estar constituidas por fibras miocárdicas de trabajo, ejercen menor función de filtro de impulsos auriculares, lo que condiciona que se puedan producir respuestas ventriculares de frecuencia muy elevada. En los síndromes de preexcitación, debido a que la conducción a través de las vías accesorias es auriculoventricular predominante o exclusiva durante periodos de fibrilación auricular, la respuesta ventricular es muy rápida, incluso con una relación 1:1 en presencia de aleteo auricular, situación eléctrica que se denomina fibrilación auricular o flutter auricular preexcitado, condición que pone en peligro la vida por su potencial migración a fibrilación ventricular.

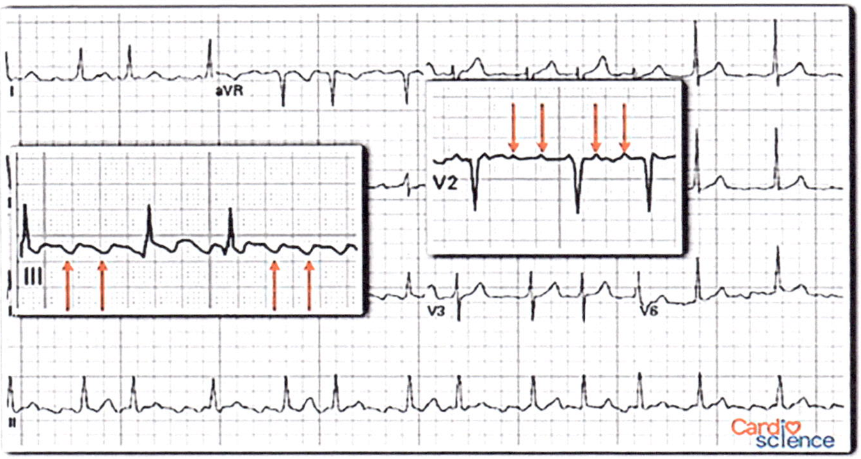

Figura 286. Electrocardiograma con flutter auricular y conducción variable, por efecto de filtro del nodo auriculoventricular.

La Figura 287 muestra trazos electrocardiográficos con complejos QRS anchos e intervalo R-R variable que corresponden a fibrilación auricular preexcitada.

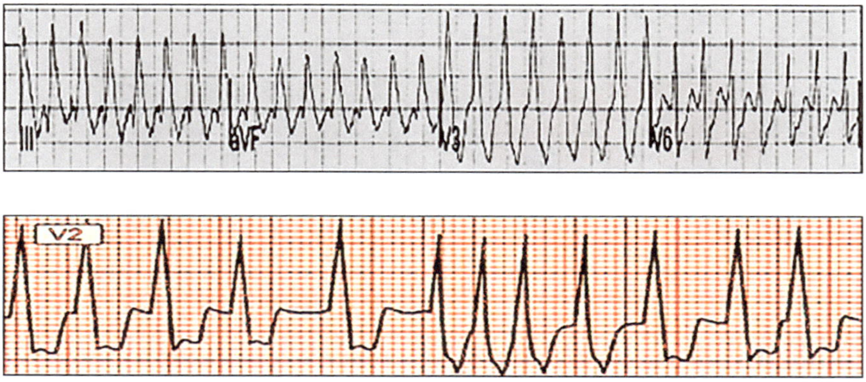

Figura 287. Fibrilación auricular preexcitada: intervalo R-R variable y complejos QRS anchos.

La Figura 288 muestra el trazo de fibrilación auricular preexcitada, ésta evoluciona a fibrilación ventricular después de la administración de verapamilo, resuelta exitosamente con desfibrilación eléctrica.

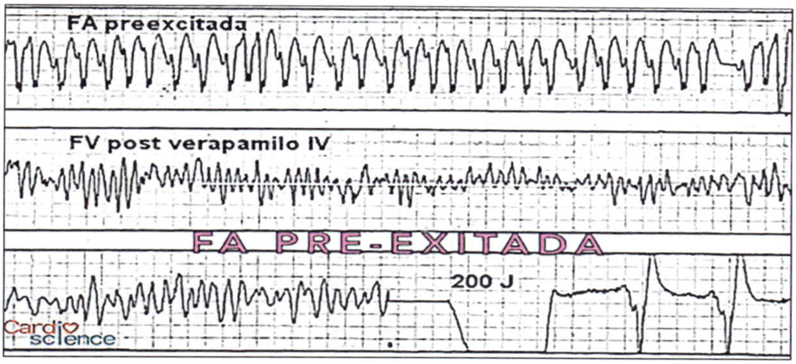

Figura 288. Fibrilación auricular preexcitada que evoluciona a fibrilación ventricular, por el uso de verapamilo, corregida con desfibrilación eléctrica con descarga de 200 j.

Por lo tanto, el síndrome de WPW, se puede expresar electrofisiológicamente como taquicardia ortodrómica cuando el impulso del movimiento circular de reentrada sigue la misma dirección que la vía habitual de conducción del nodo auriculoventricular, hacia los ventrículos. Otra alternativa es que el WPW presente movimiento circular antidrómico correspondiente al movimiento inverso de la conducción habitual del impulso, esto es que se desplace de los ventrículos hacia el nodo AV, hacia la aurícula, y regrese al ventrículo por la vía accesoria, finalmente, es la fibrilación auricular preexcitada, caracterizada por un complejo QRS ensanchado, aberrante, con variación del intervalo RR (Fig. 289).

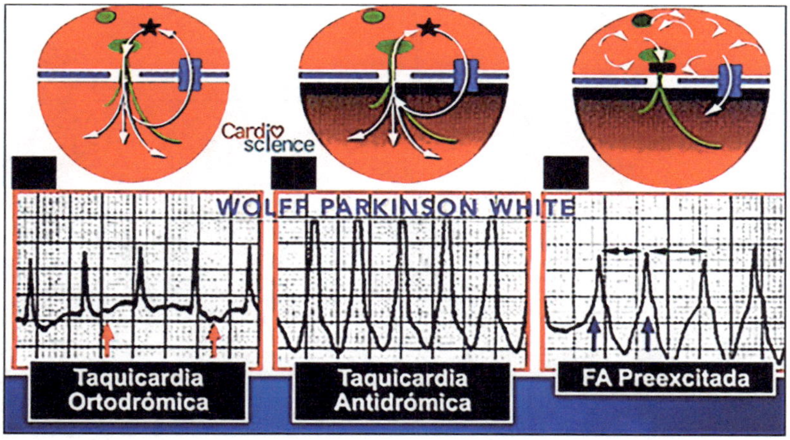

Figura 289. Posibilidades del movimiento de macro reentrada en el síndrome de WPW y morfología electrocardiográfica.

En la Figura 290 se grafica la secuencia de activación del síndrome de WPW cuando se encuentra en ritmo sinusal, existe onda P, el intervalo PR es corto, y el inicio del complejo QRS presenta onda delta, la cual representa la conducción a través de la vía accesoria que, finalmente, se fusiona al latido del impulso que llega al ventrículo a través del nodo y las ramas de del haz de His. Se representa en el gráfico que las dos vías de acceso terminan fusionándose sin que se produzcan reentradas. En estas condiciones la manifestación del WPW es intervalo PR corto con onda delta o ensanchamiento inicial del complejo QRS.

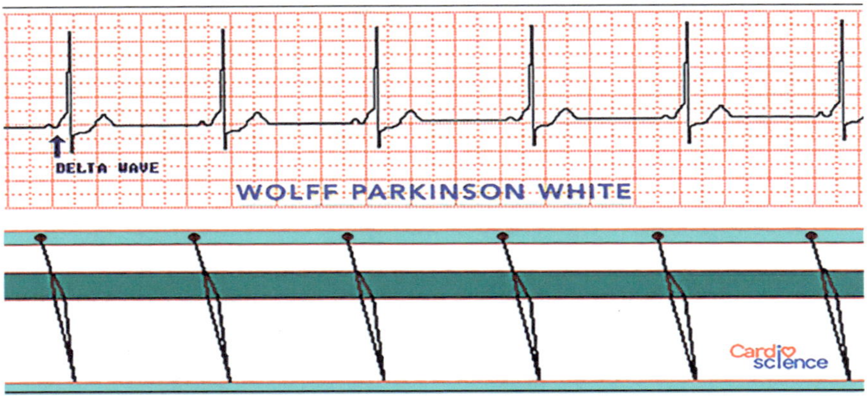

Figura 290. Posibilidades del movimiento de macrorreentrada en el síndrome de WPW y morfología electrocardiográfica.

El trazo electrocardiográfico de la Figura 291 muestra complejos QRS anchos, con onda delta negativa, especialmente visible en la derivación DII. En este caso, además de la onda delta negativa, existe una extrasístole supraventricular y el intervalo PR es corto, en esta condición no hay taquicardia supraventricular, es un síndrome de WPW en ritmo sinusal.

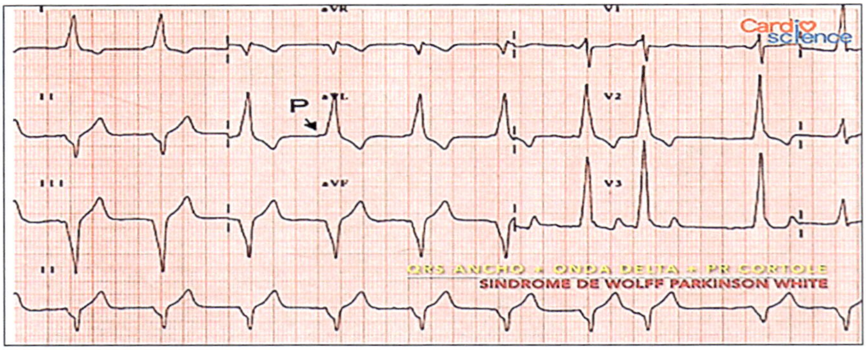

Figura 291. Síndrome de WPW y morfología electrocardiográfica de la onda delta negativa en la derivación DII.

Como ilustra la Figura 292, cuando se genera un movimiento circular antidrómico a través de la vía accesoria, se producen complejos QRS anchos, en cambio, la vía ortodrómica se caracteriza por presentar complejos QRS angostos, ya que, en este caso, la conducción anterógrada es por la vía normal.

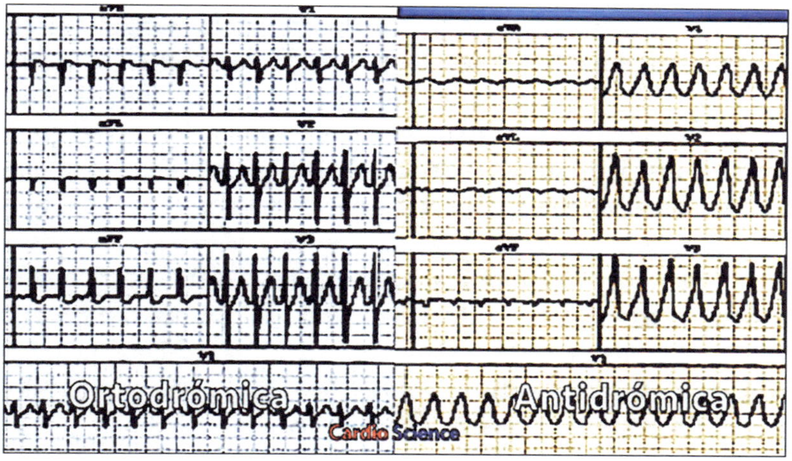

Figura 292. Comparación de la morfología electrocardiográfica en taquicardia por reentrada auriculoventricular con conducción ortodrómica y antidrómica.

La Figura 293 muestra el electrocardiograma con fibrilación auricular preexcitada, en donde el ritmo ventricular es muy rápido e irregular con complejos QRS anchos preexcitados, pero, además, los complejos QRS son muy parecidos entre sí, este es un dato importante para el diagnóstico diferencial con taquicardia ventricular polimórfica: en la tira del ritmo, del panel inferior, se presentó un complejo QRS estrecho, marcado con asterisco, fenómeno típico de la fibrilación auricular preexcitada, donde se intercalan, ocasionalmente, este tipo de latidos no preexcitados.

La fibrilación auricular preexcitada es una situación grave, sobre todo si cursa con mala la tolerancia clínica, debe realizarse cardioversión eléctrica inmediata, pero si es bien tolerada, es aceptable usar fármacos antiarrítmicos de clase 1, especialmente la procainamida, que a medida que va bloqueando la vía accesoria, reduce la frecuencia ventricular y produce un mayor número de complejos QRS estrechos, con este fármaco eventualmente se recupera el ritmo sinusal. Un fármaco alternativo es la flecainida intravenosa. Si el tratamiento farmacológico falla, lo más seguro es la cardioversión eléctrica. Algunos fármacos usados para el control de frecuencia de episodios de fibrilación auricular pueden ser deletéreos en pacientes con preexcitación, entre los más conocidos están: digoxina, verapamilo, diltiazem y adenosina.

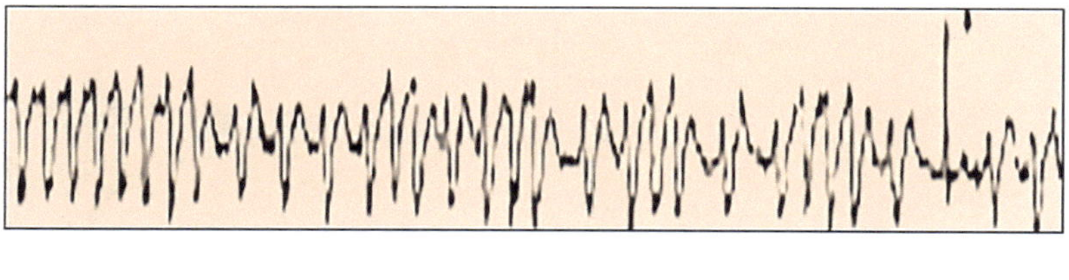

Figura 293. Trazo electrocardiográfico de fibrilación auricular preexcitada, con latidos ocasionales no preexcitados (*).

Se han reportado casos en los que ocurrió fibrilación ventricular tras la administración de amiodarona intravenosa en pacientes con fibrilación auricular preexcitada, lo cual nos obliga a considerar a la amiodarona como un fármaco proscrito en la fibrilación auricular preexcitada, de ahí que la ablación sea el tratamiento de elección en todos los pacientes con fibrilación auricular preexcitada antes del alta hospitalaria, ya que, diversos estudios en pacientes con presentación ventricular que sufrían una parada cardiaca, demostraron que el mecanismo de ésta era la aparición de fibrilación auricular preexcitada con respuesta ventricular rápida. Ésta degeneraba en fibrilación ventricular. Una condición necesaria para la cascada de eventos descritos es que la vía accesoria permita la conducción de impulsos a elevada frecuencia, por eso numerosos estudios han focalizado su análisis en las propiedades electrofisiológicas de las vías accesorias.

MÉTODOS PARA EL DIAGNÓSTICO DIFERENCIAL DE LAS TAQUICARDIAS PAROXÍSTICAS SUPRAVENTRICULARES

Las taquicardias supraventriculares, de acuerdo con la clasificación de la Sociedad Europea de Cardiología, son básicamente: taquicardia auricular, taquicardia de la unión auriculoventricular y taquicardia por reentrada auriculoventricular. En el plano auriculoventricular, básicamente son: la taquicardia paroxística por reentrada nodal tipo común y no común, y la taquicardia auriculoventricular con conducción ortodrómica y antidrómica (Fig. 294).

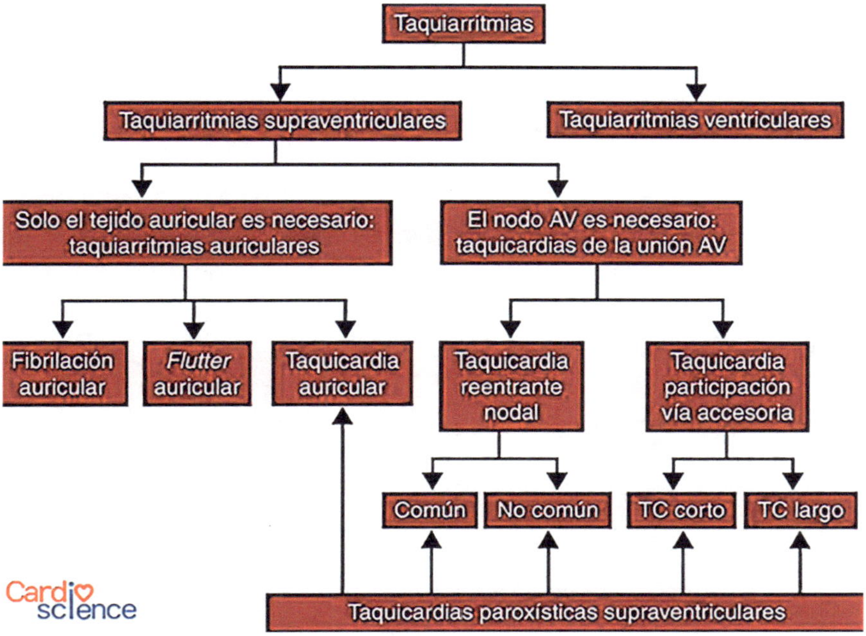

Figura 294. Clasificación de las taquiarritmias en general.

La taquicardia de la unión auriculoventricular (Fig. 295) es poco frecuente, por lo tanto, no la analizaremos con profundidad, no es en sí una taquicardia paroxística y obedece al aumento focal del automatismo dentro del nodo auriculoventricular, por lo tanto, solamente analizaremos el diagnóstico diferencial de las taquicardias paroxística supraventiculares, las cuales son:

- Taquicardia auricular monofocal (unifocal, ectópica), o AT.
- Taquicardia reentrante del nodo auriculoventricular, o AVNRT.
- Taquicardia reentrante auriculoventricular mediada por haz anómalo o preexcitación, o AVRT.

La taquicardia reentrante del nodo auriculoventricular (AVNRT) presenta dos variedades, la común, que es la más frecuente o lenta-rápida, y la no común o rápida-lenta que es muy poco frecuente.

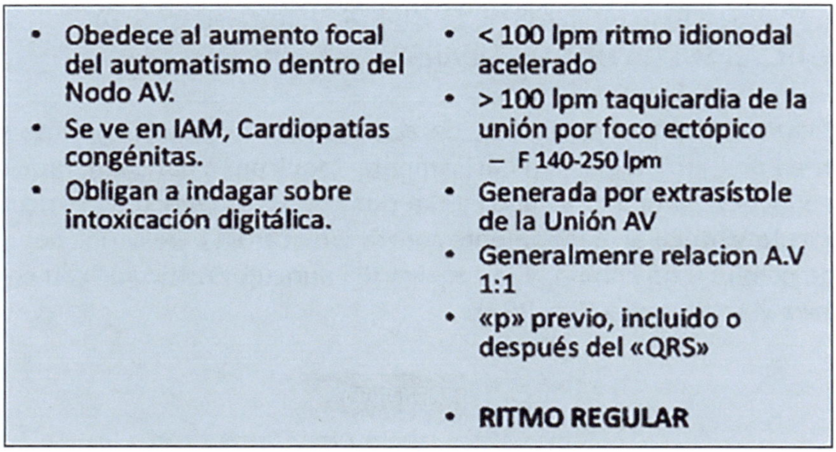

Figura 295. Características de la taquicardia de la unión auriculoventricular (poco frecuente).

La taquicardia con participación de haz anómalo o taquicardia por reentrada auriculoventricular (AVRT) incluye, básicamente, al síndrome de Wolff Parkinson White (WPW) con conducción ortodrómica, que es lo más común, y la conducción antidrómica, poco frecuente (Fig. 296).

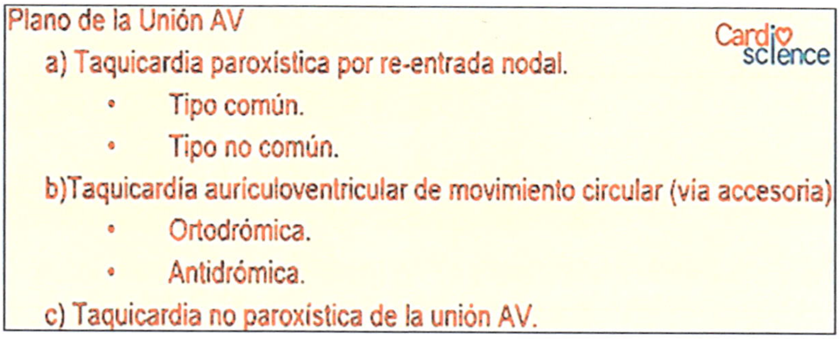

Figura 296. Taquicardias supraventriculares dependientes de la unión auriculoventricular.

Los parámetros más importantes para hacer el diagnóstico diferencial durante una taquicardia paroxística supraventricular y su respuesta a la intervención mecánica o farmacológica son, básicamente:

- Determinar, durante la taquicardia, la presencia de onda P, antes o después del complejo QRS o la ausencia de ésta. En caso de que no se identifique una onda P, el diagnóstico es de reentrada del nodo auriculoventricular.
- Clasificarlas de acuerdo con la duración del complejo QRS, en aquellas con QRS ancho o angosto.
- Catalogarla en regular o irregular, de acuerdo con su ritmicidad.

- Medir la longitud de los intervalos RP y PR y conocer su relación. Cuando hay presencia de onda P y el intervalo RP es menor que el intervalo PR, la reentrada es a nivel del nodo auriculoventricular o corresponde a reentrada auriculoventricular, que usa vía accesoria. En caso de que el intervalo RP sea mayor que el PR, puede deberse a: taquicardia auricular focal, reentrada auriculoventricular por vía accesoria antidrómica, o una forma poco común de reentrada auriculoventricular (Fig. 297, 298).
- Identificar la presencia de ondas P y su relación con los complejos QRS, es decir, si existe bloqueo AV de segundo grado (más ondas P que complejos QRS).
- Identificar la presencia de alternancia eléctrica.

Todos los puntos diagnósticos mencionados los analizaremos con detalle en este módulo.

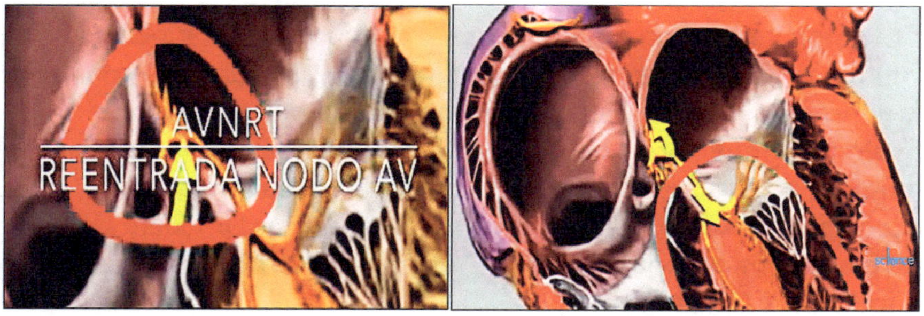

Figura 297. Taquicardias supraventriculares por reentrada en el nodo AV (AVNRT).

En la Figura 297 se grafica una reentrada del nodo auriculoventricular, la cual se genera a nivel del nodo y el tejido perinodal por una vía, frecuentemente lenta, que gira y manda un impulso hacia la aurícula y hacia el ventrículo casi al mismo tiempo, de ahí que, en este tipo de reentrada, la onda P está oculta en el complejo QRS. En el síndrome de Wolf Parkinson White, por la presencia de un haz anómalo, existe un latido de fusión de las dos vías de conducción o frentes de onda del impulso eléctrico que parte del nodo sinusal y viaja tanto por el nodo auriculoventricular como por el haz anómalo, a los ventrículos. El tratamiento electrofisiológico, a través de ablación de la zona que genera la arritmia, es posible tanto en la taquicardia auricular como en la taquicardia por reentrada en el nodo AV y por un haz anómalo. En la Figura 298 se representa, esquemáticamente, el comportamiento de la onda P y los intervalos RP y PR en las taquicardias supraventriculares.

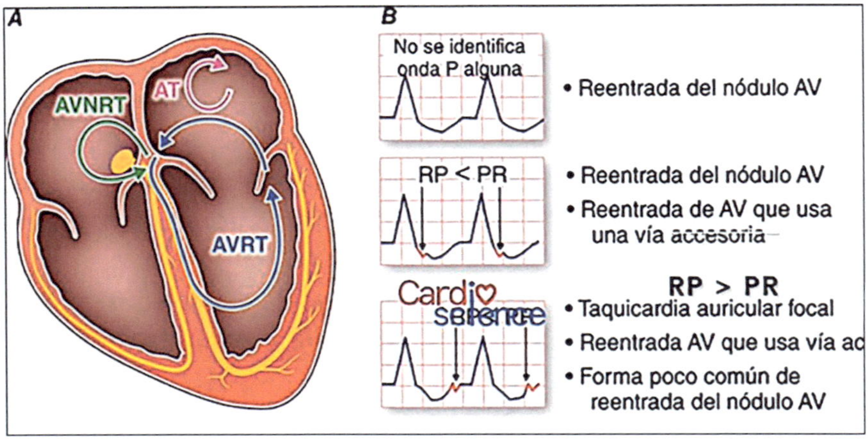

Figura 298. Comportamiento de la onda P y los intervalos RP y PR, en las taquicardias supraventriculares paroxísticas dependientes de la aurícula y la unión auriculoventricular.

La taquicardia auricular (AT) inicia con un impulso en la aurícula que se disemina y pasa al ventrículo, originando una reentrada dentro de la aurícula desde donde parten múltiples impulsos al ventrículo, cuya frecuencia depende de la activación del nodo auriculoventricular. Éste solo dejará pasar algunos impulsos, así protegerá al ventrículo de frecuencias excesivamente altas que pueden provocar la muerte. Por lo tanto, el nodo auriculoventricular presenta, como importantes características, que late lento y su latido es decremental, es decir, si el impulso a nivel auricular se genera con una frecuencia de 300 lpm, el nodo AV va a conducir con una relación 2:1 (150 lpm) o 3:1 (100 lpm).

MEDICIÓN DEL INTERVALO RP Y PR EN LAS TAQUICARDIAS SUPRAVENTRICULARES

La medición del intervalo RP solo se utiliza cuando existe taquicardia supraventricular, y como se documenta en la Figura 299, este intervalo se mide desde el inicio de la onda R hasta el inicio de la onda P. En las Figuras 299 y 300, se detalla objetivamente la medición del intervalo RP. En el gráfico 299-C se documenta un intervalo RP largo, que se extiende del inicio de la onda R, al inicio de la onda P. En La Figura 299-A, el intervalo RP se considera corto, ya que mide menos de 70 mseg, pero, para fines prácticos, RP corto es aquel que mide menos de la mitad (50%) del ciclo del intervalo R-R; el intervalo RP largo es cuando mide más de la mitad del ciclo del intervalo R-R.

En la Figura 300 se analiza un trazo donde la frecuencia cardiaca aproximada es de 150 lpm, el intervalo RR mide 400 mseg, el 50% de este intervalo es 200 milisegundos, si el intervalo RP es menor de 100 mseg, que es el 50 %, se dice que el intervalo RP es corto, pero si mide más de 100 mseg, el intervalo RP largo.

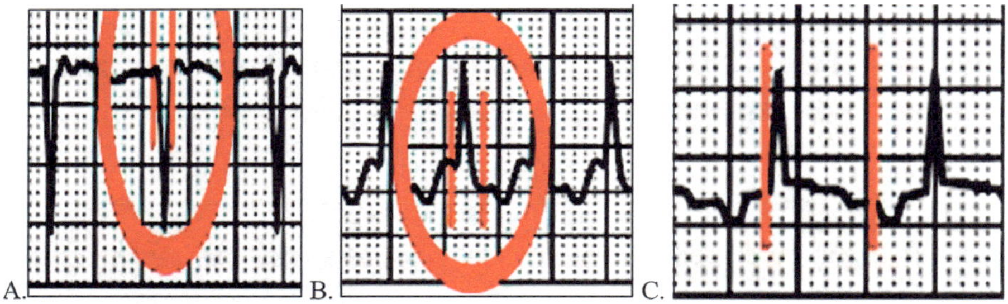

Figura 299. Medición del intervalo RP (del inicio de la onda R a el inicio de la onda P): A.RP corto < 70 mseg, B.RP corto > 70 mseg , C.RP largo > 50% del intervalo R-R.

En el ejemplo de la Figura 299-A, el intervalo RP mide menos de 70 mseg, por lo tanto, se considera un intervalo RP corto y se hace el diagnóstico de taquicardia por reentrada del nodo auriculoventricular (AVNRT).

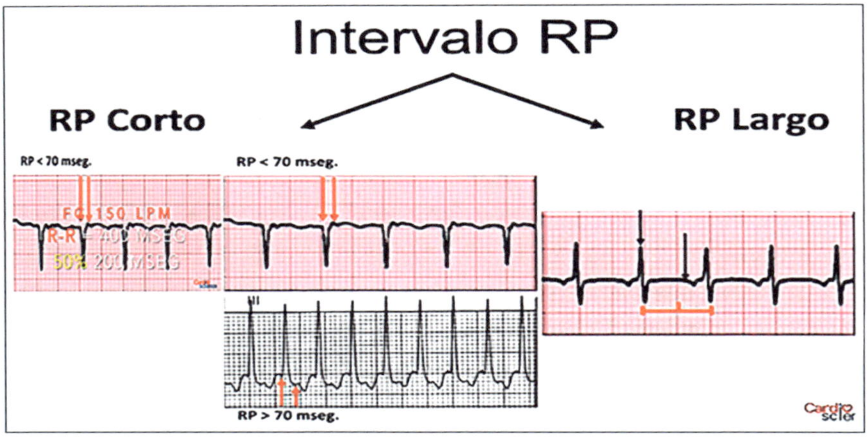

Figura 300. Intervalo RP: largo y corto.

En las Figuras 299, 300 y 301 se analiza con detalle la medición del intervalo RP, característico de la AVNRT. Un RP corto, pero mayor de 70 mseg, constituye el diagnóstico de taquicardia por reentrada auriculoventricular (AVRT) asociado a un haz anómalo por síndrome de WPW o un síndrome de preexcitación, el cual se manifiesta por intervalo PR corto, pero mayor de 70 mseg, es decir, menor del 50% del intervalo R-R y mayor de 70 mseg; en este caso, la onda P se encuentra localizada, habitualmente, en el segmento el ST, deformándolo (Fig. 299-B).

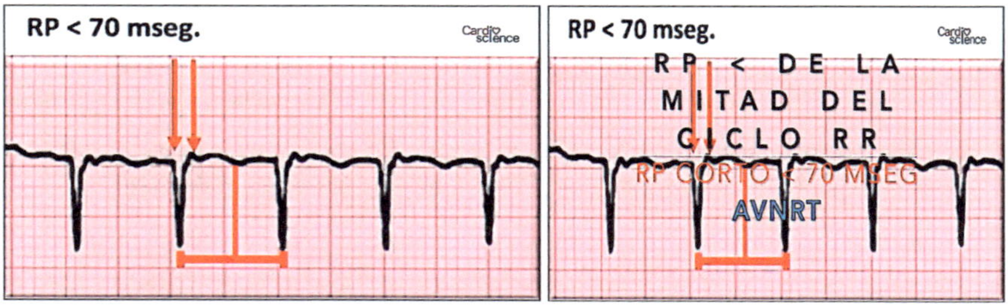

Figura 301. Medición del intervalo RP en la taquicardia por reentrada en el nodo aurículo-ventricular (AVNRT): corto < de 70 mseg o < de la mitad del interavlo R-R.

Las Figuras 299-C y 302 muestran un ejemplo de intervalo RP largo, ya que este ocupa más de la mitad de la longitud del ciclo RR; se aprecia cómo la distancia del intervalo RP rebasa la mitad del ciclo R-R, lo cual constituye el diagnóstico de taquicardia auricular ectópica o unifocal (AT).

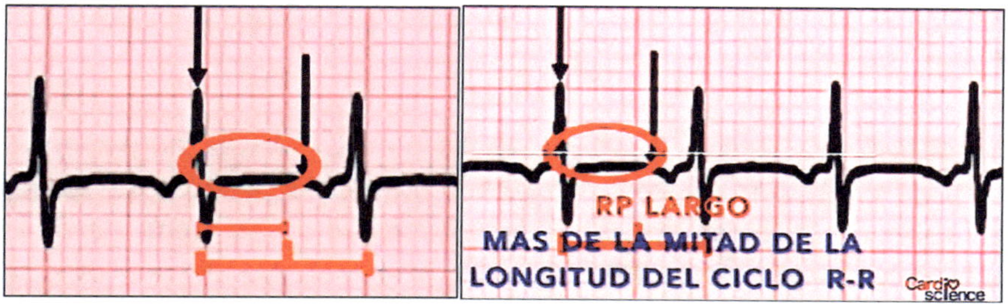

Figura 302. Taquicardia auricular ectópica e intervalo RP: intervalo RP lárgo > de 70 mseg o > de la mitad del interavlo R-R.

En el trazo electrocardiográfico de la Figura 302 existe una onda P antes del complejo QRS, el intervalo RP es largo (porque es superior al 50% del ciclo del intervalo R-R), por lo tanto, se trata de taquicardia auricular ectópica (AT). En la Figura 303 nuevamente se presenta con detalle la medición del intervalo RP, en la AT.

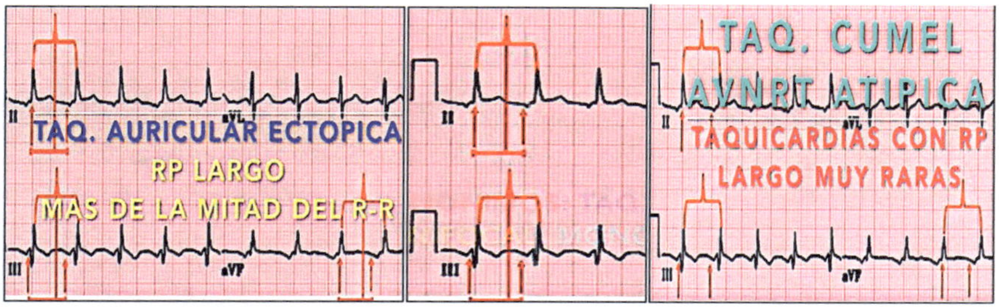

Figura 303. Intervalo PR largo > de 70 mseg o > 50% interavalo R-R en la taquicardia auricular ectópica, y taquicardiias poco frecuentes (Cumel y AVNRT no común).

Las taquicardias supraventriculares poco comunes asociadas a intervalo RP largo son la taquicardia de Cumel y la taquicardia por reentrada en el nodo auriculoventricular (AVNRT) del tipo no común o atípica. Para fines prácticos, éstas no se consideran como diagnóstico inicial ante la presencia de taquicardia supraventricular con intervalo RP largo, esto es debido a su frecuencia: la taquicardia auricular ectópica debe ser el diagnóstico inicial. Otros diagnósticos se dejan a los especialistas en electrofisiología (Fig. 303, 304).

LA IMPORTANCIA DE IDENTIFICACIÓN DE LA ONDA P EN LAS TAQUICARDIAS SUPRAVENTRICULARES

Para el análisis de las taquicardias supraventriculares es importante conocer la técnica para localizar la onda P en los trazos electrocardiográficos. En presencia de taquicardia supraventricular, la onda P debe buscarse en las áreas que se localizan antes y después del complejo QRS. La Figura 304, muestra un trazo electrocardiográfico con taquicardia paroxística supraventricular, donde la onda P se localiza en las derivaciones V1, DI y DII.

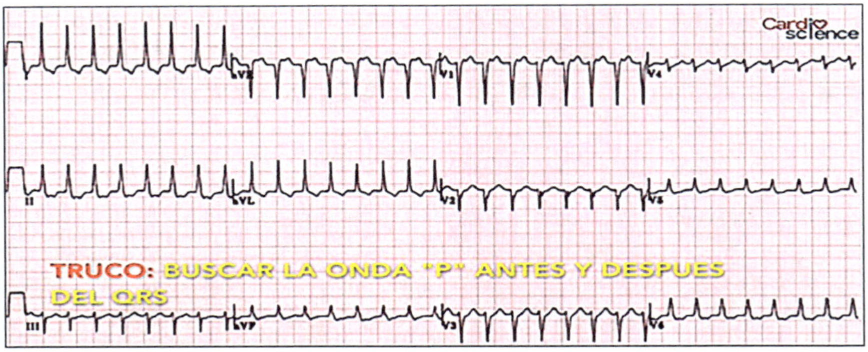

Figura 304. Identificación de la onda P en la taquicardia supraventricular: antes o después de QRS en las derivaciones DII y V1.

Como muestran las Figuras 305 y 306, las ondas P se encuentran después del complejo QRS, formando parte de él, donde genera una onda pseudo-R que deforma al complejo de la derivación V1 antes del segmento ST, este hallazgo constituye el diagnóstico de taquicardia por reentrada en el nodo auriculoventricular, ya que el intervalo RP es corto, es decir menor de 70 mseg.

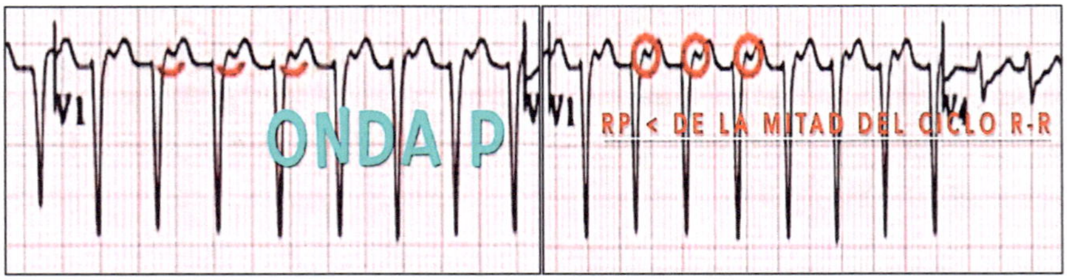

Figura 305. Identificación de la onda P en taquicardia por reentrada intranodal común o típica con pseudo-R en V1.

En las derivaciones DII, DIII y aVf del trazo electrocardiográfico de la Figura 306, se aprecia una deformación del complejo QRS, generada por ondas pseudo-S, que son la manifestación de la onda P en la cara inferior.

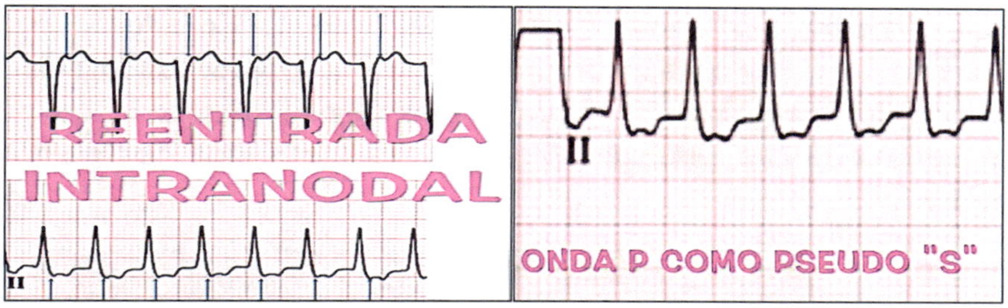

Figura 306. Presencia de onda P en la AVNRT común o típica: ondas pseudo-R en V1 y pseudo-S en DII e intervalo RP corto.

Por lo tanto, es importante recordar como truco en la interpretación electrocardiográfica durante las taquicardias supraventriculares que, si se deforma la porción final del complejo QRS, se debe a la presencia de la onda P, en ese caso el diagnóstico será de taquicardia por reentrada en el nodo auriculoventricular ya que, el intervalo RP, en estos casos, es corto, menor de 70 mseg.

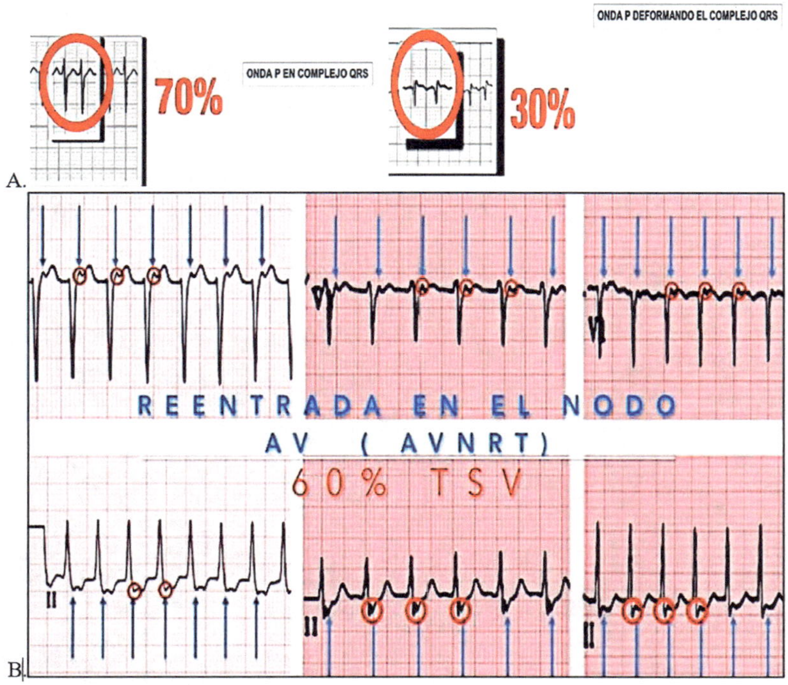

Figura 307. avnrt común o típica: A. Porcentaje de onda P oculta y visible, B. Ondas pseudo-R en V1 y pseudo-S en DII e intervalo RP corto.

Si la onda P se presenta en el segmento ST, antes de la onda T en V1 o en DII, con un intervalo RP corto, pero mayor de 70 mseg, se trata de taquicardia por reentrada auriculoventricular asociada a un haz anómalo o síndrome de WPW, donde es el intervalo RP corto, es decir menos del 50% del intervalo RR, pero es mayor de 70 mseg. Como se menciona en la Figura 307, en presencia de reentrada a nivel nodal, la conducción del impulso, en la mayoría de los casos (70%), se realiza al mismo tiempo en la aurícula y en ventrículo, lo cual origina que la onda P se localice dentro del complejo QRS.

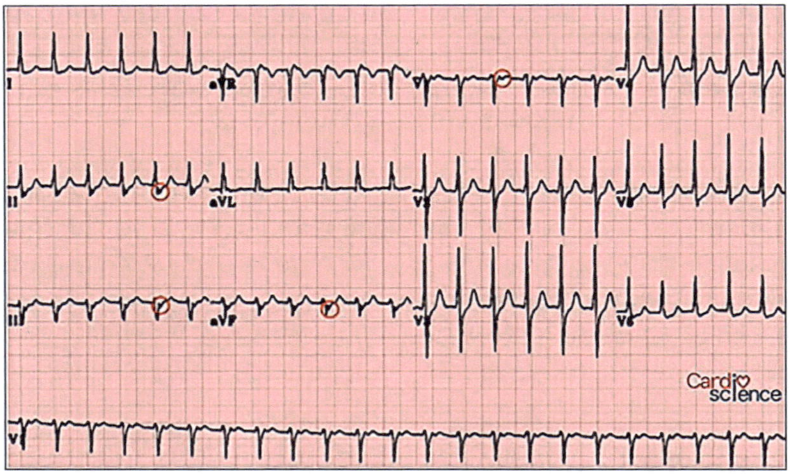

Figura 308. Taquicardia con complejos QRS estrechos, de ondas pseudo-R en V1 y pseudo-S en DII e intervalo RP corto por AVNRT.

En un 30 % de los casos, la conducción auricular es un poco más tardía, de ahí que, en estos casos, la onda P o activación auricular debe buscarse un poco después del complejo QRS.

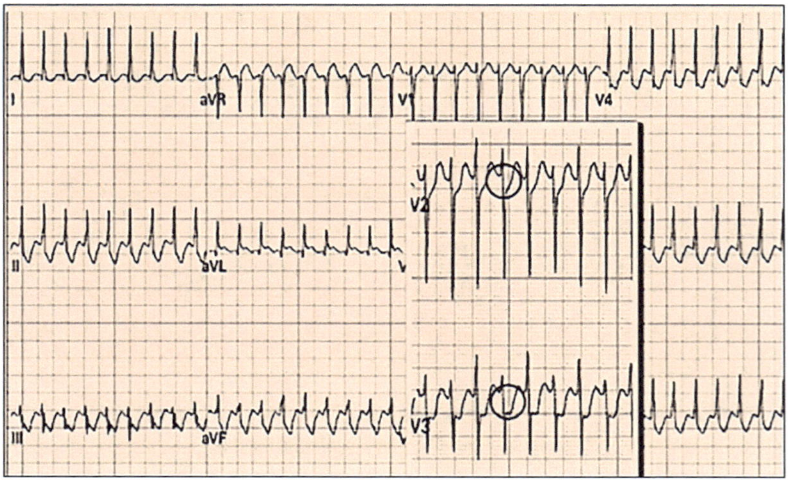

Figura 309. Electrocardiograma con taquicardia con complejos QRS estrechos y fenómeno de onda P oculta, por AVNRT común.

La identificación de la onda P, como una deflexión pseudo-S o pseudo-R, se puede lograr en el 30% de los casos de taquicardia supraventricular por reentrada nodal. En el resto esto no es posible porque la conducción hacia la aurícula es tan rápida y ocurre casi simultáneamente con el ventrículo, que la onda P se esconde dentro del complejo QRS, lo cual se presenta en el 70% de los casos, a este comportamiento se le denomina fenómeno de P oculta (Fig. 307, 308, 309). El tratamiento ideal para la AVNRT es la ablación por radiofrecuencia del nodo auriculoventricular a nivel del brazo que lleva la conducción lenta, resolviendo así la reentrada.

La Figura 308 muestra un electrocardiograma de 12 derivaciones con taquicardia de complejos QRS estrechos, ondas pseudo-S y pseudo-R e intervalo RP corto, secundario a taquicardia por reentrada nodal típica o común. El 60% de las taquicardias paroxísticas supraventriculares que se presentan en el servicio de urgencias son taquicardias por reentrada en el nodo auriculoventricular común, típica o variedad lenta-rápida.

El electrocardiograma de la Figura 309 es otro ejemplo de taquicardia con intervalo R-R fijo o rítmico, intervalo QRS no ancho y con fenómeno de onda P invisible, es decir, dentro del intervalo QRS, además, presenta desnivel negativo del segmento ST por lesión subendocárdica, secundaria a isquemia, asociada a frecuencia cardiaca muy elevada y que corresponde a AVNRT con tiene un efecto hemodinámico importante, por la alta frecuencia cardiaca.

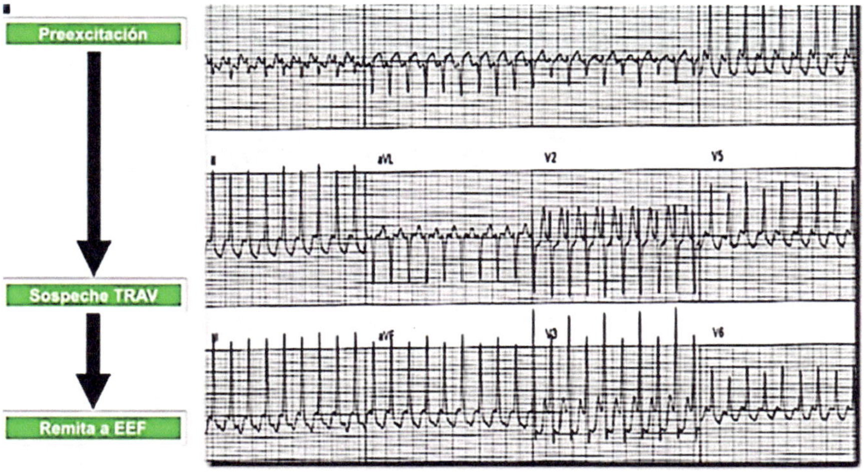

Figura 310. Taquicardia con complejos QRS estrechos y fenómeno de alternancia eléctrica por AVRT. WPW (preexcitación).

La Figura 311-A es un ejemplo de taquicardia supraventricular con complejo QRS angosto, rítmica y con alternancia eléctrica y, aunque para fines diagnósticos se tiene que buscar la onda P, el hecho de cursar con alternancia eléctrica indica que existe síndrome de WPW, es decir, que se trata de taquicardia supraventricular por preexcitación y haz anómalo.

En la Figura 311-B se demuestra que al término de la taquicardia aparece la onda delta, que corresponde al ensanchamiento inicial del complejo QRS. Los pacientes que presentan AVRT deben referirse para estudio electrofisiológico y tratamiento por ablación por ultrafrecuencia del haz anómalo.

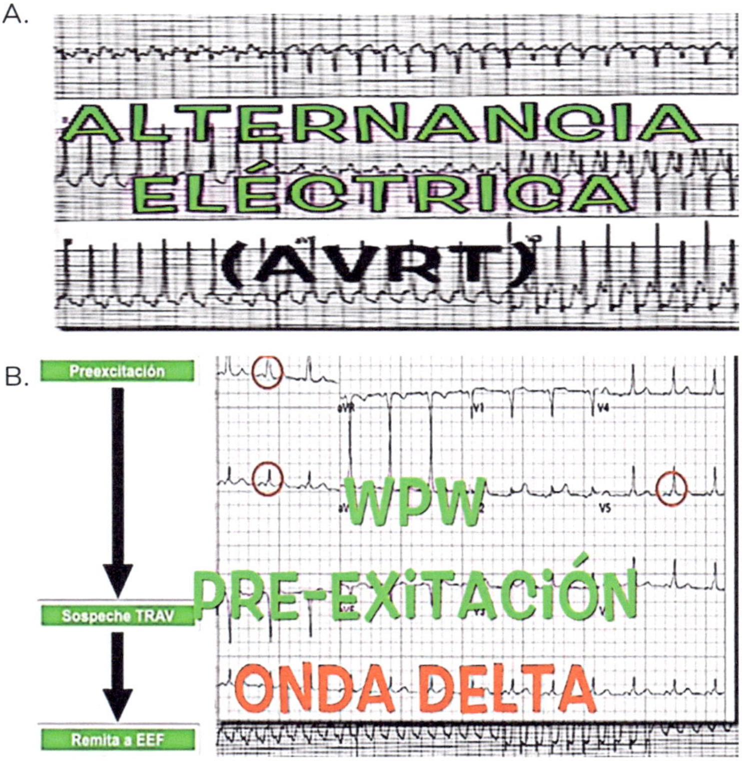

Figura 311. A AVRT: A. Taquicardia con complejos QRS estrechos y alternancia eléctrica, B. Recuperación de la taquicardia con onda delta por WPW.

En la Figura 312 puede verse que el impulso eléctrico viaja de manera anterógrada, tanto por el haz anómalo como por el nodo auriculoventricular, ambos llegan al ventrículo al mismo tiempo y lo despolarizan, generando un latido de función, el cual se produce inicialmente por despolarización de la región del haz anómalo, de ahí que se denomine preexcitación. Este estímulo genera la onda delta, la cual se manifiesta en la porción inicial del complejo QRS para, posteriormente, fusionarse con el latido que desciende a través del tronco y las ramas de del haz de His.

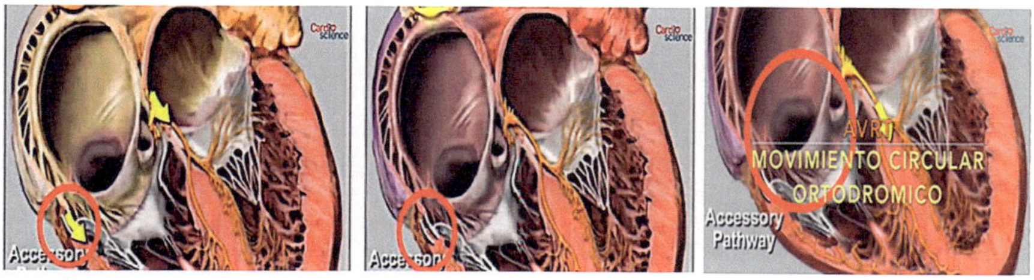

Figura 312. Haz de Kent y movimiento circular de macrorreentrada por AVRT secundaria a WPW (preexcitación).

En el síndrome de WPW, el latido pasa por las dos vías de conducción, pero, en el momento en que ocurre una extrasístole auricular, la vía accesoria se bloquea y el impulso pasa del nodo sinusal al auriculoventricular y despolariza al ventrículo para, posteriormente, regresar por la vía de conexión anómala, generando una macrorreentrada con movimiento circular ortodrómico que produce taquicardia por reentrada auriculoventricular o macrorreentrada, que se asocia en el electrocardiograma con la onda P que aparece después del complejo QRS, porque la aurícula se despolariza después del ventrículo; el intervalo RP, en estos casos, es corto, pero mayor de 70 mseg y existe alternancia eléctrica, que es patognomónico de la presentación de síndrome de WPW o síndrome de preexcitación.

En el gráfico de la Figura 313-A se esquematiza el latido de fusión, por conexión del impulso que baja a través de haz anómalo y del nodo auriculoventricular, haz de His y sus ramas, con la presencia de onda delta, en caso de ritmo sinusal, sin taquicardia supraventricular. En presencia de una extrasístole supraventricular, se bloquea la conducción por el haz anómalo y se produce una reentrada por vía ortodrómica —gráfico de la Figura 313-B— en donde el impulso viaja por el nodo auriculoventricular, por el sistema normal de conducción, por vía anterógrada, y reingresa por el haz anómalo hacia la aurícula, con lo que se genera una macrorreentrada con movimiento circular ortodrómico.

El gráfico 313-C muestra una macrorreentrada en donde el impulso ingresa al ventrículo por el haz anómalo y reingresa, de manera retrógrada, a las aurículas a través del haz de His y el nodo auriculoventricular. Esto produce, como lo documenta el electrocardiograma de la Figura 314, una taquicardia con complejos QRS anchos (> de 0.12 mseg), ya que la reentrada es inversa a la dirección de la conducción normal, denominada macrorreentrada con conducción antidrómica. La taquicardia supraventricular con complejos QRS anchos por conducción antidrómica es, habitualmente, de corta duración, ya que el nodo auriculoventricular no es un buen conductor en dirección retrógrada.

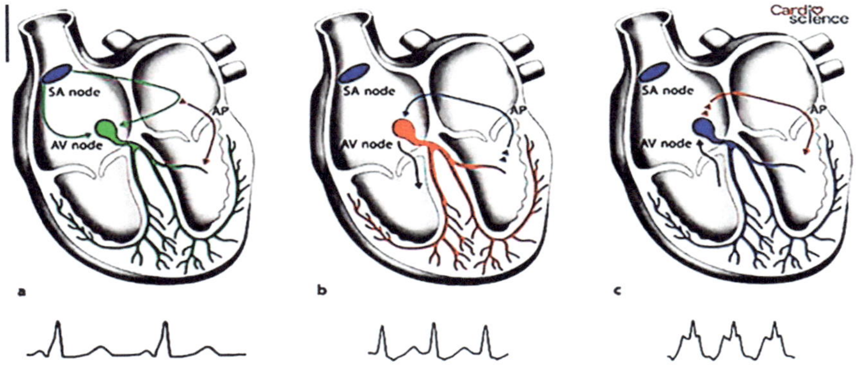

Figura 313. Síndrome de WPW (preexcitación) y movimiento circular de macro reentradas: A. Ritmo sinusal (onda delta), B. Ortodrómica, C. Antidrómica.

El 10% de los casos de AVRT con movimiento antidrómico pueden presentar dos haces anómalos (tipo 2), en estas condiciones el impulso ingresa al ventrículo por una de las vías y reingresa a las aurículas por la otra, saltando al nodo auriculoventricular y generando una macrorreentrada.

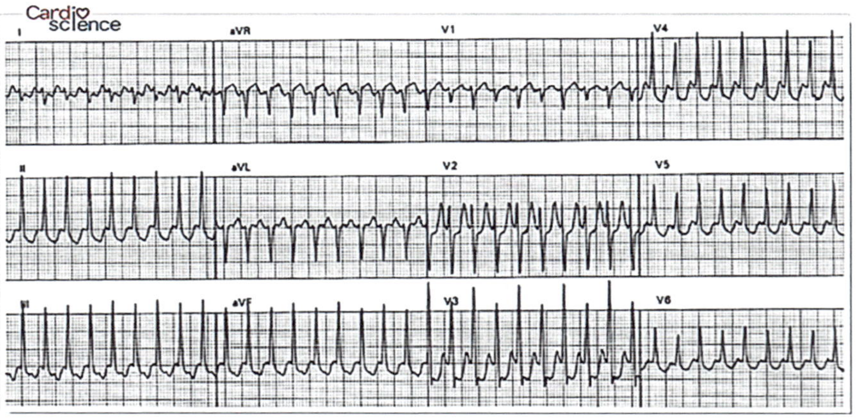

Figura 314. Electrocardiograma con taquicardia supraventricular asociada a síndrome de WPW (preexcitación) y movimiento circular antidrómico.

En la Figura 314 se presenta un ejemplo electrocardiográfico de taquicardia con movimiento circular ortodrómica, con presencia de onda P, intervalo RP corto, pero mayor de 0.70 mseg.

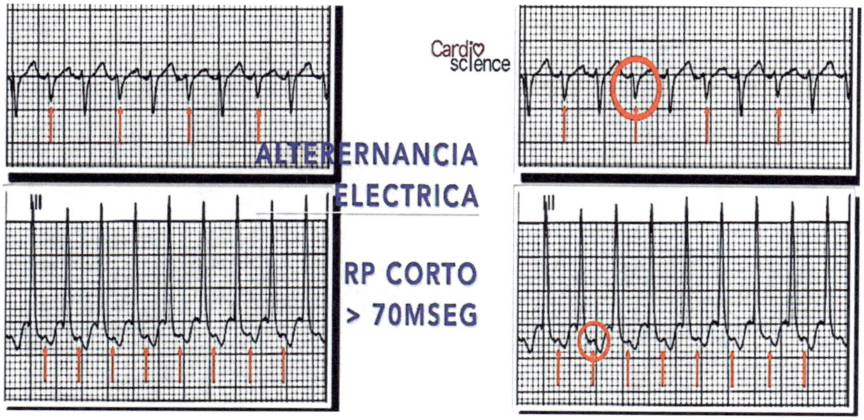

Figura 315. Hallazgos electrocardiográficos en la AVRT con movimiento circular ortodrómico: alternancia eléctrica y RP corto pero > de 70 mseg.

En este caso, como lo demuestra la Figura 315, se identifica, en las derivaciones de la cara inferior, la onda P sobre el segmento ST, pero algo muy importante y patognomónico de la taquicardia por reentrada auriculoventricular (AVRT) es que se presentan complejos QRS grandes que alternan con complejos QRS pequeños, lo cual se denomina alternancia eléctrica.

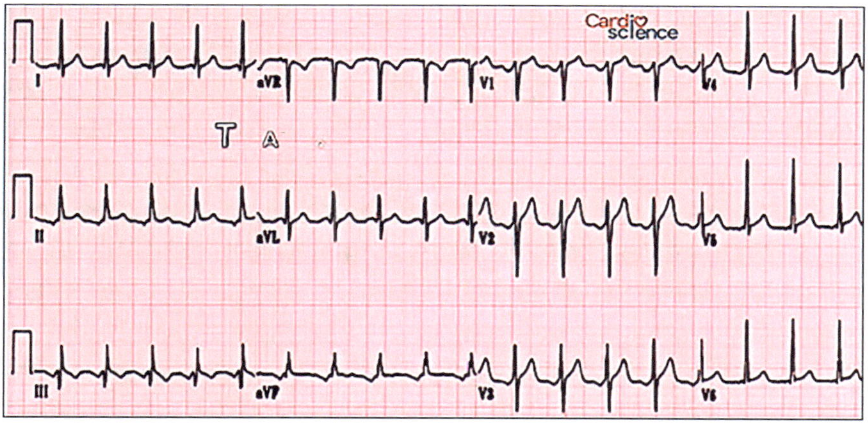

Figura 316. Electrocardiograma con taquicardia de complejos QRS estrechos por taquicardia auricular ectópica.

Por lo expuesto, ante la presencia de onda P en el segmento ST, con intervalo RP corto pero mayor a 70 mseg (pero menor del 50% del intervalo R-R) y alternancia eléctrica, durante una taquicardia supraventricular, debemos considerarla como secundaria a macrorreentrada auriculoventricular por preexcitación o haz anómalo.

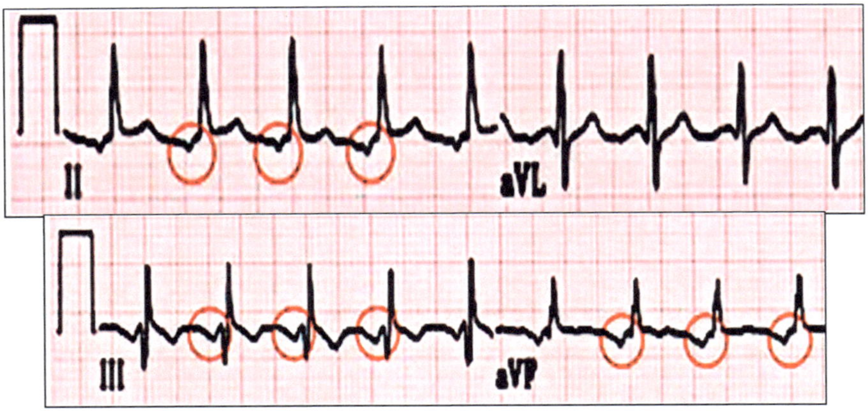

Figura 317. Características electrocardiográficas de la taquicardia auricular ectópica: complejos QRS estrechos, intervalo RP largo y onda P anormal).

Otra causa de taquicardia supraventricular paroxística es la taquicardia auricular ectópica, representada en el electrocardiograma de la Figura 316. Ésta se produce al generarse focos ectópicos en las aurículas, frecuentemente, en la desembocadura de las venas cavas del seno coronario y de las venas pulmonares, así como en las estructuras musculares, por arriba del nodo auriculoventricular. Éstos producen taquicardia con complejos QRS estrechos, caracterizada por la presencia de onda P e intervalo RP largo, es decir, mayor del 50% del intervalo R-R. Además, morfología de la onda P anormal o negativa en las derivaciones DII, DIII y aVf, como se muestra en la Figura 317, lo cual quiere decir que el impulso no proviene del nodo sinusal, sino de la porción inferior de las aurículas. La Figura 318, muestra un ejemplo de taquicardia rítmica con complejo QRS angosto y ondas P anormales, ya que son negativas en DI y aVl, lo cual indica que el origen del ritmo cardiaco es auricular (no sinusal), y se asocia a un intervalo RP largo, porque es mayor del 50% del intervalo RR, lo cual es compatible con el diagnóstico de taquicardia auricular ectópica (AT).

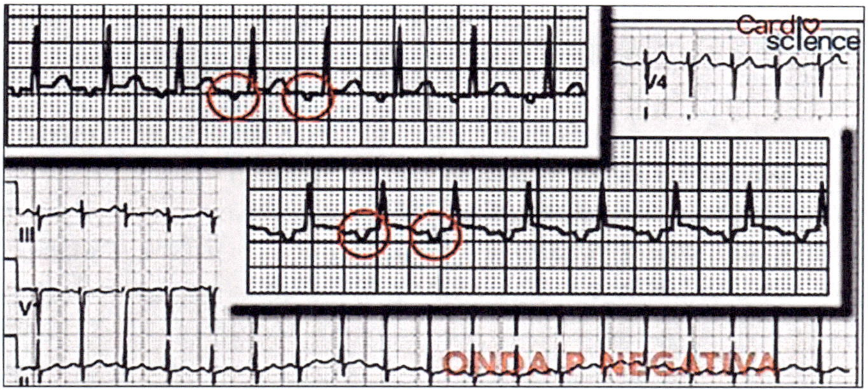

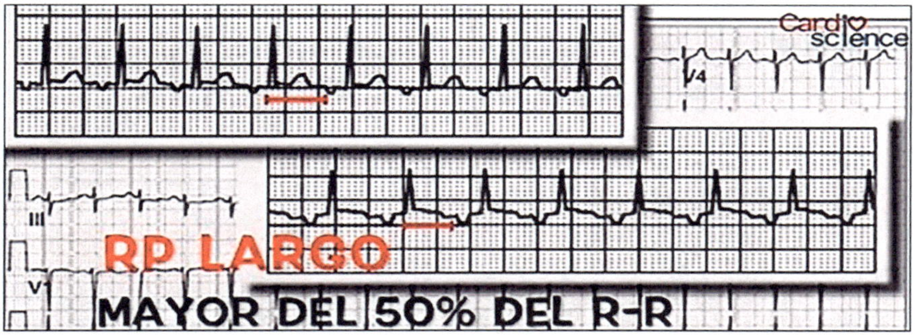

Figura 318. Taquicardia auricular ectópica: frecuencia cardiaca elevada, complejos QRs angostos e intervalo RP largo (mayor del 50% del intervalo R-R).

SECUENCIA PARA EL DIAGNÓSTICO DIFERENCIAL DE TAQUICARDIA PAROXÍSTICA SUPRAVENTRICULAR

Como muestra la Figura 319, la primera pregunta que debe hacer el médico ante la presencia de taquicardia supraventricular con complejo QRS estrecho es: ¿qué relación existe entre la onda P y el complejo QRS?, o ¿existen más ondas P que complejos QRS? En caso de ser la respuesta afirmativa, debe considerar el diagnóstico de un bloqueo auriculoventricular de segundo grado a consecuencia de flutter auricular o a taquicardia auricular ectópica con conducción variable (AT). Como muestra en el diagrama de flujo de la Figura 320, para lograr el diagnóstico diferencial de flutter y taquicardia auricular ectópica, además de identificar la imagen de bloqueo AV de segundo grado, con base en la presencia de un número mayor de ondas P que complejos QRS, se debe calcular la frecuencia cardiaca de las ondas P.

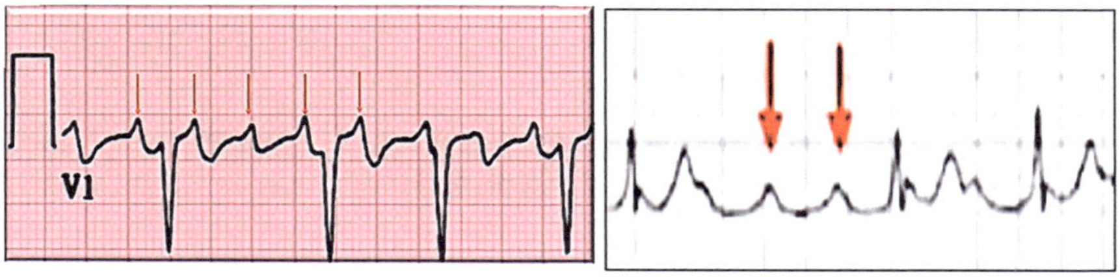

Figura 319. Diagnóstico diferencial de las taquicardias supraventriculares paroxísticas. La pregunta inicial: ¿hay dos o más ondas P por un QRS?

Si la frecuencia de las ondas P es mayor a 250 lpm, se trata de flutter atrial; si es menor de 250 lpm, de taquicardia atrial o taquicardia auricular ectópica. La conducción puede ser variable ya que el nodo auriculoventricular no tiene la capacidad de conducir los estímulos provenientes de la aurícula con una relación 1:1 (conducción decremental), por lo tanto, en caso de flutter auricular, la conducción al ventrículo o respuesta ventricular será de la mitad de la frecuencia auricular.

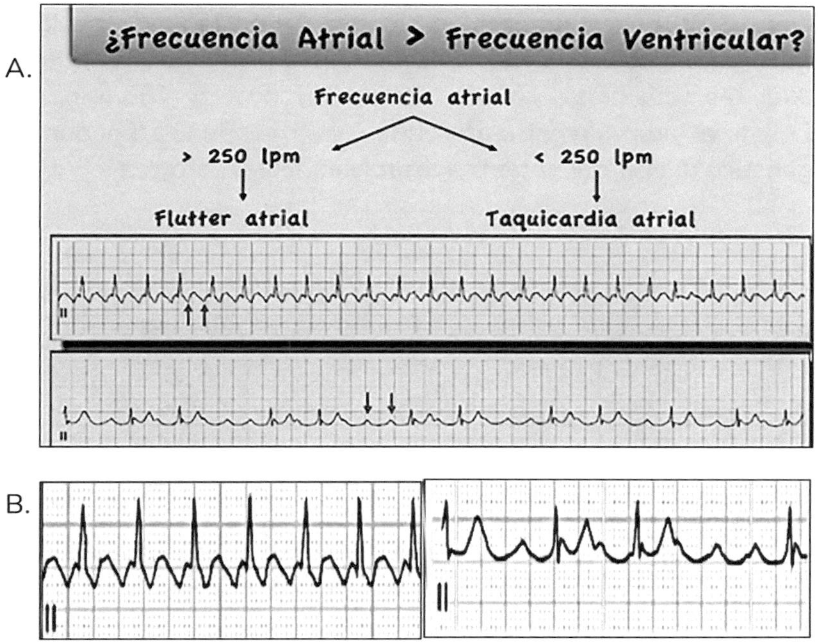

Figura 320. A). Diagrama de flujo para el diagnóstico inicial de la taquicardia atrial y el flutter atrial. B. Conducción 2:1 y variable.

En el caso del flutter auricular (Fig. 321), la disposición de las ondas P es en dientes de sierra, las ondas son F, de flutter, no son ondas P. Es importante remarcar que el bloqueo AV de segundo grado que se produce en el flutter o en la taquicardia auricular, es de tipo fisiológico o funcional porque el nodo auriculoventricular no puede conducir a altas frecuencias.

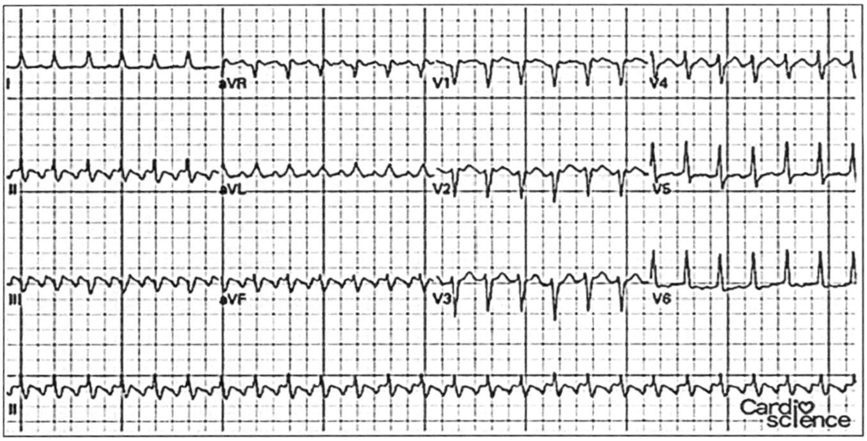

Figura 321. Flutter auricular con frecuencia auricular de 300 lpm y respuesta ventricular rápida de 150 lpm con conducción 2:1.

En la Figura 322-A se ejemplifica un bloqueo AV de segundo grado, donde hay más ondas P que complejos QRS, las cuales están señaladas con flechas. En la Figura 322-B, las ondas F tienen una frecuencia mayor de 250 lpm, valor que se obtiene al medir el intervalo entre una onda F y otra onda F; así podemos determinar el diagnóstico diferencial entre taquicardia auricular ectópica y flutter auricular.

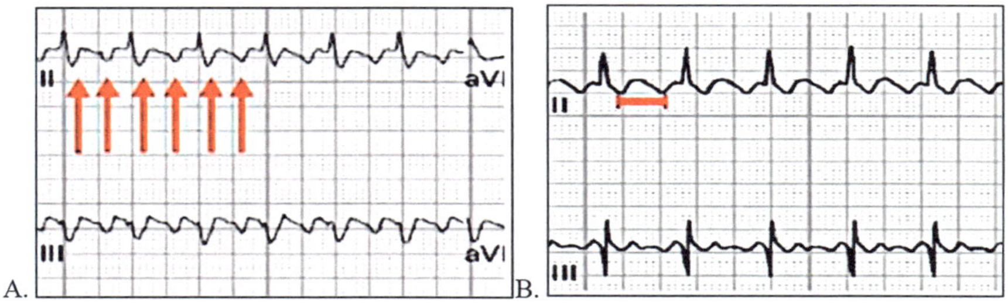

Figura 322. A. Flutter auricular con conducción 2:1 (se señala la localización de las ondas F). B. Intervalo entre las ondas F (señalado) para determinación de frecuencia auricular.

Continuando con el análisis del trazo electrocardiográfico, en caso de taquicardia supraventricular paroxística y ausencia de bloqueo AV, como muestra la Figura 323, debemos determinar la existencia de alternancia eléctrica, es decir, complejos QRS pequeños que alternan con complejos QRS grandes. La alternancia eléctrica, en caso de taquicardia supraventricular paroxística, es signo patognomónico de taquicardia por reentrada auriculoventricular por haz anómalo (AVRT).

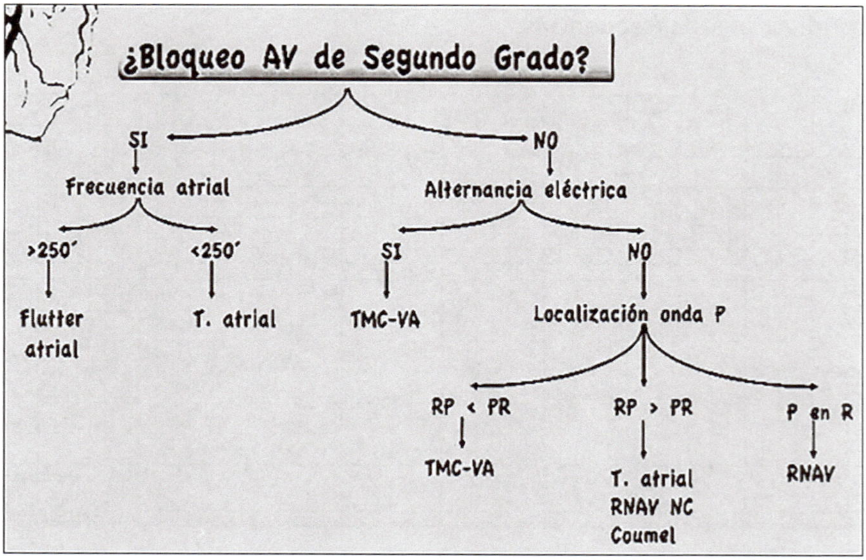

Figura 323. La pregunta inicial para el diagnóstico diferencial de las taquicardias supraventriculares paroxísticas: ¿Bloqueo AV de segundo grado?

En ausencia de bloqueo AV o alternancia eléctrica, tenemos que localizar la onda P, ya sea antes o después del complejo QRS, si hay ausencia de onda P porque se encuentra incluida en el complejo QRS y no se expresa electrocardiográficamente, estamos ante una taquicardia por reentrada en el nodo auriculoventricular típica, común o variedad lenta-rápida, lo cual ocurre en el 70% de las taquicardias por reentrada nodal. Además, es el tipo más frecuente de taquicardia supraventricular paroxística en el servicio de urgencias. Localizada la onda P, se deben determinar los intervalos RP y PR. El intervalo RP puede ser corto o largo, si es corto, el diagnóstico es taquicardia por reentrada nodal (AVNRT) típica o común o taquicardia por reentrada auriculoventricular (AVRT) por un haz anómalo. El intervalo RP largo se presenta en la taquicardia auricular ectópica (AT) y en casos extremadamente raros, como en la taquicardia de Coumel y la taquicardia por reentrada nodal (AVNRT) atípica (Fig. 323).

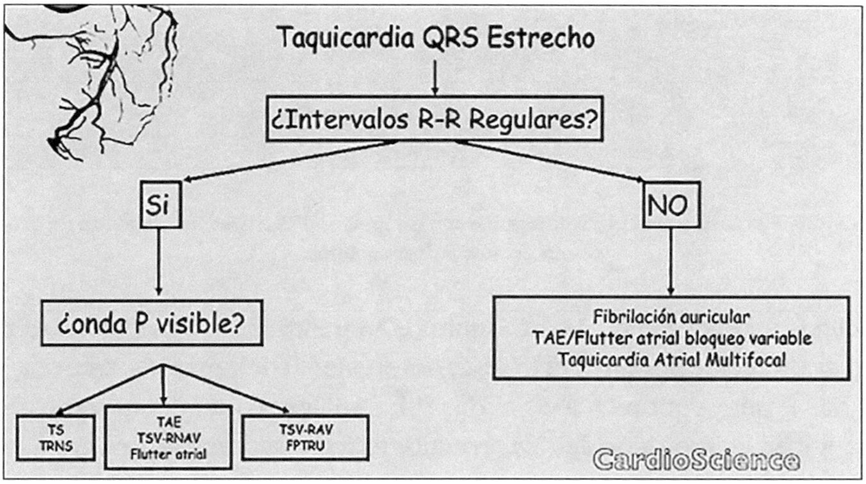

Figura 324. La segunda pregunta para el diagnóstico diferencial de las taquicardias supraventriculares paroxística: ¿intervalos R-R regulares?

El diagrama de la Figura 324 muestra cómo lograr una línea diagnóstica en las taquicardias paroxísticas supraventriculares o de QRS estrechos, con base en la regularidad del intervalo R-R.

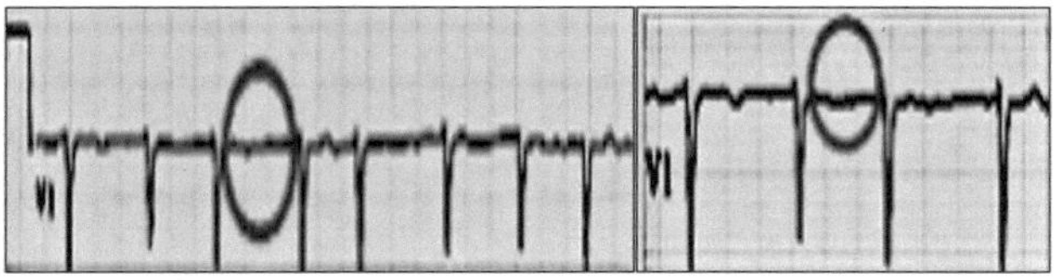

Figura 325. Fibrilación auricular: taquicardia con complejos QRS estrechos, ausencia de onda P e intervalos R-R irregulares.

En caso de que el trazo electrocardiográfico muestre intervalo R-R irregular, como el de la Figura 325, las posibilidades diagnósticas son: fibrilación auricular, taquicardia auricular ectópica, flutter auricular con bloqueo variable o taquicardia atrial multifocal. Es importante recordar que el flutter y la taquicardia auricular pueden tener conducción variable 2:1 o 3:1, por bloqueo funcional a nivel del nodo auriculoventricular.

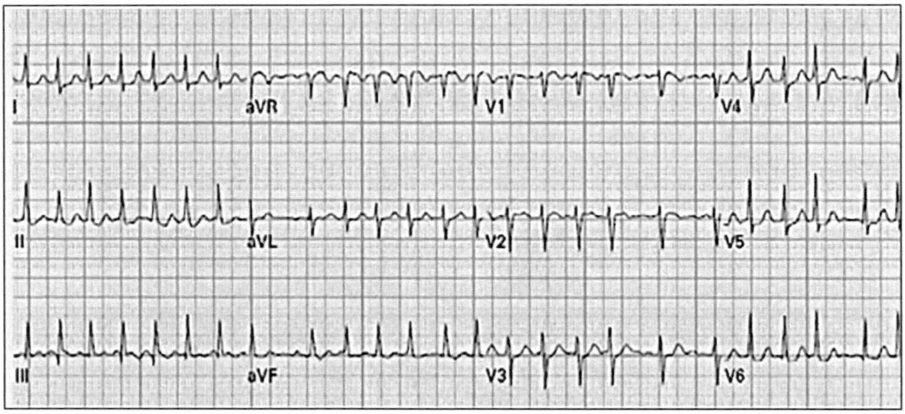

Figura 326. Fibrilación auricular: taquicardia con complejos QRS estrechos, ausencia de onda P e intervalos R-R irregulares.

Los electrocardiogramas de las Figuras 325 y 326 muestran taquicardia supraventricular con complejo QRS estrechos, intervalos R-R variables, es decir, arrítmicos y ondas F, que sustituyen a las ondas P, las cuales se presentan como pequeñas oscilaciones en la línea isoeléctrica, irregulares, con frecuencia superior a 350 lpm. Las ondas del flutter auricular típicas se ejemplifican en la Figura 327, son de mayor amplitud, regulares y con una frecuencia menor a los 350 lpm, habitualmente entre 250 a 350 lpm, similares a los dientes de una sierra, normalmente es una arritmia rítmica, pero puede tener conducción variable y ser una arritmia arrítmica, como en el caso de la Figura 328, donde la conducción es 2:1 o 3:1 y se denomina flutter auricular con conducción variable.

Se presenta, en las Figuras 326 y 327, ejemplos de taquicardia supraventricular con complejos QRS angostos, intervalos R-R variables y ondas F a consecuencia de fibrilación auricular.

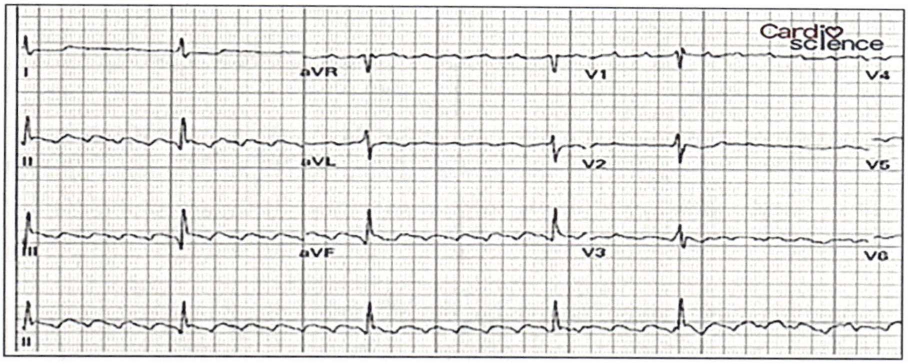

Figura 327. Fluter auricular: taquicardia con complejos QRS estrechos, ausencia de onda P e intervalos R-R irregulares y respuesta ventricular lenta.

Ocasionalmente, en los trazos electrocardiográficos aparecen ondas F, típicas de flutter, que alternan con ondas f de fibrilación, es decir, ondas F que varían en el tamaño y amplitud, este hallazgo se denomina fibriloflutter.

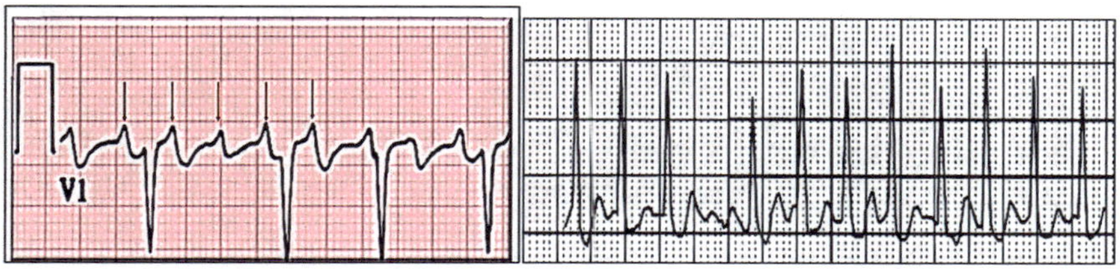

Figura 328. Flutter auricular con conducción variable: complejos QRS estrechos, presencia de ondas F e intervalos R-R irregulares.

La Figura 328 muestra las características de las ondas F de flutter auricular, las cuales son rítmicas y tienen similitud entre sí por su simetría, forma y amplitud, aunque la conducción al ventrículo es variable y se representa por intervalos R-R variables. Por su parte, la Figura 329 muestra un trazo electrocardiográfico con intervalos R-R variables o arrítmicos, donde las ondas P tienen diferentes morfologías, se puede observar, además, variabilidad de la forma de tres ondas P en la misma derivación, lo cual es compatible con taquicardia auricular multifocal.

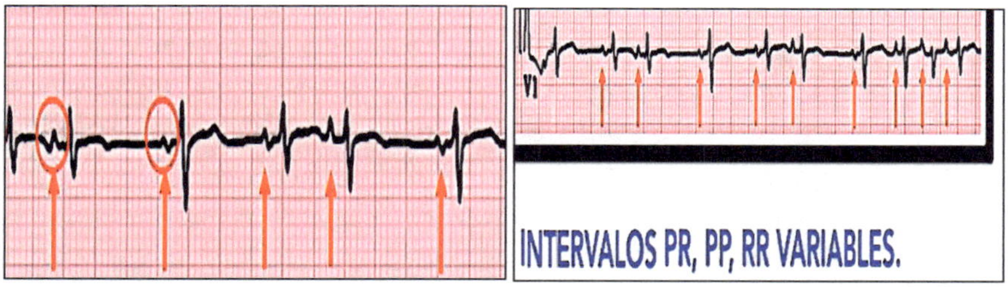

Figura 329. Taquicardia atrial multifocal: morfología de tres ondas P variables en la misma derivación e intervalos PR,PP y R-R variables.

La taquicardia atrial multifocal presenta variabilidad del intervalo R-R y se diferencia de la fibrilación auricular por la presencia de ondas P y del flutter auricular con conducción variable, porque a cada onda P le corresponde un complejo QRS, es decir, no hay evidencia de bloqueo AV de segundo grado, a pesar de que los intervalos PR, PP y RR son variables. La taquicardia auricular multifocal es una arritmia de mal pronóstico o marcador de mal pronóstico en enfermedades avanzadas.

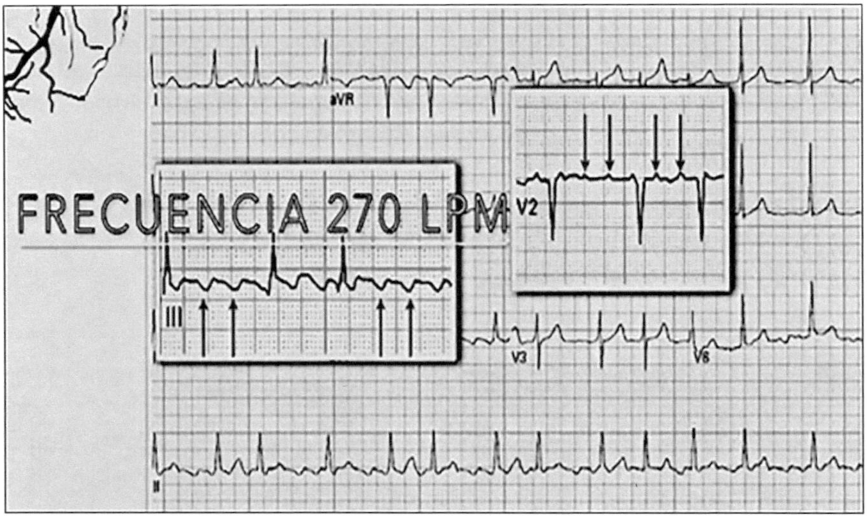

Figura 330. Flutter auricular con conducción variable: complejos QRS estrechos, presencia de ondas F regulares e intervalos R-R irregulares con frecuencia mayor de 250 lpm.

La Figura 330 corresponde a un trazo con flutter auricular, donde las ondas F tienen una frecuencia arriba de 270 lpm, la conducción es variable. En el caso del flutter, se encontrarán las ondas típicas de dientes de sierra en lugar de las ondas P sinusales. En este punto es importante señalar que la frecuencia auricular define el diagnóstico diferencial. El electrocardiograma de la Figura 331 muestra la presencia de ondas P con conducción variable, es decir, más ondas P que complejos QRS; la frecuencia entre ondas P o auricular es de 240 lpm, menor de 250 lpm, por lo tanto, se trata de una taquicardia auricular ectópica con conducción variable y no de flutter auricular.

Con base en la Figura 332, hagamos un recorrido para lograr el diagnóstico diferencial de las taquicardias paroxísticas supraventriculares. La taquicardia con complejos QRS estrechos es aquella que se caracteriza por presentar complejos menores de 0.12 segundos de duración.

El análisis diagnóstico inicial incluye valorar la regularidad del intervalo R-R, es decir, si es regular o irregular. Si el ritmo es irregular, deben considerarse como posibilidades diagnósticas: fibrilación auricular, flutter auricular con conducción variable, taquicardia auricular multifocal, o taquicardia auricular unifocal con conducción variable. En caso de que la taquicardia sea regular, se tiene que analizar y buscar la onda P, si no se encuentra, se trata de una taquicardia por reentrada en el nodo auriculoventricular. En caso de localizar la onda P, se debe calcular, con cuidado (Fig.331), la frecuencia auricular con respecto a la ventricular y, si se presentan más ondas P que complejos QRS (bloqueo AV de segundo grado), la arritmia es secundaria a flutter auricular o taquicardia auricular unifocal con conducción variable.

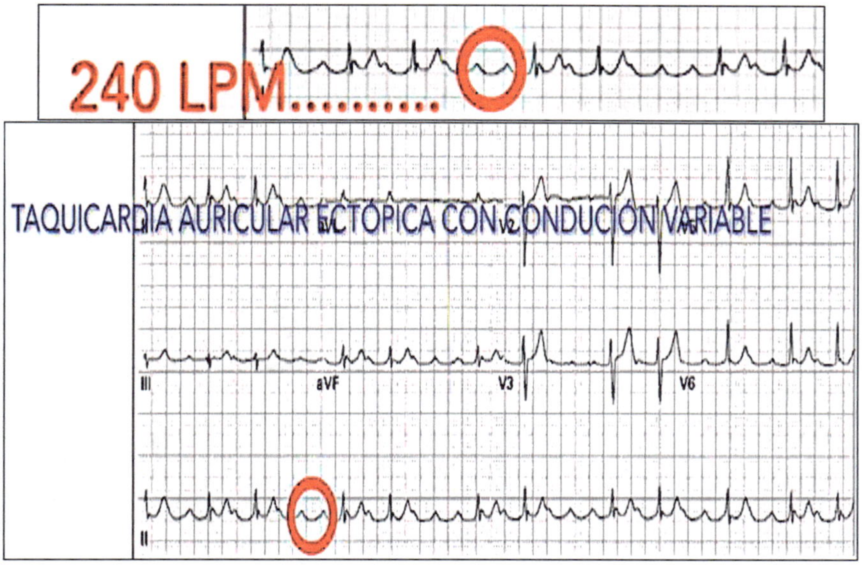

Figura 331. Taquicardia auricular ectópica: complejos QRS estrechos, presencia ondas P, bloqueo AV de segundo grado, frecuencia cardiaca menor de 250 lpm y conducción variable.

En caso de que la frecuencia auricular no sea mayor que la ventricular, hay que buscar la onda P para determinar si el intervalo RP es corto o largo, ya que, si es menor de 70 mseg o la onda P no es visible, el diagnóstico es de taquicardia de reentrada en el nodo auriculoventricular, situación en donde la onda P se manifiesta electrocardiográficamente como una onda pseudo-R, en la derivación V1, o una onda pseudo-S, en las derivaciones de cara inferior.

En caso de que el intervalo RP sea corto, pero mayor de 70 mseg, el diagnóstico es taquicardia por macrorreentrada auriculoventricular asociada a un haz anómalo o síndrome de WPW, el cual puede cursar con movimiento circular ortodrómico. El intervalo RP largo se asocia a taquicardia auricular unifocal (AT) y a dos arritmias muy raras: la taquicardia por reentrada intranodal atípica (AVNRT atípica) y la taquicardia incesante de la unión. La taquicardia auricular unifocal se presenta con ondas P negativas en las derivaciones inferiores que preceden a los complejos QRS, asociadas a intervalo RP largo, ya que mide más del 50% del intervalo RR.

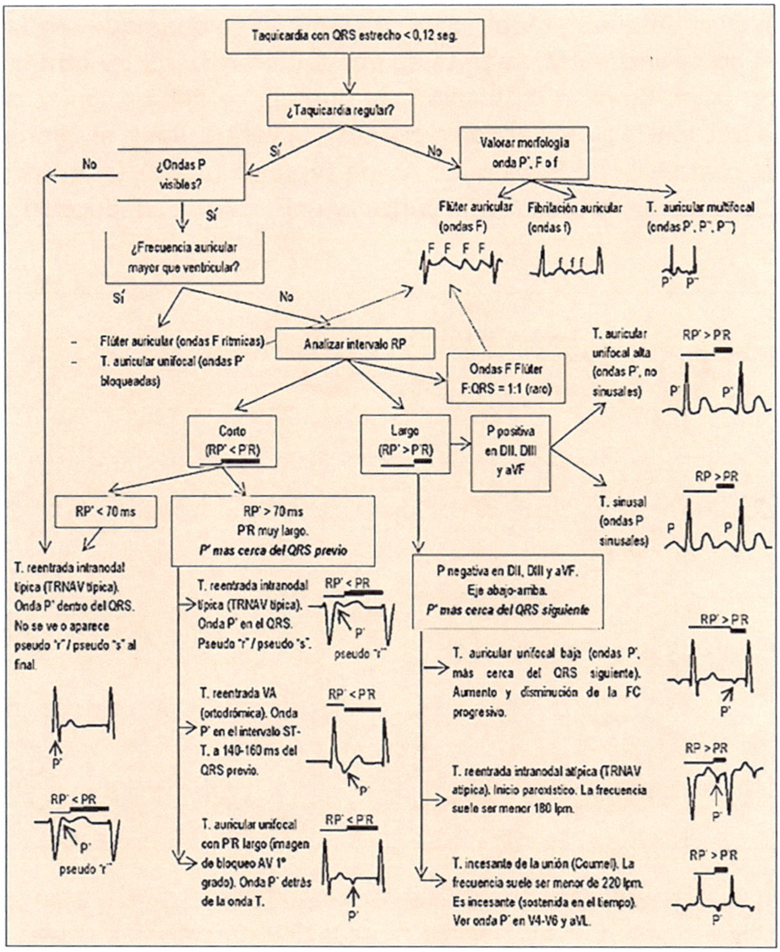

Figura 332. Diagrama de flujo para el diagnóstico de las taquicardias con complejo QRS estrecho.

TRATAMIENTO GENERAL DE LA TAQUICARDIA PAROXÍSTICA SUPRAVENTRICULAR

En general las taquicardias supraventriculares no poseen un gran riesgo para la vida, pero pueden prevenirse y deben ser tratadas con maniobras físicas, eléctricas o farmacológicas. Para el tratamiento de las taquicardias supraventriculares, debemos dividirlas en dos grupos:

1. Aquellas que para mantenerse dependen del nodo auriculoventricular.
2. Aquellas donde el nodo auriculoventricular no interviene en su producción.

Terapia	Dosis	Contraindicaciones	Nivel evidencia
Maniobras vagales	Maniobra Valsalva Masaje de senos carotideos	ACV, soplo carotideo	I
Adenosina	6-12 mg iv	Asma bronquial	I
Verapamilo	5-15 mg iv	Disfunción ventricular	I
Diltiazem	0,25 mg/kg iv	Disfunción ventricular	I
Betabloqueantes	Bolo atenolol 2,5 mg iv en 2-5' Repetir cada 5' hasta un máximo 5-10 mg	Asma bronquial	IIb

Cardio science

Figura 333. Tratamiento agudo de la taquicardia con complejos QRS estrechos estable.

El tratamiento efectivo depende de esta característica, por ejemplo, las maniobras vagales son maniobras físicas que afectan principalmente al nodo auriculoventricular al aumentar la actividad del sistema nervioso parasimpático (el nervio vago) y producir incremento en el bloqueo de la conducción a nivel nodal, lo cual puede yugular una crisis de taquicardia por reentrada a este nivel.

Una importante alternativa de tratamiento para las taquicardias supraventriculares es la cardioversión eléctrica, la cual se utiliza en casos extremos si existe inestabilidad hemodinámica, debe realizarse como cardioversión sincronizada a la onda R del electrocardiograma. El tratamiento médico de las taquicardias supraventriculares paroxísticas, en situación hemodinámica estable, incluye una serie de medicamentos bloqueadores de la reentrada a nivel del nodo auriculoventricular o auricular, así como inhibidores de focos ectópicos, siendo los más frecuentes: adenosina, beta-bloqueadores, verapamilo y amiodarona (Fig. 333).

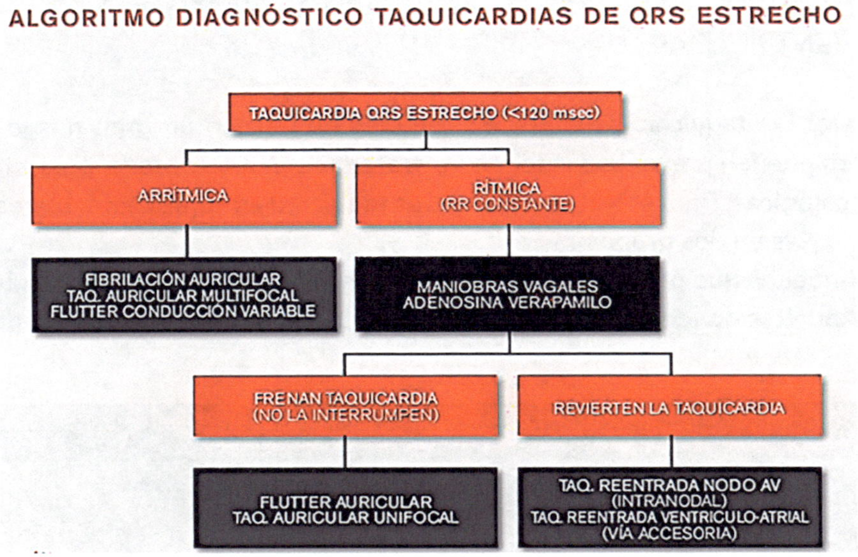

Figura 334. Algoritmo diagnóstico de las taquicardias con complejos QRS estrechos. Efecto farmacológico y maniobras físicas en la cardioversión.

El enfoque terapéutico en las taquicardias supraventriculares paroxísticas se define en el algoritmo diagnóstico de la Figura 334 donde, en caso de ser una arritmia rítmica, está indicado, para lograr su reversión, realizar maniobras vagales y/o administrar adenosina o verapamilo. En caso de arritmias supraventriculares arrítmicas, como fibrilación auricular, flutter auricular con conducción variable o taquicardia auricular multifocal, las maniobras vagales y los fármacos mencionados no logran modificarlas.

La secuencia de procesos para enfrentar la taquicardia supraventricular en el servicio de urgencias, inicia conectando al paciente a un desfibrilador y a un monitor, se administra oxígeno y canaliza una vena para la administración de fármacos. Las taquicardias supraventriculares, que pueden revertirse con maniobras vagales, adenosina y verapamilo son: la taquicardia por reentrada del nodo AV y la reentrada auriculoventricular por una vía accesoria. Como muestra el diagrama de la Figura 335, inicialmente se deben realizar maniobras vagales; si la arritmia no cede, deberán administrarse, por vía intravenosa, bolos consecutivos de adenosina, a una dosis de 6, 12 y 18 miligramos.

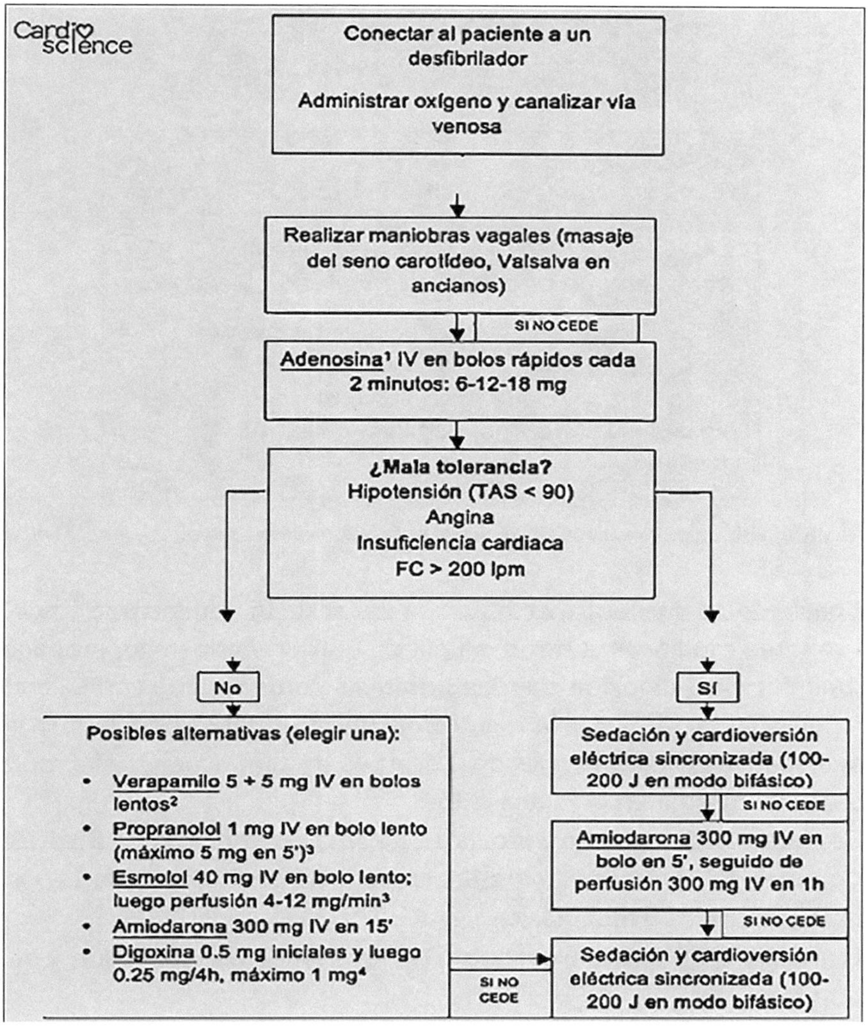

Figura 335. Diagrama flujo para el tratamiento de las taquicardias con complejos QRS estrechos.

Si hay intolerancia a la adenosina por hipotensión, angina o datos de insuficiencia cardiaca y persiste la frecuencia cardiaca por arriba de 200 lpm, se debe sedar al paciente y aplicar cardioversión eléctrica sincronizada de 100 a 200 Jules en modo bifásico; administrar amiodarona 300 mg en bolo intravenoso seguido de perfusión de 300 mg en una hora, dosis que puede repetirse si no cede la arritmia. En caso de persistencia, se puede repetir la sedación y la cardioversión eléctrica sincronizada con una descarga de 100 a 200 Jules, en modo bifásico.

Cardioversión sincronizada
Dosis iniciales recomendadas:

- Estrecho regular: 50 – 100 J
- Estrecho irregular: 120 – 200 J bifásica o 200 J monofásica
- Ancho regular: 100 J
- Ancho irregular: dosis de desfibrilación (no sincronizada)

Adenosina, dosis IV:
Primera dosis: bolo IV rápido de 6 mg, seguido de bolo de solución salina. Segunda dosis: 12 mg, si es necesario

Cardio science

Figura 336. Dosis de cardioversión sincronizada en las taquicardias con complejos qrs estrechos.

Si el paciente se encuentra estable y, a pesar de la administración de adenosina no se logra modificar el ritmo, se puede utilizar verapamilo, propanolol, esmolol, amiodarona y digoxina como alternativas para lograr la cardioversión. Si a pesar del empleo de fármacos la taquicardia no cede, debe considerarse sedación y cardioversión eléctrica sincronizada. Las dosis de cardioversión sincronizada recomendada, se resume en la Figura 336.

- Complejo QRS estrecho y regular: descarga sincronizada de 50 a 100 Jules.
- Complejo QRS estrecho e irregular: descarga sincronizada de 120 a 200 Jules bifásica o 200 monofásica.
- Complejo QRS ancho e irregular: la dosis es de desfibrilación y no sincronizada.

1. Disminución de la conducción AVN e inducción de bloqueo AV intermitente. La actividad eléctrica auricular se puede desenmascarar, revelando ondas P disociadas (AT focal, aleteo auricular u onda AF).
2. Disminución temporal de la frecuencia auricular de taquicardias automáticas (AT focal, taquicardia sinusal y JET).
3. Terminación de taquicardia. Esto puede suceder interrumpiendo el circuito de reentrada en AVNRT y AVRT actuando en el AVN que forma parte del circuito. Más raramente, el reingreso nodal sinusal y los AT debidos a la actividad desencadenada pueden ralentizar y terminar.
4. No se observa ningún efecto en algunos casos.

FA=fibrilación auricular, AT=taquicardia auricular, AV=auroventrícular, AVN=nodo auroventricular, AVNRT=taquicardia reentrante nodal atrioventricular, AVRT=taquicardia reentrante atrioventricular, JET= taquicardia ectópica de unión.

Figura 337. Posibles respuestas de la taquicardia con QRS estrecho a maniobras vagales y adenosina.

Respecto a las dosis de adenosina, para lograr la cardioversión de taquicardias supraventriculares se considera que la primera dosis debe ser un bolo rápido de 6 mg, seguido de un bolo de solución salina y, posteriormente, a los dos minutos, de 12 mg. En caso de persistencia de la arritmia, el esquema puede incluir un tercer bolo de 18 mg a los dos minutos. Las Figuras 337 y 338 describen la respuesta de las taquicardias supraventriculares, a la administración de adenosina, en donde las arritmias dependientes del nodo auriculoventricular pueden tratarse exitosamente y convertirse a ritmo sinusal, no así las arritmias que no dependen de esta estructura, en las cuales solo se logra enlentecer temporalmente la frecuencia de descarga.

Los trazos de las Figuras muestran cómo, ante la administración de adenosina, en el caso del flutter auricular o taquicardia auricular, las ondas F persisten con la misma frecuencia, pero la respuesta ventricular presenta enlentecimiento por bloqueo del nodo auriculoventricular de alto grado. Una vez que el efecto de la adenosina ha pasado, la frecuencia cardiaca vuelve a acelerarse. La respuesta de las arritmias supraventriculares al masaje del seno carotideo es similar a la de la adenosina por efecto de estimulación parasimpática (Fig. 337).

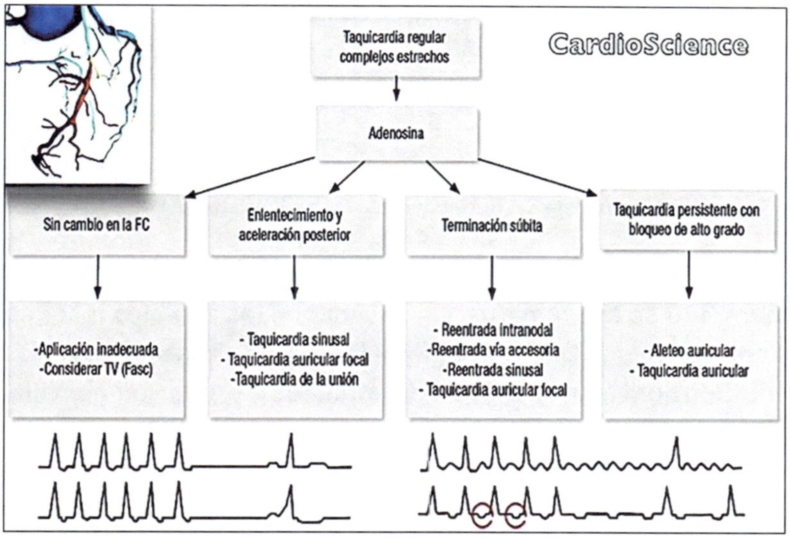

Figura 338. Respuesta de las taquicardias con complejos QRS estrechos a la administración de adenosina.

En el aleteo auricular o taquicardia auricular, la adenosina puede producir taquicardia persistente con bloqueos de alto grado; puede terminar súbitamente con la arritmia en el caso de reentrada intranodal por vía accesoria, reentrada sinusal y taquicardia auricular focal; puede solo enlentecer la arritmia y acelerarse posteriormente en el caso de taquicardia sinusal, taquicardia auricular focal y taquicardia de la unión, y puede no producir cambios en el casos de que la aplicación sea inadecuada o en presencia de taquicardia ventricular. La administración de adenosina puede servir también para realizar el diagnóstico de las taquicardias supraventriculares.

La Figura 339 muestra un electrocardiograma en el cual el tipo de arritmia supraventricular no se conocía con exactitud, pero una vez que se aplicada la adenosina, se enlentece. Esto favorece la detección de ondas F de flutter auricular. Por lo tanto, la administración de adenosina favorece el diagnóstico de las taquicardias supraventriculares.

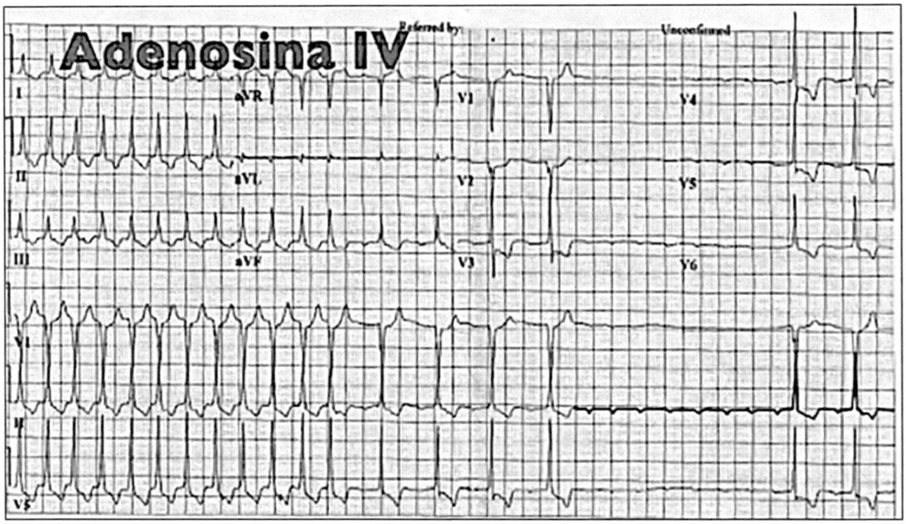

Figura 339. Respuesta del flutter auricular a la administración de adenosina. Utilidad diagnóstica.

En la Figura 340 se esquematizan, nuevamente, las posibles respuestas de una taquicardia con complejos QRS estrechos a las maniobras vagales y a la adenosina.

En la fibrilación auricular, la taquicardia atrial focal y el flutter auricular, se puede lograr una disminución temporal de la frecuencia ventricular; también puede ser útil para el diagnóstico diferencial, ya la adenosina disminuye la conducción en el nodo e induce bloqueo auriculoventricular intermitente, que desenmascara las ondas P disociadas, propias de estas patologías. Puede terminar con la arritmia en caso de AVNRT y AVRT o puede ser también, que no tenga ningún efecto.

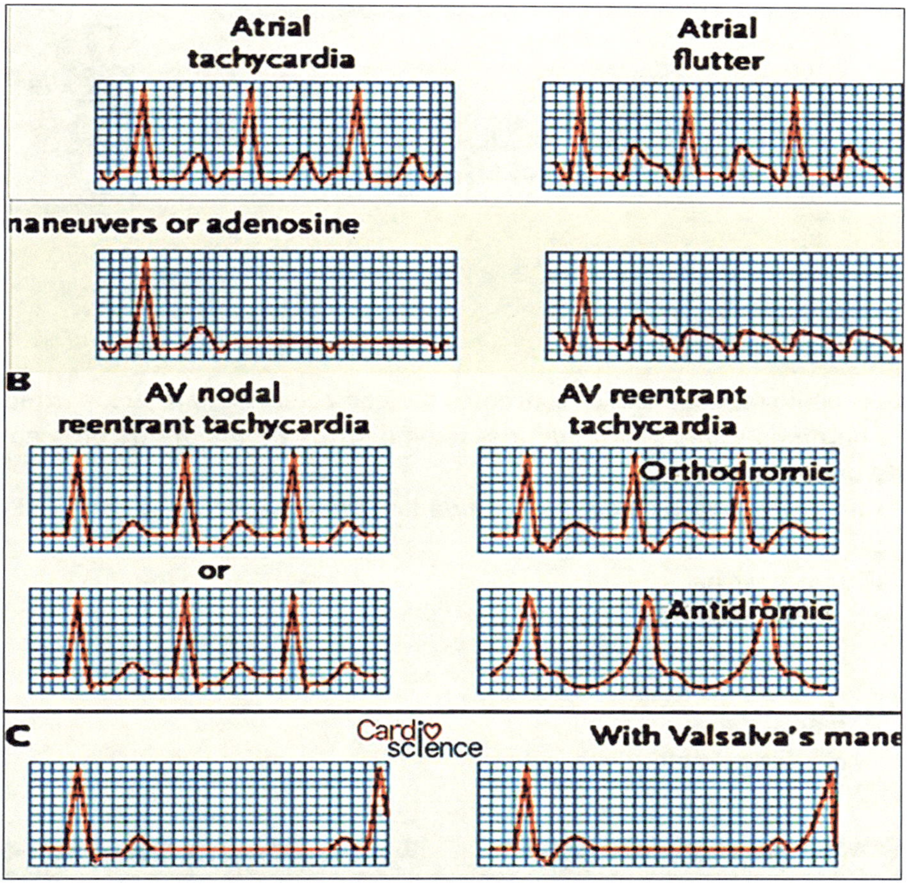

Figura 340. Comportamiento de las taquicardias con complejos QRS estrechos, por el uso de adenosina y maniobras de valsalva.

MÓDULO 10.4.1.

DEFINICIÓN DE RITMO VENTRICULAR, RITMOS DE ESCAPE Y EXTRASÍSTOLES VENTRICULARES

En este capítulo revisaremos los conceptos básicos y clasificación de los ritmos cardiacos, haremos énfasis en aquellos dependientes de los ventrículos en el siguiente orden:

- Conceptos básicos y clasificación de los ritmos cardiacos, en especial de los dependientes de los ventrículos.
- Ritmos pasivos:
    a) Escape nodal.
    b) Escape ventricular.
    c) Ritmo idioventricular.
- Ritmos activos:
    a) Extrasístoles ventriculares.

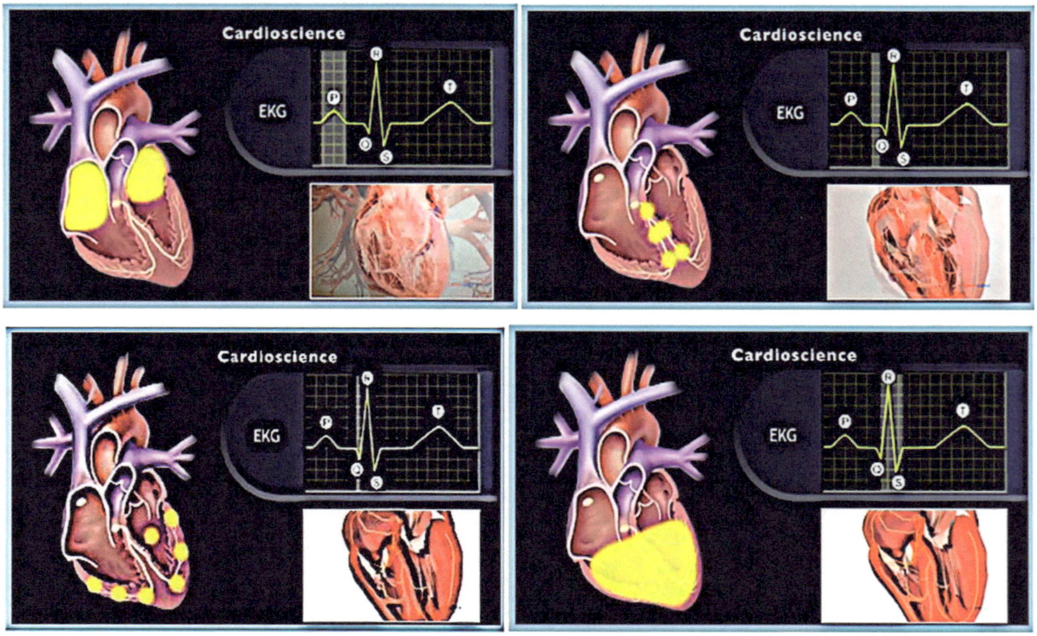

Figura 341. Secuencia normal de activación cardiaca.

La Figura 341 muestra la secuencia de activación cardiaca normal, que inicia en el nodo sinusal, sigue a través de los haces internodales, el nodo auriculoventricular, y a través del tronco del haz de His, sus ramas, fascículos y red de Purkinje. Llega, finalmente, al músculo de trabajo ventricular. La Figura 342 representa la secuencia normal de activación intracardiaca y su correlación con las deflexiones electrocardiográficas, así como el valor normal, en milisegundos, del intervalo PR y el complejo QRS.

La secuencia de activación cardiaca es responsable de la expresión de las deflexiones electrocardiográficas conocidas como: onda P, intervalo PR, complejo QRS, segmento ST y Onda T, las cuales, siguen un orden establecido que, en presencia de arritmias, se modifica. Para la comprensión y clasificación de las arritmias, es importante recordar los conceptos básicos que se describen en la Figura 343:

- Taquicardia: es una frecuencia cardiaca mayor de 100 lpm.
- Bradicardia: es una frecuencia cardiaca menor de 60 lpm.
- Extrasístole: es un latido adelantado, sinónimo de foco ectópico, ya que es un latido que se produce en un foco (grupo celular) eléctrico fuera del nodo sinusal, que es el marcapaso normal del corazón.
- Escape: es un latido atrasado que se produce en un foco eléctrico (grupo celular) cuando el marcapaso normal del corazón falla y no genera el impulso eléctrico esperado.

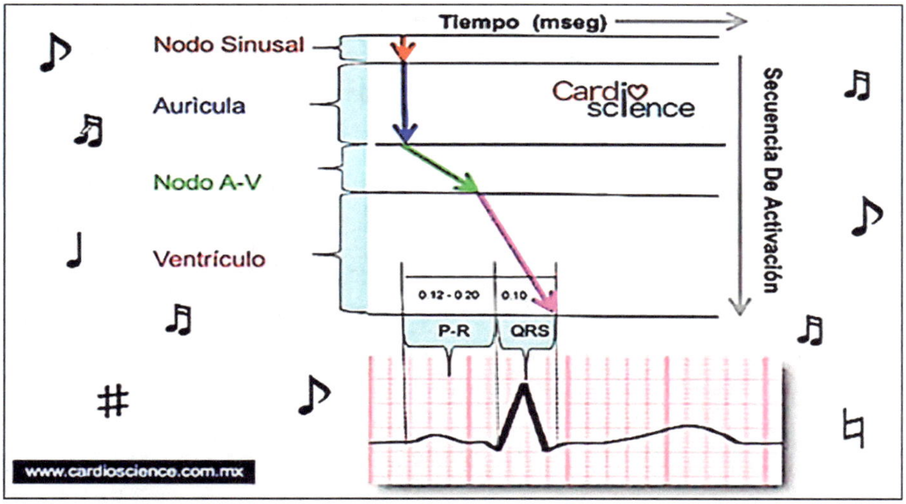

Figura 342. Secuencia normal de activación cardiaca y deflexiones electrocardiográficas asociadas.

En la gráfica de la Figura 343, los latidos cardiacos están representados como pequeños cuadros negros secuenciales; en el gráfico de la parte superior, los latidos tienen una distancia o intervalo R-R simétrico normal, es decir, es rítmico, pero la frecuencia es mayor de 100 lpm, por lo que corresponde a un trazo con taquicardia. En el segundo trazo, la frecuencia es lenta, menor de 60 lpm, y corresponde a un trazo con bradicardia. En el tercer trazo, hay dos latidos normales (cuadros pequeños), pero, súbitamente, se presenta un latido que se adelanta, señalado con la flecha inferior, que corresponde a una extrasístole. En el cuarto trazo hay ausencia del latido (representado con una x), por lo que, tardíamente, se presenta un latido denominado escape.

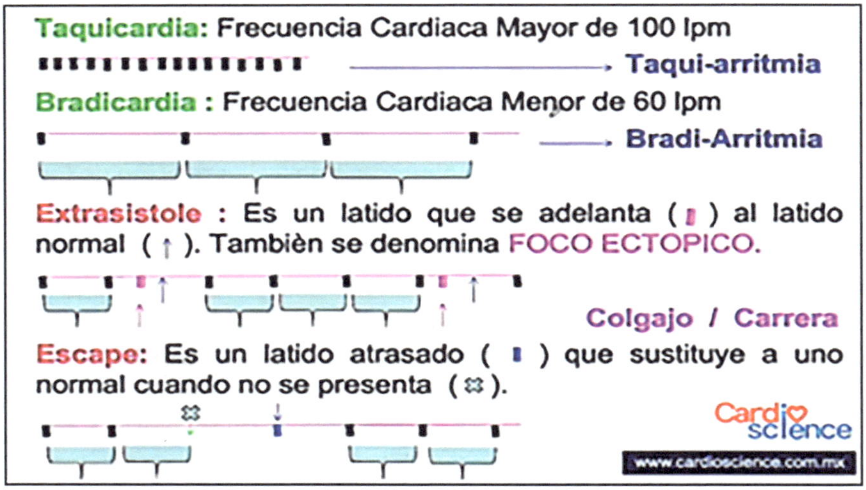

Figura 343. Representación de conceptos básicos: taquicardia, bradicardia, extrasístole, escape.

Las extrasístoles y los escapes representados en la Figura 344 (marcados con flechas), pueden originarse a nivel del tejido auricular, nodal o ventricular. Las extrasístoles pueden presentarse de manera aislada, pareadas o en duplas y, en caso de ser más de tres, se denominan colgajo o carrera de extrasístoles.

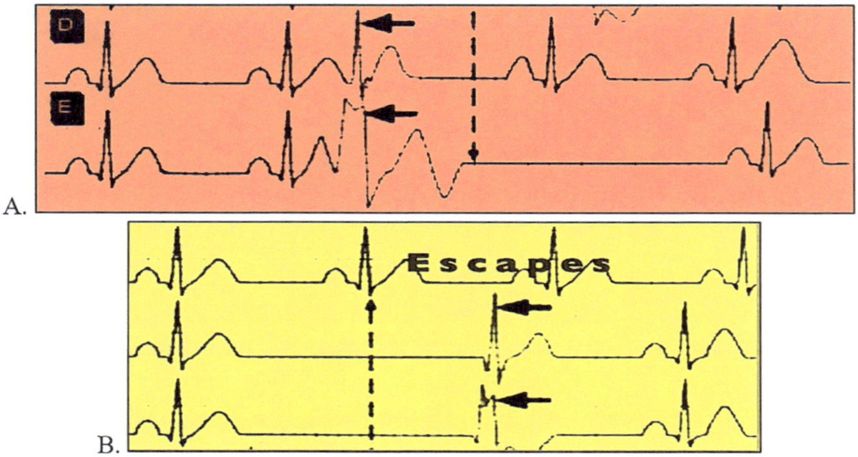

Figura 344. Trazos para la representación gráfica: A. Extrasístole, B. Escape.

La ritmicidad de una arritmia depende de la simetría de los intervalos R-R, ya que cuando este intervalo es regular y mide lo mismo en todos los latidos, la arritmia se considera rítmica. Si el intervalo R-R es variable o irregular, se trata de una arritmia arrítmica. Si la frecuencia es mayor de 100 lpm, es taquiarritmia, y si es menor de 60 lpm, es bradiarritmia, como lo describe la Figura 345.

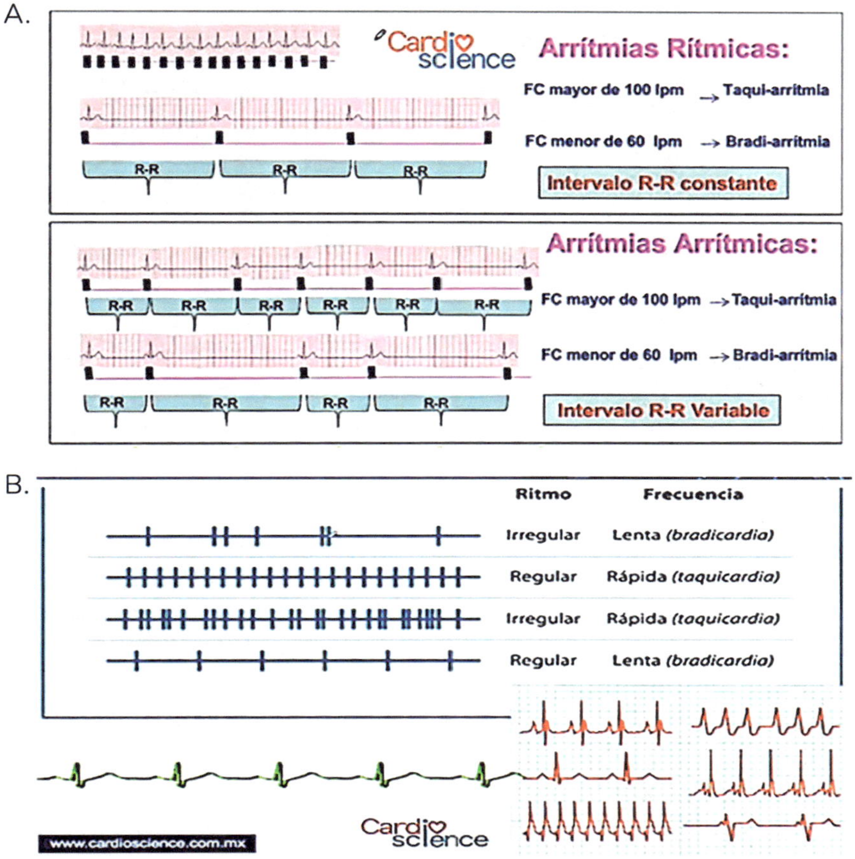

Figura 345. Clasificación de arritmias: rítmica, arrítmica, taqui y bradiarritmias.

La comprensión y el análisis de la secuencia de activación del corazón es esencial para poder reconocer las diferentes alteraciones del ritmo. En el gráfico 346 se resume la secuencia de activación, que ya hemos revisado, y su relación con los diferentes ritmos cardiacos posibles de acuerdo con el origen del impulso eléctrico, por lo tanto, el ritmo cardiaco puede tener origen sinusal, auricular, nodal o ventricular.

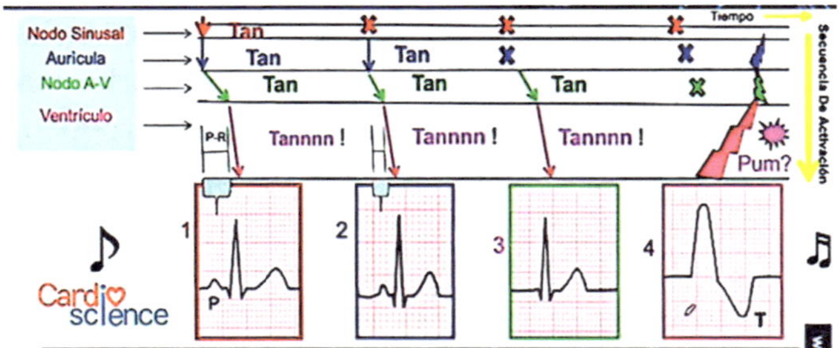

Ritmo	1.Sinusal	2. Auricular	3. Nodal	4. Ventricular
P Onda	Presente	Presente	Ausente	Ausente
P-R Intervalo	Presente de 0.12 a 0.21Seg	≤ 0.12 Seg	Ausente	Ausente
QRS Duraciòn	≤ 0.10 Seg. (Delgado)	≤ 0.10 Seg. (Delgado)	≤ 0.10 Seg. (Delgado)	≥ 0.12 (Ancho o Aberrante)
T Onda	Si R es + T es +	Si R es + T es +	Si R es + T es +	Invertida a R

www.cardioscience.com.mx

Figura 346. A. Secuencia normal de activación cardiaca. B. Morfologia electrocardiográfica de los ritmos cardiacos de acuerdo al origen del latido.

Para evitar la muerte súbita, es importante reconocer el ritmo ventricular tempranamente. El ritmo ventricular es representado en la Figura 346, se caracteriza por ausencia de onda P, complejo QRS muy ancho, mayor de 0.12 mseg y onda T invertida a la polaridad del complejo QRS, es decir, si el complejo QRS del latido ventricular es positivo, la onda T será negativa. La diferencia más importante con el ritmo ventricular es que el ritmo sinusal, auricular y nodal presentan complejo QRS angosto, menor de 0.12 mseg en ausencia de bloqueo de rama preexistente, y que el latido del ritmo ventricular no presenta onda P, ya que esta onda solo se presenta en los ritmos sinusal y auricular. En este último ritmo, la onda P es de morfología anormal y se asocia a intervalo PR corto, menor de 0.12 mseg.

Condensando todos los conocimientos adquiridos, como se muestra en la Figura 347, podemos correlacionar los diversos ritmos cardiacos según su origen —sinusal, auricular, nodal, ventricular— y su tipo de presentación electrocardiográfica —taquicardia, bradicardia, extrasístole, escape, colgajo, carrera— para facilitar su diagnóstico y clasificación.

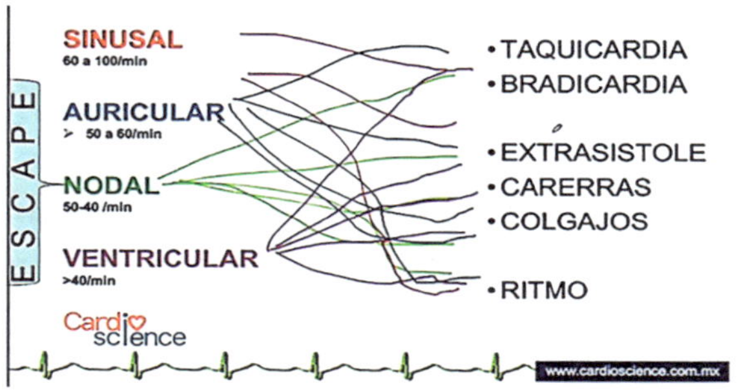

Figura 347. Correlación de los diversos ritmos cardiacos según su origen y tipo de presentación electrocardiográfica para su clasificación.

Podemos mezclar, por ejemplo, una extrasístole auricular, que corresponde a un latido adelantado (extrasístole), con morfología de ritmo auricular. También, si existen cinco extrasístoles (carrera) con morfología de ritmo ventricular (sin onda P, con complejo QRS ancho) y frecuencia de más de 100 lpm (taquicardia), el diagnóstico será de carrera de taquicardia ventricular autolimitada.

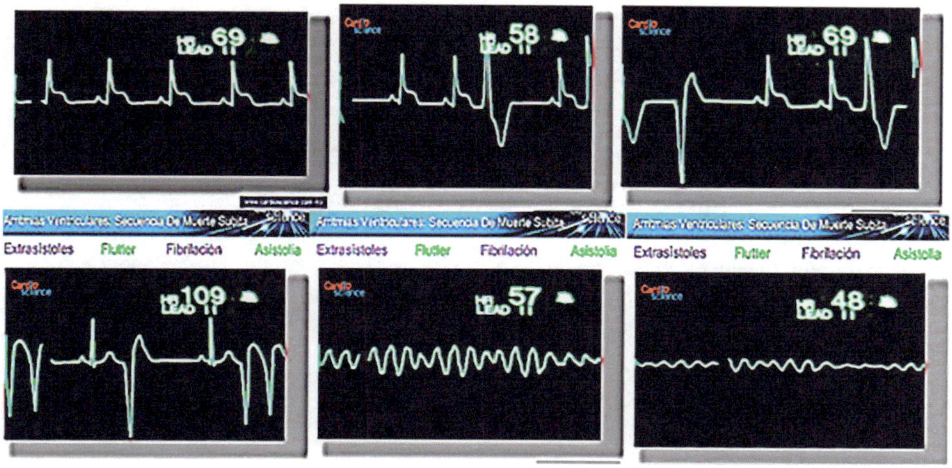

Figura 348. Secuencia de trazos de monitor en urgencia, de paciente con muerte súbita, asociado a infarto agudo al miocardio.

En la Figura 348 se presenta la secuencia de trazos de monitor de un paciente masculino de 65 años en el servicio de urgencias, con dolor precordial opresivo y elevación del segmento ST evidente en los complejos electrocardiográficos iniciales, los cuales son rítmicos, pero posteriormente se asocian a extrasístoles multifocales pareadas, y taquicardia ventricular, la cual se relaciona con sudoración, palidez e incremento del dolor en el pecho, así como disminución importante de la presión arterial. En ese momento, el monitor muestra el inicio de fibrilación ventricular de espiga grande, el paciente pierde el conocimiento y convulsiona, se inician maniobras de reanimación cardiopulmonar avanzada, finalmente, el paciente cae en fibrilación ventricular de espira pequeña y asistolia. Al parecer, no se reconoció en el momento apropiado la alta peligrosidad de la arritmia y el inicio de la asistencia no fue oportuno.

Hay diversas clasificaciones de arritmias cardiacas, la Figura 349 muestra una de las más sencillas. En este curso revisaremos las características principales de estas arritmias y el método más práctico para detectarlas, en un monitor y en trazos electrocardiográficos.

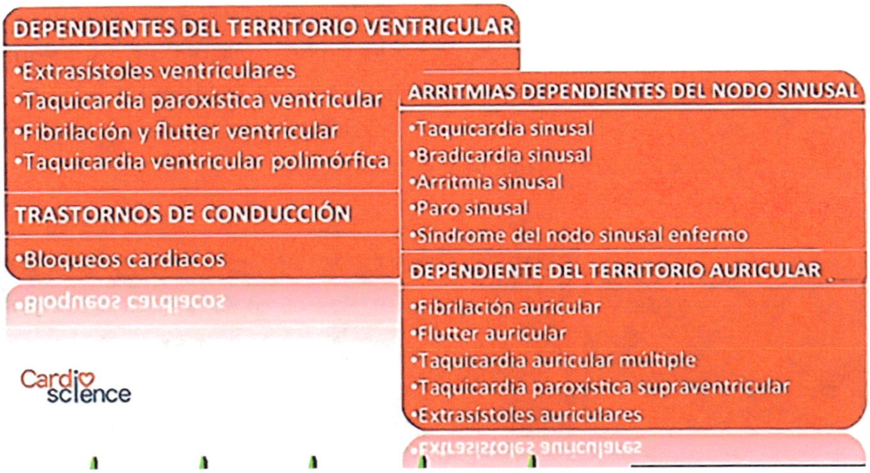

Figura 349. Clasificación general de las arritmias cardiacas y trastornos de conducción.

La alteración en la formación del impulso cardiaco puede ser originada por automatismo normal alterado de algunas células cardiacas especializadas, como las del nodo sino-auricular, del nodo auriculoventricular y del sistema de Purkinje, así como por algunas células del tejido auricular, las cuales poseen la propiedad de automatismo o actividad de marcapaso, por lo tanto, la supresión o potencialización de esta propiedad, puede generar arritmias cardiacas (Fig. 350). Cuando se genera una alteración del automatismo de las células que están fuera de los sistemas de conducción eléctrico normal, se definen como foco ectópico.

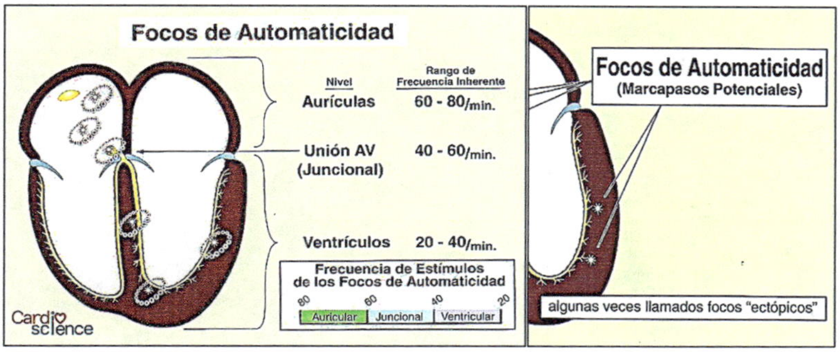

Figura 350. Focos ectópicos: focos potenciales con automaticidad alterada.

Los focos ectópicos son focos de automaticidad alterada en marcapasos potenciales, fuera del sistema eléctrico normal del corazón, que se manifiestan a nivel auricular, nodal o ventricular.

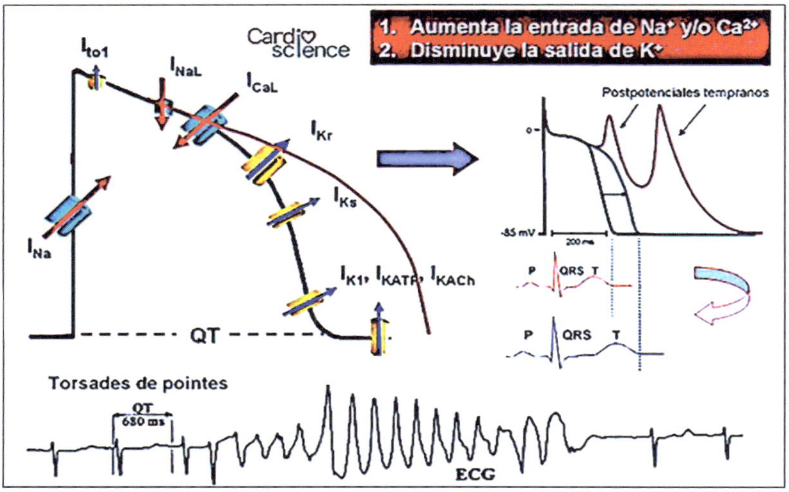

Figura 351. Cambios del potecial transmembrana que condicionan automatismo alterado en las células mecánicas: elevación del potencial umbral por alteraciones en las corrientes iónicas de potasio.

Como se representa en la Figura 351, las células mecánicas, no marcapasos de las aurículas y los ventrículos, en condiciones normales, no muestran actividad automática espontánea, pero, en condiciones patológicas como hipoxia, acidosis, efecto farmacológico o por catecolaminas (Fig.352) pueden presentar propiedades de automatismo alterado debido a que su potencial diastólico máximo se eleva hasta el potencial umbral, lo cual se explica por alteraciones de numerosas corrientes iónicas que conjuntamente dan lugar a una corriente despolarizante de entrada (Na y Ca) y de una reducción de la conductancia del potasio, (K) produciendo pospotenciales de membrana tempranos y tardíos que generan las alteraciones del ritmo.

CARACTERÍSTICAS GENERALES DE LAS ARRITMIAS VENTRICULARES

Las arritmias ventriculares son aquellas que se producen en uno de los dos ventrículos, son generadas por ritmos pasivos o activos. Los ritmos pasivos son provocados por fenómenos de escape al fallar el impulso sinusal o supraventricular. Las causas de los ritmos activos son dos, el mecanismo de foco ectópico y el de reentrada, fenómenos donde se incrementa el automatismo celular.

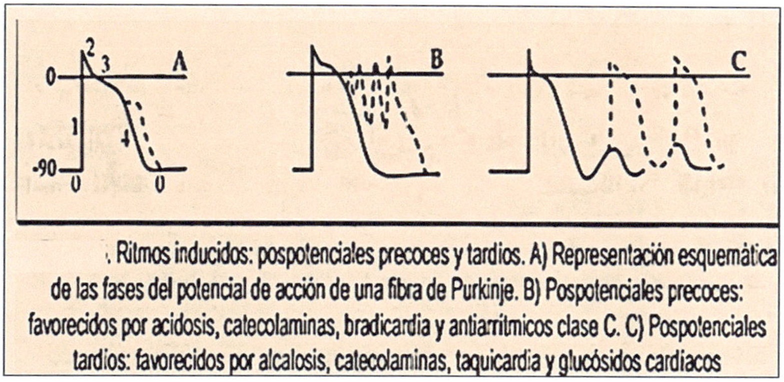

Figura 352. Ritmos inducidos por pospotenciales precoces y tardíos.

Por lo tanto, como muestra la Figura 353, los ritmos ventriculares se pueden clasificar en activos y pasivos. Los pasivos son el ritmo de escape y el ritmo ideoventricular; los activos, las extrasístoles ventriculares, la taquicardia ventricular, el flutter o aleteo ventricular y la fibrilación ventricular.

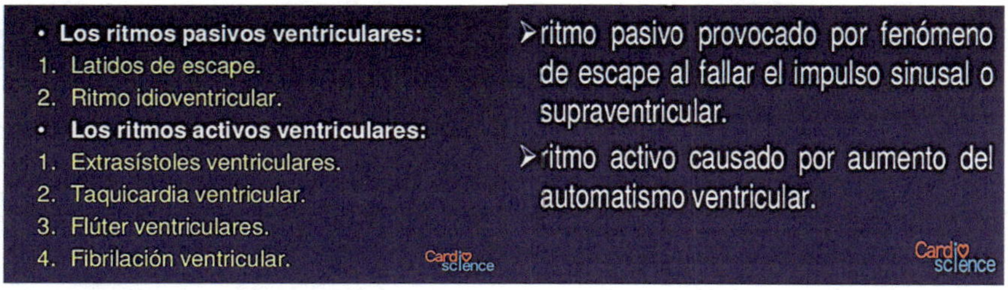

Figura 353. Clasificación de las arritmias ventriculares en ritmos pasivos y activos.

Según su presentación electrocardiográfica, las arritmias ventriculares se dividen en no complejas y complejas y, con base en la presentación clínica, en aquellas que no producen síntomas hasta las que llegan al paro cardiaco y muerte súbita (Fig. 354). En general, el ritmo ventricular se caracteriza por complejos QRS anchos debido al fenómeno de salto de onda, similar a lo que ocurre en el bloqueo de rama del haz de His y, entre más alejado esté el foco ectópico del septum interventricular, el ensanchamiento o la aberrancia del complejo QRS será mayor (Fig. 355).

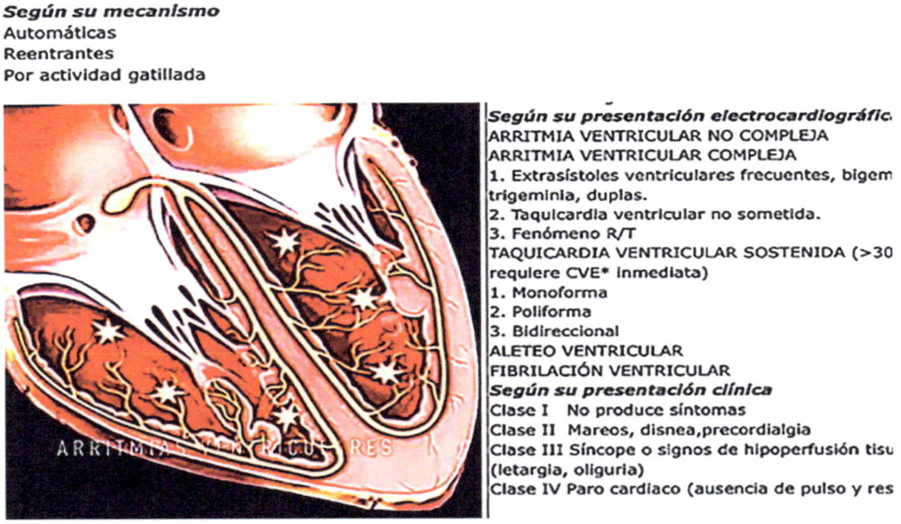

Figura 354. Clasificaciones de las arritmias ventriculares con base en su mecanismo de producción, presentación, características electrocardiográficas y características clínicas.

Los ritmos ventriculares también se pueden clasificar de acuerdo con el mecanismo de producción, presentación, características electrocardiográficas y características clínicas.

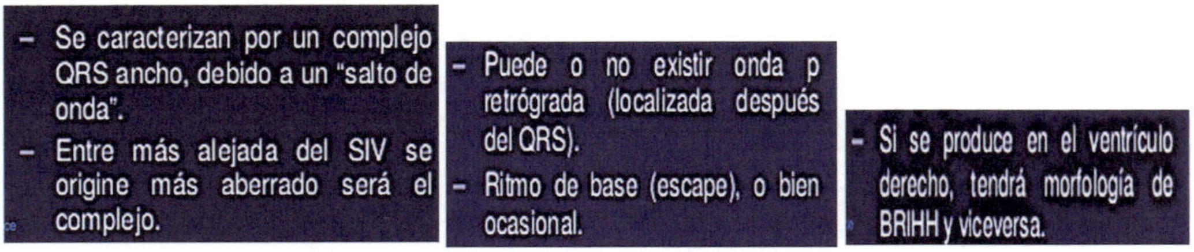

Figura 355. Características generales de la morfología del ritmo ventricular.

Cuando el foco ectópico se produce en el ventrículo derecho, el complejo QRS tendrá morfología de bloqueo rama izquierda y viceversa, como muestra la Figura 356. Un aspecto importante del ritmo ventricular es que puede existir conducción retrógrada del impulso ventricular hacia las aurículas, lo cual se manifiesta por la presencia de onda P en el segmento ST o en la onda T del complejo ventricular. La morfología del complejo QRS es similar a la que se observa en el del bloqueo de la rama izquierda o de rama derecha.

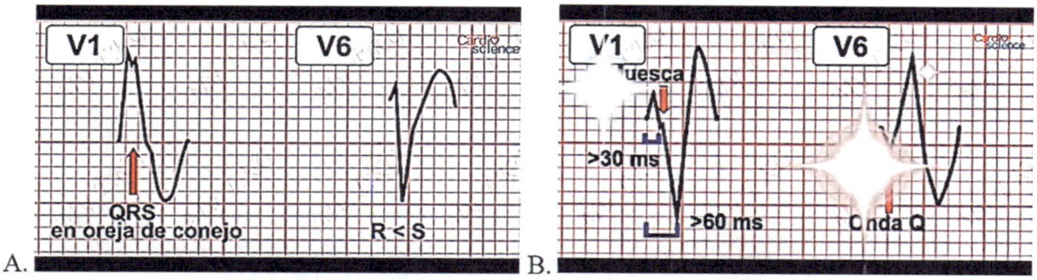

Figura 356. Correlación del origen del ritmo ventricular y morfología del complejo QRS: A.Ventrículo izquierdo, B.Ventrículo derecho.

Se debe hacer el diagnóstico diferencial entre las arritmias ventriculares con las supraventriculares que cursan con complejos QRS anchos, ya sea por bloqueo de rama preexistente o por participación de una vía accesoria, que simulan a los de las taquicardias ventriculares, como la que se presenta en la Figura 357.

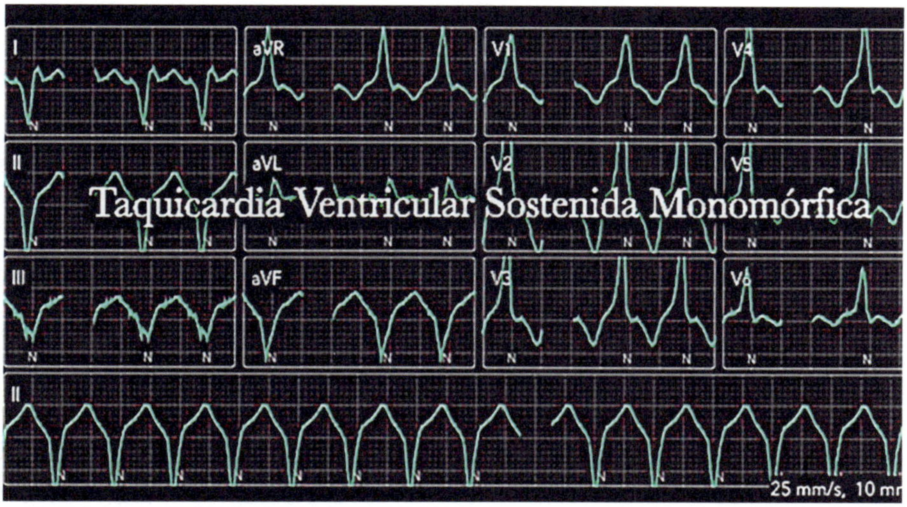

Figura 357. Morfología del complejo QRS en la taquicardia ventricular sostenida.

RITMO DE ESCAPE NODAL Y VENTRICULAR

En general, las arritmias se dividen en transitorias y permanentes, las transitorias son: las extrasístoles o latidos adelantados, y los escapes o latidos tardíos (Fig. 358).

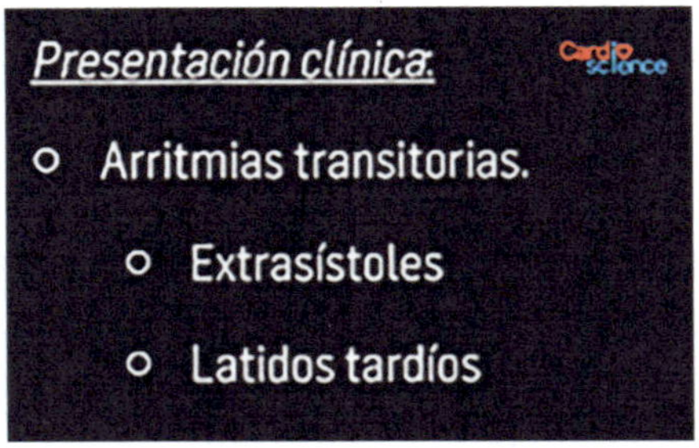

Figura 358. Arritmias transitorias: extrasístoles (latidos adelantados) y escapes (latidos tardíos).

Las extrasístoles, por lo tanto, son arritmias transitorias, caracterizadas por ser latidos adelantados, que provienen de focos ectópicos.

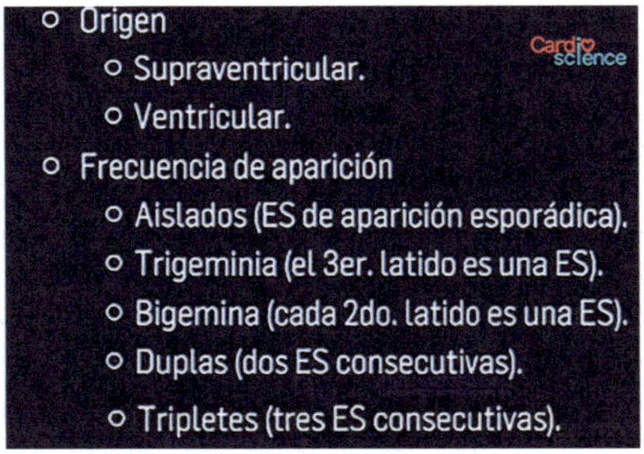

Figura 359. Características a definir de la arritmias transitorias (extrasístoles y escapes): origen y frecuencia de aparición.

Es importante, en el análisis de las arritmias transitorias, definir su origen, ya que las extrasístoles y los ritmos de escape pueden generarse a nivel supraventricular o ventricular, además, debemos analizar la frecuencia de aparición de estos latidos, ya que pueden presentarse de manera aislada o esporádica, bigeminada o trigeminada (donde cada dos o tres latidos, alternan con una extrasístole), en pares, duplas, tripletas consecutivas, o en carreras o colgajos (Fig.359).

Al ritmo propio, al nivel nodal o ventricular se le denomina ritmo de escape y es considerado una arritmia con ausencia de onda P (Fig. 360). Normalmente, la secuencia de conducción cardiaca es del nodo sinusal al haz de His y a los ventrículos;

cuando se presenta una falla en el marcapaso normal del corazón (nodo sinusal), los focos de automaticidad alterada toman el mando y se convierten en el marcapaso dominante, produciendo los ritmos de escape.

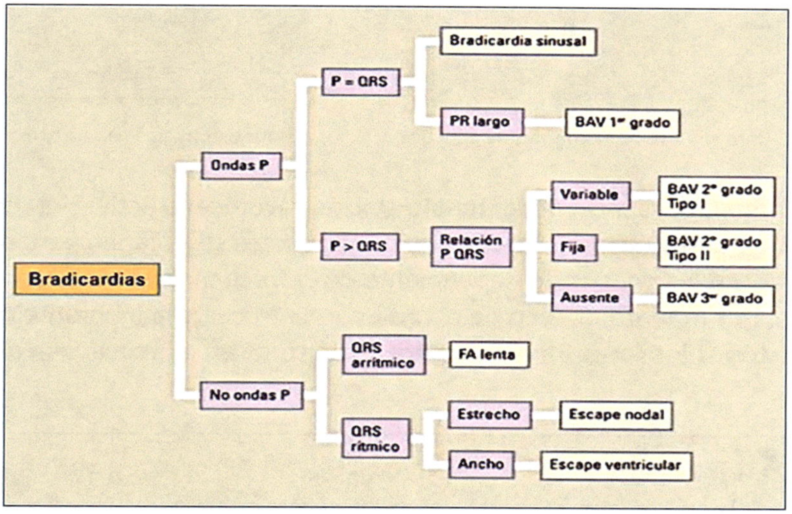

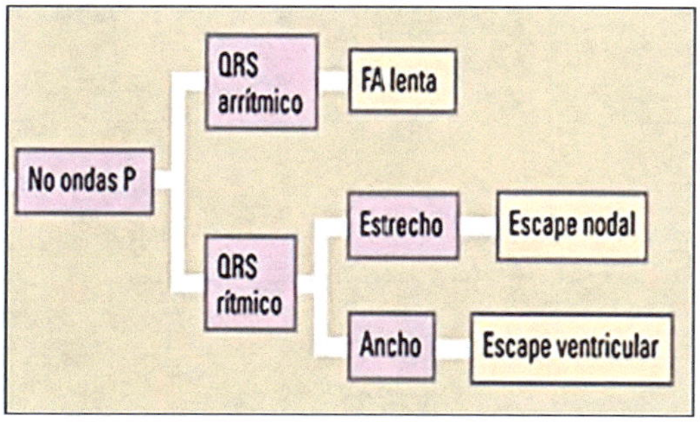

Figura 360. Arritmias transitorias: el ritmo propio a nivel nodal o ventricular se denomina ritmo de escape y se caracteriza por ausencia de la onda P.

En la Figura 361-A se representa la secuencia de activación en caso de paro sinusal, es decir, cuando el nodo sinusal falla y deja de tener actividad eléctrica. En la gráfica, el primer latido muestra una secuencia normal de conducción, la cual parte del nodo sinusal, pero, súbitamente, hay ausencia del siguiente latido debido a que no existe impulso del nodo sinusal, por lo tanto, no hay latido cardiaco, fenómeno representado por una X. Posteriormente, existe una X aislada que refleja la ausencia de la activación de focos de automaticidad potenciales o ritmo de escape, para finalmente continuar con latidos sinusales, con secuencia de activación normal. La Figura 361-B muestra un trazo electrocardiográfico de paro sinusal prolongado por la ausencia de ritmos de escape. Los ritmos de escapes pueden presentarse cuando el nodo sinusal deja de latir o cesa su actividad de manera ocasional o permanente.

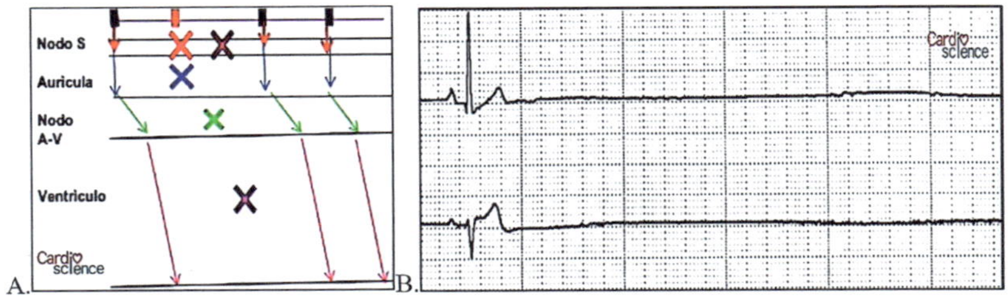

Figura 361. Paro sinusal: A. Secuencia de activación, B. Paro sinusal con ausencia de ritmo de escape.

Por lo tanto, la ausencia del estímulo sinusal favorece la activación de focos de automaticidad auricular, nodal o ventricular, los cuales se escapan para convertirse en el marcapaso activo, siendo dependiente de la frecuencia de estímulo inherente más rápida. Por lo tanto, el foco de escape con la frecuencia inherente más rápida suprimirá a todos los focos inferiores para convertirse en el marcapaso dominante.

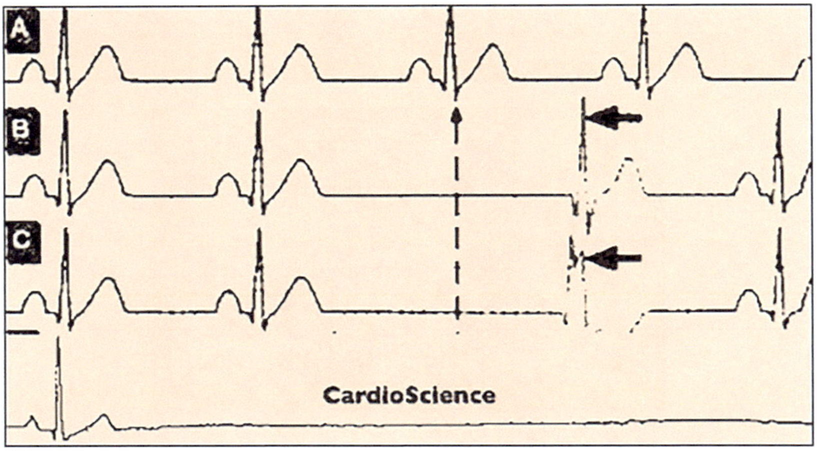

Figura 362. Ritmo de escape:A. Ritmo sinusal normal. B. Paro sinusal con escape nodal. C. Paro sinusal con escape ventricular.

En la Figura 362 se representan tres trazos electrocardiográficos, en el trazo A, el electrocardiograma tiene un ritmo sinusal normal, el trazo B, el nodo sinusal falla y deja de descargar, es decir, existe paro sinusal y, posterior a la pausa, toma el mando del corazón un marcapaso ectópico con origen nodal (complejo QRS estrecho, sin onda P). En el trazo marcado con la letra C hay un foco de automaticidad ventricular (complejo QRS ancho, sin onda P) que escapa después del fallo sinusal. El trazo inferior muestra un latido sinusal normal, seguido de un paro sinusal muy prolongado, sin respuesta de escape. Por lo tanto, si por algún motivo el nodo sinusal deja de descargar el estímulo con el que normalmente se despolariza el corazón, se originan los ritmos de escape o latidos atrasados, es decir, otra parte del corazón, que no es el nodo sinusal, tiene que responder a la falta de estímulo, lo cual puede generarse a nivel de las aurículas, de la unión auriculoventricular o en los ventrículos, ya sea en el tronco de His o en la red de Purkinje.

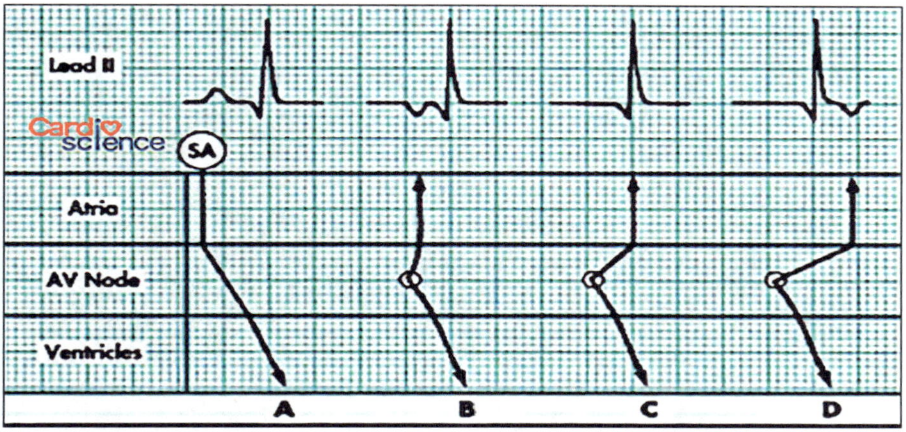

Figura 363. Morfologías de escape supraventriculares: A. Ritmo sinusal normal. B. Escape auricular. C. Escape nodal.

En la Figura 363 se esquematiza la morfología del ritmo sinusal, auricular y nodal, que sirve para conocer el origen de los latidos o ritmos de escape supraventriculares. El latido marcado con la letra A corresponde a la secuencia normal de un latido sinusal, el cual presenta onda P, intervalo PR normal (0.12 a 0.20 mseg) y complejo QRS angosto (menor de 0.12 mseg). El latido con la letra B presenta onda P anormal (porque es negativa) e intervalo PR anormalmente corto, esto es porque el origen del impulso inicia en el nodo auriculoventricular y despolariza inicialmente a la aurícula y posteriormente al ventrículo. Los latidos C y D también se generan por estímulos que parten del nodo AV y presentan complejos QRS angostos, pero la onda P se encuentra oculta en el cuerpo del complejo QRS o se presenta posterior a éste, en el segmento ST o en la onda T. Por lo tanto, un latido tardío no ancho debe considerarse un ritmo de escape nodal.

En los ritmos de la unión, el impulso surge en el tejido perinodal o en el nodo auriculoventricular; si el impulso se origina en la porción alta de la unión auriculoventricular o más cerca de la aurícula, puede presentarse una onda P invertida o negativa, la cual precede a un complejo QRS angosto, ya que el impulso se desplaza de manera retrógrada al tejido auricular; si el impulso surge en el centro de la unión auriculoventricular, la onda P está ausente, ya que se encuentra enterrada en el complejo QRS o el impulso no fue conducido a las aurículas. Cuando el impulso surge por abajo de la unión debido a que le toma más tiempo atravesar el nodo AV de manera retrógrada para estimular a las aurículas, la onda P es anormal y se presenta posterior al complejo QRS o tardíamente en el segmento ST, como ya lo comentamos.

A.

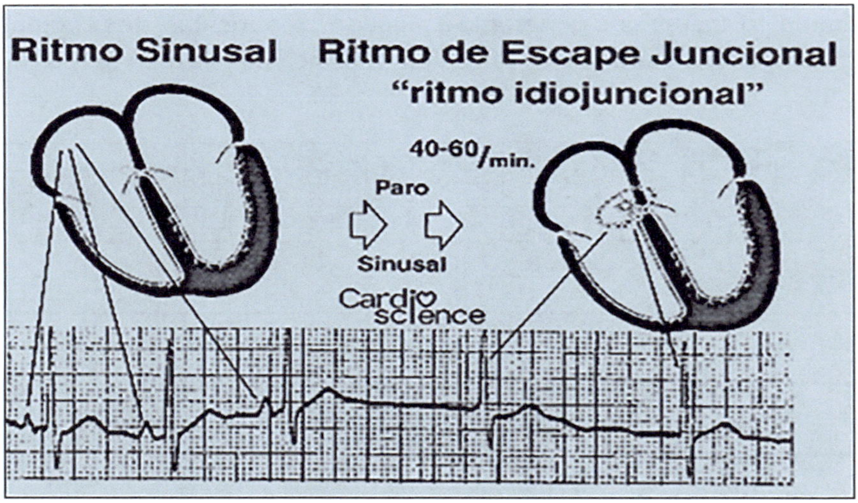

B.

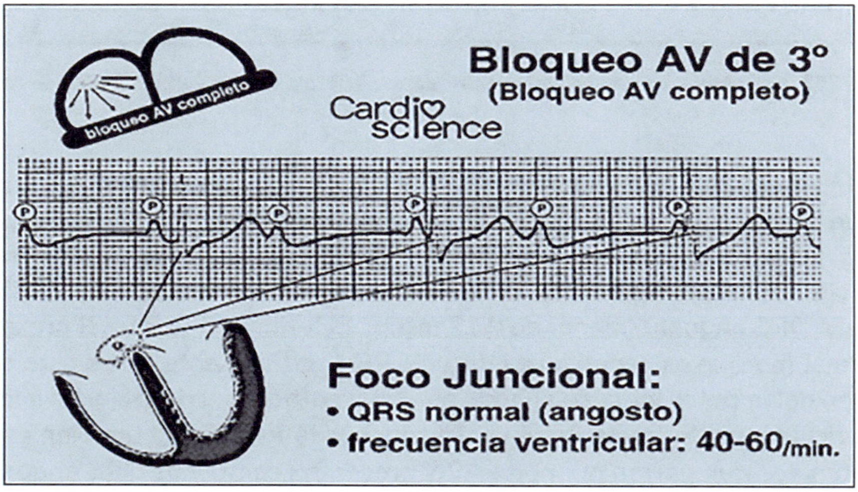

Figura 364. Ritmo de escape nodal: A. Asociado a paro sinusal. B. Asociado a bloqueo auriculoventricular completo.

La Figura 364-A muestra el ejemplo de ritmo de escape de la unión AV propiciado por una alteración funcional del nodo sinusal o paro sinusal que se reconoce por ausencia de onda P, complejos QRS angostos y ritmo con frecuencias entre 60 a 40 lpm. En la Figura 364-B se presenta un trazo con una alteración en la conducción auriculoventricular, en la cual no pasa el impulso de las aurículas a los ventrículos, hecho conocido como bloqueo auriculoventricular completo o de tercer grado, por lo tanto, las ondas P no llegan a producir un complejos QRS y esto propicia la aparición de un ritmo de escape, con origen en el nodo auriculoventricular, donde éste se convierte en el marcapaso del corazón predominante, el cual esta caracterizado por ausencia de la onda P, frecuencias de disparo entre 40 a 60 lpm y complejos QRS angostos.

A. B.

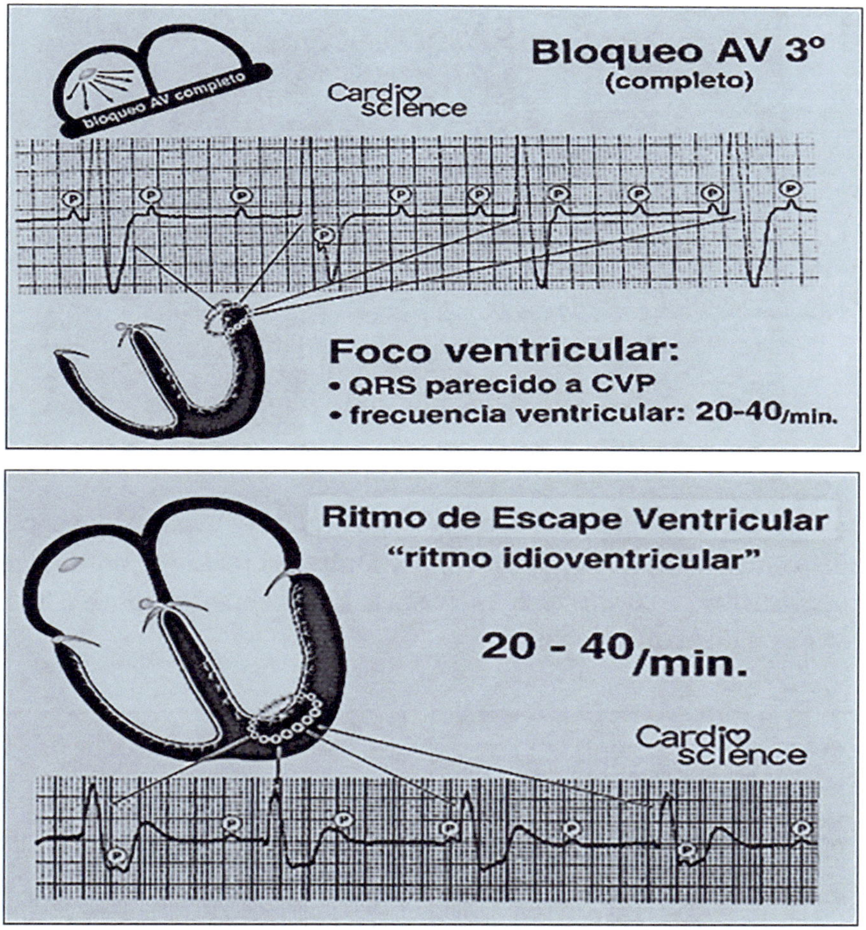

Figura 365. Ritmo de escape: A. Bloqueo AV de tercer grado asociado a ritmo de escape ventricula. B. Bloqueo AV de tercer grado asociado a ritmo de escape nodal.

En la Figura 365 se presentan dos ejemplos de ritmo de escape ventricular, en donde el foco ectópico ventricular toma el mando y origina complejos QRS anchos, producido a consecuencia de un bloqueo auriculoventricular completo, caracterizado por ondas P que no conducen al ventrículo y, por lo tanto, no producen complejos QRS. En los trazos aparecen las ondas P sin vinculación con los complejos QRS y alternan con complejos QRS anchos, los cuales corresponden al foco de escape ventricular, caracterizado por presentar frecuencias entre 20 a 40 lpm, ausencia de onda P y complejos QRS anchos. Los escapes ventriculares son ritmos pasivos, originados en los ventrículos que se producen al fallar los marcapasos superiores. Sus criterios electrocardiográficos se presentan en la Figura 366, son: ausencia de la onda P, complejos QRS anchos y pausa compensadora.

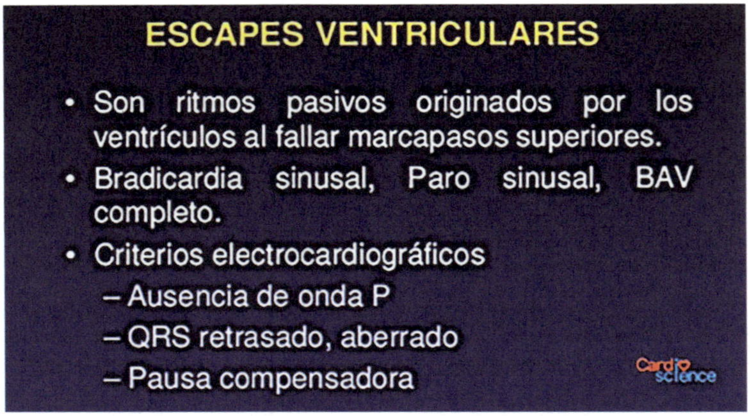

Figura 366. Ritmo de escape ventricular: criterios electrocardiográficos.

En la Figura 367 identificamos, en la secuencia de activación, ausencia de actividad de los marcapasos superiores (X) por arriba del nodo AV, por lo que el nodo auriculoventricular se convierte en marcapaso dominante y conduce a los ventrículos como ritmo de escape nodal.

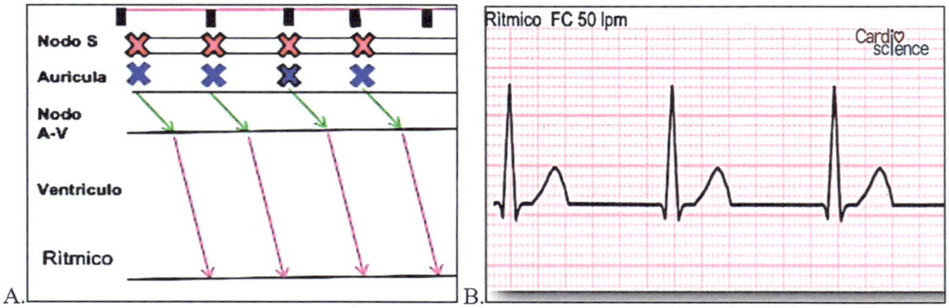

Figura 367. Ritmo de escape nodal: A. Secuencia de activación con ausencia de impulso de los marcapasos auriculares (X). B. Trazo de ritmo con ausencia de onda P y complejo QRS angosto (nodal).

Los ritmos de escape de la unión, como comentamos, presentan frecuencia lenta, entre 40 a 60 lpm, ritmo regular, ondas P ausentes o anormales (negativas) y complejos QRS normales, como lo ejemplifican las Figuras 367-B y 368.

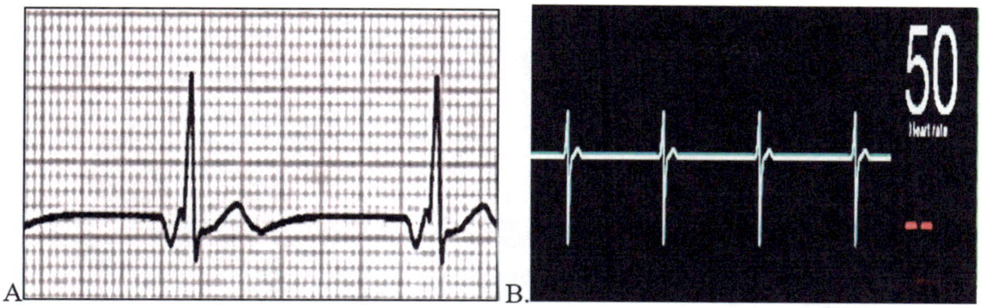

Figura 368. Ritmo de escape: A. Auricular (onda P anormal, PR corto, complejo QRS angosto). B. Nodal (ausencia de onda P, complejo QRS angosto).

En presencia de ritmo de escape nodal, el tratamiento depende de la condición clínica del paciente, si se encuentra estable podemos intentar utilizar drogas que aumenten la frecuencia sinusal (atropina), pero si el paciente se encuentra inestable y no se obtiene incremento de la frecuencia cardiaca con fármacos, se tiene que colocar, urgentemente, marcapaso transitorio (Fig. 369).

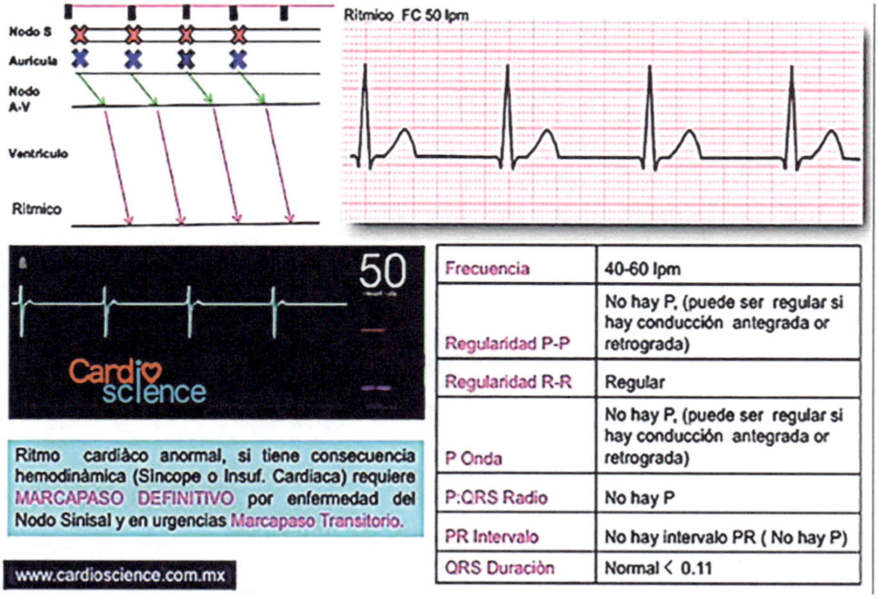

Frecuencia	40-60 lpm
Regularidad P-P	No hay P, (puede ser regular si hay conducción antegrada or retrograda)
Regularidad R-R	Regular
P Onda	No hay P, (puede ser regular si hay conducción antegrada or retrograda)
P:QRS Radio	No hay P
PR Intervalo	No hay intervalo PR (No hay P)
QRS Duraciòn	Normal < 0.11

Figura 369. Características generales del ritmo de escape nodal o de la unión.

El trazo de la Figura 370-A muestra ritmo sinusal en los dos latidos iniciales y posteriormente una pausa o paro sinusal que favorece la aparición de un latido de escape caracterizado por complejos QRS angosto y ausencia de onda P, por lo tanto, es un ritmo de escape nodal, el cual es seguido por un latido adelantado o foco ectópico auricular o extrasístole auricular, para continuar, finalmente, con ritmo de escape nodal persistente.

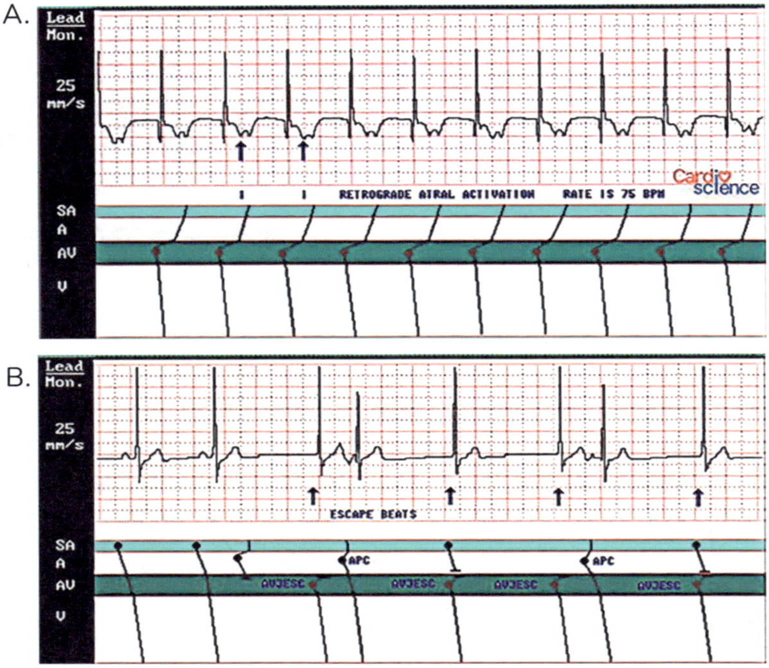

Figura 370. Ritmo de escape: A. Asociado a paro sinusal y extrasístoles auriculares. B. Nodal rápido, con retroconducción auricular (onda P en el segmento ST).

En la Figura 370-B se presenta un trazo con ritmo nodal rápido y retroconducción del impulso a la aurícula, lo cual se manifiesta por la presencia de ondas P en el segmento ST de los complejos.

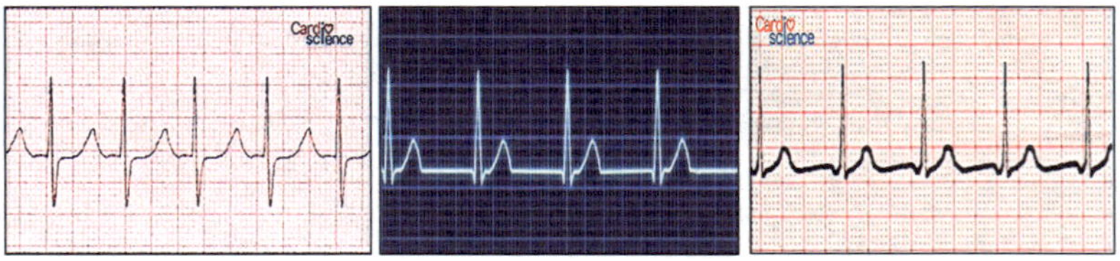

Figura 371. Trazos electrocardiográficos con ritmo de escape nodal típico: ausencia de onda P y QRS angosto.

La Figura 371 muestra trazos electrocardiográficos con ritmo de escape nodal típicos. En la gráfica 372-A, se muestra una imagen de monitor donde existen más ondas P que complejos QRS, lo cual es típico de bloqueo auriculoventricular completo (BAVC) asociado a ritmo de escape ventricular, que es el marcapaso predominante caracterizado por complejos QRS anchos y frecuencia de 55 lpm. En la Figura 372-B se presenta un ejemplo de ritmo de escape originado en la unión auriculoventricular o perinodal con retroconducción auricular, caracterizado por la presencia de onda P anormal, intervalo PR corto y complejos QRS angostos.

A. B.

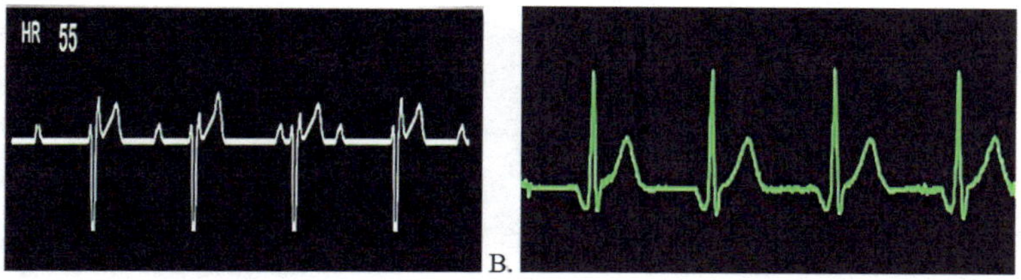

Figura 372. Trazos electrocardiográficos con ritmo de escape: A.Ventricular y BAVC. B. Auricular o perinodal.

En el electrocardiograma de la Figura 373 apreciamos el ritmo de escape nodal con presencia de ondas P, muy cercanas al complejo QRS, con frecuencia cardiaca aproximada de 30 lpm, intervalo PR corto y complejos QRS angostos.

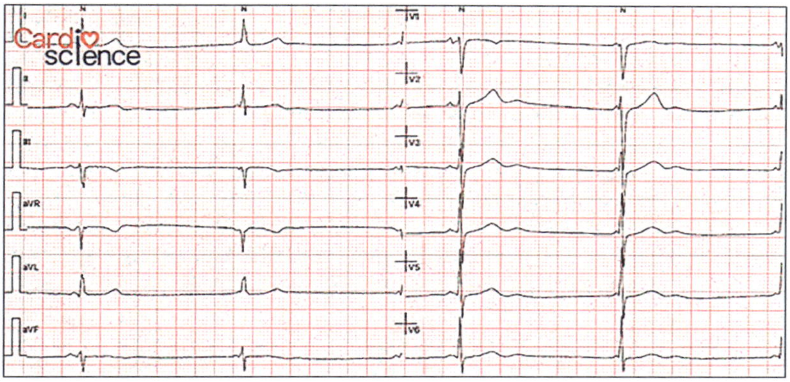

Figura 373. Eletrocardiograma con ritmo de escape nodal o perinodal.

En el trazo de la Figura 374, súbitamente y de manera aislada, después de un bloqueo auriculoventricular de segundo grado Mobitz II, por falla en la conducción del nodo auriculoventricular (marcada con una flecha), se presenta un latido de escape ventricular (marcado como Esc V) caracterizado por ausencia de onda P, complejo QRS ancho y pausa compensadora.

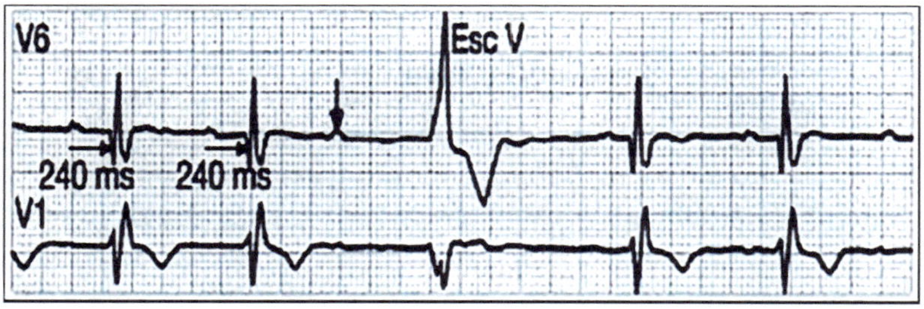

Figura 374. Trazo con bloqueo AV de segundo grado Mobitz II (PR constante de 240 mseg) y latido de escape ventricular.

El electrocardiograma de la Figura 375 muestra latidos de escape ventricular o latidos tardíos que toman el mando en el contexto de un infarto agudo al miocardio anterior extenso, con elevación del segmento ST en las derivaciones de V1 a V6.

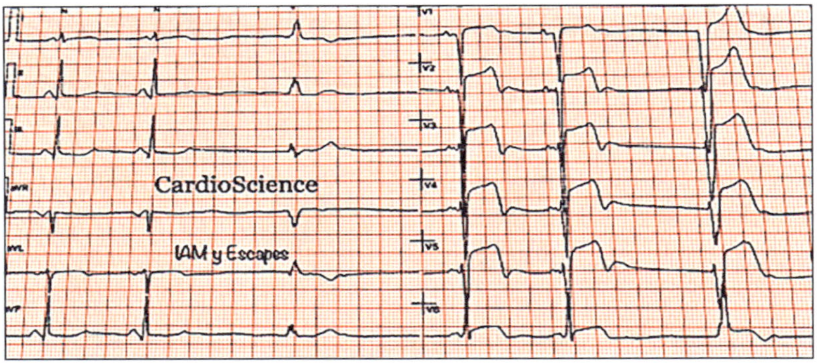

Figura 375. Bloqueo AV de segundo grado Mobitz II y latido de escape ventricular durante un infarto agudo al miocardio anterior extenso.

Los trazos de monitor de la Figura 376 corresponden a pacientes de la sala de urgencias. El caso marcado con la letra A, a un paciente con ritmo de escape nodal y retroconducción del impulso a la aurícula, caracterizado por la presencia de onda P después del complejo QRS. El caso B, corresponde a un paciente de 81 años de edad que ingresa con datos de bajo gasto cerebral por bloqueo auriculoventricular completo y frecuencias cardiacas de 25 lpm, a pesar del uso de dopamina y norepinefrina, **no aumentó**, por lo que fue necesario colocar marcapaso transitorio y, posteriormente, marcapaso definitivo.

A.

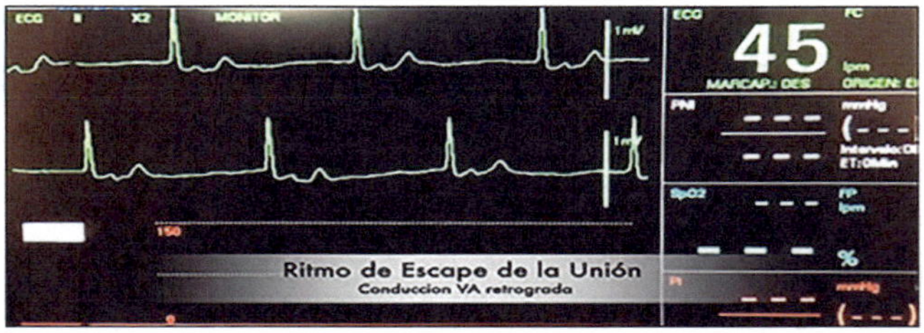

B.

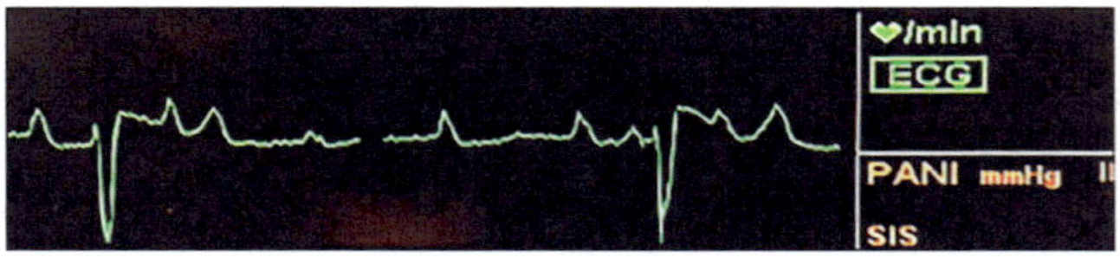

Figura 376. Ritmos de escape: A. Nodal con retroconducción auricular. B. Ventricular con bloqueo AV de tercer grado.

Por lo tanto, es muy importante la existencia de focos eléctricos de automaticidad por abajo del nodo auriculoventricular, ya que éstos pueden evitar la muerte de un ser humano al tomar, provisionalmente, el mando. La Figura 377-A, muestra el trazo de monitoreo electrocardiográfico de 24 horas, de un paciente masculino de 80 años de edad, con un bloqueo auriculoventricular completo y frecuencia cardiaca de 23 lpm con importante repercusión hemodinámica. En este caso, las ondas P se presentan completamente desvinculadas respecto a los complejos QRS, los cuales son anchos, por lo que el ritmo corresponde a escape ventricular y amerita, urgentemente, la colocación de marcapaso transitorio.

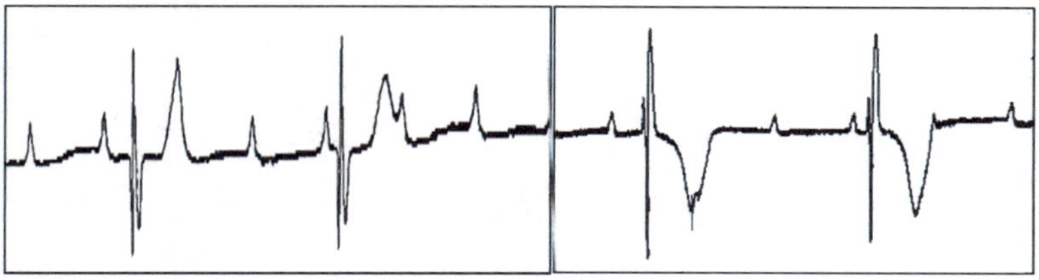

Figura 377. Ritmos de escape: Bloqueo AV de tercer grado y ritmo de escape ventricular.

En la Figura 377-B se presenta el trazo de una paciente femenina de 82 años de edad, la cual presentó cuatro episodios sincopales asociados a crisis convulsivas, por lo que acude a urgencias. En el trazo se documentó bloqueo auriculoventricular completo, donde las ondas P no conducen y se acompañan de latidos de escape ventricular caracterizados por complejos empastados (Rr') y ondas T negativas. En el estudio Holter se demostró una pausa mayor de siete segundos, sin que exista un ritmo de escape durante siete segundos, sin duda, estos datos son indicación para la colocación de marcapaso definitivo por enfermedad del nodo auriculoventricular que condiciona un bloqueo avanzado (Fig. 378).

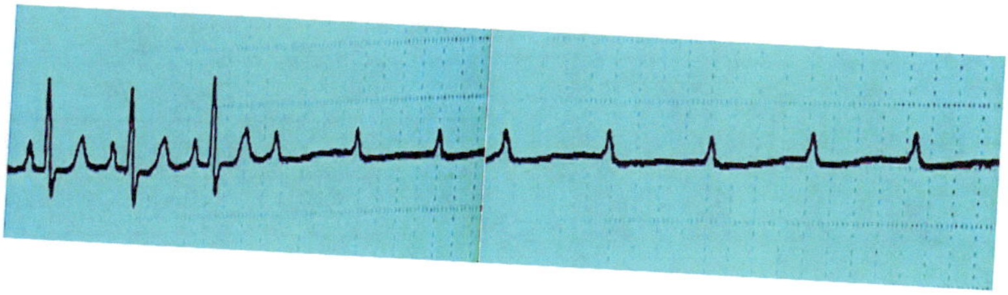

Figura 378. Estudio Holter: Bloqueo auriculoventricular avanzado, con ausencia de ritmo de escape, por espacio de 7.2 segundos.

RITMO IDIOVENTRICULAR

El ritmo idioventricular es un ritmo de escape ventricular originado en los ventrículos cuando los marcapasos auriculares y nodales fallan. Esta anomalía puede ser transitoria o permanente. En la Figura 379 se resumen los criterios electrocardiográficos para diagnóstico del ritmo idioventricular que incluyen: ausencia de la onda P, frecuencias cardiacas entre 20 a 40 lpm y complejos QRS anchos.

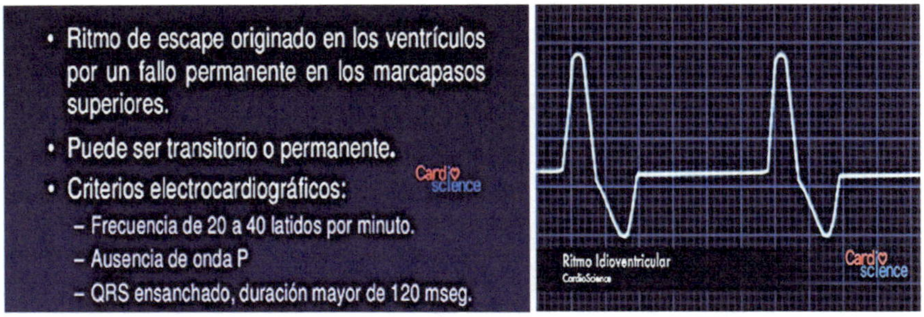

Figura 379. Características generales del ritmo idiovenricular.

En el ritmo ventricular, las señales ventriculares de escape no recorren los sistemas específicos de conducción, sino que se mueven a través del tejido de trabajo de los ventrículos, por lo tanto, sin el beneficio de estos sistemas, se crea enlentecimiento de la conducción eléctrica, lo cual se manifiesta, por complejos QRS anchos y frecuencia cardiaca, generalmente, entre 20 y 45 lpm (Fig. 380, 381).

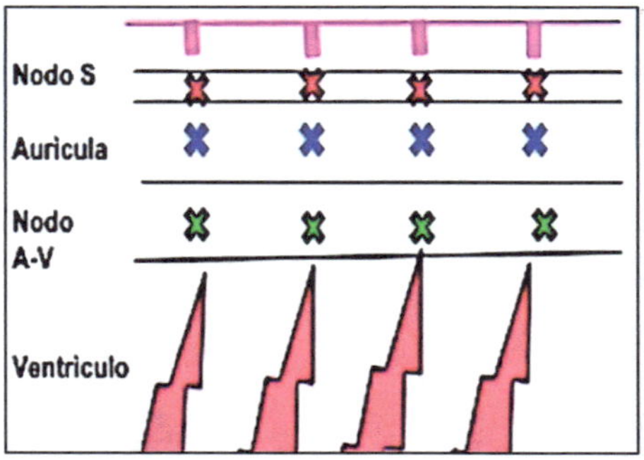

Frecuencia	20-40 lpm
Regularidad P-P	No hay P
Regularidad R-R	Regular
P Onda	No hay P
P:QRS Radio	No hay P
PR Intervalo	No hay P
QRS Duración	Ancho >/= 0.12 seg

Figura 380. Características generales del ritmo idiovenricular.

El ritmo rápido idioventricular también es llamado ritmo idioventricular acelerado, se caracteriza por ser un ritmo de escape ventricular que cursa con frecuencias por arriba de 45 lpm.

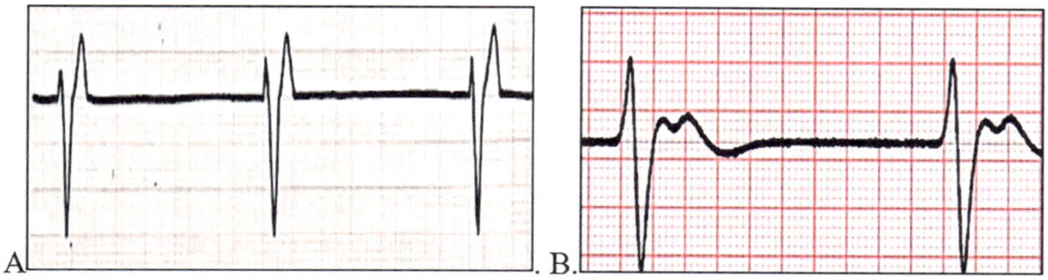

Figura 381. Ritmo idioventricular: A. Ausencia de onda P, frecuencia de 30 lpm,complejo QRS ancho. B. Con retroconducción auricular (onda P en el segmento ST).

En la Figura 382-A se muestra la presencia de dos latidos sinusales normales y, posteriormente, por falla de los marcapasos auriculares y nodales, ritmo idioventricular acelerado con una frecuencia cardiaca de 46 lpm, complejos QRS anchos y ausencia de la onda P.

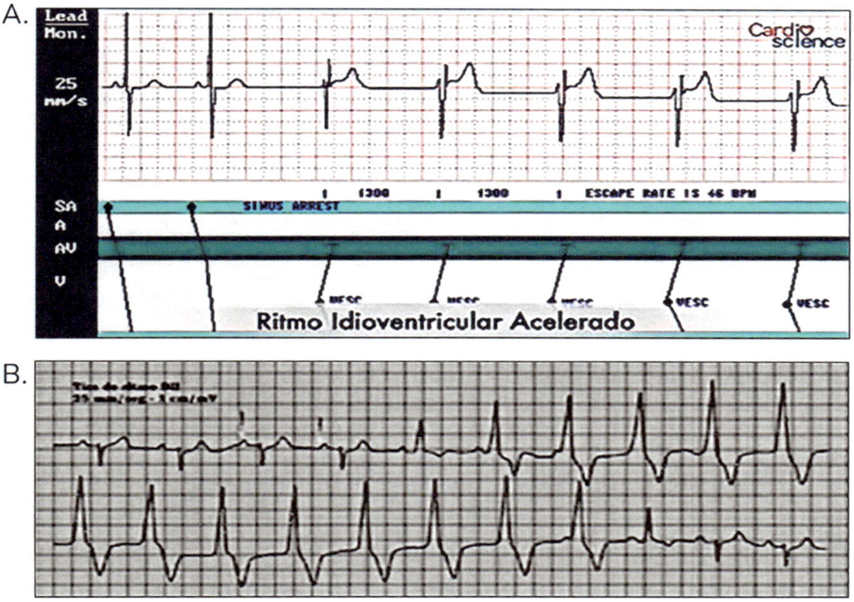

Figura 382. Ritmo idioventricular: trazo electrocardiográfico con ritmo sinusal inicial, latido de fusiòn y taquicardia ventriular con 72 lpm.

Los primeros cuatro latidos del trazo de la Figura 382-B corresponden a un ritmo sinusal y, a partir de los siguientes dos latidos de fusión, entre el ritmo sinusal y el ventricular, inicia un periodo de ritmo ventricular con frecuencia de 72 lpm, el cual, finalmente, se autolimita, es decir, se presentó, en este caso, un periodo de ritmo idioventricular acelerado, autolimitado.

Por lo tanto, el ritmo ventricular se caracteriza por ser un ritmo rítmico de frecuencia lenta, menor de 40 lpm, con ausencia de ondas P y complejos QRS anchos, que, incluso, pueden acompañarse de retroconducción del impulso a las aurículas, lo cual se manifiesta por ondas P en el segmento ST o en la onda T. Cuando el paciente presenta ritmo ventricular, debe colocarse marcapaso transitorio, ya que la repercusión, por disminución del gasto cardiaco, habitualmente, es muy severa. El ritmo idioventricular acelerado, cuyas características se describen en la Figura 383, es un ritmo ventricular con frecuencia de 50 a 120 lpm, latidos monomórficos consecutivos, rítmicos y de inicio gradual. El ritmo idioventricular es importante en los pacientes con infarto agudo de miocardio sometidos a trombólisis, ya que, si se presenta se considera como criterio de éxito de la reperfusión coronaria, siendo su comportamiento, en la mayoría de los casos, autolimitado y reversible.

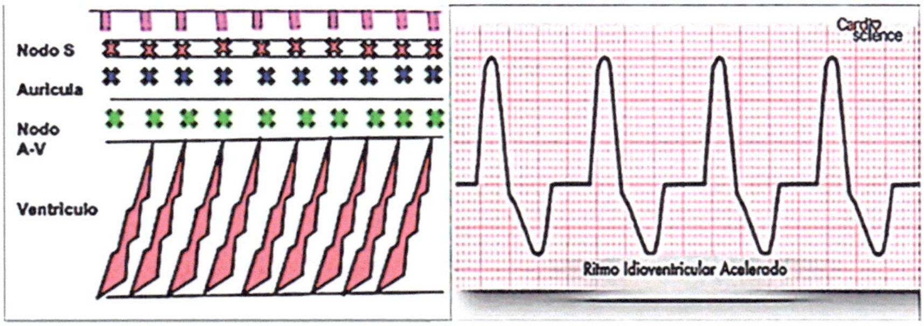

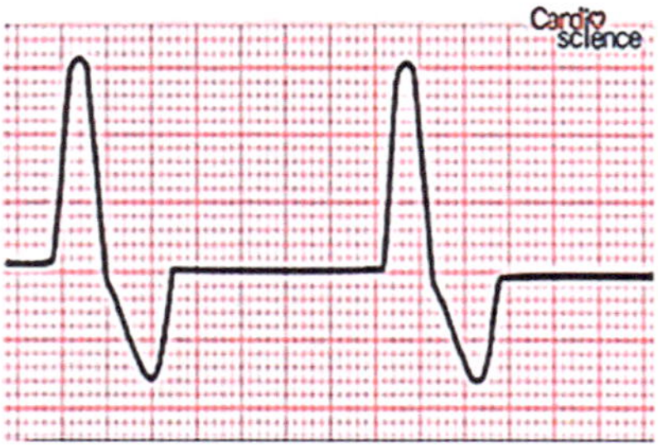

Frecuencia	40-100 lpm
Regularidad P-P	No hay p
Regularidad R-R	Regular
P Onda	No hay P
P:QRS Radio	No hay P
PR Intervalo	No hay P
QRS Duración	Complejos Anchos (>/= 0.12 seg).

Figura 383. Características generales del ritmo idiovenricular acelerado.

El ritmo idioventricular surge del disparo regular de un foco ectópico ventricular que origina complejos anchos, pero la tasa, típicamente lenta del ritmo ventricular, no existe, ya que la frecuencia está por arriba de 40 lpm, de ahí la denominación de ritmo idioventricular acelerado.

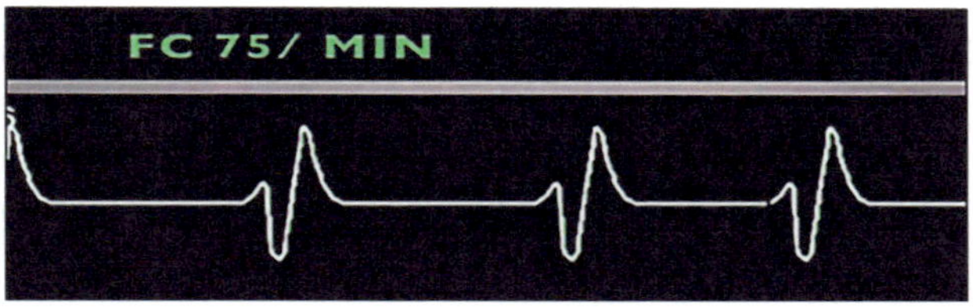

Figura 384. Trazo de monitor con ritmo idiovenricular acelerado: frecuencia de 75 lpm, complejos QRS anchos.

La Figura 384 muestra un trazo de monitor con ritmo idioventricular acelerado con complejos QRS muy anchos, ya que entre más lejano esté el foco ectópico ventricular, del septum interventricular o de los sistemas especializados de conducción habitual, más ensanchado va a ser el complejo.

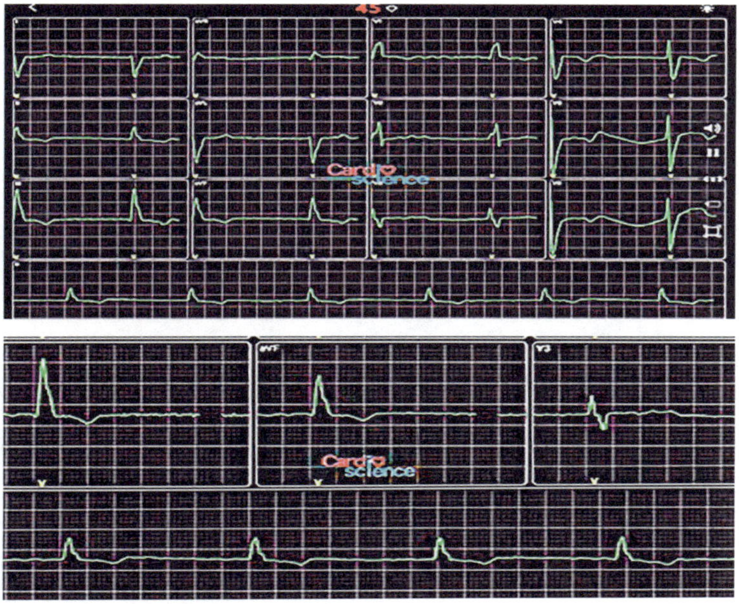

Figura 385. Ritmo ventricular: rítmico, lento, ausencia de onda P y complejos QRS anchos.

La Figura 385 muestra un electrocardiograma de 12 derivaciones con las características típicas del ritmo de escape ventricular.

EXTRASÍSTOLE VENTRICULAR

La extrasístole ventricular es una alteración del ritmo cardiaco producida por un foco o latido ectópico prematuro o adelantado respecto al latido sinusal esperado. Como se documenta en la Figura 386, las extrasístoles ventriculares se originan en las cavidades ventriculares, debajo de la bifurcación del haz de His, por lo que la morfología del complejo QRS es aberrante o ensanchada, con una duración mayor de 0.12 mseg.

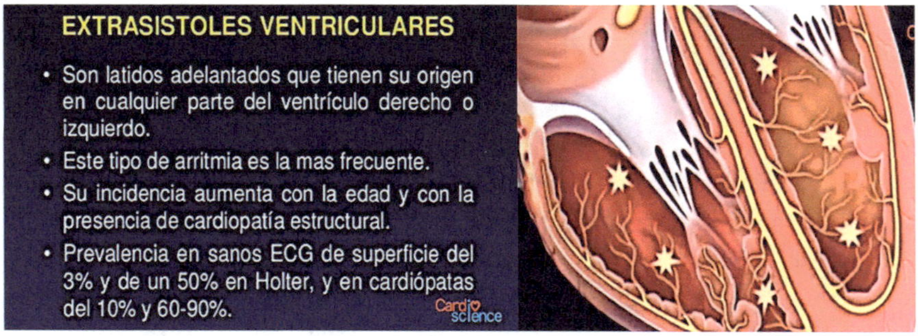

Figura 386. Características generales de la extrasístoles ventriculares.

Las extrasístoles ventriculares son arritmias muy frecuentes, su incidencia aumenta con la edad y con la presencia de cardiopatía estructural, su prevalencia en electrocardiogramas de pacientes sanos es del 3%, y en estudios de monitoreo electrocardiográfico de 24 horas en cardiópatas, del 60 al 90%. Las extrasístoles ventriculares pueden presentarse en pacientes con corazón sano, pero su presencia es más frecuente en asociación con: daño valvular, cardiopatía isquémica, infarto al miocardio, miocardiopatía dilatada, hipertensión pulmonar, alteraciones electrolíticas y por efecto farmacológico.

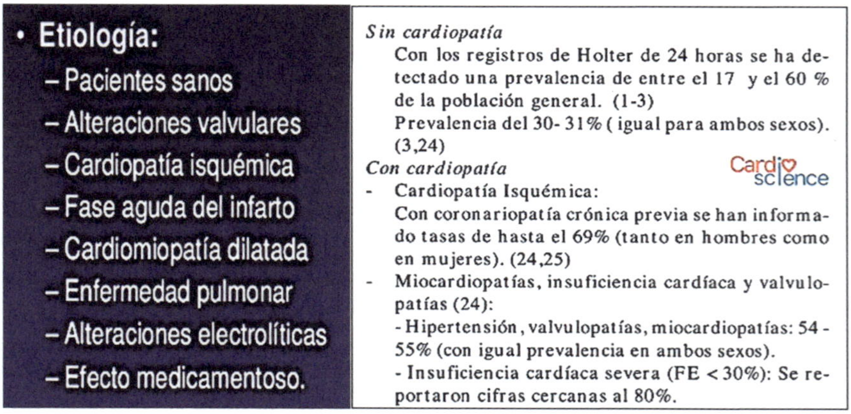

Figura 387. Etiología y prevalencia de las extrasístoles ventriculares.

Las extrasístoles ventriculares se clasifican también en: con y sin cardiopatía. Se calcula una prevalencia en la población general del 30 al 31 %, independientemente del género. En estudios de monitoreo Holter de 24 horas, en población general, se ha detectado una prevalencia de entre el 17 y el 60 %, pero en aquellos que padecen cardiopatía isquémica crónica, las tasas son de hasta del 69%. También es muy frecuente su presencia en casos de insuficiencia cardiaca con fracción de expulsión disminuida, miocardiopatía, valvulopatía e hipertensión arterial (Fig. 387).

Elección del fármaco para el tratamiento antiarrítmico.

Tratamiento farmacológico	Corazón normal	Cardiopatía isquémica	Miocardiopatías	Insuf. cardiaca	Valvulopatías
Atenolol*	X	X	X	¿?	¿?
Carvedilol*		X	X	X	¿?
Nadolol*	X	X	X	X	
Metoprolol*		X	X	X	¿?
D-Sotalol		X	X	X	¿?
Lidocaína **		X	X	X	X
Mexiletina	X	X	X	X	X
Propafenona	X	X	X		X
Amiodarona	X	X	X	X	X

* Durante descompensaciones agudas en área de cuidados críticos.
** En pacientes con deterioro severo de la función ventricular se debe evitar su utilización.

Cardio science

Figura 388. Elección del fármaco para el tratamiento antiarrítmico con base en la etiología.

Es importante determinar tempranamente la presencia de las extrasístoles ventriculares y las comorbilidades que las originan para poder tratarlas oportunamente tomando como base la cardiopatía asociada, ya que, como documenta la Figura 388, el tratamiento antiarrítmico de un paciente con un corazón estructuralmente sano es diferente al de quien padece cardiopatía isquémica, miocardiopatía, insuficiencia cardiaca o valvulopatía.

A.
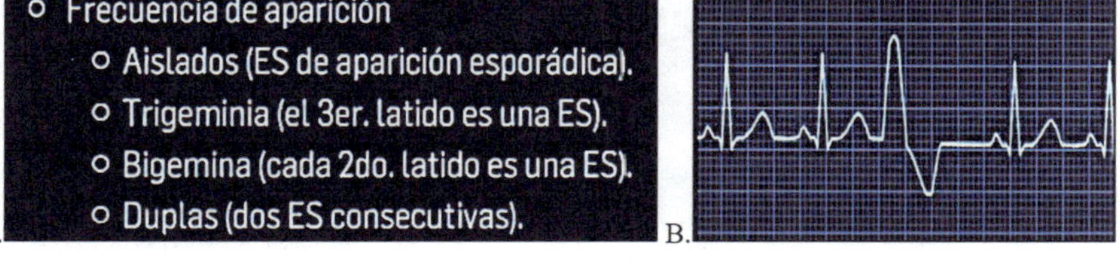

B.

Figura 389. Extrasístoles ventriculares: A. Clasificación de acuerdo con la frecuencia de aparición. B. Extrasístole ventricular aislada.

Como muestra en la Figura 389-A, para el estudio de las extrasístoles ventriculares debemos considerar su frecuencia de aparición, éste es un importante parámetro pronóstico que sirve para su clasificación y tipo de tratamiento.

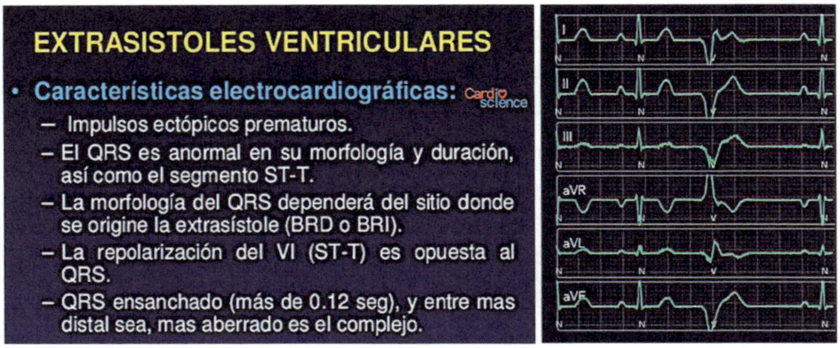

Figura 390. Características electrocardiográficas de las extrasístoles ventriculares y una extrasístole ventricular aislada.

Electrocardiográficamente, las extrasístoles ventriculares se caracterizan por anormalidades en la duración de los complejos QRS y en la morfología de el intervalo ST y ondas T (Fig. 390). La morfología del complejo QRS depende del sitio en donde se origina la extrasístole ventricular, puede presentarse con morfología de bloqueo de rama derecha o de rama izquierda, es decir, que presenta complejos QRS anchos, de más de 0.12 mseg, los cuales, entre más distal sea el origen del foco ectópico que la genere con respecto al septum interventricular, serán más aberrados y ensanchados (Fig. 391). La repolarización ventricular, representada por el segmento ST y la onda T, es opuesta, en polaridad, al complejo QRS, es decir, cuando el complejo QRS sea positivo, la onda T será negativa y viceversa.

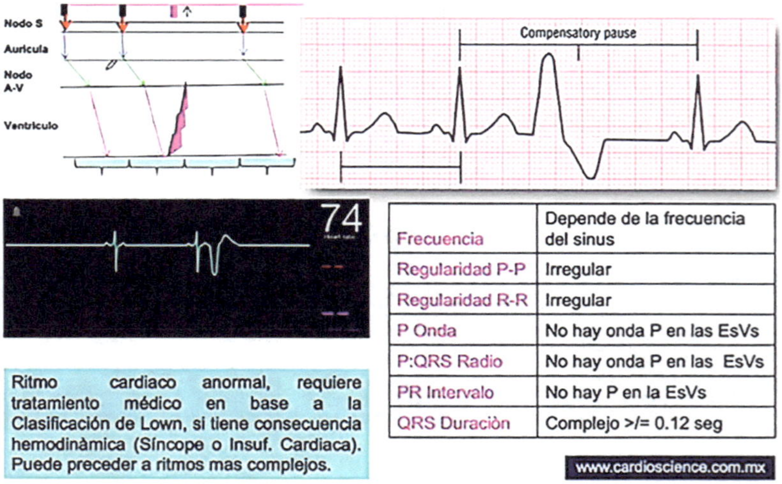

Frecuencia	Depende de la frecuencia del sinus
Regularidad P-P	Irregular
Regularidad R-R	Irregular
P Onda	No hay onda P en las EsVs
P:QRS Radio	No hay onda P en las EsVs
PR Intervalo	No hay P en la EsVs
QRS Duraciòn	Complejo >/= 0.12 seg

Figura 391. Secuencia de conducción y caracteristicas generales de las extrasístoles ventriculares.

En el electrocardiograma de la Figura 392 se presentan las características electrocardiográficas típicas de una extrasístole ventricular aislada y la pausa compensadora completa, esta última es un fenómeno frecuente que acompaña a esta arritmia y que corresponde a un periodo donde no hay latidos después del impulso ventricular.

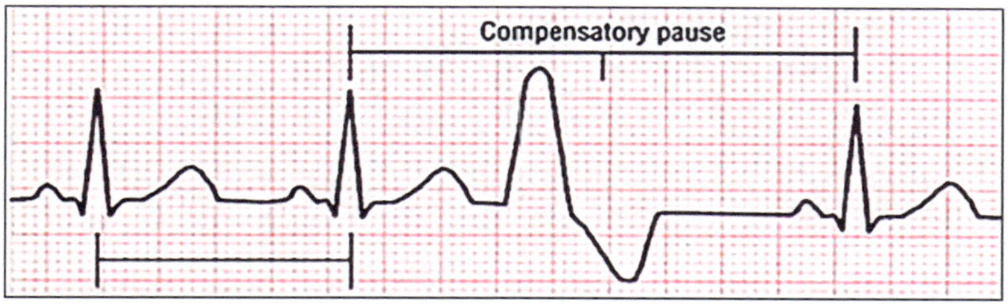

Figura 392. Extrasístole ventricular y pausa compensadora.

En la Figura 392, el impulso eléctrico de los dos primeros latidos se origina en el nodo sinusal, presentan onda P con complejos QRS angosto y normal, posteriormente, antes de que se produzca el tercer latido sinusal, aparece un impulso que parte de un foco ectópico ventricular que recorre, de manera ascendente y antidrómica, el sistema especializado de conducción, latido denominado extrasístole ventricular, el cual se caracteriza por ser un latido adelantado, tener ausencia de onda P y un complejo QRS ancho.

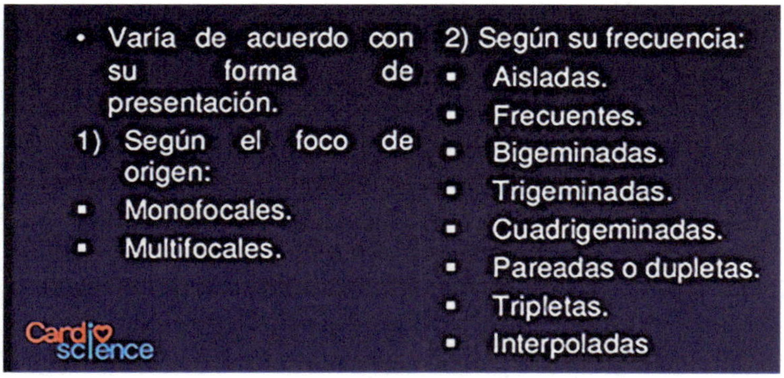

Figura 393. Clasificación de extrasístoles ventriculares: 1.Origen. 2. Frecuencia de aparición.

Las extrasístoles ventriculares pueden clasificarse según su duración, periodicidad, mecanismo de producción, frecuencia, morfología y complejidad. Por su forma, las extrasístoles ventriculares pueden ser: monofocales (monomórficas) o multifocales (polimórficas). Según su frecuencia en: aisladas, frecuentes, bigeminadas, trigeminadas, en tripletas, pareadas e interpoladas (Fig. 293).

CLASIFICACION DE LA GRAVEDAD DE LAS EXTRASISTOLES SEGÚN LOWN

Grado	Características
0	Ausencia de extrasístoles
1	Extrasístoles aisladas < 30 x hora
2	Extrasístoles frecuentes > de 30 x hora
3	Extrasístoles multifocales o polimórficas
4A	Extrasístoles pareadas
4B	Extrasístoles repetitivas en salvas de 3 o más
5	Fenómeno de R sobre T

Figura 394. Extrasístoles ventriculares: Clasificación de Lown- Wolff.

La clasificación de Lown-Wolff, que se muestra en la Figura 394, se utiliza con frecuencia para estratificar el riesgo de las extrasístoles ventriculares. Incluye cinco grados, dependiendo de la posibilidad de desarrollar arritmias más peligrosas y muerte. En esta clasificación, se considera como grado 0 a la ausencia de extrasístoles; grado 1, cuando las extrasístoles son aisladas, es decir, menos de 30 por hora; grado 2, cuando las extrasístoles son frecuentes, más de 30 por hora; grado 3, extrasístoles multifocales o polimórficas, es decir, de muchos focos y de muchas formas; grado 4A, son extrasístoles pareadas; grado 4B, son extrasístoles en salvas de carreras de tres o más. Finalmente, el grado 5, que incluye al fenómeno de R sobre T.

CLASIFICACIÓN DE LAS ARRITMIAS VENTRICULARES JERARQUIZADAS POR SU FRECUENCIA Y SU FORMA

Myerburg RJ. Classification of ventricular arrhythmias based on parallel hierarchies of frecuency and form. Am J Cardiol. 1984; 54:1355.

Jerarquía de frecuencia	Jerarquía de forma
Clase 0: no arritmias Clase I: raras, <1 DVP/h Clase II: infrecuentes, 1-9 DVPs/h Clase III: intermedias, 10-29 DVPs/h Clase IV: frecuentes, ^{3}30 DVPs/h	Clase A: morfología uniforme, monofocal Clase B: multiforme, multifocal Clase C: formas repetitivas (pareados, tripletes, salvas) Clase D: TVNS (mínimo 6 complejos, máximo 30 s) Clase E: TVS (^{3}30 s)
DVPs: despolarizaciones ventriculares precoces; TVNS: taquicardia ventricular no sostenida; TVS: taquicardia ventricular sostenida.	

Figura 395. Extrasístoles ventriculares: clasificación de Myerburg, jerarquizadas por su frecuencia y su forma.

El fenómeno de R sobre T se describe en la Figura 398, ocurre cuando una extrasístole ventricular se genera en el periodo refractario relativo y cae en la onda T del latido normal precedente, lo cual puede ocasionar taquicardia ventricular y muerte. Por lo tanto, el fenómeno de R sobre T debe considerarse como de alto riesgo.

La clasificación de Myerburg, que se desglosa en la Figura 395, considera la jerarquía de frecuencias, es decir, qué tan frecuente es la arritmia ventricular, y asocia este parámetro a la forma de las extrasístoles. La jerarquía de frecuencias se clasifica en cuatro grados con número arábigo y la jerarquía de formas en cinco letras mayúsculas. Se considera en jerarquía de frecuencias clase I, cuando las extrasístoles ventriculares son menos de 1 por hora; clase 4, cuando son más de 30 extrasístoles ventriculares por hora. En cuanto a la jerarquía de forma, clase A son extrasístoles uniformes, monofocales. Clase B, multiformes, multifocales. Clase C, repetitivas, pareadas, tripletas o salvas. Clase D, taquicardia ventricular no sostenida (< de 30 latidos), y clase E, taquicardia ventricular sostenida (> de 30 latidos).

La Figura 396 muestra las modificaciones que producen las extrasístoles ventriculares en la curva oximétrica, donde es notoria la irregularidad del trazo y la morfología anormal de las curvas, de ahí que la curva oximétrica sea un método sencillo para detectar las arritmias cardiacas.

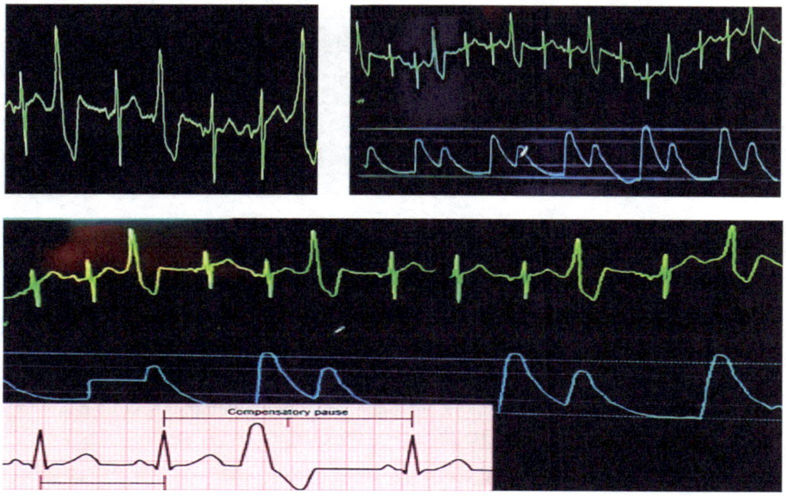

Figura 396. Extrasístoles ventriculares bi y trigeminadas, interpoladas y con pasusa compensadora, con las modificaciones que generan en la curva oximétrica.

Como se manifiesta en la Figura 397, las extrasístoles ventriculares frecuentemente se asocian a pausa compensadora completa, pero pueden no tener esta pausa postextrasistólica, si ese es el caso, la extrasístole se denomina interpolada. A dos extrasístoles ventriculares juntas se denomina duplas o extrasístoles pareadas o en pares. Un colgajo o carrera de extrasístoles ventriculares corresponde a la presencia de hasta cinco latidos consecutivos, y cuando las extrasístoles se presentan en un número mayor a tres pero menor de 30, se convierte en una taquicardia ventricular no sostenida. Se denomina taquicardia ventricular sostenida cuando las extrasístoles se presentan de manera continua en un número mayor de 30 latidos.

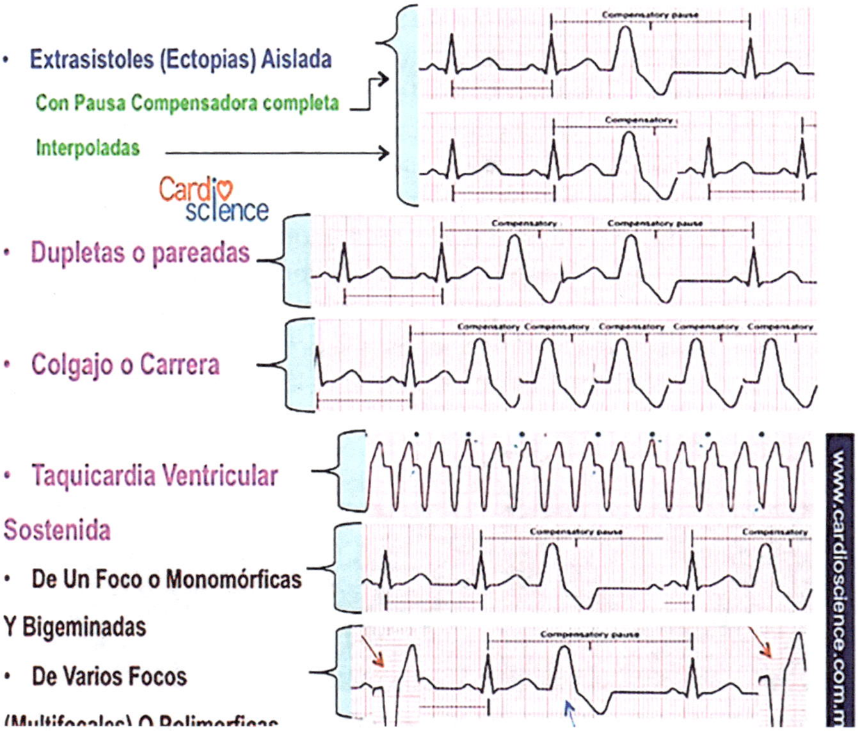

Figura 397. Clasificación de las extrasístoles ventriculares de acuerdo a su frecuencia de aparición.

Las extrasístoles ventriculares pueden ser unifocales, es decir, parten de un solo foco ectópico. Si este es el caso, todas las extrasístoles presentan la misma morfología, en cambio, si existen varios focos ectópicos que generen las extrasístoles, éstas tendrán una gran variedad de morfologías en el mismo trazo y se consideran extrasístoles polimórficas o multifocales.

La taquicardia ventricular no sostenida es aquella que tiene más de tres latidos o extrasístoles ventriculares subsecuentes, pero menos de 30 latidos; la taquicardia ventricular sostenida, es la que presenta más de 30 latidos ventriculares, como lo muestra el trazo de la Figura 398.

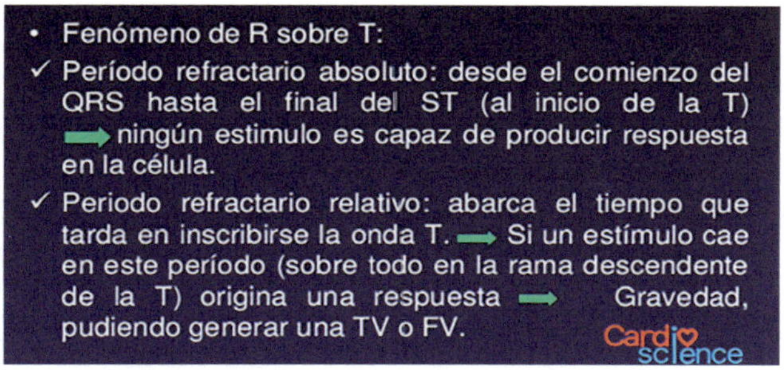

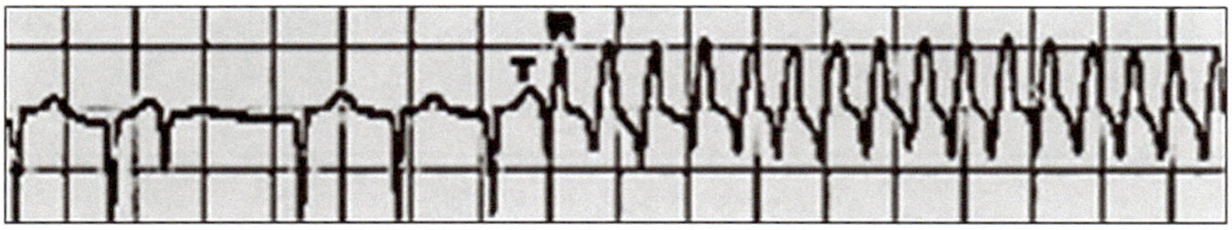

Figura 398. Extrasístoles ventriculares: fenómeno de R sobre T y taquicardia ventricular sostenida.

El primer diagnóstico ante taquicardia con QRS ancho debe ser taquicardia ventricular, lo cual ocurre entre el 75 y 80% de los casos, además, si el portador padece enfermedad coronaria, tal posibilidad alcanza el 90%, un diagnóstico erróneo puede ser fatal.

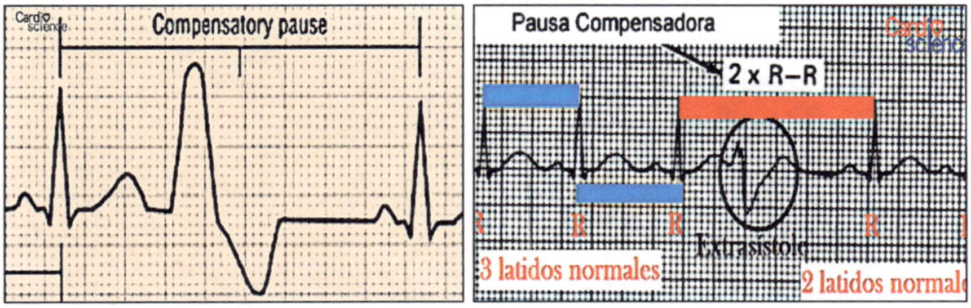

Figura 399. Extrasístoles ventriculares: la pausa compensadora completa es el doble del intervalo R-R del ritmo de base (2 x R-R).

Con respecto a la pausa compensadora completa, ésta ocurre porque la ritmicidad del nodo sinusal se ve afectada por el impulso ectópico ventricular. En la pausa compensadora completa, la distancia que existe entre el latido precedente y el posterior a la extrasístole, es el doble de un ciclo de base, en cambio, la extrasístole interpolada se sitúa en medio de los dos latidos normales sin modificar el ritmo de base, es decir, no existe pausa compensadora, por lo tanto, el trazo es rítmico y encontramos, en medio de los dos latidos normales, la extrasístole ventricular interpolada (Fig. 399).

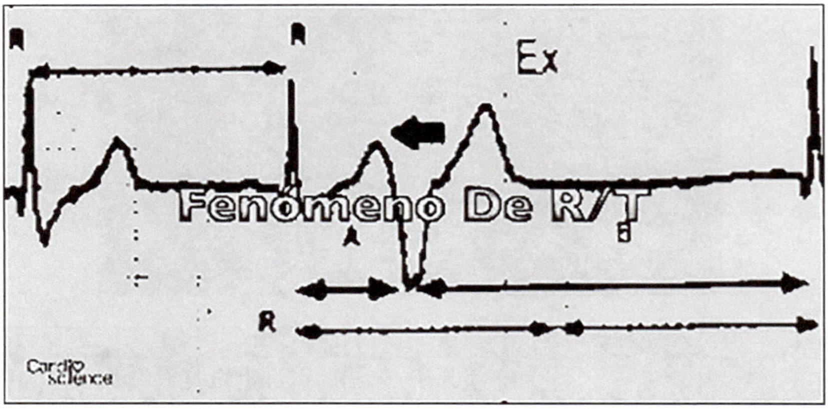

Figura 400. Características importantes de las extrasístoles ventriculares: pausa compensadora y fenómeno de R sobre T (r/t).

La Figura 400 muestra un trazo con pausa compensadora completa, donde la distancia de la pausa postextrasistólica es el doble de un ciclo cardiaco del ritmo de base. La extrasístole ventricular puede conducir en forma retrógrada hacia la aurícula y afectar la conducción del nodo sinusal, lo cual favorece la generación de la pausa compensadora completa. La Figura 400 muestra, además, una extrasístole prematura o muy cercana a la onda T que origina el fenómeno de R sobre T, éste es considerado, por su riesgo, grado cinco en la clasificación de Lown, ya que puede condicionar taquicardia ventricular sostenida y muerte súbita.

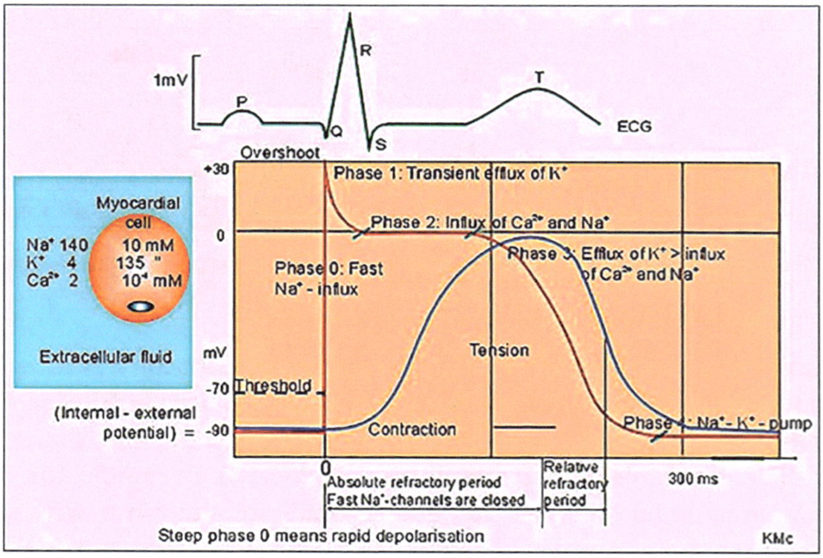

Figura 401. Potenciales de membrana, periodos refractario absoluto, relativo y fenómeno de R sobre T.

Como se puede observar en la gráfica en la Figura 401, el periodo refractario absoluto inicia en la onda Q y hasta el final del segmento ST. Antes del inicio de la onda T y el periodo refractario relativo, abarca el tiempo que tarda en inscribirse la onda T. En el periodo refractario absoluto, ningún estímulo es capaz de producir respuesta de la célula, en cambio, en el periodo refractario relativo, si se produce un estímulo ventricular, en especial, sobre la rama descendente de la onda T, puede originarse taquicardia o fibrilación ventricular, que es el riesgo del fenómeno de R sobre T (Fig. 401).

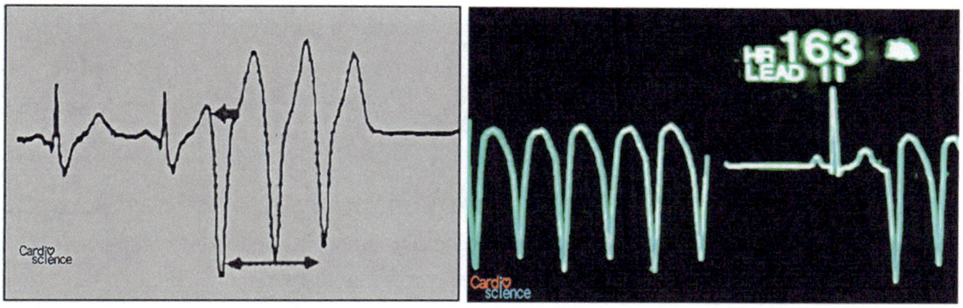

Figura 402. Extrasístoles ventriculares: fenómeno de R/T asociado a taquicardia ventricular.

En los trazos de la Figura 402 se presentan extrasístoles prematuras o muy precoces con fenómeno de R sobre T, generan extraestímulos ventriculares que pueden perpetuarse y producir taquicardia ventricular sostenida.

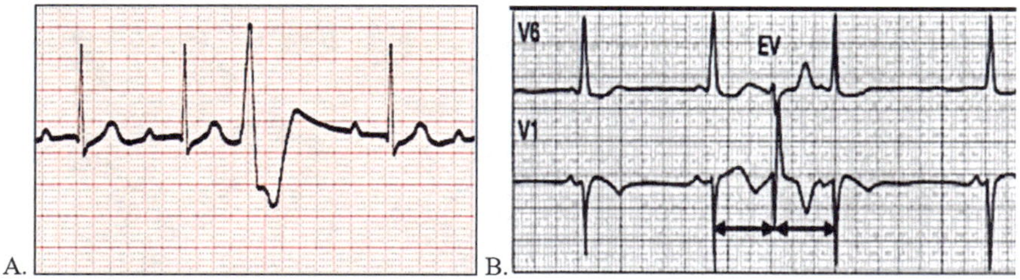

Figura 403. Extrasístoles ventriculares: A. Con pausa compensadora completa. B.Interpoladas.

La Figura 403-A muestra un ejemplo de extrasístoles ventriculares con pausa compensadora completa, donde es importante hacer notar la deformación del segmento ST que corresponde a una onda P retroconducida. La Figura 403-B presenta una extrasístole ventricular interpolada, es decir, sin pausa compensadora.

A.

B.

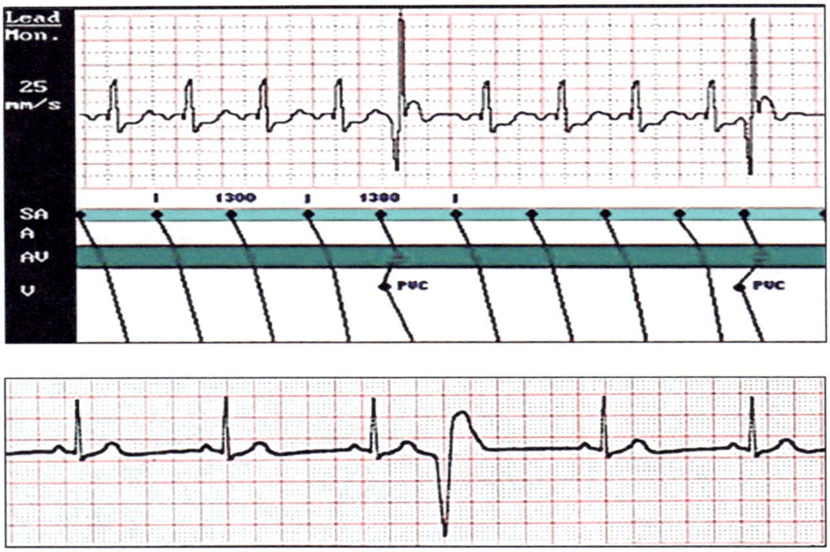

Figura 404. Extrasístoles ventriculares: A. Monomórficas o unifocales con pausa compensadora completa. B. Aislada con pausa compensadora.

La Figura 404-A muestra un ejemplo de extrasístoles ventriculares con pausa compensadora completa, unifocales o monomórficas, ya que las dos extrasístoles conservan la misma forma en la misma derivación. En la Figura 404-B se presenta una extrasístole ventricular aislada, con pausa compensadora completa. La Figura 405 muestra un electrocardiograma con extrasístoles ventriculares bigeminadas, donde un latido sinusal se asocia a una extrasístole ventricular unifocal.

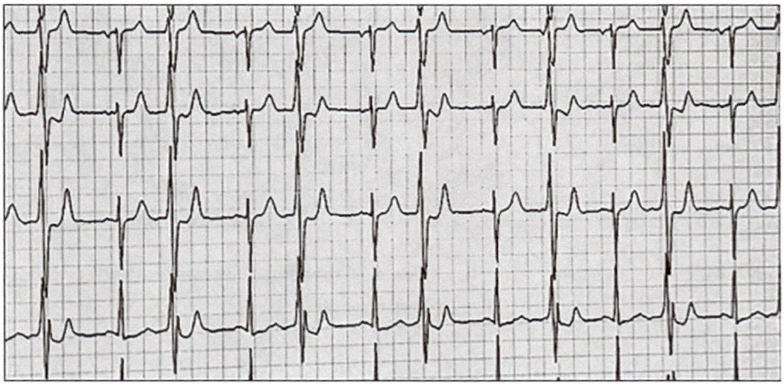

Figura 405. Electrocardiograma de 12 derivaciones con extrasístoles ventriculares bigeminadas.

La Figura 406 muestra la secuencia de activación de un trazo donde se documenta el origen ventricular de las extrasístoles; éstas alternan con ritmo sinusal normal de manera consecutiva, fenómeno denominado bigeminismo ventricular.

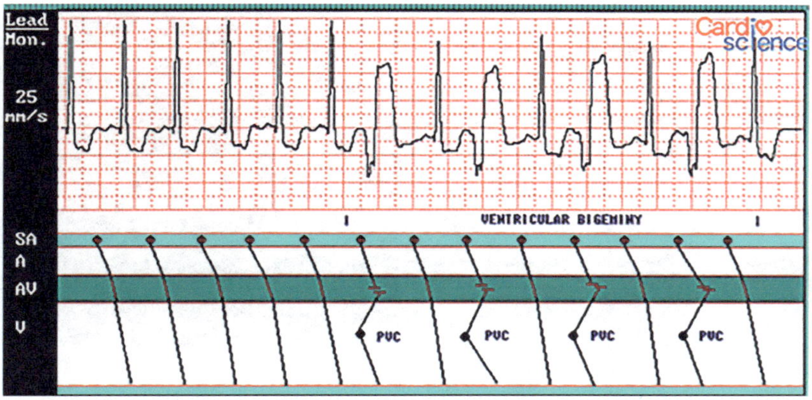

Figura 406. Extrasístoles ventriculares bigeminadas y unifocales.

En la Figura 407 se presenta un trazo de monitor de ritmo sinusal que alterna con ritmo ventricular en relación uno a uno, otro ejemplo de bigeminismo ventricular.

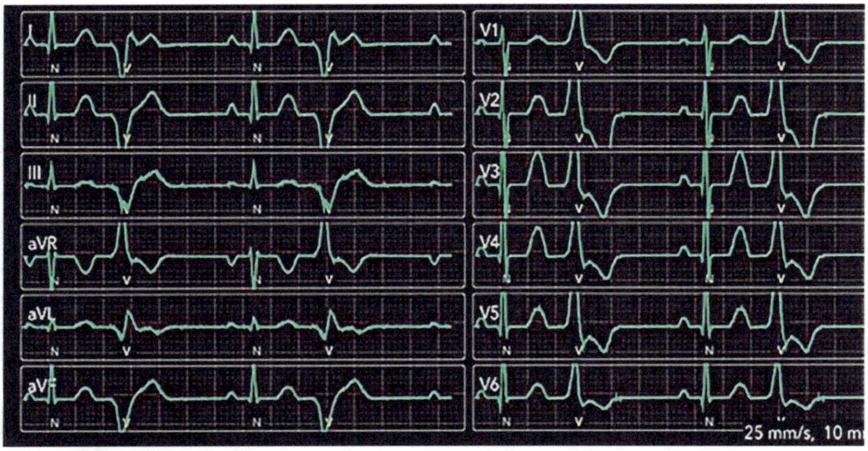

Figura 407. Electrocardiograma de 12 derivaciones con extrasístoles ventriculares bigeminadas.

La Figura 408 muestra ejemplos de bigeminismo ventricular. El ritmo sinusal alterna con latidos caracterizados por ausencia de onda P, complejos QRS anchos e inversión de la onda T respecto al QRS, asociados a pausa compensadora completa (el doble del intervalo RR).

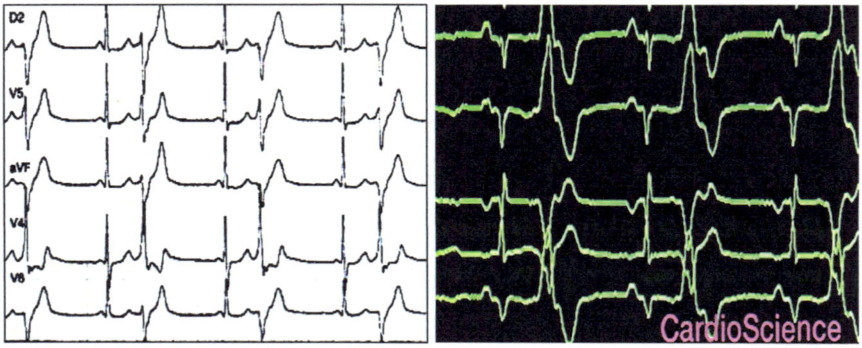

Figura 408. Extrasístoles ventriculares monomórficas, bigeminadas, en paciente con cardiopatía isquémica.

El trazo de la Figura 409 muestra extrasístoles ventriculares aisladas de diversas formas (polimórfica), con un periodo de trigeminismo ventricular (dos latidos sinusales normales y un latido ventricular).

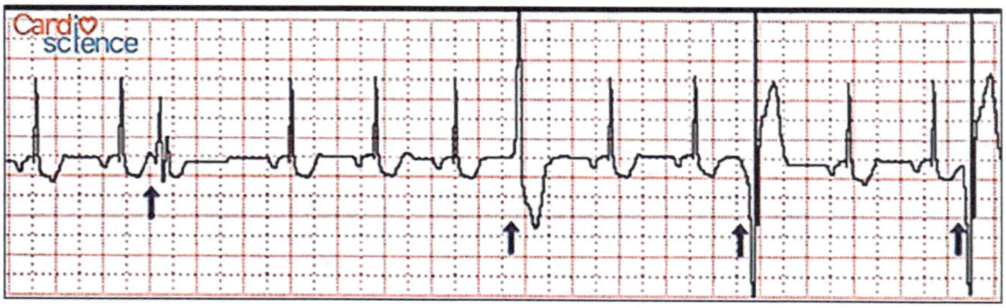

Figura 409. Trazo electrocardiográfico con extrasístoles ventriculares polimórficas, aislada y trigminadas.

El trazo de la Figura 410 muestra dos latidos normales y unas extrasístoles ventriculares de manera sucesiva, lo cual se denomina trigeminismo ventricular.

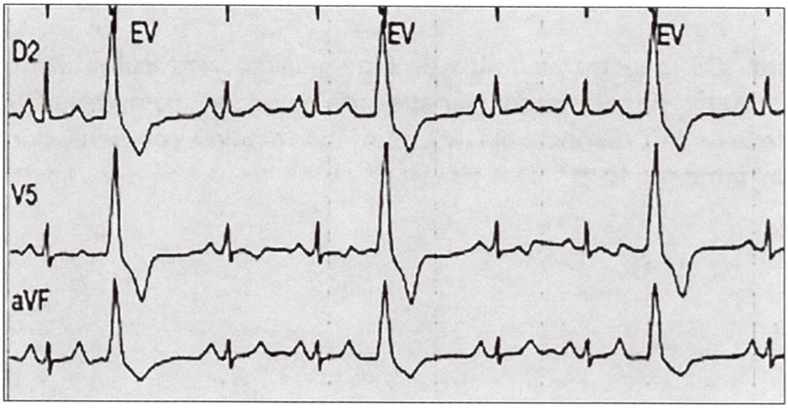

Figura 410. Extrasístoles ventriculares trigeminadas.

El trazo de la Figura 411-A muestra una dupla o par de extrasístoles ventriculares, cada uno con morfología diferente y, por lo tanto, polimórficas o multifocales, que se acompañan de pausa compensadora completa.

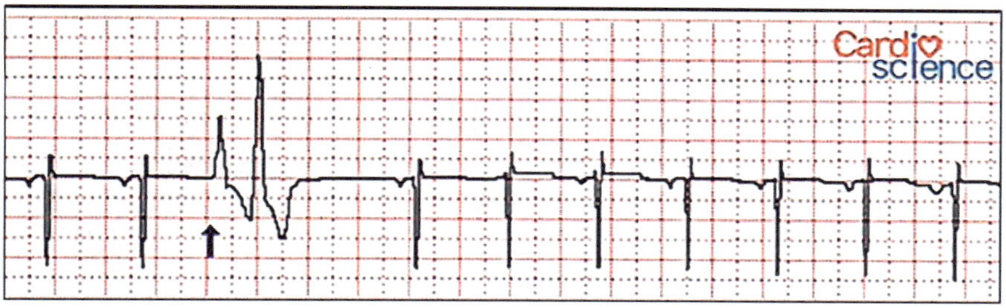

Figura 411. Extrasístoles ventriculares pareadas polimórficas.

En el trazo de la Figura 412-A se presenta un ritmo con intervalo PR prolongado y complejo QRS angosto que alterna con extrasístoles ventriculares, en duplas o pares, monomórficas o unifocales (son de la misma forma y polaridad) y, por lo tanto, se generan en el mismo foco ectópico.

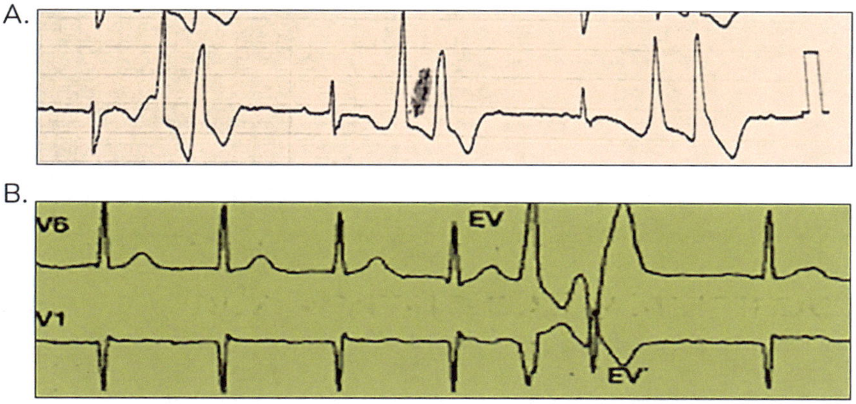

Figura 412. Extrasistoles ventriculares : A. Duplas monomórficas, bigeminadas. B. Duplas polimórficas.

El trazo de la Figura 412-B muestra extrasístoles en duplas multifocales, donde una extrasístole es positiva y la otra es negativa, por lo tanto, se generan en focos ectópicos diferentes. La Figura 413-A muestra una extrasístole ventricular aislada con pausa compensadora completa y fenómeno de R/T. En el trazo B, una tripleta de extrasístoles ventriculares, asociada al fenómeno de R/T.

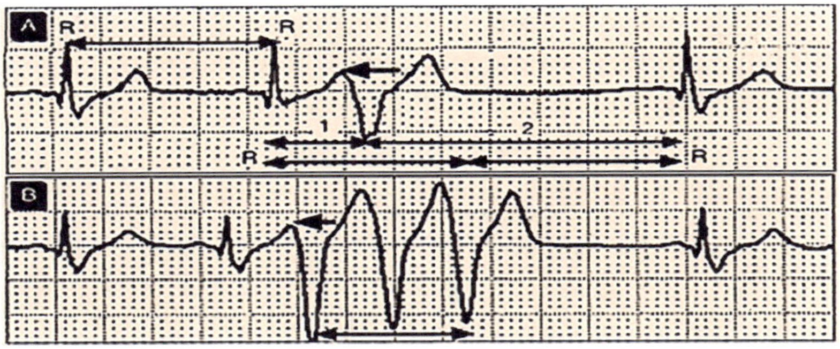

Figura 413. Extrasístoles ventriculares: A. Aislada con pausa compensadora completa y fenómeno de R/T. B. Tripleta monomórfica.

En la Figura 413 se presentan extrasístoles ventriculares en tripletas y en carreras o colgajo de taquicardia ventricular no sostenida, de hasta 5 latidos sucesivos.

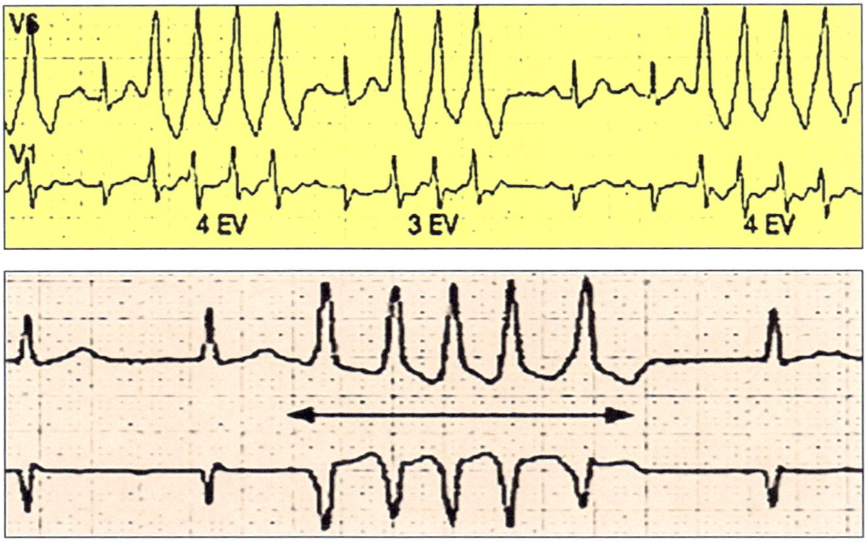

Figura 414. Extrasístoles ventriculares (EV): tripletas y calgajos o carreras de taquicardia ventricular no sostenida.

En el electrocardiograma de la Figura 415 podemos encontrar extrasístoles ventriculares en duplas de dos focos diferentes, o sea duplas multifocales, tripletas y cuartetas, es decir, colgajos de 3 o 4 extrasístoles ventriculares y carreras hasta de 5 latidos sucesivos que corresponden a una taquicardia ventricular no sostenida. Cuando la frecuencia de aparición de las extrasístoles ventriculares supera los 5 latidos consecutivos y hasta 30 latidos, se denomina taquicardia ventricular no sostenida, la cual es una entidad con significado clínico importante, por su relación con el desarrollo de taquicardia ventricular sostenida y muerte súbita.

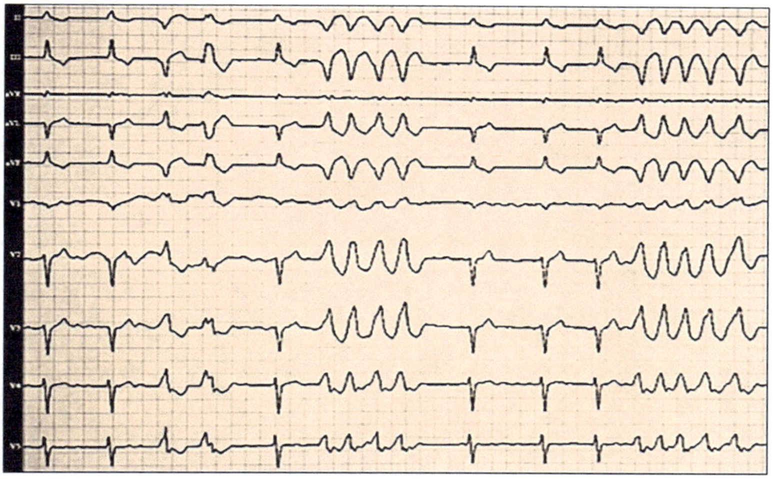

Figura 415. Extrasístoles ventriculares en duplas y carerras de taquicardia ventricular no sostenida, polimórficas.

En la Figura 416 se presenta un trazo de monitor con taquicardia ventricular, los latidos ventriculares se caracterizan por presentar una frecuencia elevada, ausencia de onda P, complejos QRS ensanchados y onda T invertida en polaridad al QRS.

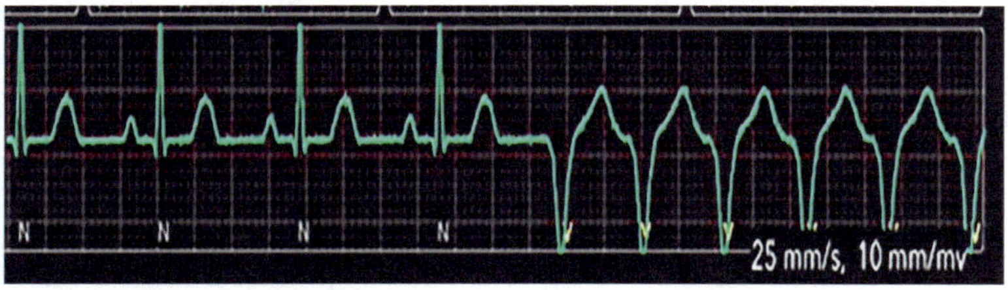

Figura 416. Taquicardia ventricular monomórfica, posterior a ritmo sinusal normal.

La Figura 417 presenta dos trazos con extrasístoles ventriculares aisladas, monofocales, caracterizados por ser latidos precoces o adelantados, con complejos QRS ensanchados, sin onda P y con onda T invertida respecto al complejo QRS.

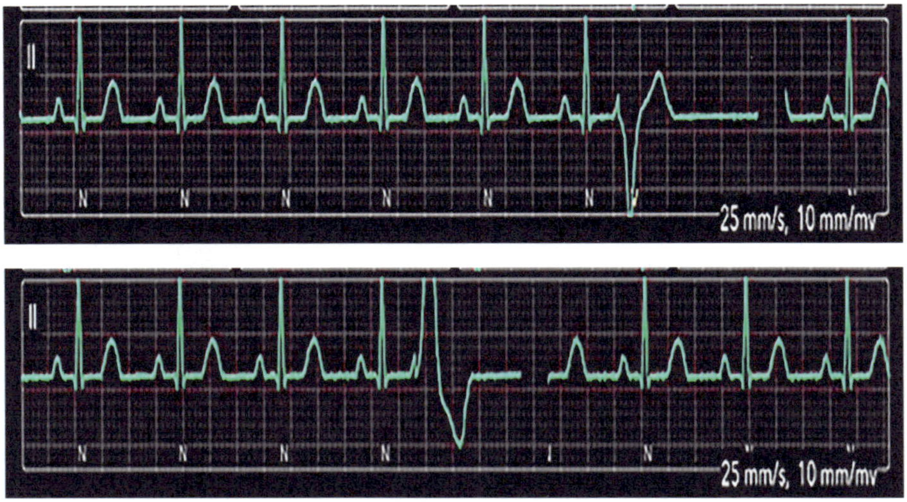

Figura 417. Extrasístoles ventriculares monomórficas aisladas.

En el trazo de la Figura 418 se presentan extrasístoles ventriculares polimórficas, pareadas y bigeminadas.

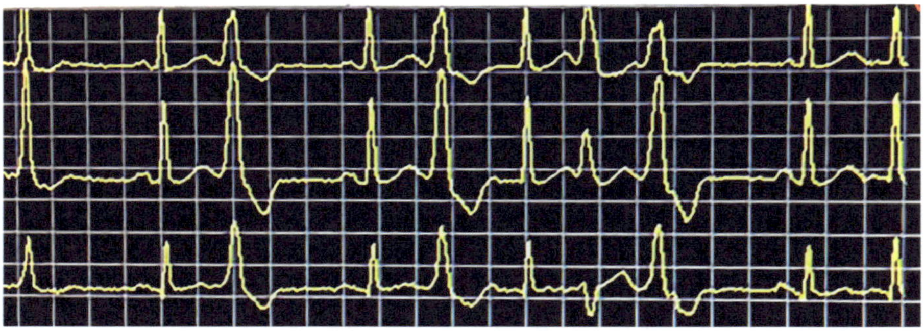

Figura 418. Extrasístoles ventriculares: bigeminadas, pareadas y polimórficas.

En la Figura 419 se muestra un electrocardiograma de 12 derivaciones con presencia de bigeminismo ventricular, unifocal o monomórfico, el cual puede analizarse con mayor exactitud en la derivación DII larga.

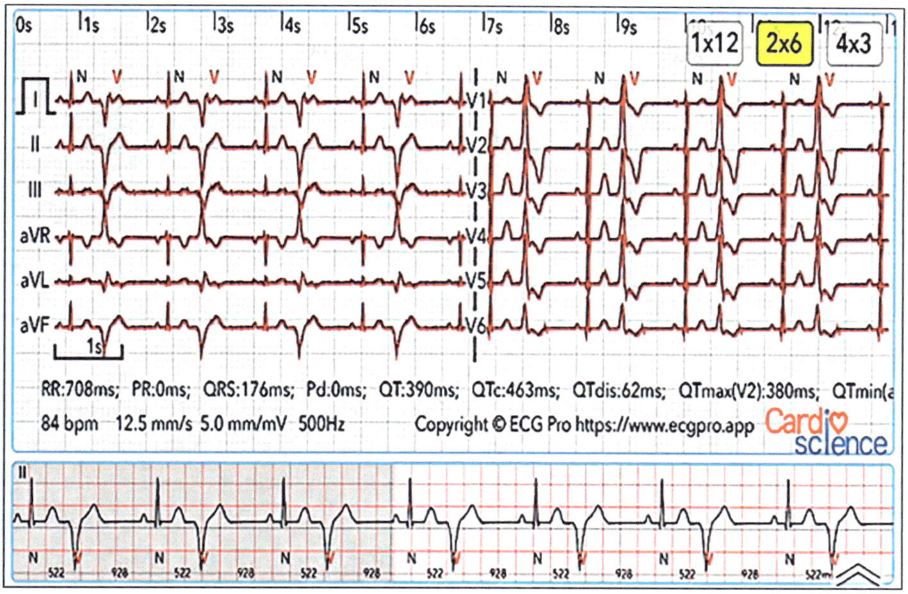

Figura 419. Electrocardiograma de 12 derivaciones con extrasístoles ventriculares (V), bigeminadas, monomórficas.

MÓDULO 10.4.2.
ARRITMIAS DEPENDIENTES DE LOS VENTRÍCULOS

El conocimiento e identificación temprana de las arritmias dependientes de los ventrículos es de suma importancia debido a que este grupo de alteraciones del ritmo cardiaco son causa de muerte súbita, y acompañan, frecuentemente, estados de gravedad sistémica extrema, los cuales pueden complicarse aún más o asociarse a eventos cardio-cerebrovasculares mayores. Revisaremos las características generales y clasificación de los ritmos ventriculares activos y las principales arritmias dependientes de los ventrículos en el siguiente orden:

- Taquicardias con QRS ancho y taquicardia ventricular.
- Flutter o aleteo ventricular.
- Fibrilación ventricular.
- Ritmos de marcapasos.
- Ritmos agónicos.

CARACTERÍSTICAS DE LOS RITMOS VENTRICULARES ACTIVOS: CLASIFICACIÓN DE LAS ARRITMIAS CON COMPLEJO QRS ANCHO

La clasificación general de las taquiarritmias se muestra en la Figura 420, e incluye dos importantes grupos: aquellas que se generan en los ventrículos y las producidas por focos automáticos supraventriculares.

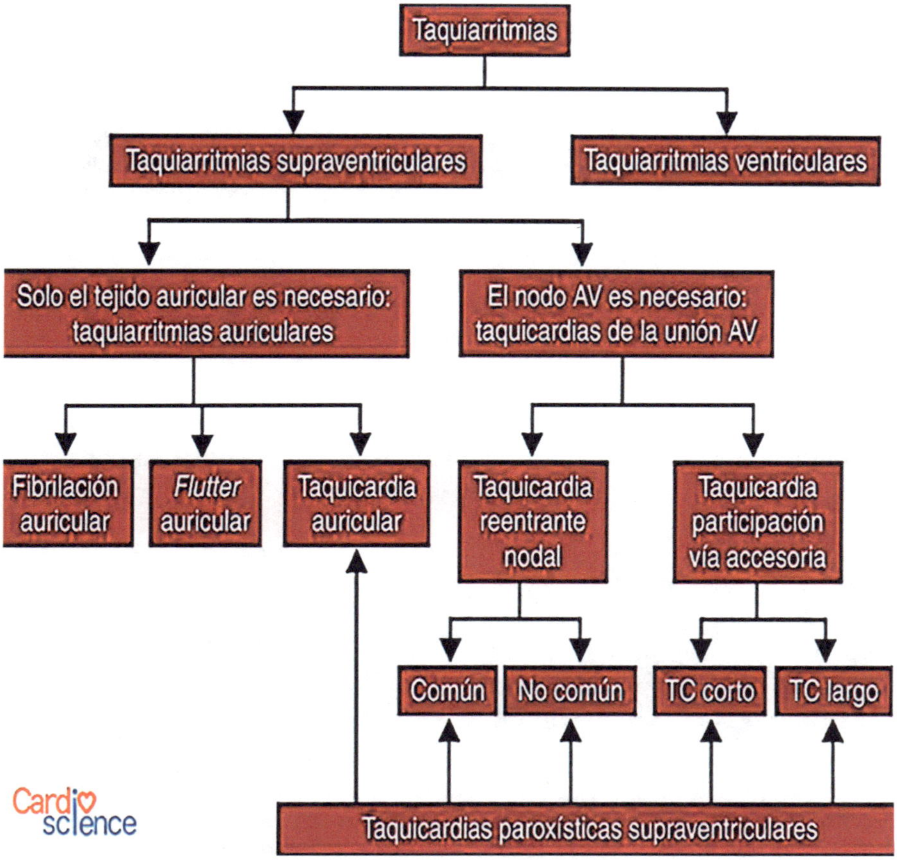

Figura 420. Clasificación general de las taquiarritmias.

Las taquicardias ventriculares pueden confundirse con taquicardias supraventriculares, que cursan con trastornos en la conducción intraventricular y, por lo tanto, presentan también complejos QRS anchos; en estas últimas se incluyen arritmias como la fibrilación, el flutter y la taquicardia auricular, asociadas a bloqueos de conducción, así como taquiarritmias con participación de vías accesorias anómalas que generan ensanchamiento de los complejos QRS y que simulan ritmos ventriculares. Por lo tanto, ante la presencia de taquicardia con complejos QRS anchos, debe realizarse el diagnóstico de diferencial con otro tipo de taquiarritmias supraventriculares (Fig. 421).

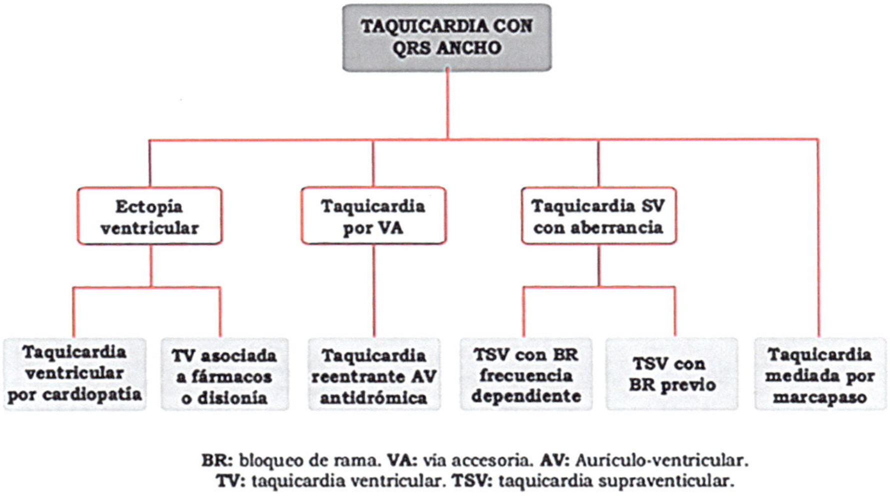

Figura 421. Clasificación de las taquicardias con complejos QTS ancho.

En general, las taquicardias con QRS ancho pueden deberse a ectopia ventricular, taquicardia ventricular, taquicardia mediada por marcapaso, taquicardia por vía accesoria y taquicardia supraventricular con aberrancia.

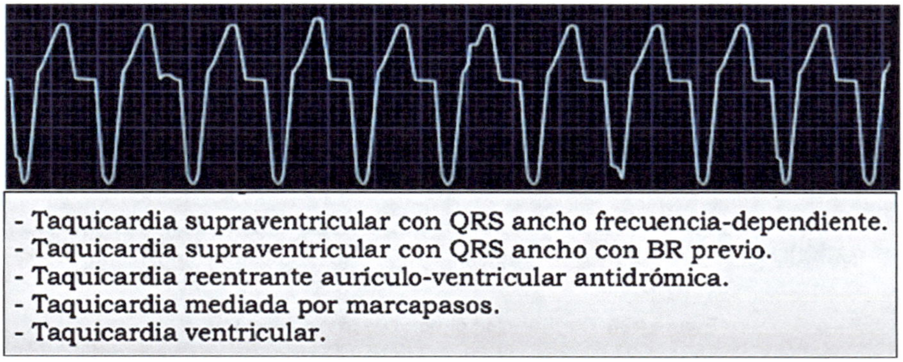

Figura 422. Tipos de taquicardias con complejos QRS ancho.

La ectopia ventricular cursa con QRS ancho y se debe a taquicardia ventricular asociada a cardiopatía, fármacos o a disautonomía; la taquicardia por vía accesoria anómala con QRS ancho puede confundirse con taquicardia ventricular, habitualmente se trata de taquicardia auriculoventricular con conducción antidrómica. También las taquicardias supraventriculares con aberrancia que presentan bloqueo de rama previo o aberrancia dependiente de frecuencia, pueden confundirse con ritmos ventriculares; se debe considerar a la taquicardia mediada por marcapaso como diagnóstico diferencial de las taquicardias con complejo QRS ancho (Fig. 421 y 422). En resumen, las taquicardias con complejos QRS ancho, son:

- Taquicardia supraventricular con QRS ancho dependiente de frecuencia.
- Por un bloqueo de rama previo.
- Por taquicardia reentrante auriculoventricular antidrómica.
- Taquicardia mediada por marcapaso.
- Taquicardia ventricular.

RITMOS CON COMPLEJO QRS ANCHO

Es importante recordar que, frente a la presencia de taquicardia con complejos QRS anchos, siempre tenemos que asumir que estamos ante taquicardia ventricular por ser ésta una posición más segura para el paciente, ello considerando la repercusión hemodinámica de este tipo de arritmias, las cuales son muy graves, ya que tienen la capacidad de progresar al paro cardiaco. A continuación, revisaremos brevemente las arritmias que cursan con taquicardia y complejos QRS ancho y que son motivo de diagnóstico diferencial con la taquicardia ventricular.

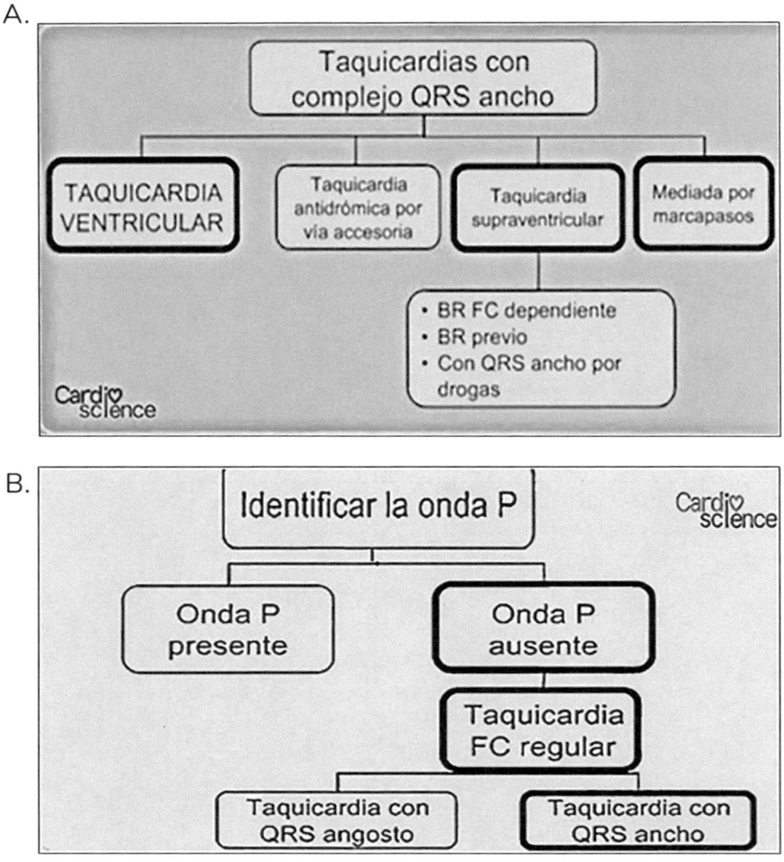

Figura 423. Etiologia y secuencia de estudio para el diagnóstico de las taquicardias con complejo QRS ancho.

Como muestra la Figura 423-B, ante la evidencia electrocardiográfica de taquicardia, debemos determinar, inicialmente, la presencia o ausencia de onda P. Si la onda P está ausente y la frecuencia cardiaca es regular y superior a 100 lpm, tenemos que determinar la duración del complejo QRS para poder clasificarla (Fig. 423-A).

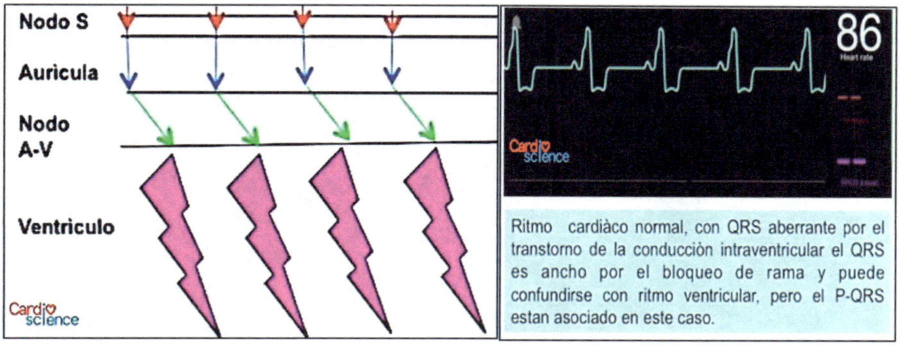

Figura 424. Secuencia de activación y trazo de ritmo sinusal con complejo QRS aberrante por bloqueo de rama preexistente.

Las taquicardias con complejo QRS ancho, como ya comentamos, pueden deberse a taquicardias supraventriculares aberrantes y pueden confundirse con ritmo ventricular. Es importante recordar que la presencia de onda P descarta la posibilidad de ritmo de origen ventricular y fibrilación auricular con bloqueo de la rama preexistente (Fig. 424).

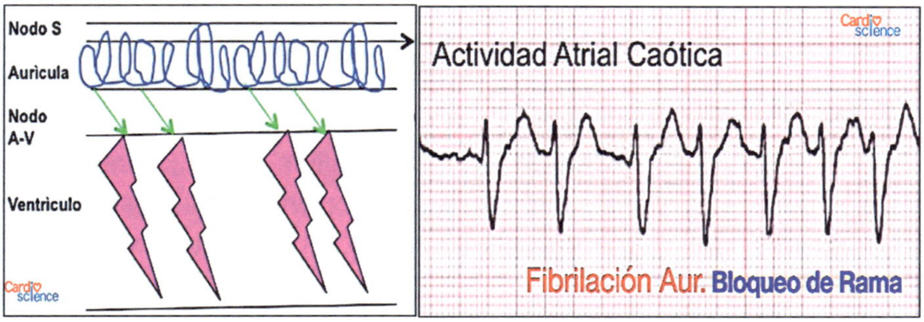

Figura 425. Secuencia de activación y trazo de fibrilación auricular con complejo QRS aberrante por bloqueo de rama preexistente (arritmia arritmica).

La Figura 425 muestra la secuencia de activación de la fibrilación auricular, que, en este caso, se asocia a aberrancia por bloqueo de rama preexistente, originando una taquiarritmia con QRS ancho e intervalos R-R variables, lo que hace el diagnóstico diferencial con taquicardia ventricular, ya que esta última es una arritmia rítmica (intervalo R-R fijo o rítmico).

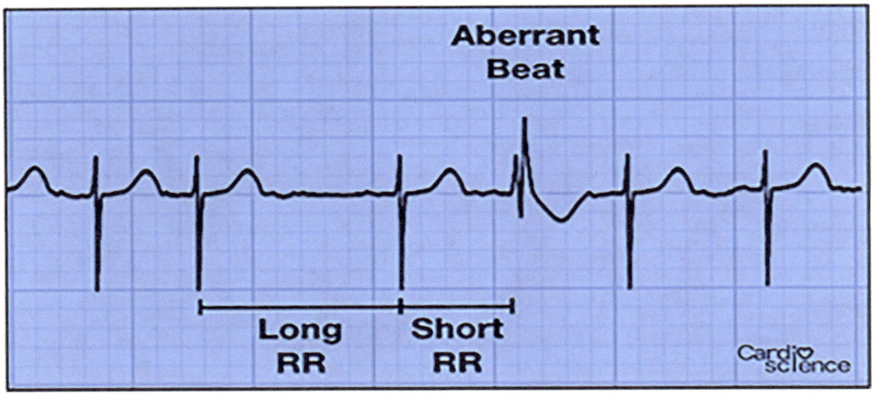

Figura 426. Trazo electrocardiográfico de complejo QRS aberrante dependiente de frecuencia.

El trazo electrocardiográfico de la Figura 426 muestra la posibilidad de aberrancia dependiente de frecuencia, ésta debe considerarse como otro diagnóstico diferencial de taquicardia ventricular; en el trazo, los tres primeros latidos son normales; y los complejos QRS, angostos, pero, después de un intervalo R-R prolongado, el siguiente latido presenta aberrancia y ensanchamiento del complejo QRS que, en este caso, es dependiente de frecuencia cardiaca. La Figura 427-A muestra otro ejemplo de aberrancia del tipo bloqueo de rama derecha, en el cual los cuatro primeros latidos tienen un complejo QRS normal; conforme aumenta la frecuencia, el complejo QRS sufre ensanchamiento progresivo y morfología de bloqueo de rama. En la imagen 427-B se presenta un caso similar, aumenta gradualmente la frecuencia cardiaca y, en el momento crítico, aparece ensanchamiento del complejo QRS en la derivación de VI, por lo tanto, la imagen es de bloqueo de rama izquierda dependiente de frecuencia.

A.

B.

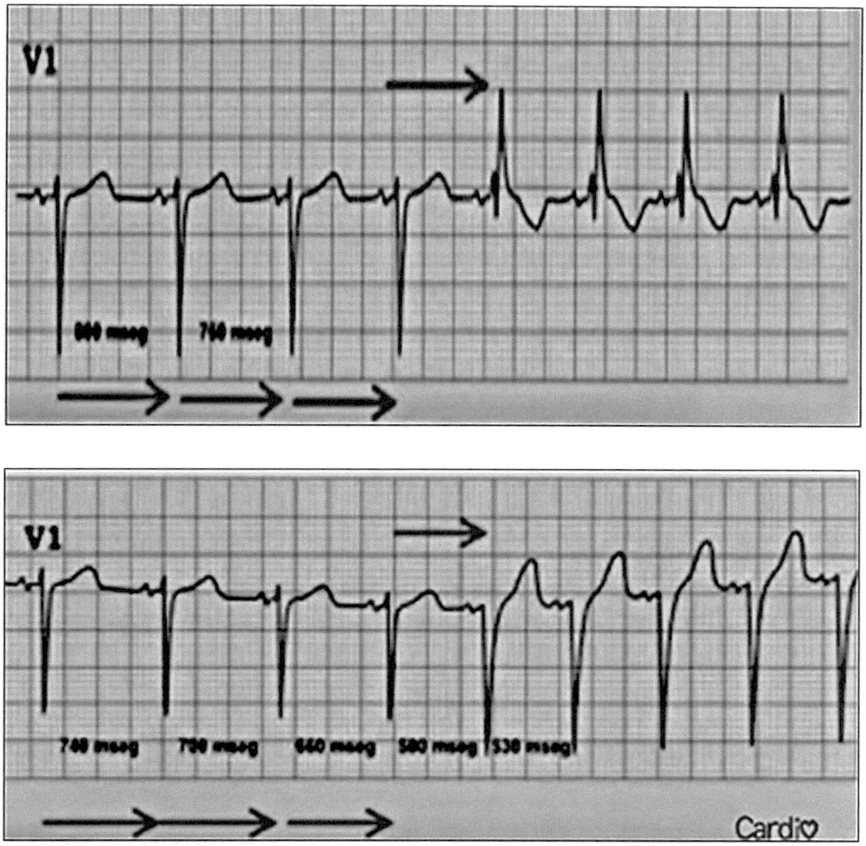

Figura 427. Trazos con complejos QRS aberrantes dependiente de frecuencia: A.Imagen de bloqueo de rama derecha (rsR′ en v1), B.Imagen de bloqueo de rama izquierda (QS en V1).

La taquicardia auriculoventricular reentrante con conducción antidrómica (AVRT) puede ser confundida con taquicardia ventricular. Un estado de preexcitación, como el síndrome de Wolff-Parkinson-White (WPW), puede asociarse a conducción anterógrada del impulso eléctrico cardiaco al ventrículo a través del haz anómalo y, posteriormente, regresar a la aurícula en un movimiento circular con dirección horaria para generar una macrorreentrada con movimiento ortodrómico, es decir, el impulso viaja, inicialmente, a través de una porción en la que no existen sistemas especializados de conducción. Finalmente, viaja de manera retrógrada (contraria a lo normal) mediante las vías especializadas intraventriculares (ramas y tronco de His), lo cual genera taquicardia con complejos QRS ensanchados o aberrantes.

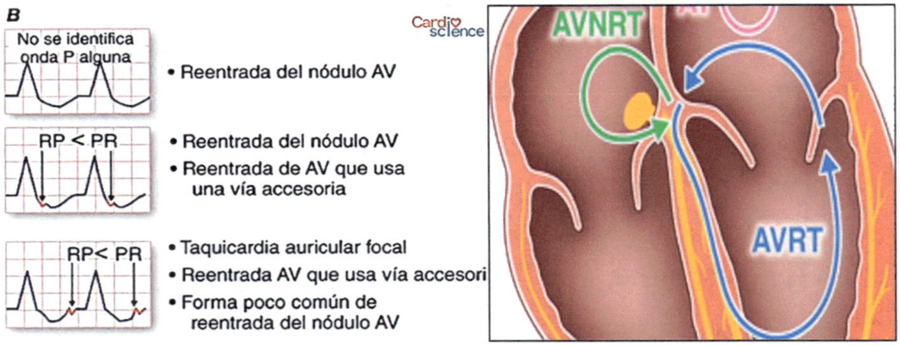

Figura 428. Diferencias morfologica electrocardiograficas entre la taquicardia por re-entrada nodal y auriculoventricular.

En la Figura 428 se representa la reentrada por vía ortodrómica (AVRT) a través de un haz anómalo que conecta a la aurícula con el ventrículo, donde el impulso pasa finalmente a través de las vías normales de conducción. Una situación inversa ocurre durante la conducción antidrómica, con dirección antihoraria que causa complejos QRS muy anchos o aberrantes.

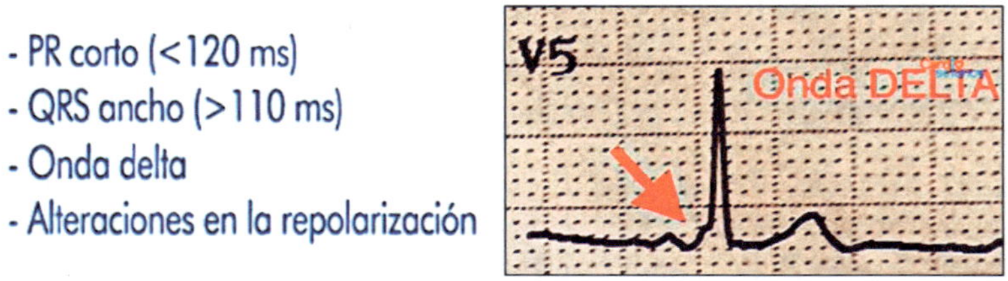

Figura 429. Características del síndrome de Wolff-Parkinson-White.

El síndrome de WPW se considera un síndrome de preexcitación caracterizado por intervalo PR corto, complejo QRS ancho y la presencia de una pequeña onda al inicio, llamada onda delta, que puede asociarse a alteraciones de la repolarización ventricular, que afecta el segmento ST y la onda T (Fig. 429). Por lo tanto, el síndrome de WPW puede desarrollar taquicardia por movimiento circular mediado por vía accesoria, con complejos QRS anchos, más aún si la conducción es antidrómica.

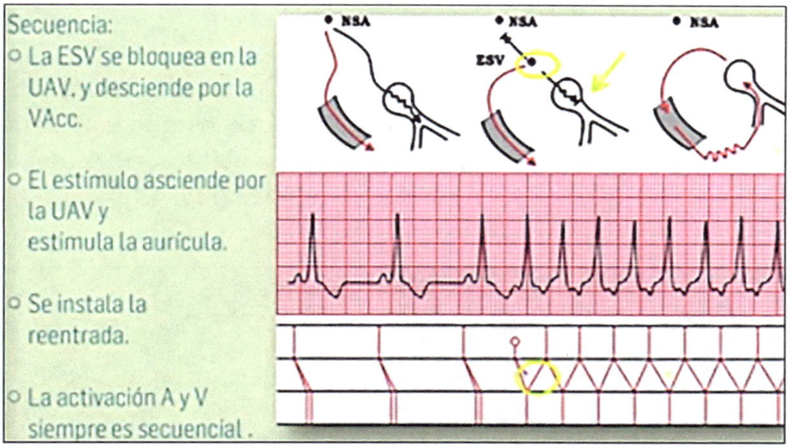

Figura 430. Mecanísmo secuencia de activación y trazo o en el síndrome de Wolff-Parkinson-White, con conducción ortodrómica.

La Figura 430 muestra el mecanismo y la secuencia de conducción, en presencia de macrorreentrada auriculoventricular por vía ortodrómica, la cual inicia con una extrasístole supraventricular que bloquea al nodo auriculoventricular y produce que el impulso descienda por la vía accesoria, posteriormente, que ascienda y estimule a la aurícula para que se instale un circuito de reentrada con taquicardia supraventricular y complejos QRS anchos.

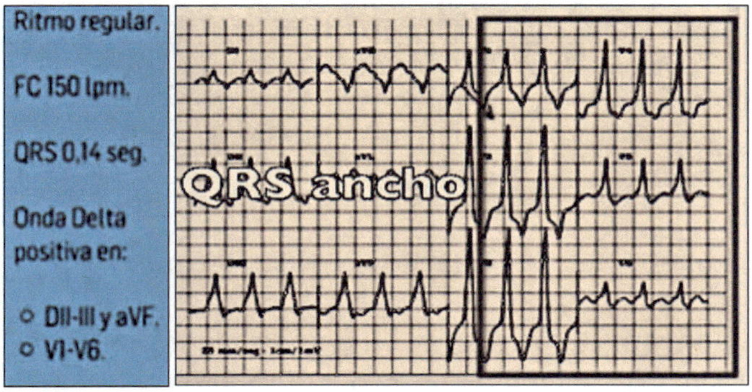

Figura 431. Características y trazo electrocardiográfico en el síndrome de Wolff-Parkinson-White con conducción antidrómica.

La Figura 431 muestra un trazo con hallazgos propios de taquicardia por reentrada auriculoventricular y conducción antidrómica a consecuencia de una vía accesoria, donde el ritmo es regular, la frecuencia cardiaca es de 150 lpm, los complejos QRS son muy anchos a consecuencia de la onda delta, visible principalmente en las derivaciones DII, DIII y aVf y concordancia positiva, es decir, en todas las derivaciones precordiales el complejo QRS es positivo.

TAQUICARDIA VENTRICULAR

Se define como taquicardia ventricular a la presencia de más de tres latidos consecutivos ventriculares. La importancia de este hallazgo es que esta arritmia puede progresar rápidamente, en cuestión de segundos, a aleteo ventricular y/o directamente a fibrilación ventricular, paro cardiaco y muerte (Fig. 432).

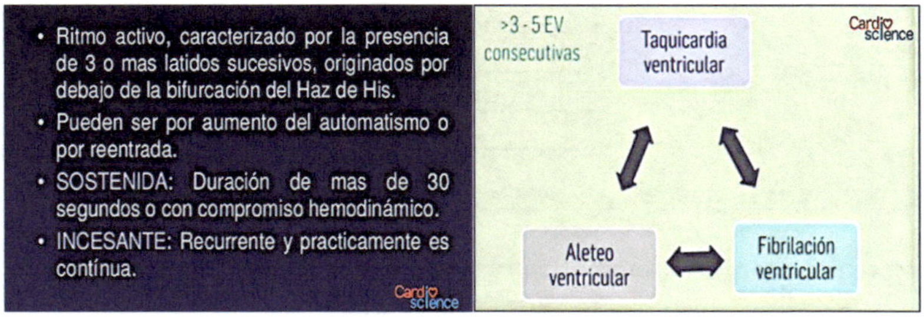

Figura 432. Características y cosecuencias de la taquicardia ventricular.

La taquicardia ventricular es un ritmo activo caracterizado por la presencia de tres o más latidos sucesivos, originados por debajo de la bifurcación del haz de His, debido al aumento del automatismo o por mecanismo de reentrada y puede clasificarse en sostenida, incesante y no sostenida (Fig. 433).

TAQUICARDIA VENTRICULAR	
Clasificación Segùn la Duración	
No Sostenida	Duración < de 30 Seg. y asintomática
Sostenida	Duración > de 30 Seg. y sintomática
Incesante	Continua

Figura 433. Taquicardia ventricular: clasificación según su duración.

La taquicardia ventricular incesante es prácticamente continua, la sostenida es aquella que dura más de 30 segundos, con importante compromiso hemodinámico y se considera como no sostenida cuando los latidos ventriculares consecutivos duran menos de 30 segundos y, habitualmente, cursa con compromiso hemodinámico poco significante. La taquicardia ventricular sostenida es un ritmo rápido que se origina en la masa ventricular o en el sistema de conducción por debajo de la bifurcación del haz de His, es capaz de producir descompensación hemodinámica importante, con frecuencias cardiacas, habitualmente, entre 130 y 220 lpm, asociada a complejos QRS anchos, mayores de 0.12 segundos. La taquicardia ventricular se clasifica en monomórfica, caracterizada por complejos QRS que no cambian su forma porque se originan en un foco ectópico, y taquicardia ventricular polimórfica, caracterizada por complejos QRS de formas diversas, en la misma derivación. Esto es debido a que el eje eléctrico de los latidos, en este caso, varía o cambia porque se produce en focos ectópicos diversos, por lo tanto, también la taquicardia ventricular puede en clasificarse unifocal o multifocal.

La taquicardia ventricular monomórfica, puede o no estar asociada a cardiopatía, se presenta frecuentemente a: cardiopatía isquémica crónica, miocardiopatía dilatada, enfermedad de Chagas.

Clasificación

Cardio science

T.V.S monomorfa

1. Sin Cardiopatía
2. Con Cardiopatía:
- Cardiopatía isquémica crónica
- Miocardiopatía dilatada
- Enfermedad de Chagas
- Tóxicas
- Otras

T.V.S polimorfa

1. Con intervalo QT normal:
- Cardiopatía isquémica aguda
- Miocardiopatía dilatada
- Enfermedad de Chagas
- Síndrome de Brugada
2. Con Intervalo QT prolongado adquirido congénito

Figura 434. Taquicardia ventricular: clasificación de acuerdo a la morfologia de los complejos QRS y etiología asociada.

La taquicardia ventricular polimórfica, a su vez, se divide en aquellas con intervalo QT normal y con intervalo QT prolongado. La TV con intervalo QT normal se asocia frecuentemente a: cardiopatía isquémica aguda, miocardiopatía dilatada, enfermedad de Chagas y el síndrome de Brugada. Las TV con intervalo QT prolongado pueden ser de origen adquirido o congénito (Fig. 434). La taquicardia ventricular no sostenida es una entidad con significado clínico importante por su relación con el desarrollo de taquicardia ventricular sostenida y muerte súbita, sin embargo, debido a que no todos los pacientes con taquicardia ventricular no sostenida corren ese riesgo, la identificación y el tratamiento correcto, constituyen un desafío especial.

La taquicardia ventricular no sostenida se define como la presencia de tres o más latidos consecutivos, originados en el miocardio ventricular o en el sistema de conducción intraventricular, con una frecuencia promedio mayor de 100 lpm durante no más de 30 segundos.

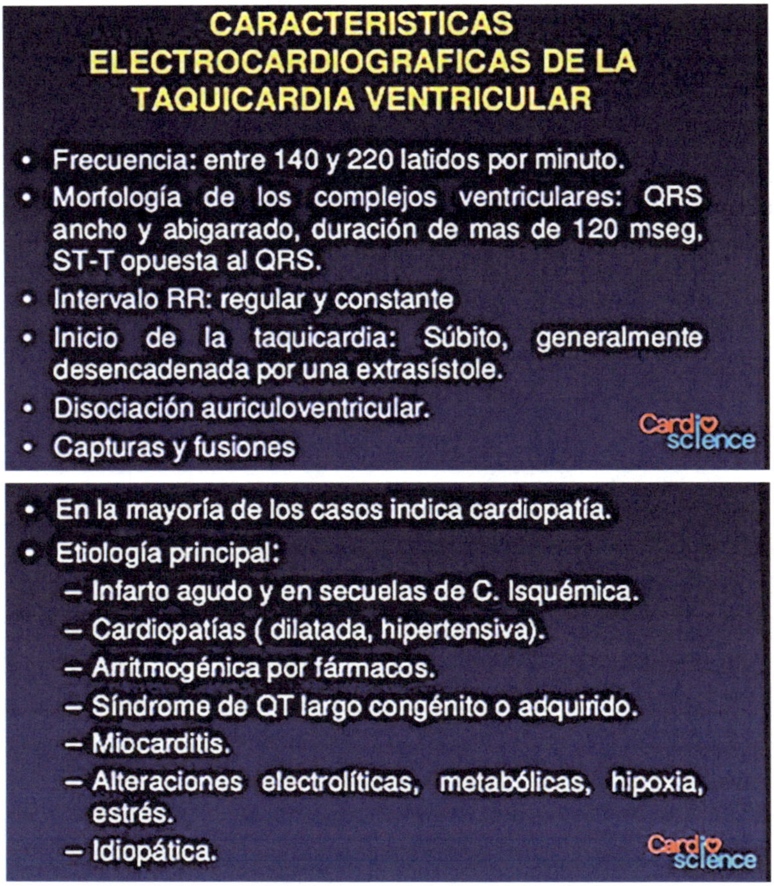

Figura 435. Taquicardia ventricular: características generales y etiología.

En la Figura 435 se mencionan las principales causas y características electrocardiográficas de la taquicardia ventricular, la cual, presenta, habitualmente, frecuencias entre 140 y 220 lpm, complejos QRS anchos, abigarrados, de más de 120 mseg, con ondas T opuestas en polaridad al complejo QRS e intervalos R-R regulares y constantes. El inicio de la taquicardia ventricular, como lo demuestra el trazo electrocardiográfico de la Figura 436, generalmente se da a partir de una extrasístole ventricular, pudiendo presentar disociación auriculoventricular y latidos de fusión. En este trazo, después de dos latidos normales, inicia una salva de taquicardia ventricular de nueve latidos a partir de una extrasístole ventricular, los complejos QRS tienen la misma configuración, es decir, son monomórficos y tienen una conducción ventrículo-auricular 2:1, es decir, algunos impulsos del ventrículo llegan a progresar hacia las aurículas, esto se diagnóstica por la presencia de onda P después del complejo QRS, que deforma de manera 2:1 el segmento ST o la onda T del latido ventricular, por lo tanto, se trata de taquicardia ventricular no sostenida, monomórfica, con conducción ventrículo auricular 2:1.

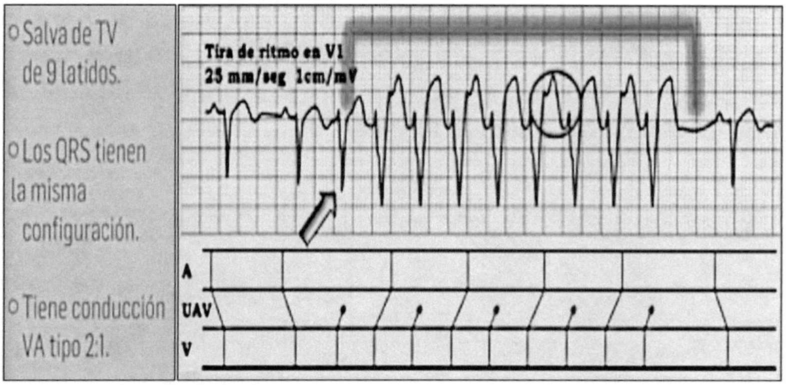

Figura 436. Trazo de taquicardia ventricular monomórfica no sostenida, con conducción ventrículo-auricular 2:1.

Revisaremos con detalle cuáles son las características electrocardiográficas más importantes para la detección de la taquicardia ventricular. En la Figura 437 se definen los puntos claves para el diagnóstico de TV. Durante un evento de taquicardia ventricular, debemos considerar, en el análisis, los siguientes parámetros:

- La frecuencia cardiaca (habitualmente se encuentra entre 110 a 240 lpm).
- El ritmo cardiaco (es regular, aunque, el inicio o el final del episodio, puede ser un poco irregular).
- El eje eléctrico.
- Duración del complejo QRS.
- Morfología de los latidos en las derivaciones precordiales.
- Presencia de alternancia eléctrica.
- Presencia de latidos de fusión y captura.
- Valorar la relación auriculoventricular (ya que pueden presentarse casos de retroconducción de los impulsos ventriculares hacia la aurícula).

Análisis del electrocardiograma:

- Frecuencia cardiaca.
- Ritmo.
- Complejos QRS.
  - Eje eléctrico.
  - Duración.
  - Morfología en precordiales.
  - Alternancia eléctrica.
- Latidos de fusión y de captura.
- Relación aurículo-ventricular.

Figura 437. Taquicardia ventricular: secuencia del análisis electrocardiográfico para el diagnóstico.

La Figura 438 muestra un electrocardiograma con taquicardia ventricular con la presencia de: frecuencia > 100lpm, complejos QRS anchos en la derivación DII y ausencia de complejos RS grandes en derivaciones precordiales (lo cual se denomina concordancia positiva o concordancia negativa).

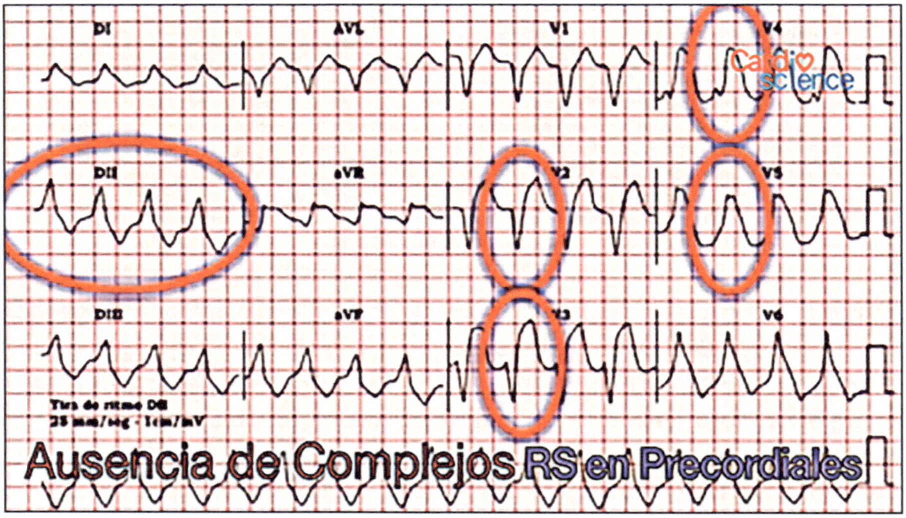

Figura 438. Características de la taquicardia ventricular: taquicardia, regular, complejos QRS anchos, ausencia de complejos RS en derivaciones precordiales.

Es indispensable, también, el análisis del eje eléctrico para el diagnóstico de taquicardia ventricular ya que, si el eje eléctrico se localiza entre -90° a + /-180° (se conoce como "eje en la tierra de nadie" o eje de la taquicardia ventricular) y se asocia con complejos QRS anchos y positivos en la derivación V1. Existe una correlación positiva del 99% para el diagnóstico de taquicardia ventricular. Por otro lado, si el eje eléctrico se localiza entre -90° a +/- 180° y el complejo QRS en la derivación V1 es negativo, la posibilidad de taquicardia ventricular es del 97%.

Nuevamente, si el trazo presenta derivación DII y aVf negativas, significa que el eje se encuentra desplazado hacia arriba entre -90° a + /- 180° y si, además, el complejo QRS en la derivación V1 es positivo, la probabilidad de taquicardia ventricular es de 99%.

	QRS + en V1	QRS – en V1
0° a +90°	20%	20%
0° a -90°	>70%	40%
-90° a +180°	>99%	>95%
+90° a +180°	10-15%	97%

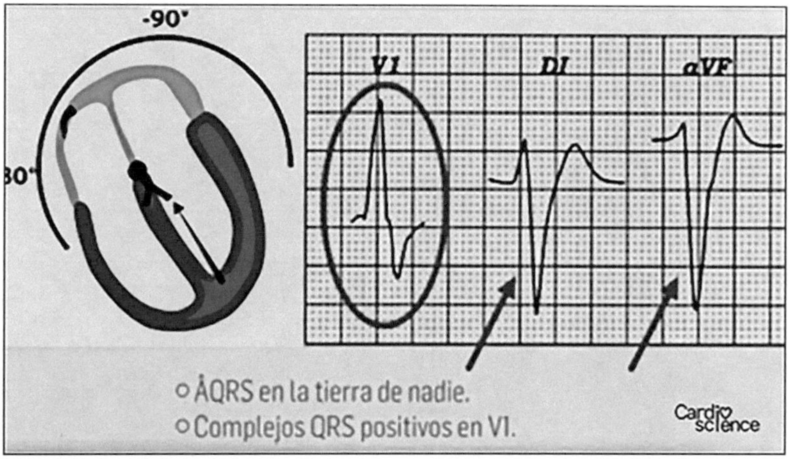

Figura 439. Taquicardia ventricular: A.Posibilidad diagnóstica de acuerdo al eje electrico y la derivacion V1, B. QRS con eje en la "tierra de nadie"(- 90° a + /-180°).

La presencia de taquicardia con complejos QRS anchos en la derivación DII asociados a complejos negativos en todas las derivaciones precordiales, denominado concordancia negativa, nos confirma el diagnóstico de taquicardia ventricular (Fig. 440-A). El trazo de la Figura 440-B presenta taquicardia con complejo QRS ancho en la derivación DII, todas las derivaciones precordiales son positivas con ausencia de onda R grande o S grande, esto lo denominamos concordancia positiva y constituye el diagnóstico de taquicardia ventricular.

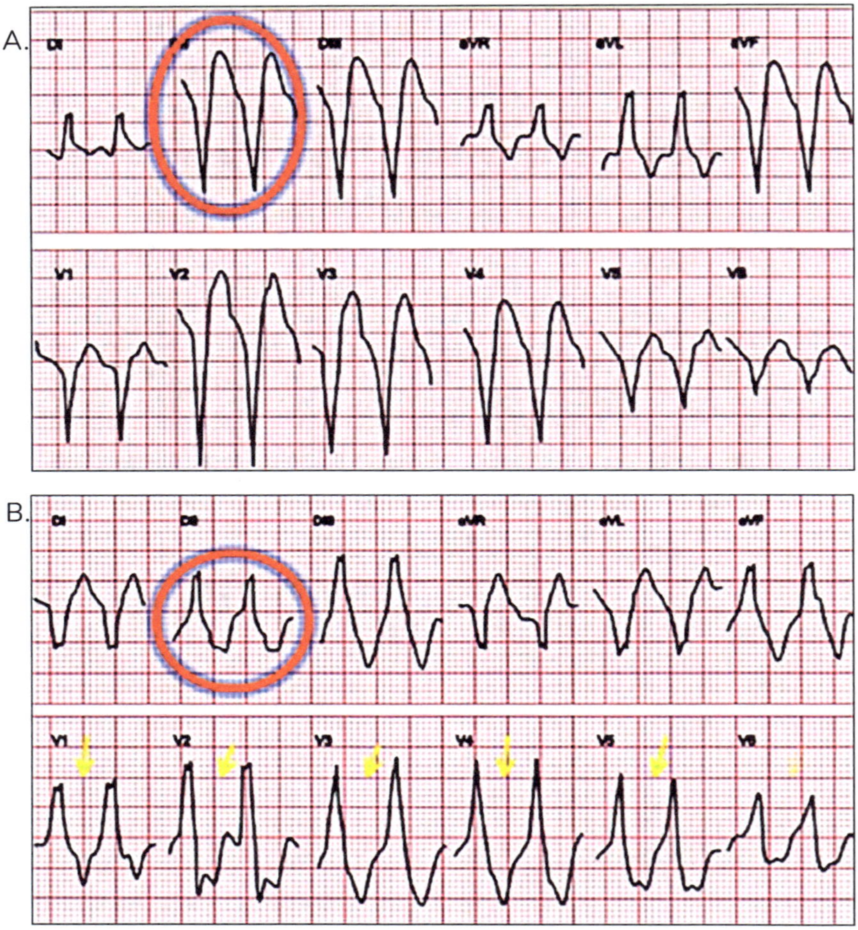

Figura 440. Taquicardia ventricular: A. Concordancia negativa en todas las derivaciones precordiales. B. Concordancia positiva en todas las derivaciones precordiales.

En el trazo de la Figura 441 observamos que en el curso de la taquicardia con QRS ancho y ritmo regular, de cuando en cuando, aparecen latidos de polaridad diferente y menor duración, el primero es un latidos de fusión en donde se conecta tanto la actividad supraventricular como la actividad ventricular; el QRS tiene duración intermedia, pero el siguiente latido, donde el QRS es de duración normal, el ventrículo se está activando a partir de un latido supraventricular, es un latido de captura.

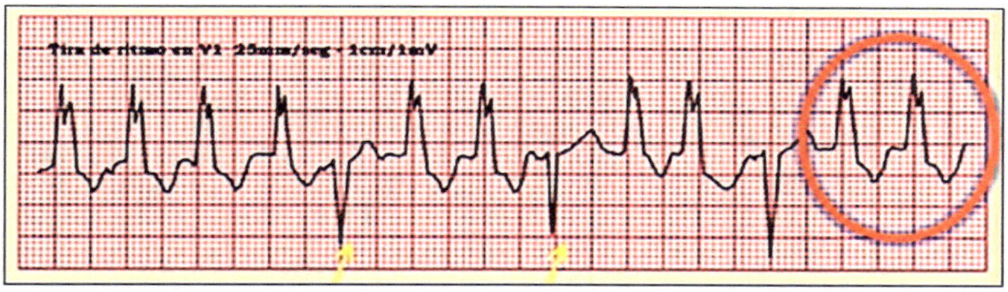

Figura 441. Taquicardia ventricular círculo (complejo QRS de duración mayor), latidos de captura (complejos QRS de duración normal), latidos de fusión (complejos QRS de duración intermedia).

Como hemos comentado, dentro del análisis de las taquicardias ventriculares también tenemos que analizar la conducción ventrículo-auricular, es decir, buscar ondas P en el segmento ST o la onda T del complejo ventricular, por conducción retrógrada. La Figura 442 muestra tres diferentes ejemplos en donde aparece la onda P sobre la onda T, en una proporción 1:1 en el trazo A, en una proporción de 2:1 en el trazo B, y de manera variable en el trazo C.

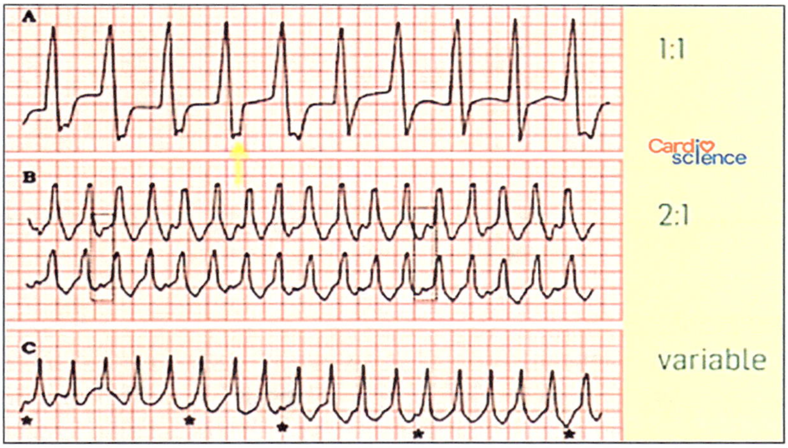

Figura 442. Taquicardia ventricular y retroconducción auricular: A. Relación 1:1. B. Relación 2:1. C. Relación variable.

Durante episodios de taquicardia ventricular sostenida, donde la derivación V1 presenta complejos QRS negativos, es importante observar el comportamiento de onda R. La onda R es más ancha y presenta más amplitud que en presencia de un bloqueo de rama izquierda, además, si en la rama descendente de la onda S se inscribe una muesca y, partiendo de la onda R al nadir de S, la deflexión intrinsecoide es mayor de 70 mseg, debe considerase el diagnóstico de taquicardia ventricular. Si es más de 100 mseg, la posibilidad es del 100%; también la presencia de una onda Q, asociada a un QRS empastado con rR', es típico de taquicardia ventricular (Fig. 443-A).

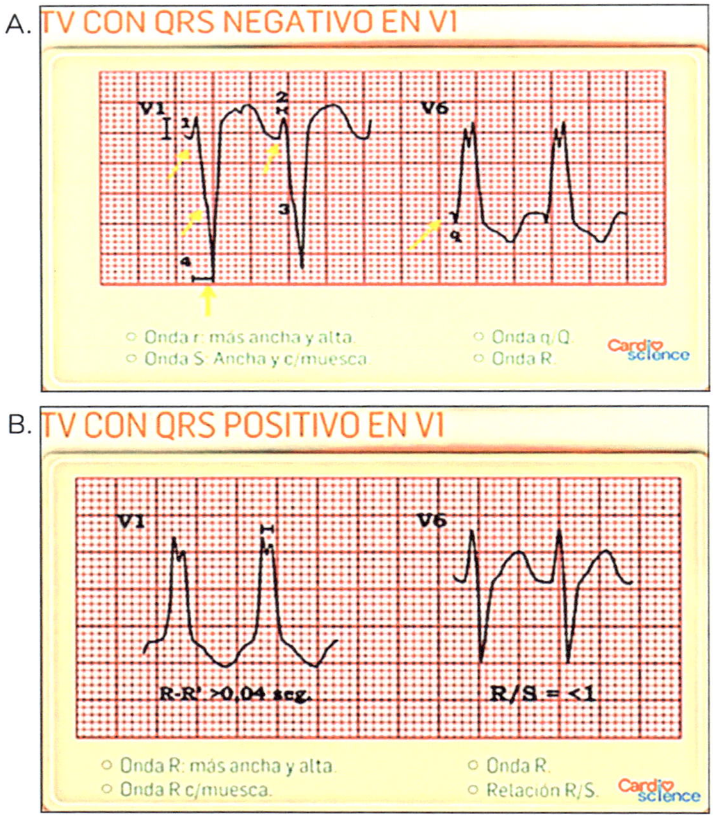

Figura 443. Taquicardia ventricular y comportamiento de la onda R y S en la derivación V1: A.Complejo QRS negativo. B.Complejo QRS positivo.

Otros datos sugestivos de taquicardia ventricular son: en caso de que la derivación V1 sea positiva, encontrar R-R' con una distancia mayor a 0.04 segundos que las separe, más aún si la primera R es más grande que la segunda. Si a esto sumamos que en la derivación V6 la onda R presenta menor voltaje que la onda S, es decir, que la relación R/S es menor a 1, la posibilidad de taquicardia ventricular es muy alta (Fig. 443-B).

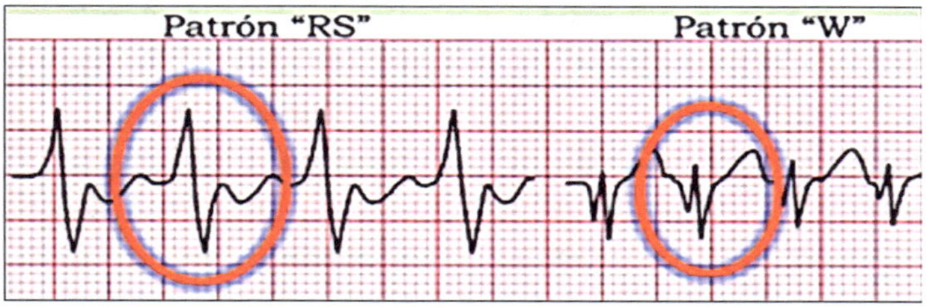

Figura 444. Patromes típicos de taquicardia ventricular en la derivación V1: RS y W.

La presencia los patrones RS mayúsculas o "W" (QRS), en la derivación de V1, nos da un alto índice de posibilidades de taquicardia ventricular, ya que no se han visto en pacientes que no están cursando con esta arritmia, por lo tanto son diagnósticos (Fig. 444).

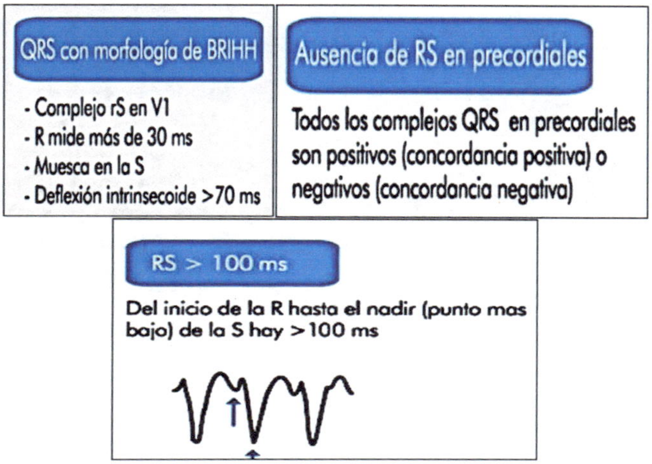

Figura 445. Parámetros diagnósticos de taquicardia ventricular en presencia de bloqueo de rama izquierda.

Nuevamente: la taquicardia ventricular presenta complejos QRS anchos y, en presencia de morfología de bloqueo de rama izquierda, cursa con complejos **rS** en V1, la onda R mide más de 30 mseg, existe muesca en la rama descendente de la onda S y la deflexión intrinsecoide es mayor de 70 mseg, todos son datos típicos de taquicardia ventricular (Fig. 445). La Figura 446 muestra los patrones de concordancia positiva y negativa típicos de taquicardia ventricular con ausencia de ausencia de RS en precordiales. La taquicardia ventricular se puede acompañar de patrón Rr' en la derivación V1, donde la primera R es más grande que la segunda, se le llama complejo QRS en orejas de conejo, éste se asocia en la derivación V6 a onda R de menor amplitud que la onda S (Fig. 447-A).

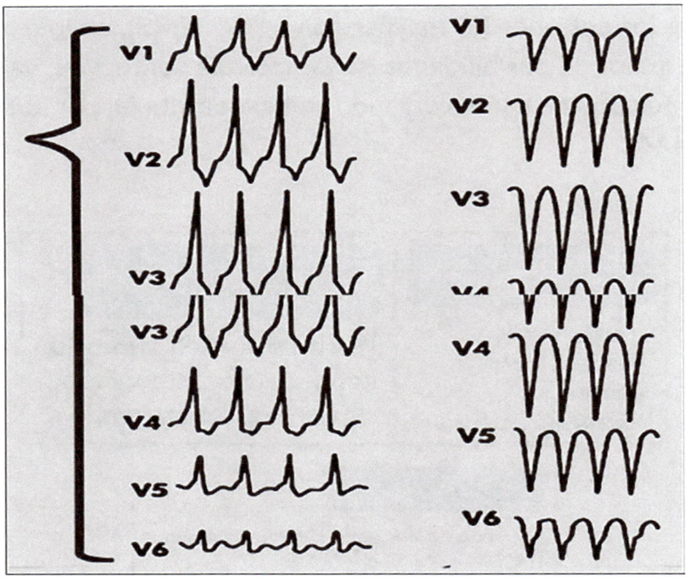

Figura 446. Patrones diagnósticos de taquicardia ventricular: concordancia positiva y negativa en derivaciones precordiales.

El patrón rSR' en V1, con muesca y deflexión intrinsecoide del nadir de R a la muesca de S, mayor de 100 mseg, asociado a complejo QRS empastado y onda Q en la derivación V6, constituye el diagnóstico de taquicardia ventricular (Fig. 447-B).

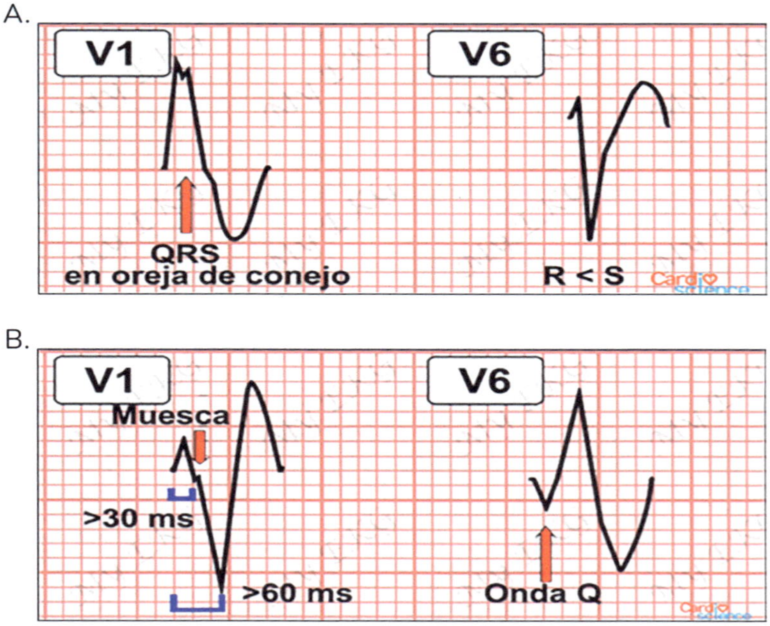

Figura 447. Patrones de taquicardia ventricular en derivaciones V1 y V6.

Se pueden seguir diferentes protocolos para lograr el diagnóstico diferencial de taquicardia ventricular y taquicardia supraventricular con aberrancia, como los que se muestran en las Figuras 448 y 449. El protocolo de Brugada, es uno de los más sencillos y toma en consideración lo siguiente:

- La ausencia de complejos RS en las derivaciones precordiales.
- La deflexión intrinsecoide mayor de 100 milisegundos de RS en cualquier derivación precordial.
- La disociación atrioventricular.
- Los criterios morfológicos de taquicardia ventricular presentes en la derivación V1 y V6.

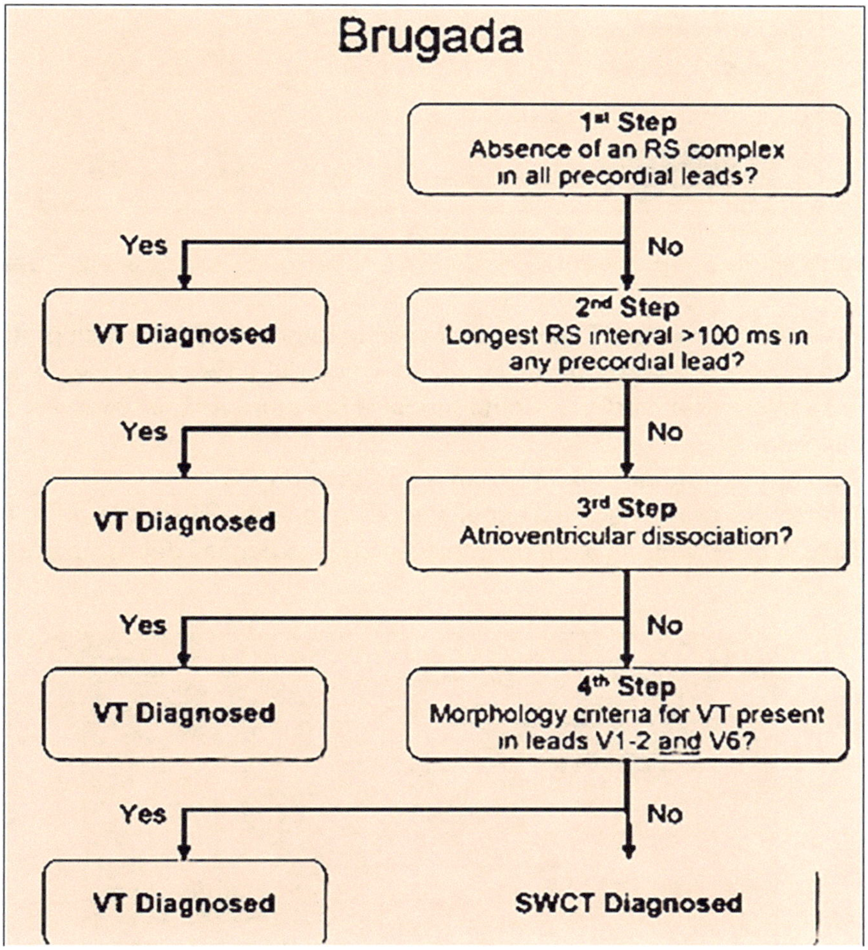

Figura 448. Protocolo de Brugada para el diagnóstico diferencial de taquicardia ventricular y supraventricular con aberrancia.

La taquicardia ventricular polimórfica es una alteración del ritmo cardiaco que pude asociarse a intervalo QT normal o QT largo, lo cual depende de la etiología. En caso del intervalo QT normal, la etiología básica es isquemia miocárdica. En el caso de QT largo, es de origen congénito o adquirido. En problemas adquiridos, los más frecuentes son la isquemia miocárdica y el efecto farmacológico (Fig. 450).

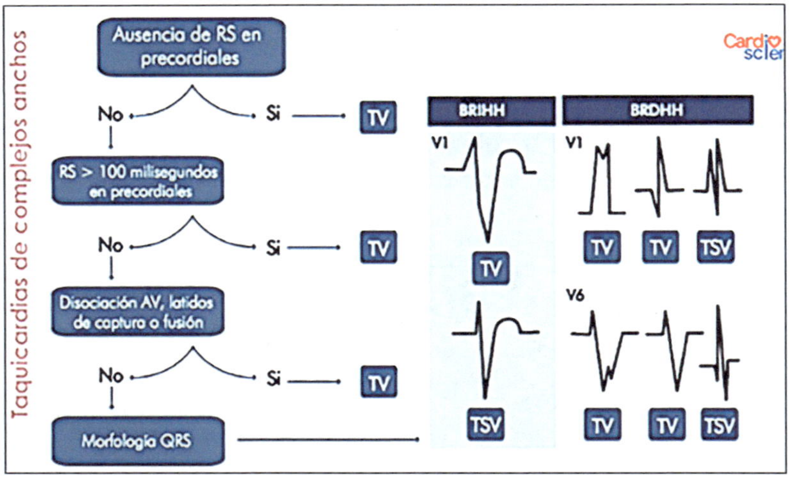

Figura 449. Diagrama de flujo para el diagnóstico diferencial de taquicardias con complejos QRS anchos.

Se considera intervalo QT corto cuando mide menos de 360 mseg; prolongado, cuando es mayor de 470 o 450 mseg. La longitud del intervalo QT varía según el género y la frecuencia cardiaca. Como muestra la Figura 451, el intervalo QT lago se clasifica como:

- Tipo 1, por prolongación a expensas de la onda T.
- Tipo 2, por prolongación a expensas del segmento ST y de la onda T.
- Tipo 3, es la prolongación de intervalo QT a expensas del segmento ST.

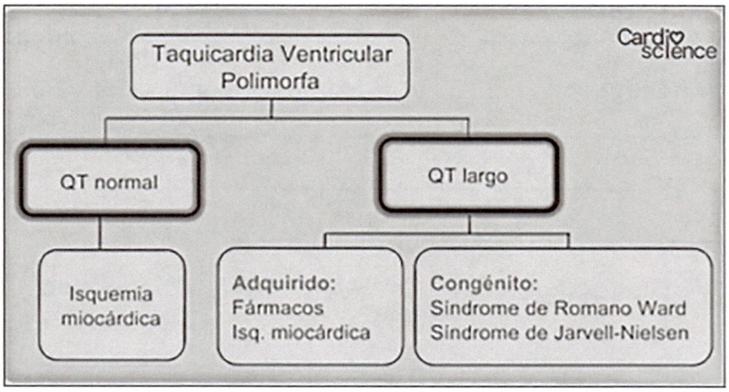

Figura 450. Taquicardia ventricular polimórfica: clasificación.

El trazo de la Figura 452 muestra que los tres primeros latidos presentan complejos con intervalo QT prolongado. A partir del cuarto latido, que corresponde a una extrasístole ventricular, se produce un cuadro de taquicardia ventricular polimórfica, donde los primeros latidos son anchos y negativos, posteriormente isodifásicos, finalmente, positivos. Ello implica que el origen de la taquicardia cambia de apariencia y rota, a través de la línea isoeléctrica, debido a que corresponde, morfológicamente, a una taquicardia ventricular polimórfica del tipo taquicardia helicoidal o Torsade De Pointes (torsión de puntas).

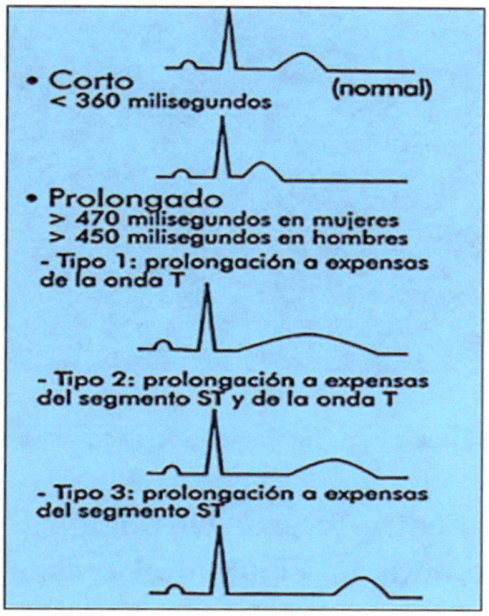

Figura 451. Clasificación del sindrome de intervalo QT largo.

La forma variante de taquicardia ventricular Torsade De Pointes se caracteriza porque la polaridad del complejo QRS cambia periódicamente de positiva a negativa. El nombre significa "torsión de los puntos", y su ritmo es, generalmente, regular, pero puede ser irregular con complejos QRS anchos y ondas P ocasionalmente identificables, aunque no tienen relación con los complejos QRS.

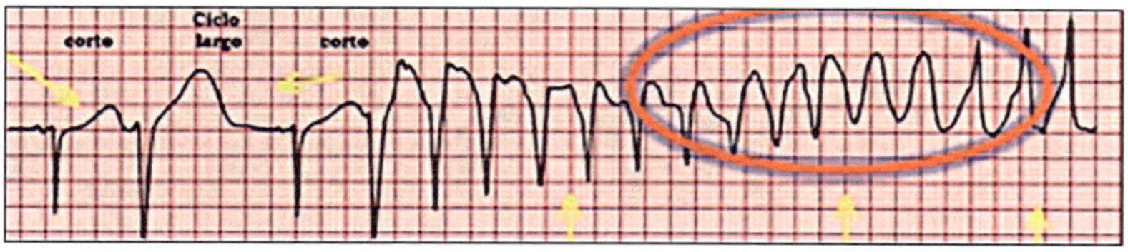

Figura 452. Sindrome de intervalo QT prolongado: clasificación Torsade De Pointes (torsión de puntas).

La variante Torsade De Pointes puede degenerar en fibrilación ventricular y muerte súbita, se asocia a intervalo QT largo (habitualmente, en ritmo sinusal, se encuentra el intervalo QT prolongado). Agentes antiarrítmicos, como la quinidina y procaína, pueden prolongar el intervalo QT y generar la arritmia, además, está favorecida por ritmos lentos y el infarto agudo de miocardio. Electrocardiográficamente, se caracteriza por complejos QRS anchos que cambian su polaridad al rotar el eje del QRS sobre la línea isoeléctrica. Ésta, generalmente, inicia con una extrasístole ventricular sobre la onda T y presencia de intervalo QT prolongado, siendo el intervalo R-R irregular, con frecuencias entre 200 a 250 lpm (Fig. 453).

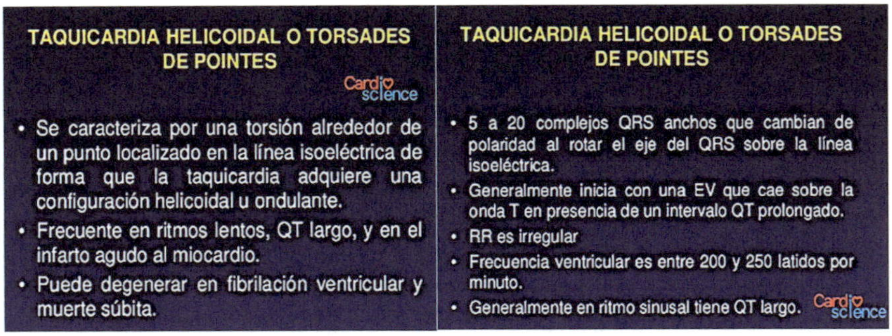

Figura 453. Torsades De Pointes o taquicardia helicoidal: características electrocardiográficas.

Es importante distinguir entre Torsade De Pointes y taquicardia ventricular, ya que el tratamiento es diferente. La Figura 454 presenta un trazo electrocardiográfico de Torsades De Pointes o taquicardia helicoidal, que corresponde a una taquicardia ventricular polimórfica caracterizada por complejos QRS que dan la apariencia de estar torcidos alrededor de la línea isoeléctrica, de ahí su nombre. La taquicardia helicoidal, una vez que se propaga a través de los tejidos no especializados, simula ondulaciones donde los complejos QRS crecen y decrecen.

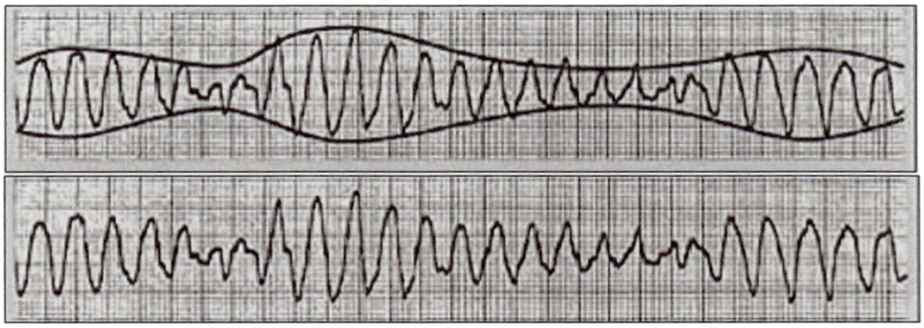

Figura 454. Morfologia electrocardiográfica de Torsade De Pointes o taquicardia helicoidal.

La Figura 455 muestra trazos electrocardiográficos comparativos entre taquicardia ventricular y taquicardia helicoidal o de torsión de puntas. En esta representación, el impulso parte de un foco ectópico que, de manera sostenida, estimula al tejido a partir del ventrículo, incluso, puede alcanzar, de manera retrógrada, a las aurículas.

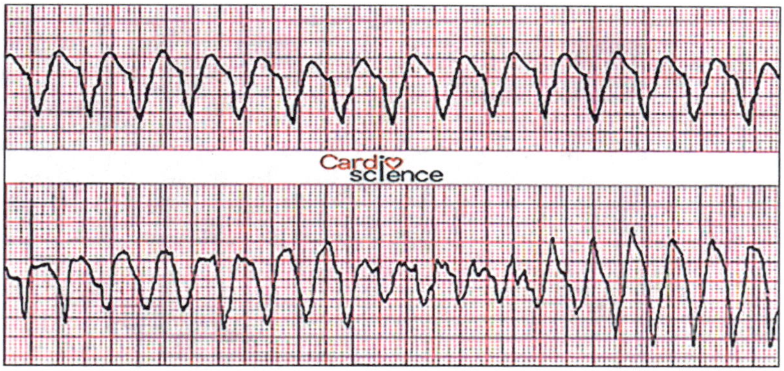

Figura 455. Taquicardia ventricular sostenida monomórfica (superior) y Torsade De Pointes o taquicardia helicoidal (inferior).

La Figura 456 muestra la representación en monitor de taquicardia ventricular, caracterizada por ser rítmica, con complejos QRS anchos y monomórfica. En este caso, con actividad auricular por estimulación retrógrada a partir de los ventrículos; por lo tanto, la taquicardia ventricular presenta disociación de la onda P, pero ésta puede estar presente por estimulación retrógrada a partir de los ventrículos.

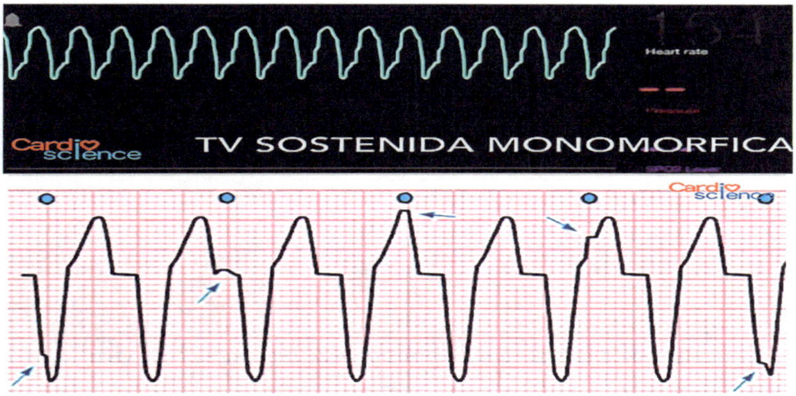

Figura 456. Taquicardia ventricular sostenida monomórfica con retroconducción auricular (flechas).

La taquicardia helicoidal o de torsión de puntas es una arritmia grave que puede requerir, en la mayoría de los casos, cardioversión. Cursa con frecuencias entre 100 a 200 lpm; es importante realizar el diagnóstico diferencial con flutter ventricular (Fig. 457).

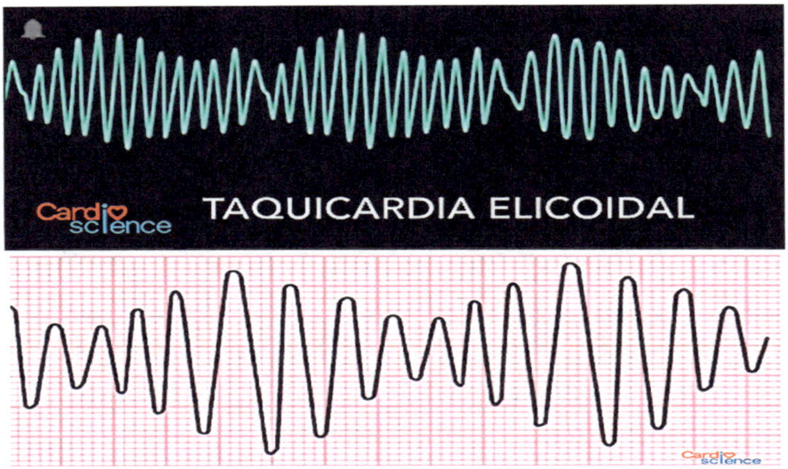

Figura 457. Trazos electrocardiográficos de Torsade De Pointes o taquicardia helicoidal.

La Figura 458 muestra un electrocardiograma de 12 derivaciones con taquicardia ventricular monomórfica sostenida y frecuencia cardiaca de 100 lpm, complejos QRS anchos, R grande empastada en la derivación V1, relación R pequeña S profunda en la derivación V6, eje eléctrico en la "zona de nadie" o zona de la taquicardia ventricular.

En el ejemplo de la Figura 458, es importante notar que, a al realizar la tira de ritmo, en la porción inferior se presenta fibrilación ventricular, de ahí el concepto de que, frente a un evento de taquicardia con complejo QRS ancho, siempre se tiene que asumir que estamos ante taquicardia ventricular, esto será lo más seguro para el paciente, ya que la repercusión hemodinámica de este tipo de arritmias es muy grave y puede progresar a paro cardiaco.

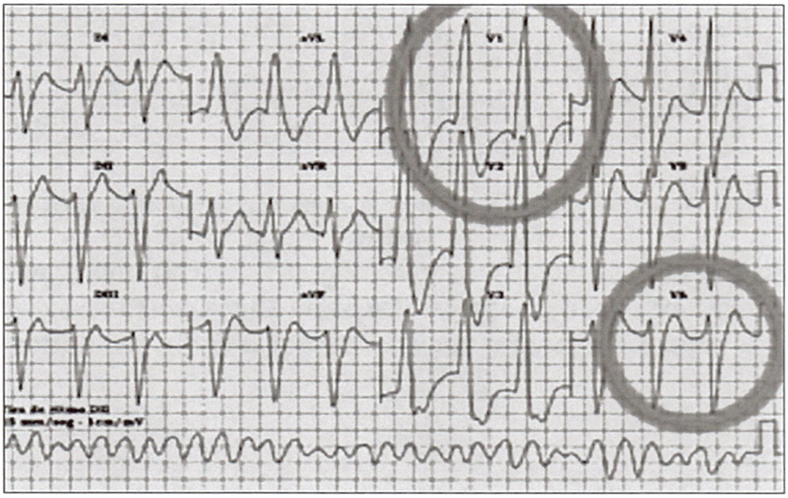

Figura 458. Taquicardia ventricular monomórfica sostenida que progresa a fibrilación ventricular (en el trazo largo de ritmo).

CARDIOPATÍAS ASOCIADAS A TAQUICARDIA VENTRICULAR

SÍNDROME DE BRUGADA

El trazo de la Figura 459-A muestra los cambios electrocardiográficos típicos del síndrome de Brugada, una canulopatía que se relaciona con la generación de taquiarritmias con intervalo QRS ancho, caracterizada por elevación del segmento ST en las derivaciones V1 y V2, de gran similitud al bloqueo de rama derecha del haz de His atípico, con patrón en silla de montar, asociado a onda T negativa en las mismas derivaciones y, ocasionalmente, con intervalo PR prolongado lo cual puede no estar presente.

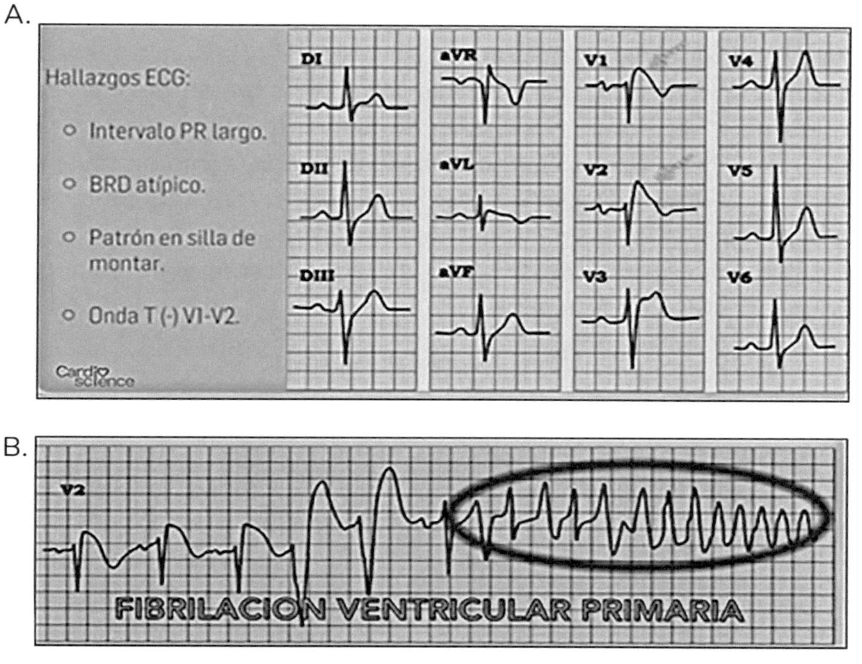

Figura 459. Sindrome de Brugada: A. Electrocardiograma de 12 derivaciones. B. Progresión a fibrilación ventricular.

El trazo de la Figura 459-B muestra, en los primeros seis latidos, morfología de bloqueo completo de rama derecha atípico, con patrón en silla de montar (hallazgos frecuentes en el síndrome de Brugada) que se asocian al desarrollo de fibrilación ventricular primaria, la cual tiene una alta mortalidad.

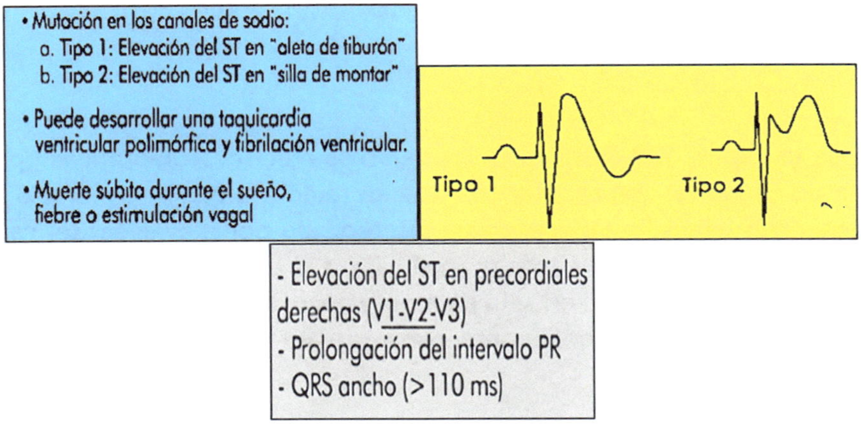

Figura 460. Características etiológicas y electrocardiográficas del síndrome de Brugada.

El síndrome de Brugada, presenta elevación del segmento ST en precordiales derechas, de V1 a V3, con prolongación del intervalo PR y complejo QRS ancho, mayor de 0.11 milisegundos. El síndrome de Brugada, como se representa en la Figura 460, se clasifica en: tipo 1, cuando la elevación del segmento ST presenta morfología en aleta de tiburón; y tipo 2, cuando la elevación del segmento ST es en silla de montar. Ambos tipos pueden asociarse a taquicardia ventricular polimórfica, fibrilación ventricular y muerte súbita.

CARDIOPATÍA ISQUÉMICA

La cardiopatía isquémica es la etiología más importante y frecuente asociada a la producción de taquicardia ventricular.

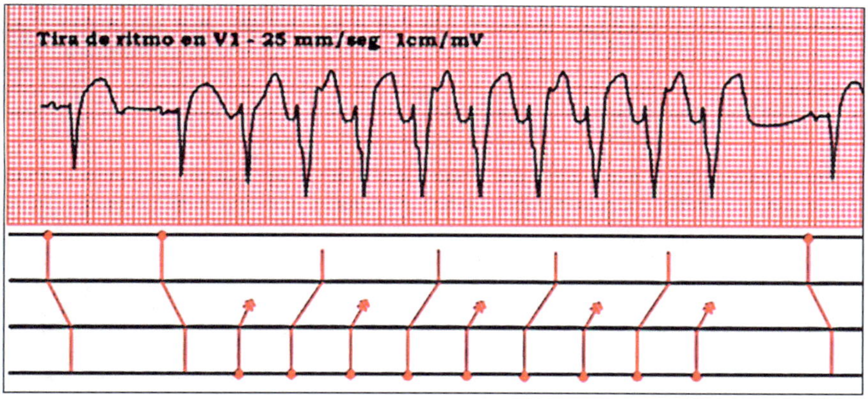

Figura 461. Infarto agudo al miocardio con elevacion del ST complicado con taquicardia ventricular no sostenida con retroconducción auricular.

La Figura 461 muestra un trazo electrocardiográfico en el contexto de infarto agudo al miocardio asociado a taquicardia ventricular y retroconducción auricular, donde se pueden observar ondas P en el intervalo ST de los complejos ventriculares con frecuencia de 2:1.

CARDIOMIOPATÍA HIPERTRÓFICA

La cardiomiopatía hipertrófica se asocia a arritmias ventriculares complejas y, como muestra la Figura 462, se caracteriza, electrocardiográficamente, por la presencia de complejos QRS de alto voltaje, en las derivaciones V4, V5 y V6, típico de crecimiento ventricular izquierdo. La variedad septal se caracteriza por la presencia de ondas Q en las derivaciones D1 y aVl en las derivaciones de la cara inferior y en V5- V6, con inversión de las ondas T de V2 a V6.

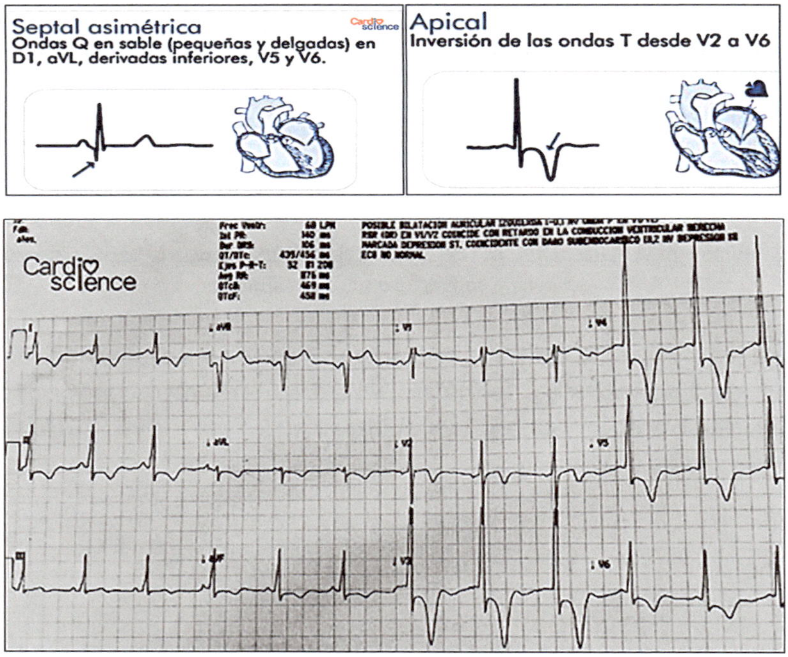

Figura 462. Miocardiopatía hipertrófica: características y trazo electrocardiografico de 12 derivaciones.

La Figura 463 muestra los diferentes tipos de miocardiopatía hipertrófica. Se caracterizan, por presentar desbalance en el consumo de oxígeno, por la gran masa miocárdica en relación con el flujo coronario, lo cual genera arritmias graves, principalmente taquicardia y fibrilación ventricular, las cuales pueden causar muerte súbita.

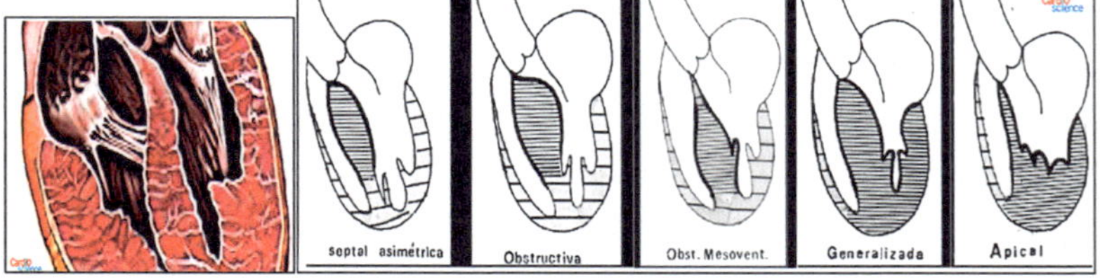

Figura 463. Miocardiopatía hipertrófica: tipos anatómicos.

La miocardiopatía arritmogénica del ventrículo derecho es una enfermedad infiltrativa del miocardio que compromete frecuentemente al ventrículo derecho y, ocasionalmente, al izquierdo.

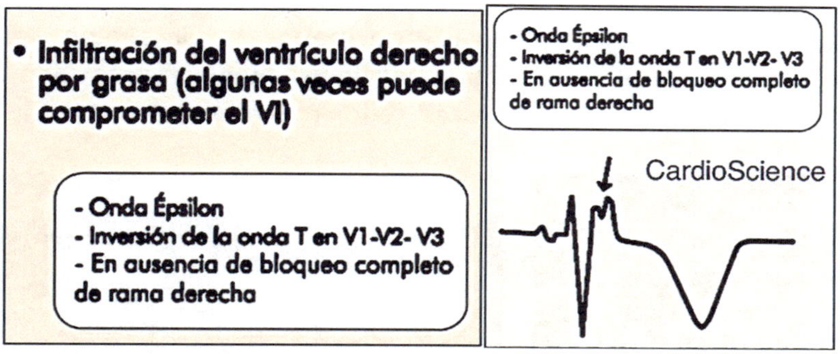

Figura 464. Miocardiopatía arritmogénica del ventrículo derecho: características electrocardiográficas.

Como describe la Figura 464, la miocardiopatía arritmogénica del ventrículo derecho se caracteriza electrocardiográficamente, por la presencia de la onda épsilon, inversión de la onda T en las derivaciones V1, V2 y V3, en ausencia de bloqueo de rama derecha; se asocia a episodios de taquicardia ventricular con morfología de bloqueo de rama izquierda del haz de His.

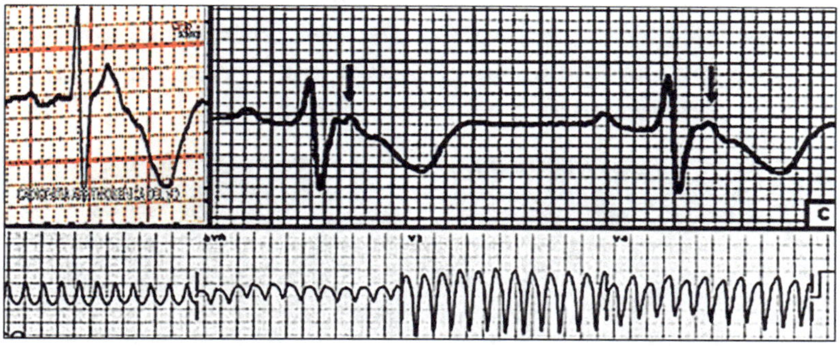

Figura 465. Miocardiopatía arritmogénica del ventrículo derecho: onda épsilon (flecha) y flutter ventricular.

Como muestra la Figura 465, la miocardiopatía arritmogénica del ventrículo derecho se asocia, electrocardiográficamente, a la onda épsilon, la cual se inscribe como una pequeña R cercana a la onda T, y se relaciona con periodos de arritmia ventricular con QRS ancho que, en este gráfico, como en el caso presentado, corresponde a flutter ventricular que puede desembocar en muerte súbita.

Las arritmias ventriculares pueden ser mediadas por diversas drogas, principalmente por intoxicación digitálica que genera taquicardia fascicular o bifascicular por antiarrítmicos del grupo IA y III de Vaugham y Williams; estos pueden favorecer taquicardia helicoidal con mortalidad mayor del 95%. También, por la producción de alteraciones hidroelectrolíticas, principalmente hiperkalemia, sobre todo asociada a insuficiencia renal y el uso de diuréticos, medicamentos ahorradores de potasio y antihipertensivos e inhibidores de los receptores de angiotensina.

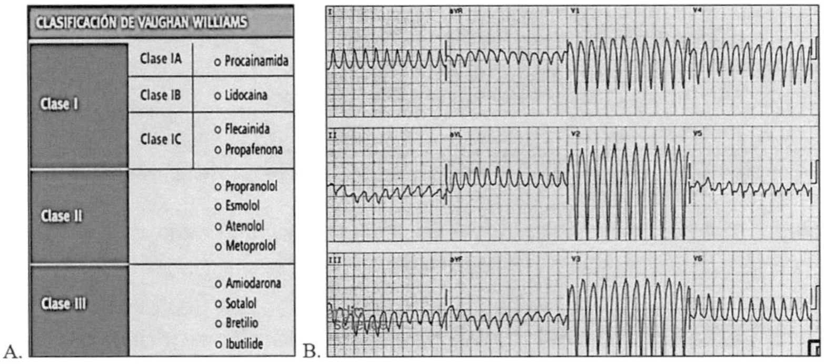

Figura 466. Arritmias por intoxicación farmacológica: A. Clasificación de los antiarritmicos de Vaugham y Williams. B. Flutter ventricular por fármacos.

La Figura 466-A muestra la clasificación de los fármacos antiarritmicos, los cuales pueden ser proarrítmicos y capaces de generar arritmias ventriculares complejas, como la que se muestra en la Figura 466-B, que corresponde a un episodio de flutter ventricular con frecuencia mayor de 250 lpm.

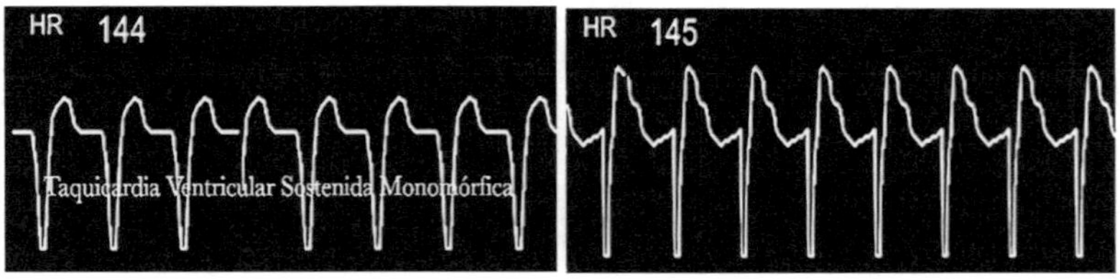

Figura 467. Taquicardia ventricular sostenida monomórfica: trazos de monitor.

La Figura 467 muestra dos trazos de monitor como ejemplos de taquicardia ventricular sostenida monomórfica, con frecuencias de 144 y 145 lpm, rítmicas y con complejos QRS anchos.

El electrocardiograma de la Figura 468 muestra taquicardia ventricular monomórfica sostenida, caracterizada por complejo QRS ancho y concordancia positiva en precordiales, con cambios secundarios de la onda T, el segmento ST y eje eléctrico desviado a "la tierra de nadie", entre –90° a +/–180°.

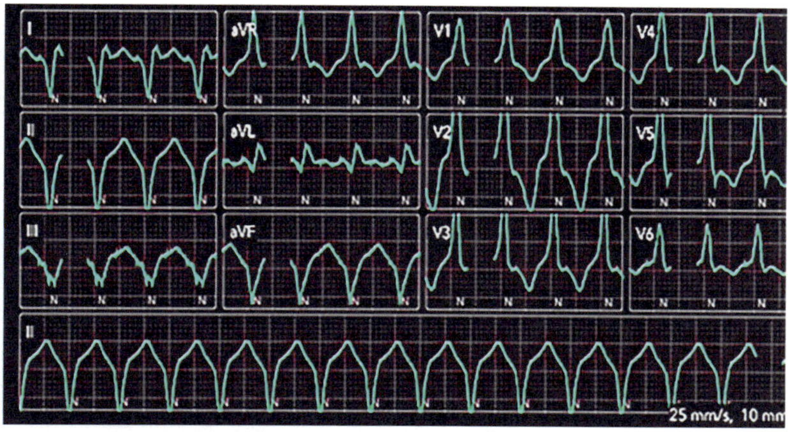

Figura 468. Taquicardia ventricular sostenida: frecuencia mayor de 100 lpm, complejos QRS anchos, concordancia positiva, eje eléctrico “en la tierra de nadie”.

En la Figura 469 se presenta un trazo de taquicardia ventricular sostenida con complejos QRS anchos, que inició con una extrasístole ventricular precedida de periodos autolimitados de taquicardia ventricular no sostenida.

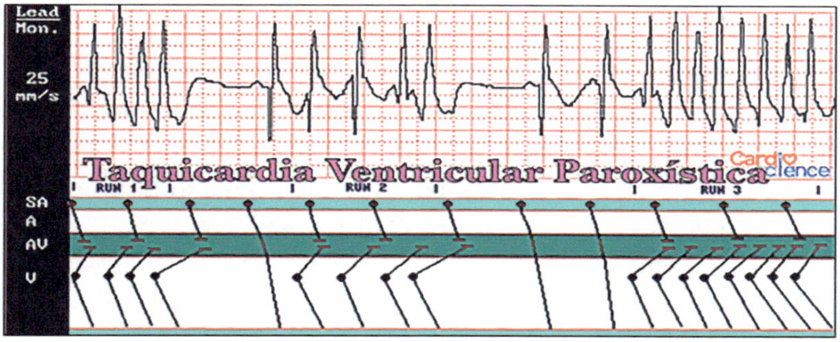

Figura 469. Taquicardia ventricular no sostenida que progresa a taquicardia ventricular sostenida.

La Figura 470-A muestra la secuencia de activación y trazo electrocardiográfico de un periodo de taquicardia ventricular monomórfica sostenida que se desarrolla después de cuatro impulsos sinusales. Como se grafica en la secuencia de activación, el impulso ventricular sufre retroconducción a las aurículas.

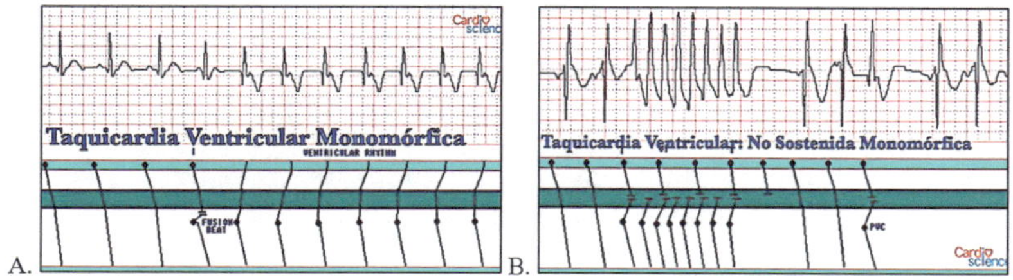

Figura 470. Trazos de taquicardia ventricular y secuencia de activación: A. Sostenida monomórfica con retroconducción auricular. B. No sostenida monomórfica.

La Figura 470-B muestra un trazo de taquicardia ventricular no sostenida con un total de ocho latidos. Debido a que rebasa los cinco, es una carrera de taquicardia ventricular, rítmica y con complejos QRS anchos. Termina con un latido de escape auricular.

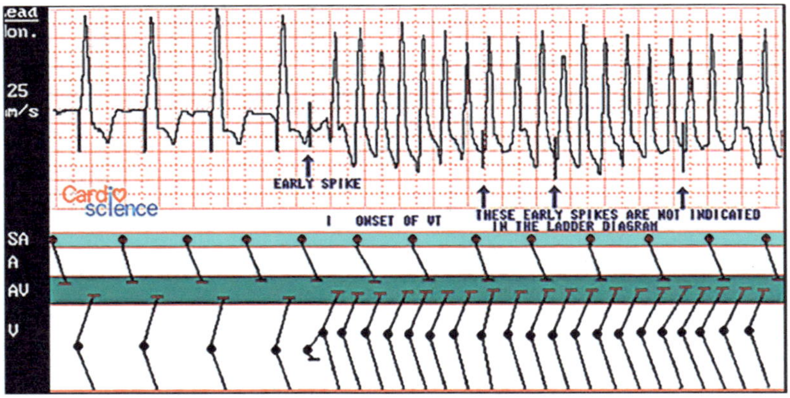

Figura 471. Taquicardia ventricular monomórfica generada por estimulación de marcapaso (flecha).

La Figura 471 muestra cómo un impulso, marcado como espiga de marcapaso, genera una carrera de taquicardia ventricular sostenida monomórfica. Cuando se presentan complejos electrocardiográficos con ausencia de onda P, complejos QRS ensanchados y frecuencia cardiaca menor de 100 lpm, se denomina ritmo idioventricular acelerado, no taquicardia ventricular.

La Figura 472 muestra las características electrocardiográficas de la taquicardia ventricular sostenida y el ritmo idioventricular acelerado, siendo la frecuencia cardiaca la única diferencia para el diagnóstico diferencial.

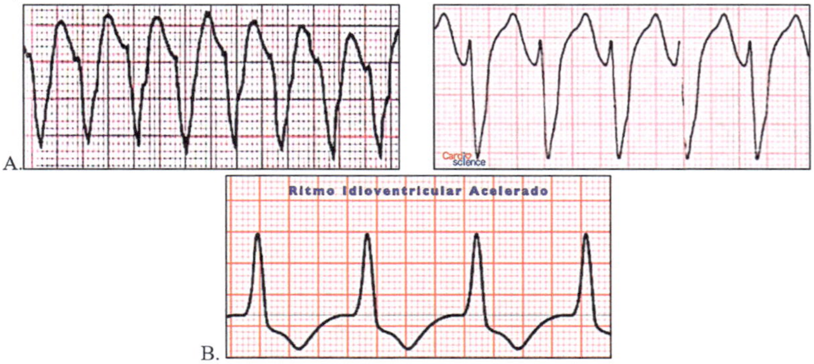

Figura 472. Diferencias morfológicas de: A. Taquicardia ventricular monomórfica > 100 lpm, B. Ritmo idioventricular acelerado < 100 lpm.

El electrocardiograma de la Figura 473 muestra bloqueo completo de rama izquierda y bradicardia sinusal como ritmo de base que, de manera súbita, se asocia a taquicardia ventricular sostenida.

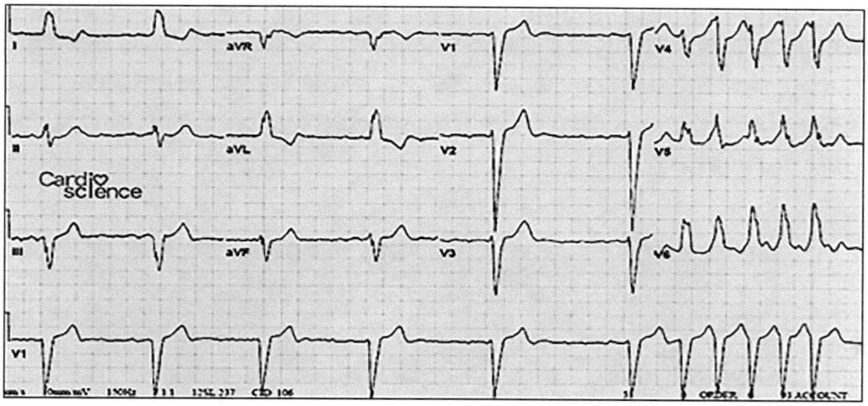

Figura 473. Bloqueo completo de rama izquierda y bradicardia sinusal como ritmo de base que, subitamente, se asocia a taquicardia ventricular sostenida.

SINTOMATOLOGÍA Y ABORDAJE DE LA TAQUICARDIA CON COMPLEJOS QRS ANCHOS

La sintomatología de la taquicardia ventricular, con importante repercusión hemodinámica, se describe en la Figura 474. La repercusión hemodinámica de la taquicardia ventricular es variable y depende del tiempo de duración, el paciente puede perder el conocimiento con crisis convulsivas, relajación de esfínteres, cianosis, alteraciones en la frecuencia respiratoria, estertores audibles a distancia, coma profundo y muerte súbita.

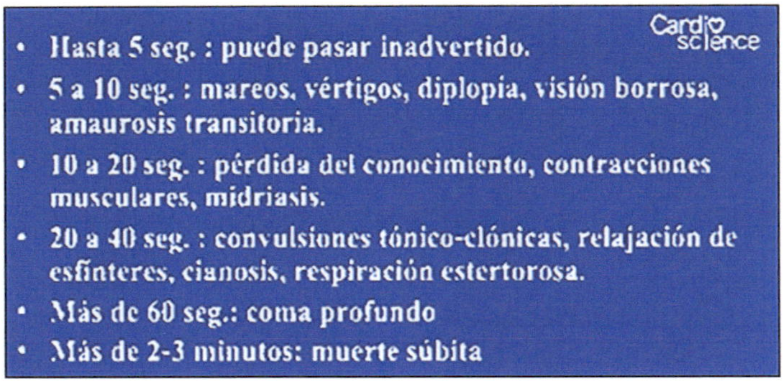

Figura 474. Síntomatologia relacionada a taquicardia ventricular de importante repercusión hemodinámica.

Ante un cuadro de taquicardia ventricular con severa repercusión, como se describe en la Figura 475-A, es importante conservar la calma y abordar al paciente con un protocolo ordenado. El estado hemodinámico no es la clave para el mecanismo de la arritmia y la inestabilidad hemodinámica, solo significa que se debe de cardiovertir de inmediato, no que se está ante una taquicardia ventricular, ya que existen otras arritmias con complejo QRS ancho que pueden tener repercusión hemodinámica importante. Por lo tanto, como se menciona en la Figura 475-B, el protocolo a seguir ante una taquicardia con complejos QRS anchos, de importante repercusión hemodinámica consiste en, primero, cardiovertir; después, estabilizar; posteriormente, hacer una evaluación sistemática del caso para, finalmente, realizar un diagnóstico fino, que requiere, indiscutiblemente, un electrocardiograma de 12 derivaciones.

A. 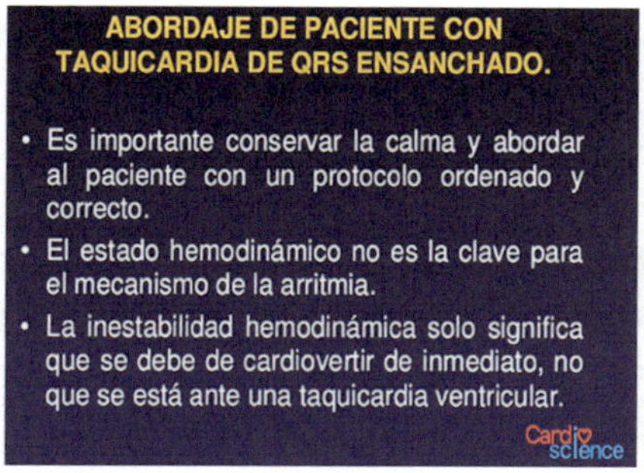

B. 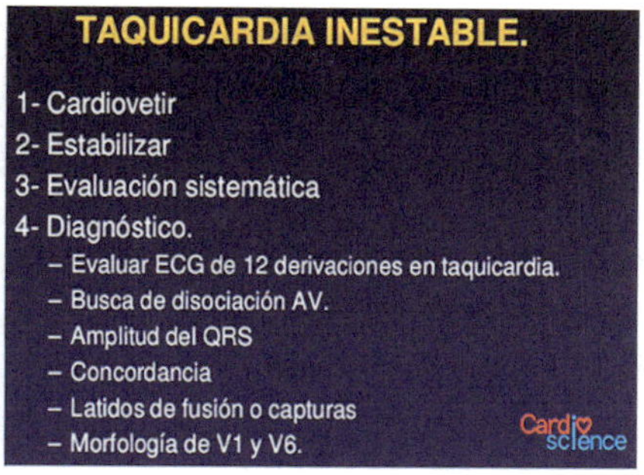

Figura 475. Abordaje y tratamiento de la taquicardia con QRS ancho hemodinámicamente inestable.

Se deben estudiar y valorar, en caso de taquicardia, con QRS ancho e importante repercusión hemodinámica, intencionalmente, los siguientes parámetros:

- Presencia de disociación auriculoventricular.
- Valorar la amplitud del complejo QRS.
- Evaluar la presencia de concordancia positiva o negativa en las derivaciones precordiales.
- Calcular el eje eléctrico.
- Buscar la presencia de latidos de fusión o capturas.
- Evaluar la morfología del complejo QRS en las derivaciones V1 y V6.

Por tanto, para el diagnóstico diferencial preciso, la evaluación sistemática es importante y de acuerdo con ésta se debe considerar el tratamiento más apropiado, ya sea farmacológico o eléctrico (Fig. 476).

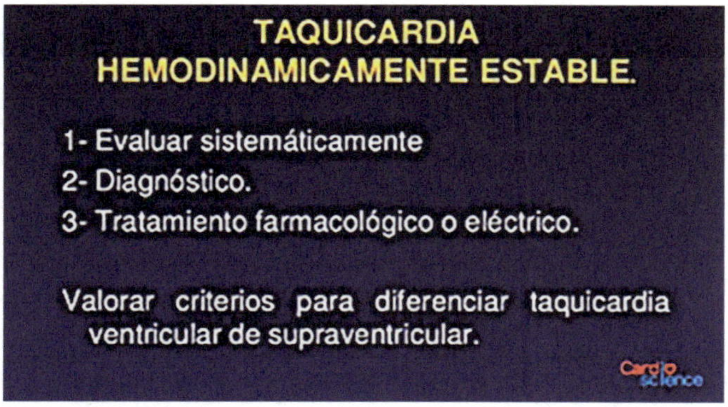

Figura 476. Abordaje y tratamiento de la taquicardia hemodinámicamente estable.

Tenemos que reconocer los criterios para diferenciar la taquicardia ventricular de la taquicardia supraventricular con aberrancia. El primer paso ante un cuadro de taquicardia con repercusión hemodinámica, independientemente del diagnóstico preciso, es cardioversión inmediata; posteriormente, cuando el paciente se encuentre estable, considerar el tratamiento farmacológico según la etiología.

En la Figura 477 se presenta el diagrama de flujo para la actuación en caso de taquicardia con complejo QRS ancho. La pregunta inicial, en caso de taquiarritmia, es si existe inestabilidad hemodinámica, en caso de existir, el tratamiento es cardioversión eléctrica. En resumen, debe tomarse electrocardiograma de 12 derivaciones inicialmente; después se monitorea con las palas del desfribrilador, preparadas para la desfibrilación o cardioversión, si fuera necesario.

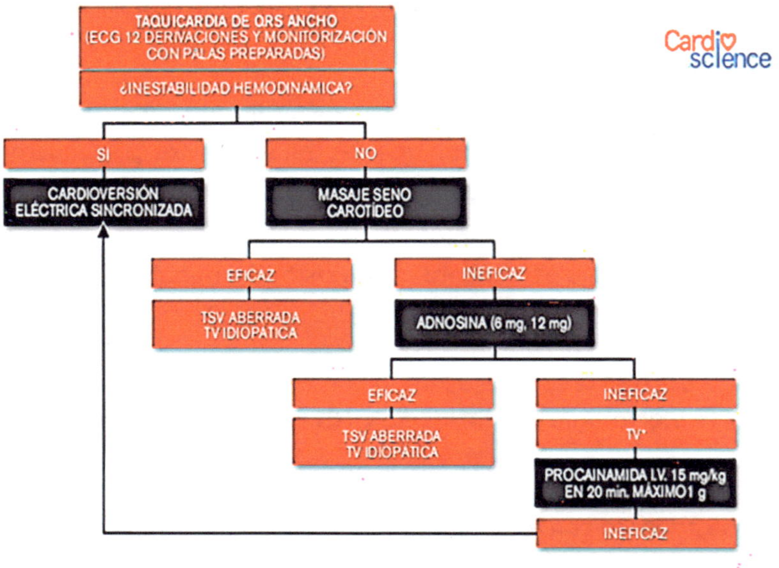

Figura 477. Tratamiento de la taquicardia con complejo QRS ancho.

Si no existe alteración hemodinámica, debe iniciarse masaje carotideo, si esta maniobra es eficaz y modifica la arritmia, se diagnostica taquicardia supraventricular con aberrancia, pero si es ineficaz, debe utilizarse adenosina en bolo intravenoso creciente. Si hay demostración de que éste fármaco es eficaz para suspender la arritmia, se trata de taquicardia supraventricular con aberrancia, pero en caso de ser ineficaz, el diagnóstico es taquicardia ventricular.

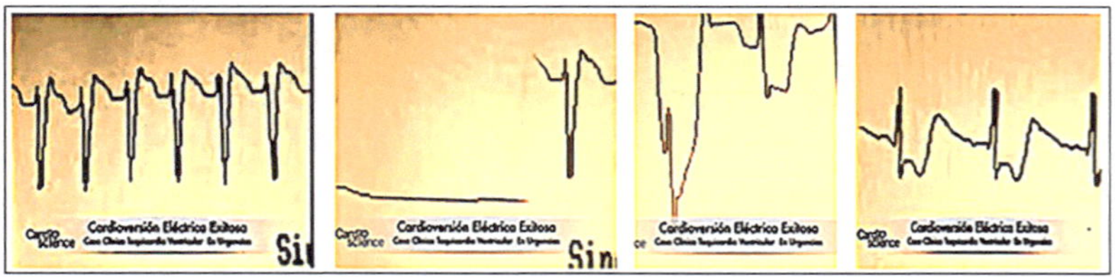

Figura 478. Secuencia electrocardiográfica de cardioversión eléctrica exitosa en taquicardia de QRS ancho por infarto al miocardio.

En caso de confirmar que se trata de taquicardia ventricular, se puede iniciar tratamiento farmacológico con amiodarona o procainamida intravenosa. En caso de no ser eficaces, la cardioversión eléctrica es obligada.

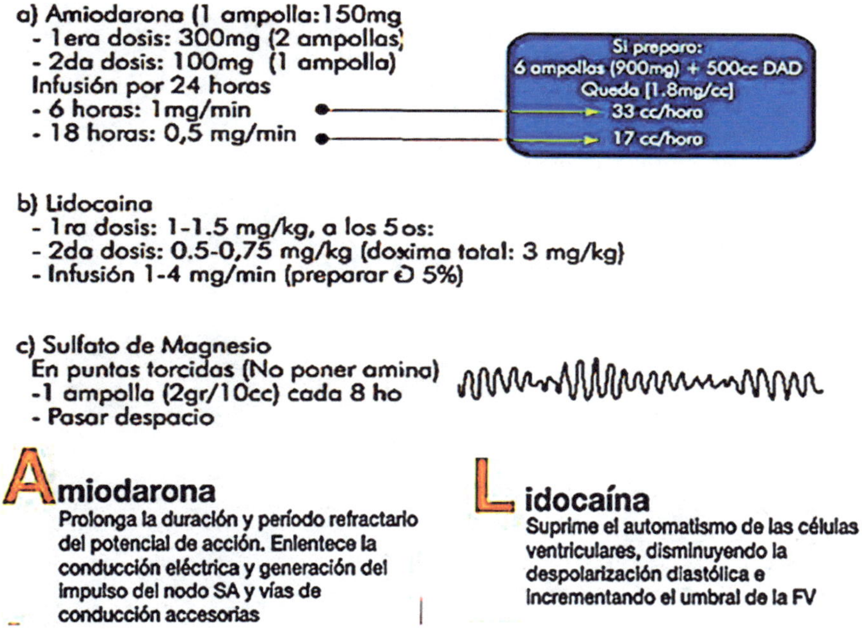

Figura 479. Tratamiento farmacológico de taquicardia con QRS ancho estable.

En la Figura 478 se presenta el ejemplo, con trazos electrocardiográficos sucesivos, de un paciente con taquicardia ventricular e importante repercusión asociada a infarto al miocardio, la cual fue resuelta con cardioversión eléctrica en el servicio de urgencias. Una vez que el paciente se encuentra estable, podemos utilizar fármacos antiarrítmicos, principalmente de la clase I y III. En el caso de taquicardia helicoidal por torsión de puntas, sulfato de magnesio (Fig. 479 y 480).

Tratamiento agudo de las Torsades de Pointes

Los episodios de "torsades de pointes" que provocan síncope y/o detención cardiocirculatoria deben ser tratados con:

Clase I

1. Cardioversión eléctrica inmediata.

Clase II a

1. Corregir y/o eliminar cualquier otro factor intercurrente que pueda agravar el cuadro (hipokalemia, drogas, etc).

Clase II b

1- Marcapaseo ventricular. Para tratar de evitar las recurrencias, es necesario aumentar la frecuencia cardiaca a 90 latidos por minuto o más, procedimiento que sólo suprime la mayoría de los episodios de "torsades de pointes" si la variedad es pausa-dependiente. El aumento de la frecuencia cardiaca puede obtenerse tanto con el marcapaseo auricular como con el ventricular, este ultimo es preferible.

Figura 480. Tratamiento de la taquicardia helicoidal o Torsade De Pointes.

La amiodarona prolonga la duración del periodo refractario del potencial de acción, enlentece la conducción eléctrica y la generación del impulso del nodo sinusal y las vías de conducción accesoria. La lidocaína suprime el automatismo de las células ventriculares, disminuyendo la despolarización diastólica e incrementando el umbral a la fibrilación ventricular; con ambos fármacos se siguen protocolos de administración intravenosa con un bolo inicial o una dosis de impregnación y, posteriormente, dosis de mantenimiento (Fig. 479).

El tratamiento agudo de la taquicardia helicoidal o Torsades De Pointes clase 1 implica cardioversión eléctrica inmediata; posteriormente, corregir y eliminar las causas que lo están generando, así como marcapaso (Fig. 480).

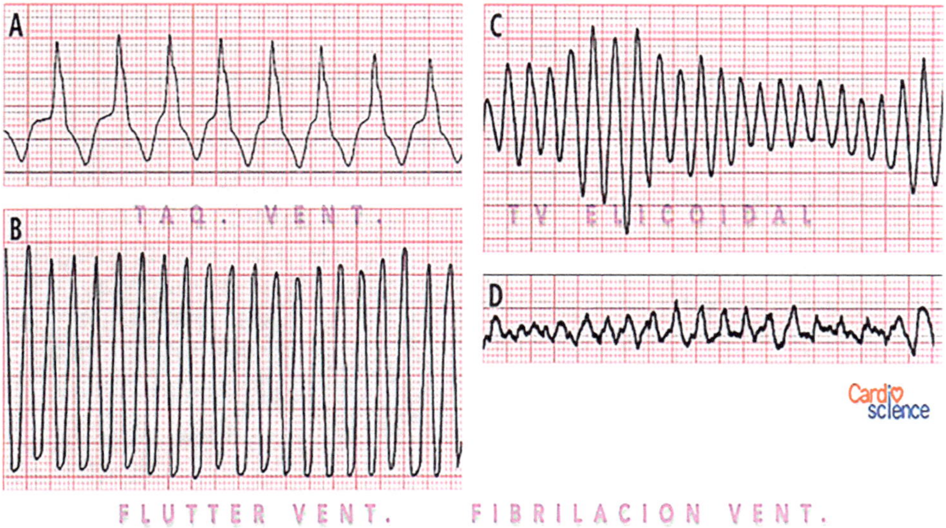

Figura 481. Ritmos activos ventriculares: A. Taquicardia ventricular. B. Flutter ventricular. C. Taquicardia helicoidal. D. Fibrilación ventricular.

FLUTTER VENTRICULAR

El flutter ventricular es considerado, junto con la fibrilación ventricular, equivalente a paro cardiaco.

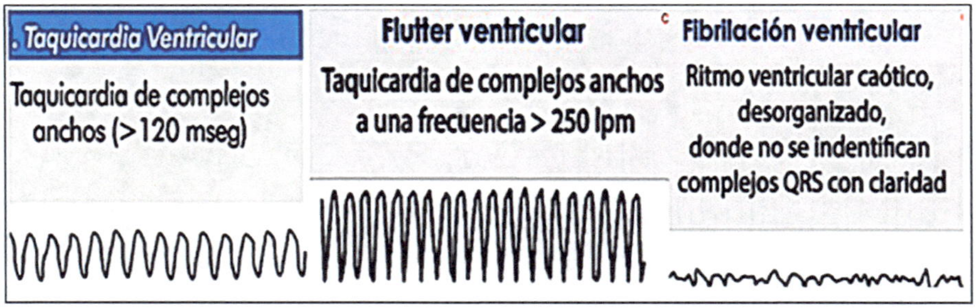

Figura 482. Caracteristicas de los ritmos activos ventriculares.

El flutter ventricular se debe a una descarga ectópica ventricular rápida e irregular que degenera con facilidad en fibrilación ventricular, es una taquicardia con complejos QRS anchos y frecuencia mayor de 250 lpm. Se diferencia de la taquicardia ventricular en que la frecuencia de esta última es, en general, no mayor de 200 lpm, desde el punto de vista electrocardiográfico, presenta amplias ondulaciones que se suceden con regularidad y con frecuencia tan rápida que no permiten identificar a la onda P u onda T en los complejos (Fig. 482, 483).

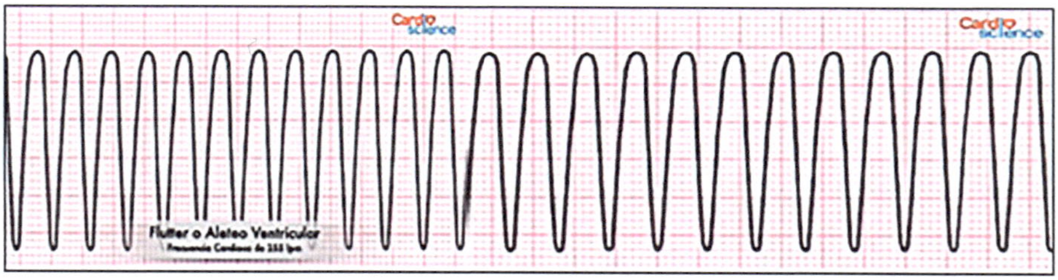

Figura 483. Trazo electrocardiográfico de flutter o aleteo ventricular.

Por lo tanto, el diagnóstico diferencial de flutter con la taquicardia ventricular, más que por la morfología de las ondas, es a partir la frecuencia cardiaca, por ejemplo, en los trazos de las Figuras 483 y 484, la frecuencia cardiaca aproximada es mayor de 210 lpm con complejos QRS anchos, en los cuales la transición entre los complejos QRS, la onda T y el segmento ST, es imposible de diferenciar y se debe a flutter o aleteo ventricular.

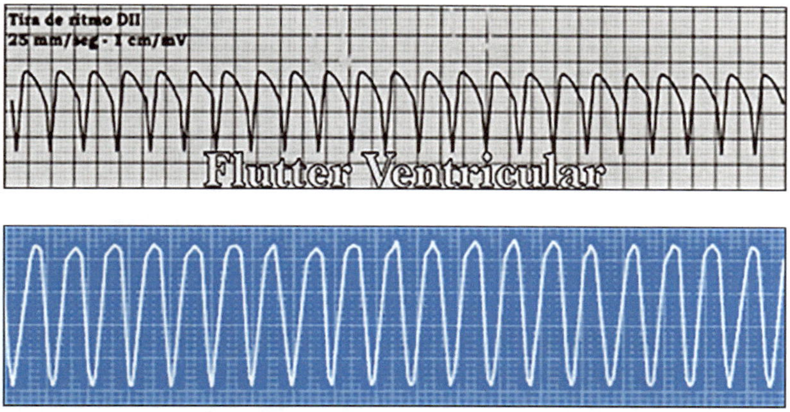

Figura 484. Características electrocardiográficas del flutter o aleteo ventricular: frecuencia cardiaca <200 lpm. Complejos QRS anchos.

En el trazo de la Figura 485, después de cinco latidos en ritmo sinusal con elevación del ST, se presenta una extrasístole ventricular y, a partir de ésta, inicia el ritmo sostenido de flutter ventricular con complejos QRS anchos, rítmicos, de frecuencia mayor de 200 lpm, donde es difícil diferenciar la repolarización ventricular.

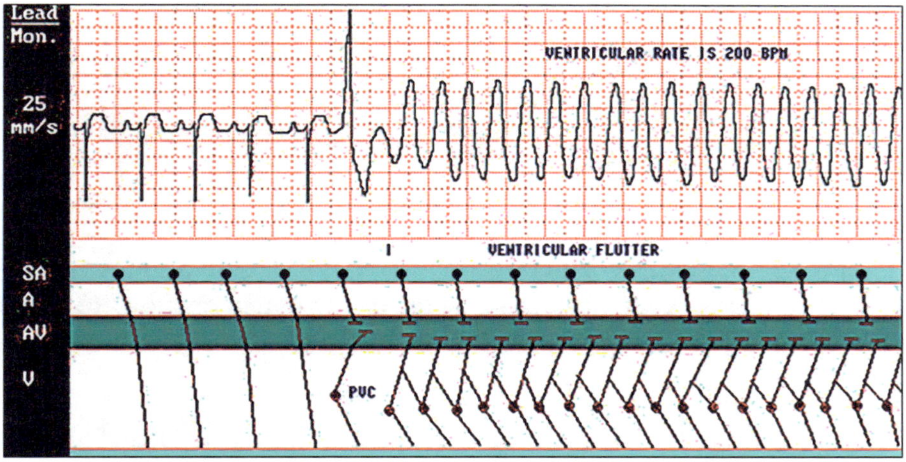

Figura 485. Secuencia de conducción y trazo electrocardiográfico de flutter o aleteo ventricular.

El flutter o aleteo ventricular es una arritmia rítmica que se debe a impulsos de focos ectópicos ventriculares que se disparan, de manera repetitiva, a altas frecuencias. Pueden producir conducción retrógrada, aunque, en estos casos, es más difícil que ocurra y no es visible en el electrocardiograma, como en el caso de la taquicardia ventricular.

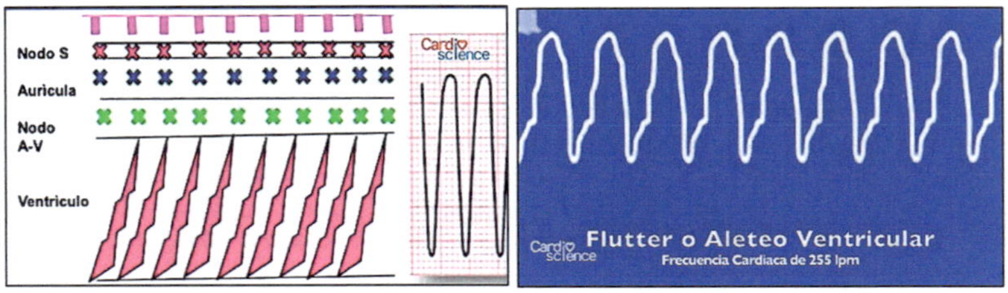

Figura 486. Secuencia de conducción y trazo electrocardiográfico de flutter o aleteo ventricular en monitor.

La Figura 486 muestra la secuencia de activación del aleteo ventricular, así como un ejemplo, en el monitor, de la morfología de esta arritmia con frecuencia de 250 lpm, complejos QRS anchos y rítmicos, en los cuales no es posible definir la repolarización ventricular.

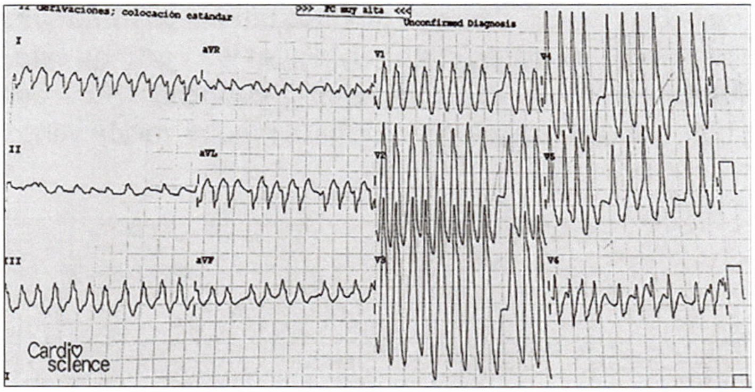

Figura 487. Electrocardiograma de 12 derivaciones con flutter o aleteo ventricular.

La Figura 487 muestra un electrocardiograma de 12 derivaciones con aleteo o flutter ventricular, donde la morfología de las ondas del complejo QRS son típicas de esta arritmia, con frecuencia por arriba de 200 lpm.

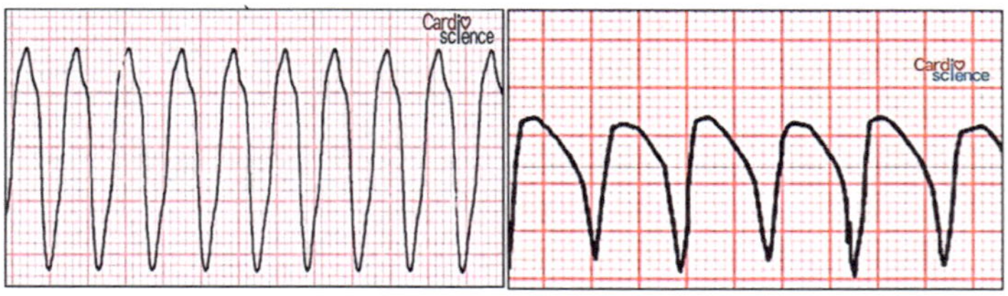

Figura 488. Trazos electrocardiográficos de flutter o aleteo ventricular y taquicardoa ventricular.

La Figura 488 muestra la morfología de la taquicardia ventricular y del aleteo ventricular, el cual, debido a la alta frecuencia, no permite definir el segmento ST o la onda T del complejo QRS.

FIBRILACIÓN VENTRICULAR

La fibrilación ventricular es un ritmo ventricular caótico, desorganizado, donde no se identifican complejos QRS con claridad (Fig.489). La fibrilación ventricular es un ritmo cardiaco anormal, irregular, que cursa con actividad eléctrica descoordinada, la cual produce contracciones cardiacas inefectivas por lo que genera disfunción sistólica severa, ya que los ventrículos no se contraen, por lo que la sangre no circula. Es una emergencia médica que requiere tratamiento inmediato, pues es equivalente a paro cardiaco.

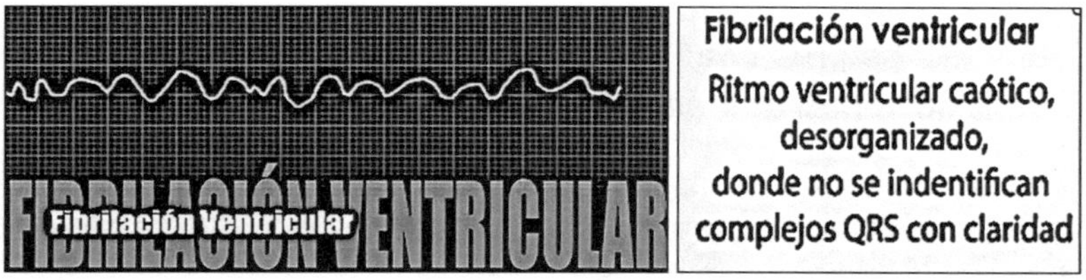

Figura 489. Características y trazo electrocardiográfico de fibrilación ventricular.

Durante la crisis de fibrilación ventricular, los ventrículos se despolarizan y repolarizan de manera completamente desorganizada, con lo que se pierde la función de bombeo. Las causas etiológicas de la fibrilación ventricular son variadas e incluyen: hipovolemia, hipoxia, acidosis respiratoria o metabólica, hipo o hipercalcemia, hipotermia, neumotórax a tensión, taponado cardiaco, fármacos, tóxicos y trombosis coronaria o pulmonar (Fig. 490).

- **H**ypovolemia
- **H**ypoxia
- **H**ydrogen ion (acidosis)
- **H**ypo-/hyperkalemia
- **H**ypothermia
- **T**ension pneumothorax
- **T**amponade, cardiac
- **T**oxins
- **T**hrombosis, pulmonary
- **T**hrombosis, coronary

Figura 490. Causas etiológicas de fibrilación ventricular.

En el gráfico de la Figura 481 se presenta la secuencia de activación del impulso cardiaco en presencia de fibrilación ventricular; en estos casos, el nodo sinusal, la aurícula y el nodo auriculoventricular no generan impulsos eléctricos, pero los ventrículos presentan una gran actividad con múltiples focos ectópicos que producen un caos. Por ello, la frecuencia es indeterminada y se considera un ritmo caótico, generado por múltiples focos ectópicos, no hay ondas P, intervalo PR ni complejos QRS identificables, el electrocardiograma solo muestra fluctuaciones de voltaje, donde la amplitud de las ondas se describe con los términos onda gruesa y onda fina.

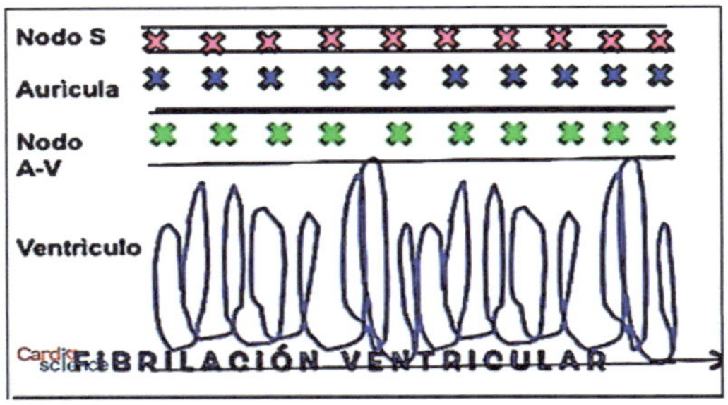

Frecuencia	Indeterminada
Regularidad P-P	No hay P
Regularidad R-R	Ritmo Caótico
P Onda	No hay P
P:QRS Radio	No hay P
PR Intervalo	No hay P
QRS Duración	No hay QRS

Figura 491. Secuencia de activación y características de la fibrilación ventricular.

En la Figura 492 se presenta un ejemplo del trazo electrocardiográfico en presencia de fibrilación ventricular de espiga u onda gruesa.

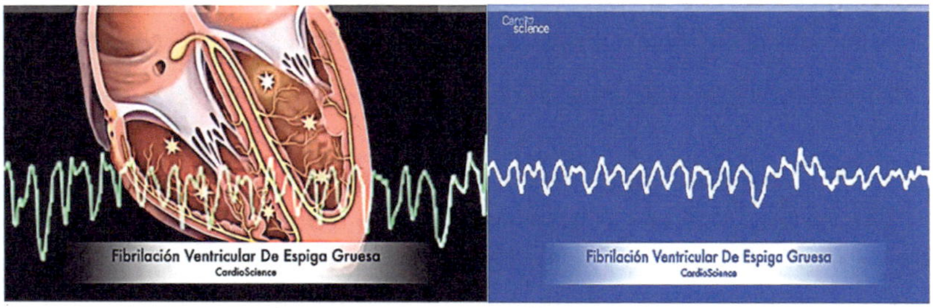

Figura 492. Trazo electrocardiográfico de fibrilación ventricular de espiga gruesa.

Básicamente, la asistolia, la fibrilación ventricular, la taquicardia ventricular, el flutter ventricular, la taquicardia helicoidal y actividad eléctrica (disociación electromecánica) sin pulso, son ritmos equivalentes a paro cardiaco; se consideran ritmos activos ventriculares de alta peligrosidad (Fig. 493).

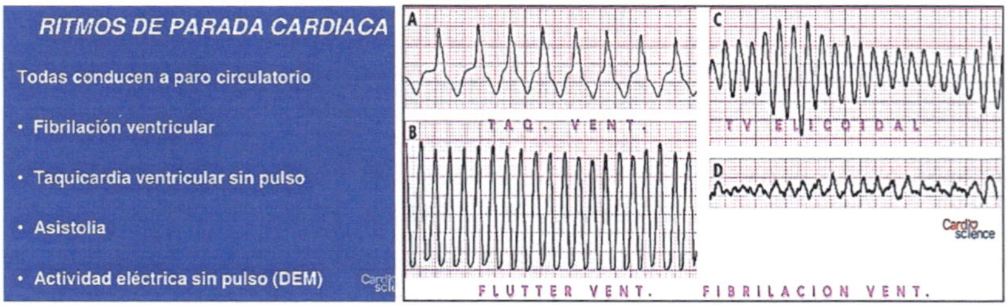

Figura 493. Ritmos equivalentes de parada cardiaca.

El trazo de la Figura 494 sirve para ejemplificar la actividad ventricular caótica, del tipo fibrilación ventricular, con espiga grande.

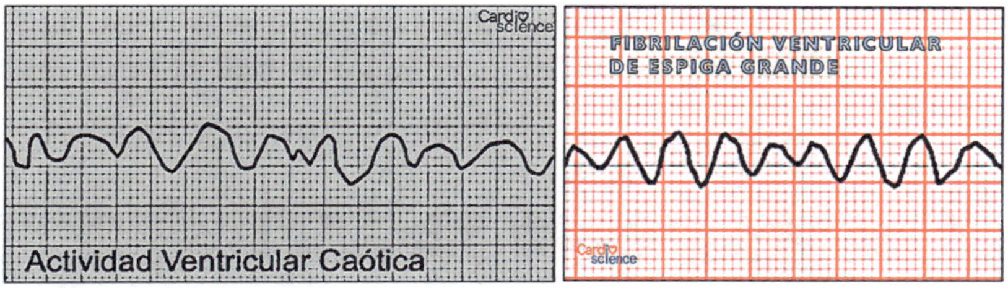

Figura 494. Trazos electrocardiográfico de fibrilación ventricular con espiga grande.

La Figura 495 muestra un trazo de monitor continuo con fibrilación ventricular de espiga pequeña que equivale a paro cardiaco y requiere reanimación cardiopulmonar y tratamiento urgente.

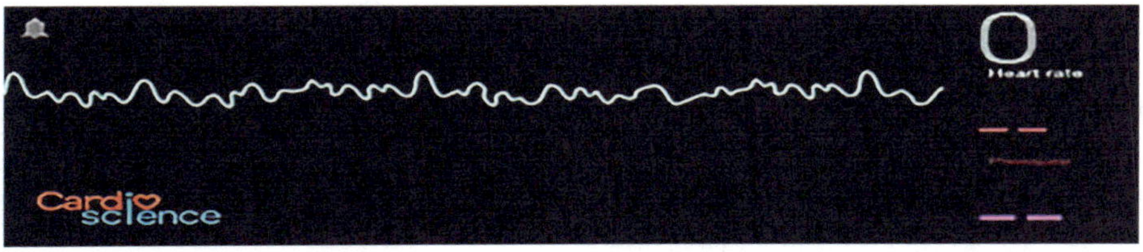

Figura 495. Trazo electrocardiográfico de fibrilación ventricular de espiga pequeña, ritmo que equivale a paro cardiaco.

En el ejemplo de la Figura 496 existen dos latidos sinusales normales; posteriormente, una extrasístole ventricular con fenómeno de R/T desde donde inicia un colgajo de taquicardia ventricular que, posteriormente, se asocia a fibrilación ventricular de espiga gruesa. En la porción inferior, se presenta el esquema de Lewis que describe la secuencia de activación y el origen de los diferentes ritmos.

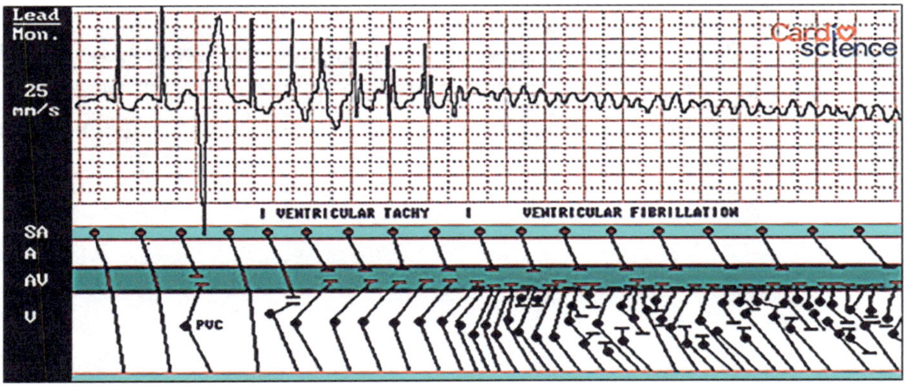

Figura 496. Trazo electrocardiográfico y secuencia de conducción de ritmos: sinusal, taquicardia ventricular no sostenida y progresión a fibrilación ventricular.

La Figura 497 muestra un trazos de monitor con presencia de fibrilación ventricular, con espigas gruesas en las cuales no se logra identificar los complejos QRS ni las ondas P o T.

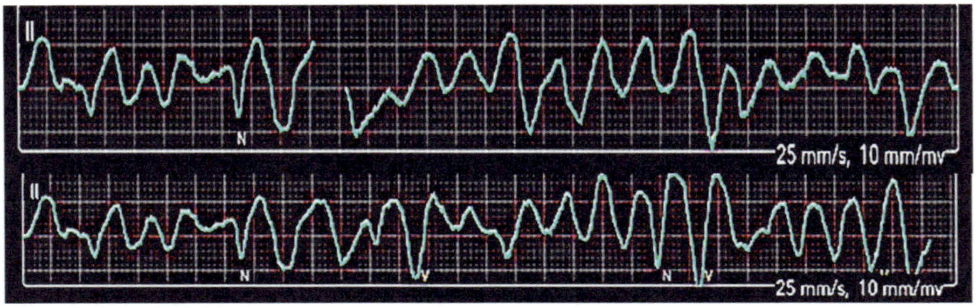

Figura 497. Trazos de fibrilación ventricular de espiga grande.

En la Figura 498 se muestra un ejemplo comparativo de los tipos de fibrilación ventricular. La fibrilación ventricular de espiga pequeña tiene menos posibilidades de resolverse y retornar a un ritmo normal en comparación con la de espiga gruesa, es decir, la última es de mejor pronóstico.

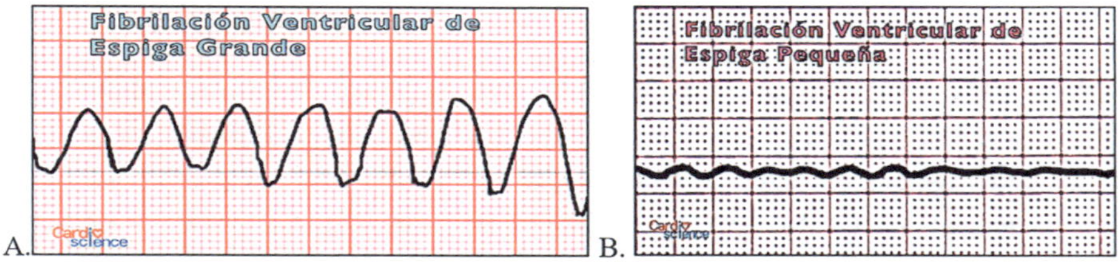

Figura 498. Trazos comparativos de fibrilación ventricular: A. Espiga gruesa. B. Espiga pequeña.

En la Figura 499 se presenta un electrocardiograma con taquicardia ventricular, el cual, durante la inscripción de la derivación de ritmos en el DII largo, progresa rápidamente a fibrilación ventricular, característica importante de ritmos peligrosos como la taquicardia ventricular.

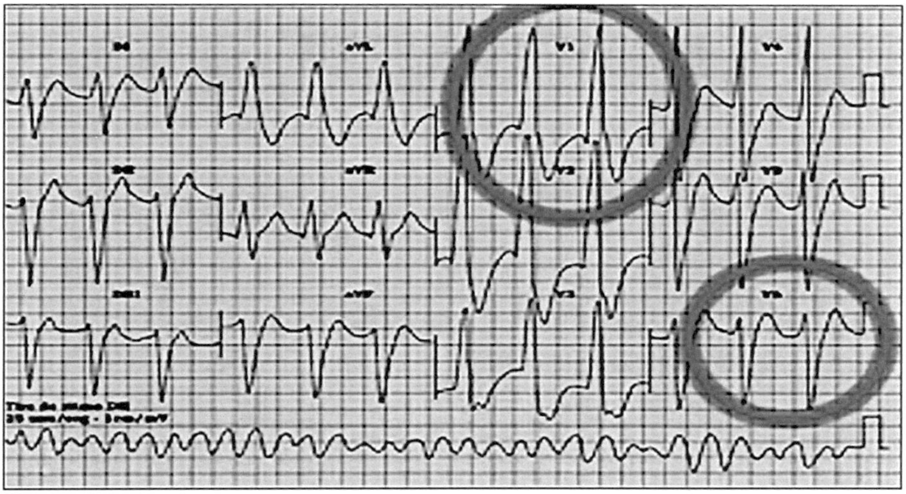

Figura 499. Trazo de taquicardia ventricular que progresa rapidamente a fibrilación ventricular.

En los trazos de la Figura 500, no es posible identificar las ondas P o T ni los complejos QRS, las ondas son de voltaje bajo, ya que se trata de un caso de fibrilación ventricular de espiga pequeña.

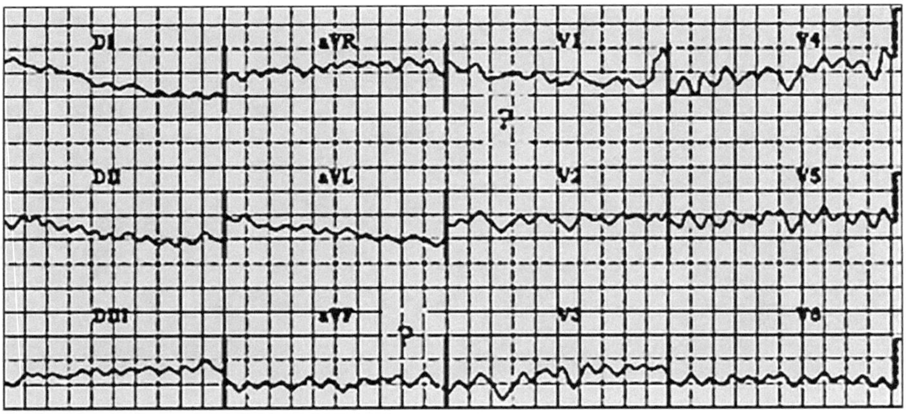

Figura 500. Trazos de monitor y electrocardiograma con fibrilación ventricular de espiga pequeña.

En la Figura 501 se presenta un trazo de monitor con dos extrasístoles ventriculares y fenómeno de R/T. A partir de la segunda, inicia una carrera de taquicardia ventricular sostenida que evoluciona a flutter ventricular y, finalmente. a fibrilación ventricular de espiga grande, de espiga pequeña para terminar en asistolia.

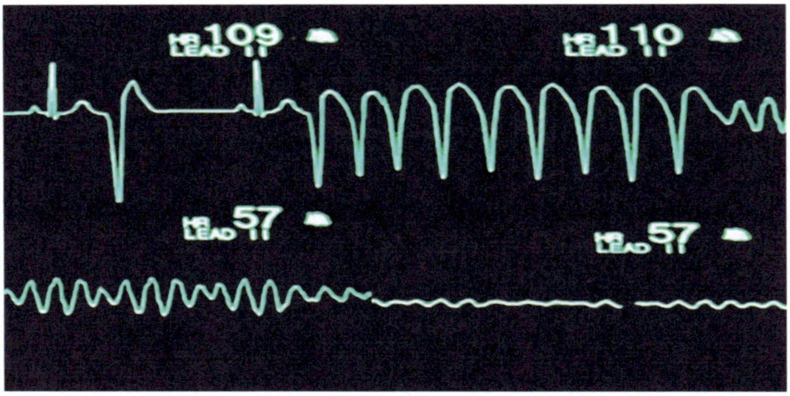

Figura 501. Trazos de monitor en secuencia: extrasístole ventricular aislada, fenómeno de R/T, taquicardia ventricular, fibrilación ventricular de espiga grande y pequeña.

En la Figura 502 se representa un trazo de monitor con una condición frecuente y de alta mortalidad. En el servicio de urgencias, se trata de un paciente con ritmo sinusal que progresa rápidamente a fibrilación ventricular de espiga gruesa y a severas consecuencias en el pulso arterial y de saturación de oxígeno.

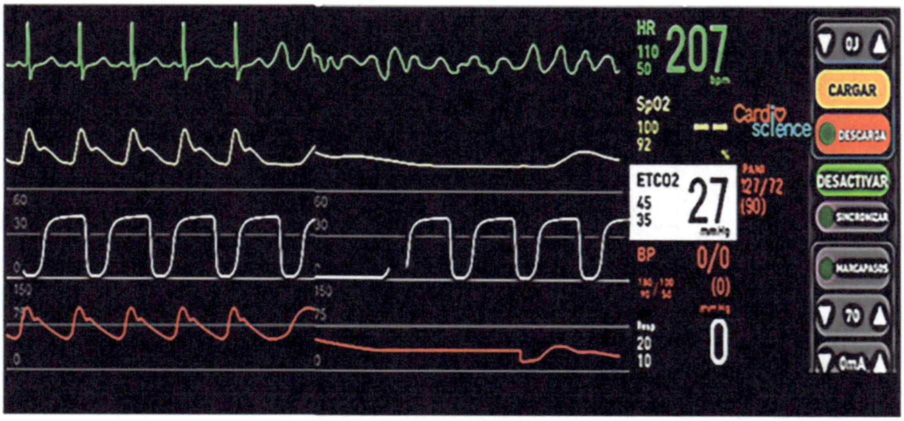

Figura 502. Trazos de monitor en secuencia: ritmo sinusal y fibrilación ventricular de espiga grande.

En caso de fibrilación ventricular, debe realizarse lo antes posible desfibrilación. Si el desfibrilador es bifásico, se recomienda una dosis inicial de 120 Jules, pudiendo incrementar progresivamente la descarga; en el caso monofásico, se recomienda 360 Jules.

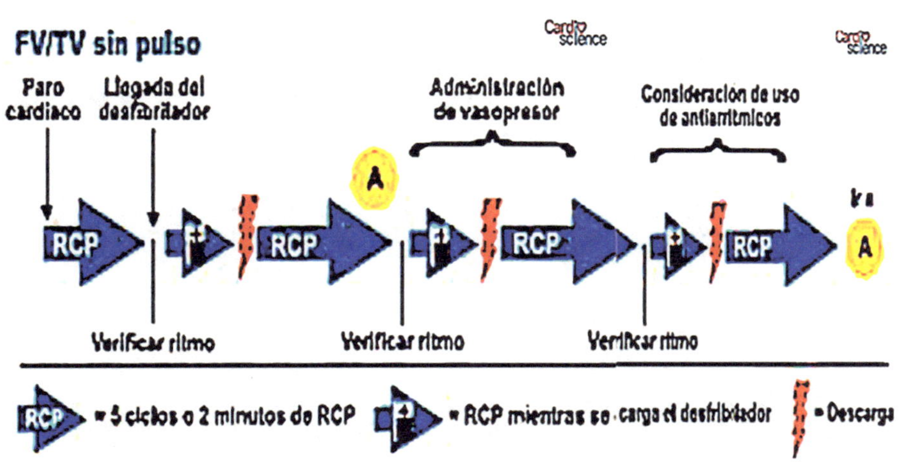

Figura 503. Reanimación cardiopulmonar: protocolo de actuación en caso de fibrilación ventricular.

Las drogas asociadas a desfibrilación son: epinefrina, amiodarona y lidocaína. En el caso presentado en la Figura 502, se deben iniciar, inmediatamente, maniobras de reanimación cardiopulmonar que incluyen masaje cardiaco con ventilación mecánica, protocolo que incluya períodos de dos minutos de RCP alternados con descarga eléctrica y revaloración del ritmo; si después de la descarga no se consigue mejoría del ritmo, administrar vasopresores, de no conseguirse la restauración del ritmo, considerar el uso de antiarrítmicos y descargas eléctricas consecutivas, para lo cual hay diversos protocolos (Fig. 503).

Existen algoritmos muy bien definidos para realizar desfibrilación en presencia de taquicardia o fibrilación ventricular, así como para el paro cardiorrespiratorio en pacientes pediátricos y adultos. Son guías internacionales que deben actualizarse periódicamente; al seguirlas puntualmente, evitamos errores durante el proceso de reanimación y los resultados del proceso mejoran. Sin duda, es importante identificar y tratar las causas etiológicas de la fibrilación auricular, las cuales se mencionan en la Figura 504.

• **H**ypovolemia	• **H**ydrogen ion (acidosis)
• **H**ypoxia	• **H**ypo-/hyperkalemia
• **H**ydrogen ion (acidosis)	• **H**ypothermia
• **H**ypo-/hyperkalemia	• **T**ension pneumothorax
• **H**ypothermia	• **T**amponade, cardiac
• **T**ension pneumothorax	• **T**oxins
• **T**amponade, cardiac	• **T**hrombosis, pulmonary
• **T**oxins	• **T**hrombosis, coronary

Figura 504. Causas etiólogicas de fibrilación ventricular.

RITMO DE MARCAPASO

El marcapaso es un pequeño dispositivo que se coloca debajo de la piel, habitualmente, a nivel de la región pectoral, el cual se utiliza para controlar los latidos del corazón y hacer que lata de manera regular en presencia de bradiarritmias. La implantación del marcapaso definitivo requiere de un procedimiento quirúrgico.

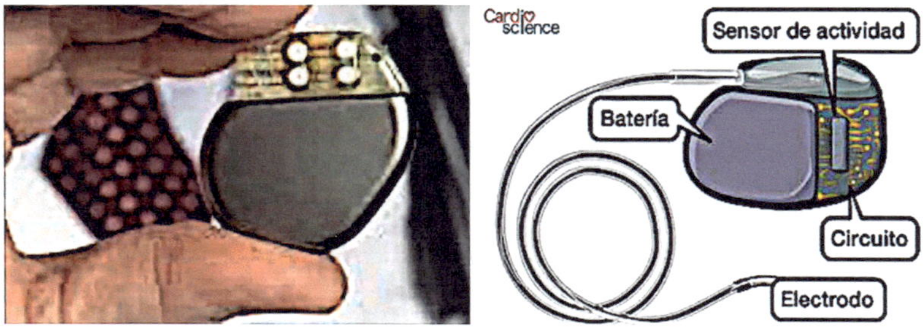

Figura 505. Marcapaso definitivo: caracteristicas morfológicas de la fuente de poder y cables-electrodos.

El marcapaso opera con pilas de litio, tiene la capacidad de percibir los latidos del corazón, así, cuando late lentamente, el marcapaso censa la señal y envía un impulso eléctrico que produce la estimulación cardiaca para que no pierda el paso y el ritmo sea el apropiado, por arriba de 60 lpm. Así, los marcapasos permiten que los usuarios mantengan una mejor calidad de vida (Fig. 505, 506). Existe una gran diversidad de marcapasos, su vida útil, actualmente, es de hasta quince años, posteriormente, pueden, fácilmente, reemplazarse, ya sea todo el sistema o solo la fuente de poder para funcionar por tiempos prolongados, con cuidados especiales mínimos.

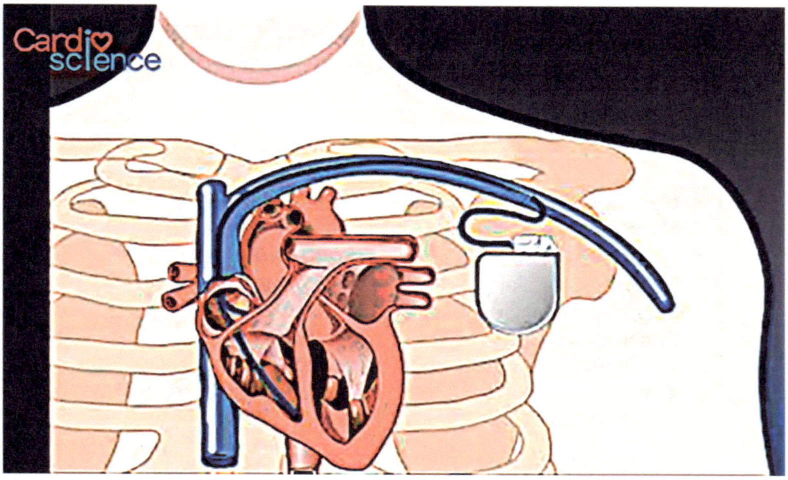

Figura 506. Marcapaso definitivo bicameral: sitio de implantación.

Los marcapasos definitivos pueden ser unicamerales, bicamerales o tricamerales. Los marcapasos unicamerales constan de un cable que envía los impulsos a una sola cámara cardiaca, habitualmente, el ventrículo derecho. El bicameral o de doble cámara, lleva impulsos eléctricos al ventrículo derecho y, al mismo tiempo, a la aurícula derecha, así mejora la sincronización de la contracción entre ambas cámaras. Los marcapasos tricamerales se utilizan como resincronizadores, ya que sincronizan los periodos sistolodiatólicos entre la aurícula derecha, el ventrículo derecho y los dos ventrículos entre sí, por lo que se utilizan, principalmente, en pacientes con insuficiencia cardiaca con el objetivo de mejorar el gasto cardiaco.

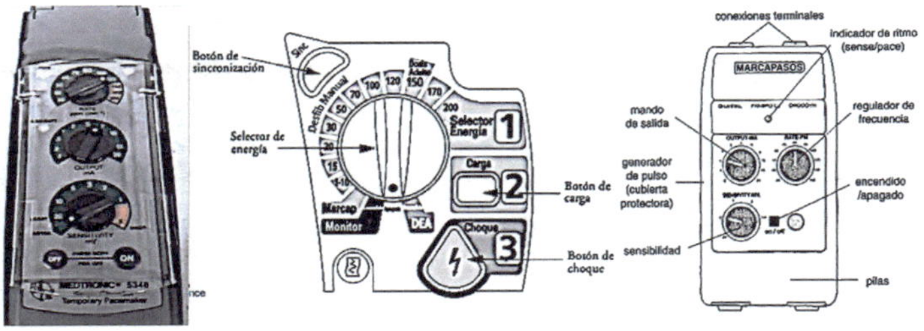

Figura 507. Características externas de la fuente de poder del marcapaso transitorio.

Los marcapasos transitorios constan de una fuente de poder externa y un cable-electrodo, el cual se instala con anestesia local por vía intravenosa a través de punción percutánea; se utiliza en situaciones de urgencia para estabilizar al paciente y, posteriormente, valorar la necesidad de la instalación de un marcapaso definitivo (Fig. 506 y 507).

Los marcapasos constan de un generador y cables-electrodos. El generador es el componente microelectrónico que va a producir el impulso, al mismo tiempo censa o percibe los latidos del corazón.

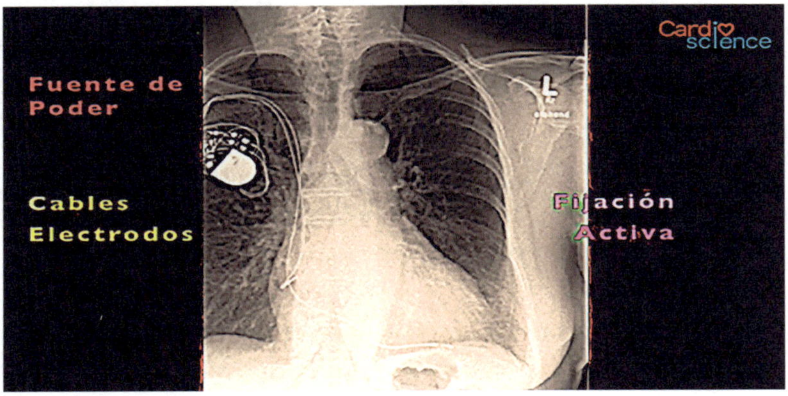

Figura 508. Telerradiografía que muestra la situación de la fuente de poder y cables-electrodos del marcapaso definitivo bicameral.

Los cables-electrodos son independientes, pueden tener en la punta un dispositivo similar a un pequeño sacacorchos, el cual permite la fijación activa al penetrar en las paredes auriculoventriculares y evita desplazamientos. La Figura 508, muestra una telerradiografía en la que se aprecia un marcapaso definitivo bicameral, la fuente de poder y los cables-electrodos de fijación activa; los cables parten de la fuente de poder y se sitúan en la aurícula derecha y en la porción apical del ventrículo derecho. En su porción distal, se pueden notar los sacacorchos de fijación activa con los cuales se perforan las paredes cardiacas para mantener una posición estable. Los equipos de marcapaso cardiaco son inteligentes, de alta tecnología, con la capacidad de modificar sus parámetros a distancia a través de telemetría, sin tener que realizar un nuevo procedimiento quirúrgico. Cuentan con protocolos funcionales diversos, dependiendo de la patología y requerimiento del usuario; para identificar la forma de funcionar, existen diversos códigos internacionales.

En la Figura 509 se presenta un resumen de las características de los marcapasos, con base en el código genérico internacional, que clasifica sus diversas funciones.

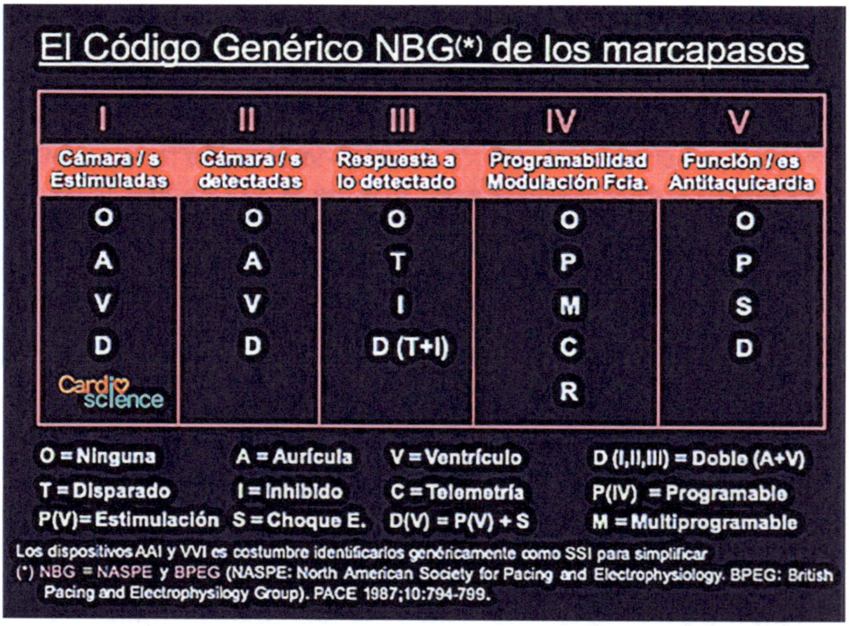

Figura 509. Clasificación de las funciones del marcapaso: código genérico internacional (NBG).

Los marcapasos pueden programarse para censar o estimular a nivel auricular o ventricular y, en general, se utilizan en modo “a demanda”, es decir, que si el corazón del paciente late correctamente, el marcapaso lo censa y no dispara, se inhibe, pero si se presenta una pausa o bradicardia por debajo de parámetros establecidos, el marcapaso lo percibe, censa y envía un impulso eléctrico que se traduce como ritmo de marcapaso o escape. El código genérico NBG de los marcapasos clasifica, con números romanos, sus diferentes características funcionales, por ejemplo: el número I se refiere al lugar donde el marcapaso estimula, ya sea en la aurícula (A), el ventrículo (V) o en ambas cámaras (D); el número II define la cámara donde se detecta la actividad cardiaca, en las dos cámaras, en el ventrículo o en la aurícula; también se enmarca en el IV, la posibilidad de programación a través de telemetría, lo cual se refiere a si el marcapaso tiene la capacidad de ser programable o multiprogramable, a través de la piel, sin tener que realizar apertura quirúrgica. Existen marcapasos con función antitaquicardia, es decir, tienen la posibilidad de generar impulsos eléctricos y desfibrilar al paciente en presencia de taquiarritmias complejas.

La Figura 510 resume los protocolos o modos de estimulación en presencia de enfermedad del nodo sinusal y de bloqueo auriculoventricular completo. El modo doble cámara es de uso rutinario para los pacientes con enfermedad del nodo sinusal donde, dentro de sus parámetros, incluye la posibilidad de que la frecuencia de disparo del marcapaso se modifique dependiendo del ritmo del paciente y con base en su actividad física, lo cual se denomina, en la clasificación NBG, con la letra R.

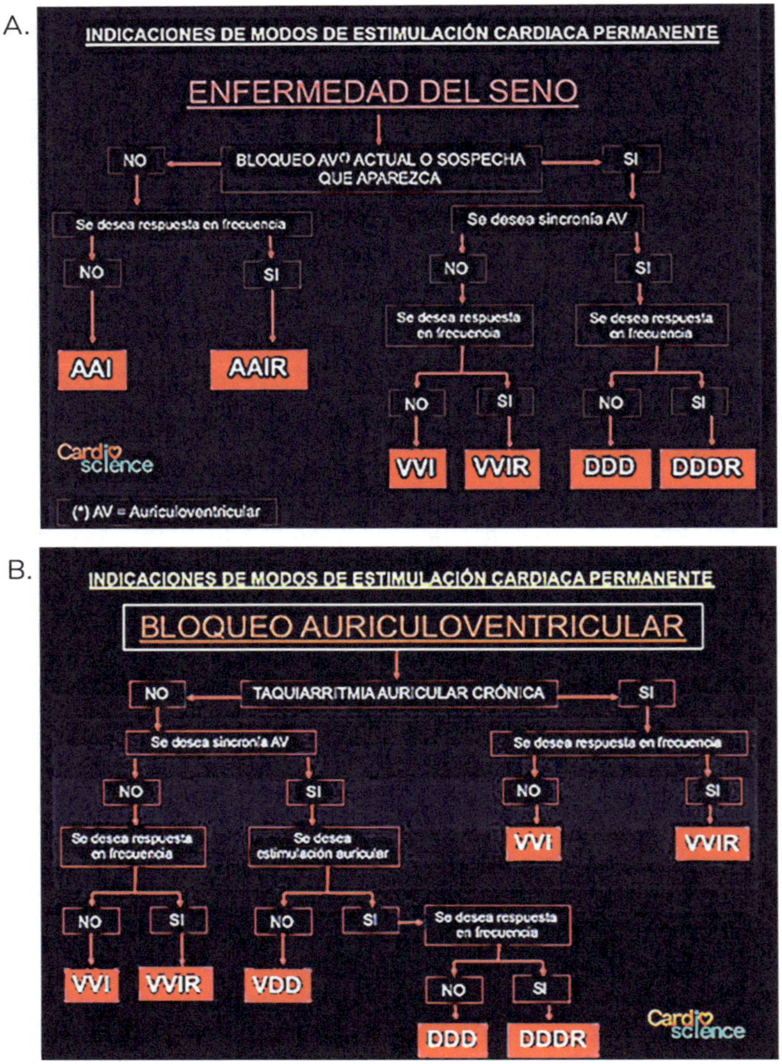

Figura 510. Modos de estimulación cardiaca permanente en enfermedad del seno (A) y bloqueo AV (B). VVI= unicameral, DDD= doble cámara, R= cambio de frecuencia con base en el trabajo físico.

Es importante mantener una calidad de vida apropiada y evitar síntomas asociados al síndrome postmarcapaso (debilidad, cansancio, disnea), lo cual puede ocurrir a consecuencia de asincronía auriculoventricular con insuficiencia cardiaca secundaria, de ahí la indicación de marcapasos de doble cámara, con los cuales se favorece la sincronía auriculoventricular y mejora la clase funcional de los pacientes.

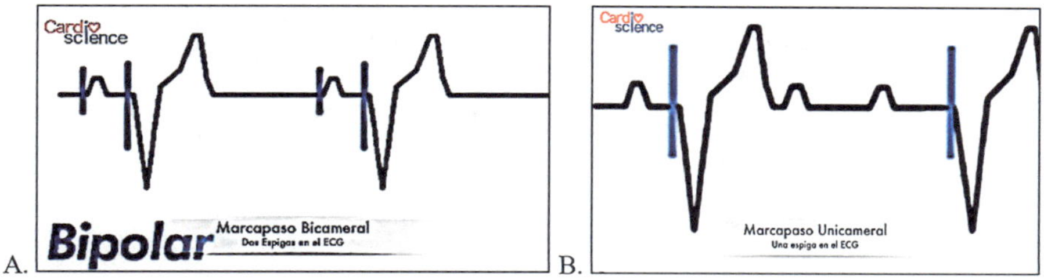

Figura 511. Morfología electrocardiográfica de estimulación cardiaca permanente: A. Marcapaso DDD= doble cámara (dos espigas)- B. Marcapaso VVI= unicameral (una espiga).

El trazo de la Figura 511-A muestra dos espigas, una antes de la onda P y otra antes del complejo QRS, corresponden a la estimulación de un marcapaso bicameral normofuncionante. La Figura 511-B presenta el trazo de estimulación con marcapaso unicameral normofuncionante, donde solo se presenta una espiga antes del complejo QRS, la cual corresponde a la estimulación del marcapaso; se presentan ondas P múltiples disociadas, muestra de la actividad auricular. El complejo QRS en la estimulación por marcapaso es ancho, es decir, mide más de 0.12 mseg, independientemente de si es unicameral o bicameral. La diferencia más importante entre el marcapaso bicameral y unicameral es el número de espigas visibles en el electrocardiograma (Fig. 512).

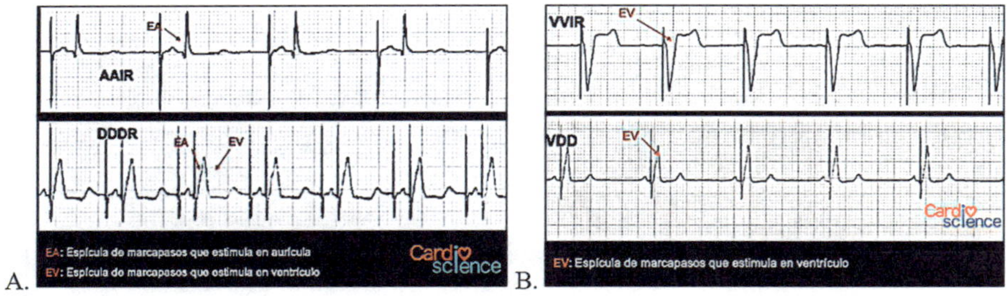

Figura 512. Trazos de estimulación cardiaca permanente: A. Marcapaso DDD= doble cámara (dos espigas). B. Marcapaso VVI= unicameral (una espiga). Normofuncionantes.

El ritmo de marcapaso es un ritmo ventricular, se comporta con complejos QRS anchos, precedidos de una o dos espigas, aparece cuando el paciente presenta frecuencias cardiacas lentas, por debajo de las programadas en el momento del implante o, posteriormente, cuando se ajusta la respuesta del marcapaso, por telemetría. Las modalidades más utilizadas en los implantes de marcapasos definitivos son: VVI y DDD.

La modalidad VVI corresponde a una estimulación unicameral, con un solo cable, en el ventrículo derecho, se manifiesta con una sola espiga, que precede al complejo QRS, con la presencia de ondas P dispersas, como ya comentamos.

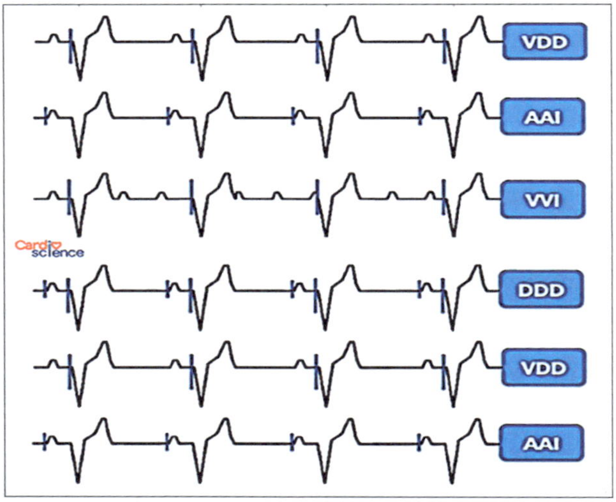

Figura 513. Morfologías de estimulación cardiaca permanente más frecuentes: VVI= unicameral y DDD= doble cámara.

La estimulación de doble cámara (DDD) se manifiesta con dos espigas, una auricular y una ventricular, con complejos QRS anchos porque el cable de marcapaso estimula a nivel ventricular y el impulso se desplaza de manera retrógrada a través de las vías de conducción intraventriculares habituales (Fig. 514).

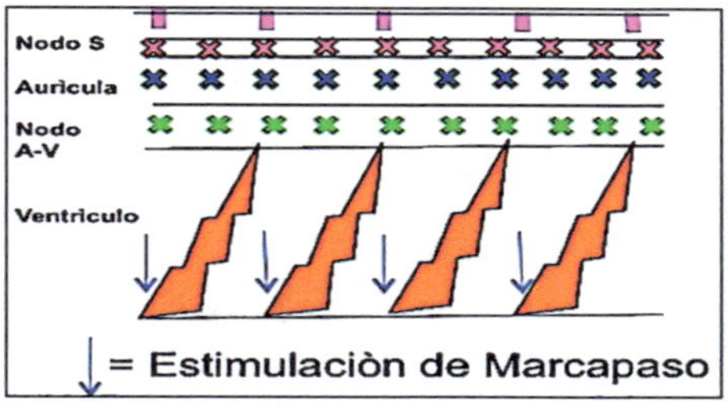

Frecuencia	La del marcapaso
Regularidad P-P	No hay P
Regularidad R-R	Irregular
P Onda	No hay P
P:QRS Radio	No hay P
PR Intervalo	No hay P
QRS Duración	Ancho >/= 0.12 seg

Figura 514. Estimulación cardiaca permanente unicameral, secuencia de activación y características electrocardiográficas.

Por lo tanto, durante el ritmo de marcapaso, la frecuencia depende de los requerimientos y ritmo propio del paciente, es decir, la alternancia del ritmo entre el marcapaso y el paciente depende de la frecuencia cardiaca del paciente; si la frecuencia del paciente es mayor que la establecida en la demanda del marcapaso como mínima, el ritmo será rítmico y propio del paciente, pero si el ritmo del paciente disminuye, el marcapaso iniciará su actividad pudiendo alternarse el ritmo del marcapaso con el ritmo propio del paciente o éste depender al 100% del ritmo del marcapaso, de ahí que el ritmo puede ser rítmico o arrítmico, dependiendo de la intervención o no del marcapaso y su alternancia con el ritmo del paciente (Fig. 515).

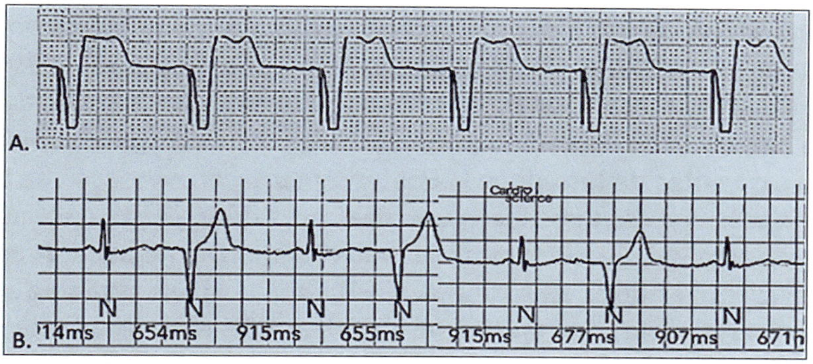

Figura 515. Estimulación cardiaca permanente unicameral: A. Dependencia del marcapaso al 100%. B. Ritmo alternante entre el marcapaso y el paciente 2:1, dependencia al 50%.

La Figura 515-A muestra un trazo con ritmo de marcapaso unicameral VVI en donde solo hay una espiga, el complejo QRS es ancho y el 100% de los latidos es conducido por el marcapaso, al no estar alternando con el ritmo del paciente, es un ritmo rítmico, donde el paciente depende al 100% del marcapaso. En caso de que el paciente aumente su frecuencia y supere al marcapaso, se presentará un ritmo arrítmico por la alternancia, como se muestra en la Figura 515-B, lo cual es frecuente y normal.

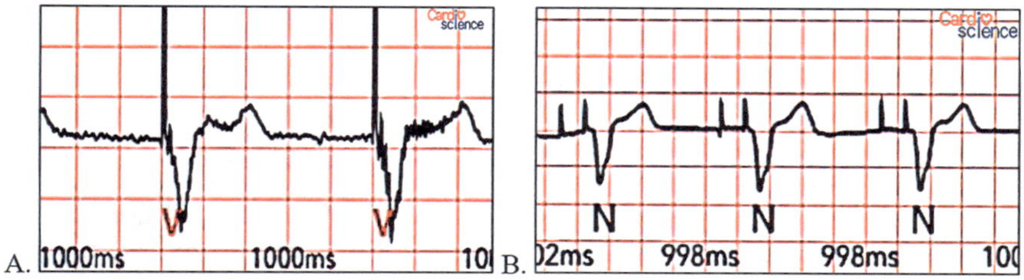

Figura 516. Estimulación cardiaca permanente: A. Unicameral VVI. B. Bicameral DDD.

En la Figura 516-A se presenta un ritmo de marcapaso VVI con solo un electrodo y una espiga que precede al QRS. En cambio, en la Figura 516-B se presentan complejos QRS anchos, precedidos de dos espigas porque se trata de un marcapaso bicameral.

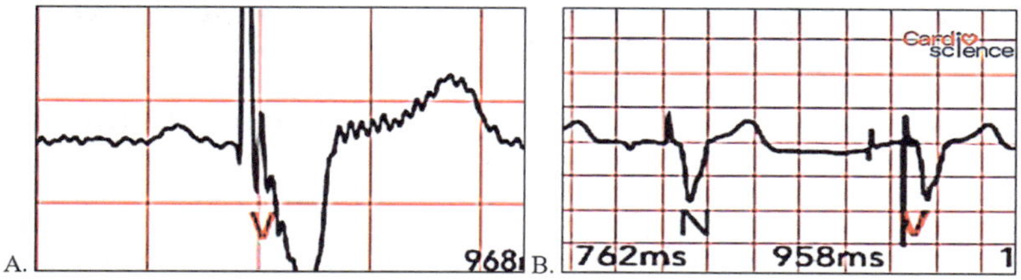

Figura 517. Marcapaso bicameral: A. Onda P por estimulación sinusal, se censa y el cable ventricular estimula al ventrículo (una espiga). B. Latido de fusión (una espiga N) y de marcapaso (dos espigas).

La Figura 517-A muestra que, durante la estimulación con marcapaso definitivo bicameral, cuando la aurícula se activa normalmente por el ritmo propio del paciente, ésta origina las ondas P, las cuales son detectadas a través del cable del marcapaso, por lo tanto, la estimulación auricular del marcapaso es inhibida y no presenta espiga antes de las ondas P. Posteriormente, en este caso se presenta la estimulación o espiga del marcapaso ventricular, es decir, el cable de estimulación ventricular detecta y sigue a la onda P, cuando el tiempo de respuesta ventricular se retrasa demasiado, es decir, se prolonga el PR, el marcapaso estimula a nivel ventricular y genera la espiga que precede al complejo QRS ensanchado, siendo éste el mecanismo de estimulación en caso de la modalidad DDD. En cambio, la Figura 518 muestra el trazo de la estimulación con marcapaso unicameral VVI caracterizada por la presencia de espigas de estimulación del marcapaso ventricular que preceden a los complejos QRS y que no siguen a las ondas P, las cuales se encuentran, en el trazo, dispersas y desvinculadas de los complejos QRS.

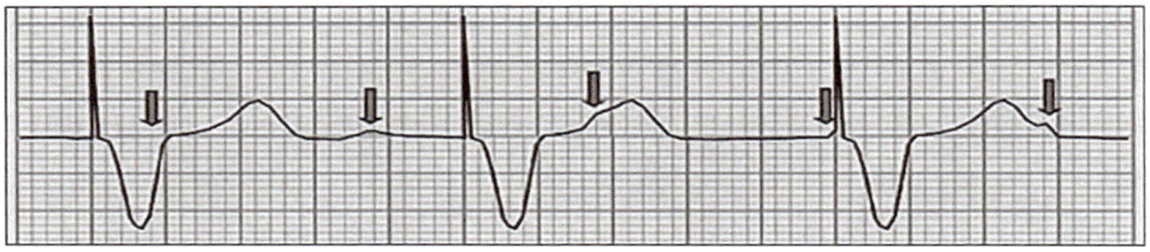

Figura 518. Marcapaso unicameral censando en ventrículo, sin detección de la onda P (flechas).

La Figura 519 muestra un trazo de monitor que sirve de ejemplo para comprender la función de demanda de los marcapasos, la cual consiste en que el marcapaso solo se activa si la frecuencia cardiaca es menor de la programada, por lo que en este trazo alterna un latido normal con onda P y un ritmo de marcapaso unicameral a demanda, lo cual simula un ritmo de escape ventricular o bigeminismo ventricular.

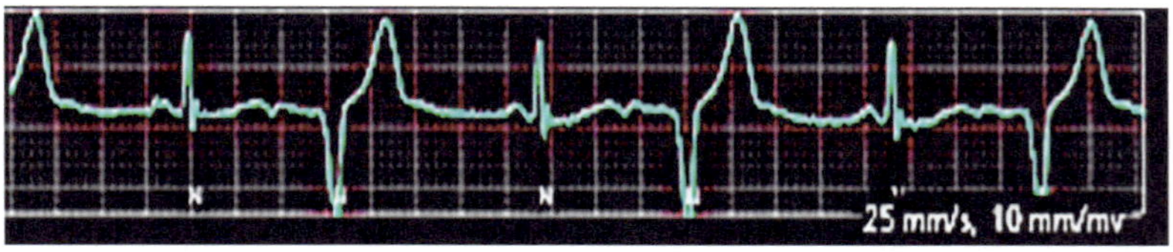

Figura 519. Marcapaso VVI a demanda: alterna el latido normal del paciente (P), con la estimulación del marcapaso definitivo unicameral.

La Figura 520 muestra trazos con complejos QRS anchos precedidos de dos espigas de marcapaso bicameral. La dependencia del paciente por el marcapaso, en estos casos, es del 100%, no hay alternancia con el ritmo propio del paciente.

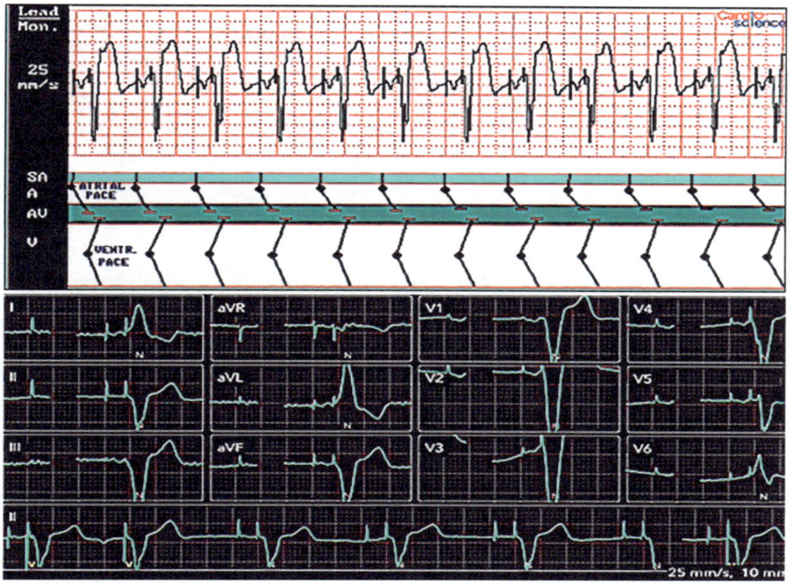

Figura 520. Trazos con secuencia de activación y ritmo de marcapaso bicameral normofuncionante.

La Figura 521 muestra un trazo electrocardiográfico y secuencia de conducción de un ritmo de marcapaso con latidos de fusión y captura. Los latidos de marcapaso se caracterizan por la presencia de complejos QRS más anchos que los de fusión y captura.

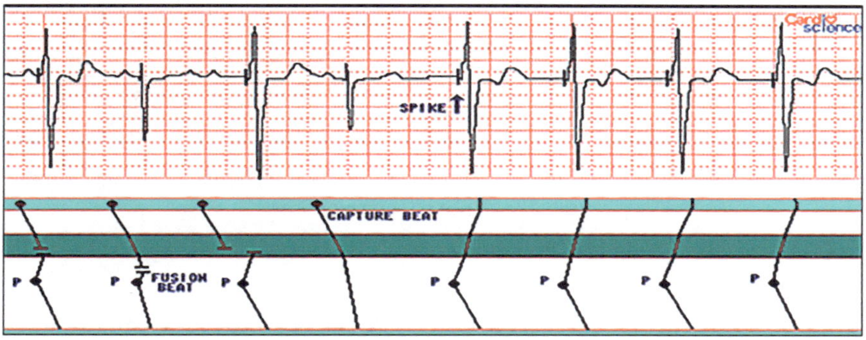

Figura 521. Trazo con latidos dependientes de marcapaso normofuncionante unicameral VVI (con una espiga), que alterna con latidos de fusión y de captura (con onda P).

La Figura 522 presenta un trazo y secuencia de activación en caso de ritmo de marcapaso unicameral, el cual alterna con periodos de falla de captura, es decir, cuando el marcapaso no despolariza al miocardio por una falta de voltaje o contacto con el tejido, lo cual se manifiesta por espigas sin complejos QRS.

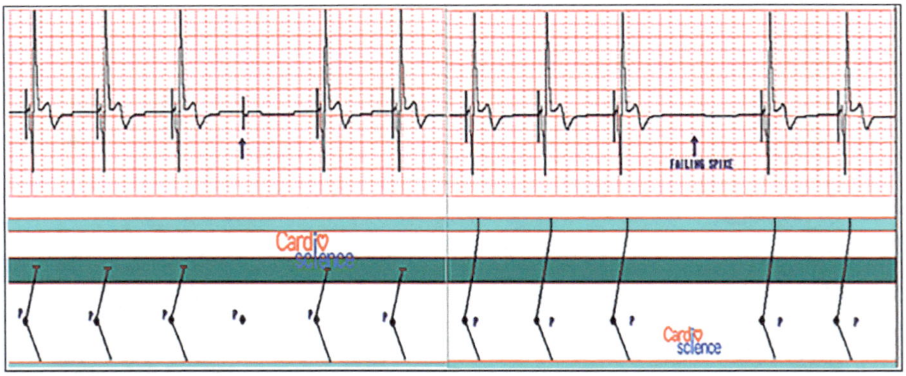

Figura 522. Falla de captura de marcapaso unicameral VVI: trazo electrocardiográfico y secuencia de activación con espigas (flechas) que no generan complejos QRS.

La falla de marcapaso se puede detectar en un trazo de ritmo donde se observe que los impulsos del marcapaso o espigas no son seguidos por ondas P (en el caso de marcapaso auricular) o por complejos QRS anchos. Si se presenta una espiga y después de ésta no se produce un complejo QRS o una onda P, se debe interpretar como que el marcapaso no conduce y esto puede deberse a falla de captura de marcapaso.

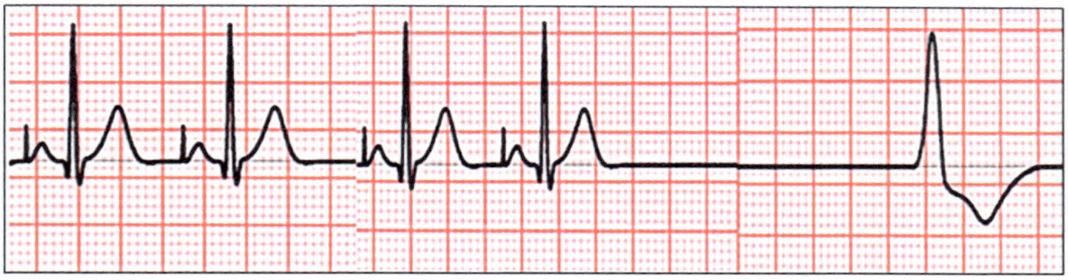

Figura 523. Pausa y escape ventricular por falla de disparo de marcapaso bicameral, probablemente por pila agotada.

La Figura 523 esquematiza el trazo de falla de marcapaso, en el cual, después de varios latidos con ritmo de marcapaso bicameral rítmico, se produce una gran pausa que finaliza con un ritmo de escape ventricular debido a que el marcapaso falló en emitir un estímulo en el tiempo programado o en censar el ritmo del paciente, es decir, el marcapaso falló en disparar el impulso cuando fue requerido.

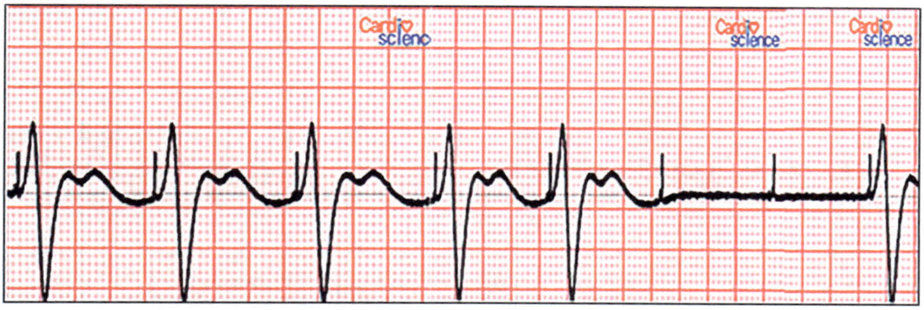

Figura 524. Falla de marcapaso VVI: dos espigas de marcapaso no conducen, probablemente por desplazamiento del cable-electrodo.

La Figura 524 muestra un ejemplo de falla de marcapaso; en el trazo se ve, inicialmente, una secuencia de latidos rítmicos precedida de espiga de marcapaso unicameral y, súbitamente, la espiga no conduce complejos QRS en dos ocasiones, por lo tanto, no se producen estos latidos; en este periodo solo se inscriben las espigas, probablemente, a consecuencia de desplazamiento del cable-electrodo.

RITMOS AGÓNICOS

El ritmo cardiaco agónico es equivalente a asistólica. Frecuentemente, es de origen ventricular con complejos QRS anchos, ausencia de onda P y asociado a un proceso fallido de reanimación cardiopulmonar.

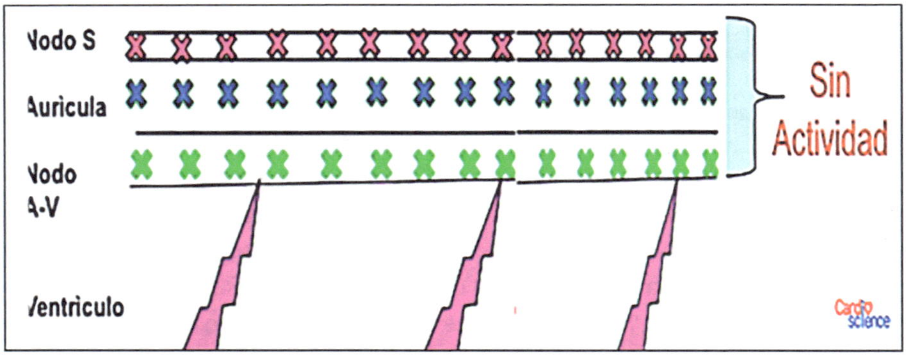

Figura 525. Ritmo agónico ventricular: los focos automáticos supraventriculares se encuentran inhibidos.

La posibilidad más frecuente de ritmo agónico es, como lo muestra el diagrama de la Figura 525, que no exista actividad del nodo sinusal, de la región auricular o del tejido perinodal, por lo tanto, el ritmo agónico es un ritmo ventricular lento con ausencia de ondas P, frecuencias cardiacas muy bajas y complejos QRS anchos.

A.

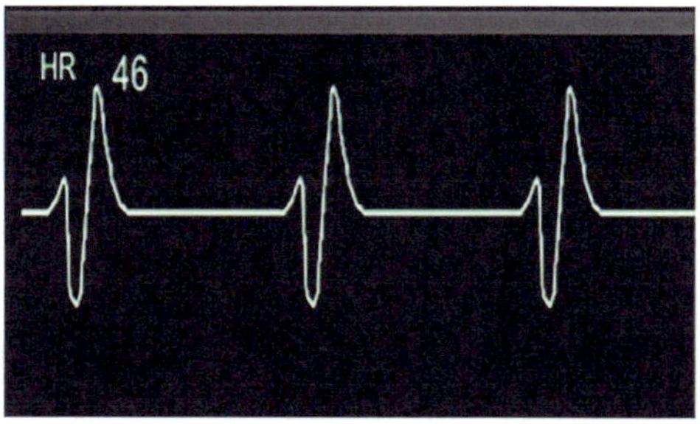

B.

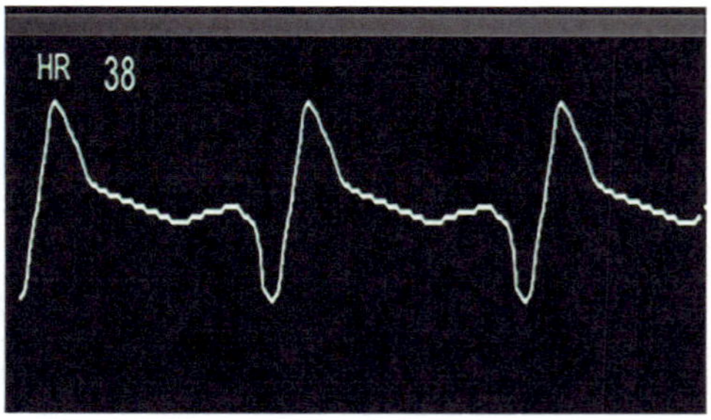

Figura 526. Ritmos agónicos: A. Frecuencia cardiaca lenta, ausencia de onda P, complejos QRS anchos. B. Casos extremos: complejo QRS muy anchos.

El ritmo agónico, como el que se muestra en la Figura 526-A, cursa con imagen de bloqueo de rama, típico de ritmo ventricular, y los complejos QRS son, en casos extremos, mucho más anchos, como los que se presentan en el trazo de la Figura 526-B.

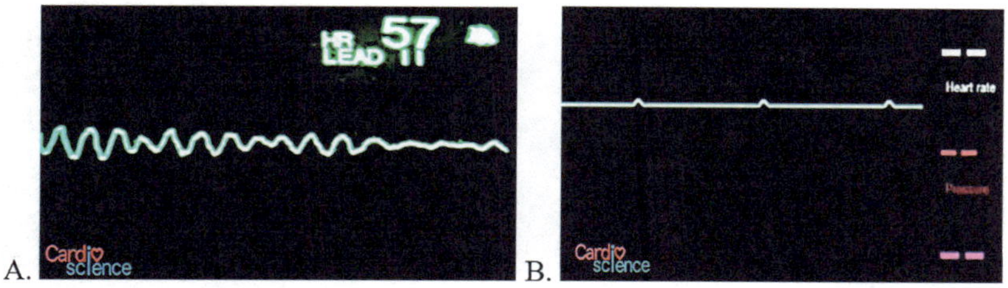

Figura 527. Ritmos agónicos: A. Fibrilación auricular de espiga pequeña. B. Solo actividad sinusal.

Los ritmos agónicos pueden estar asociados a fibrilación ventricular de espiga pequeña, como el trazo de la Figura 527-A, en donde solo existe actividad en la región ventricular o, como se ejemplifica en el trazo de la Figura 527-B, con impulsos sinusales, sin actividad del nodo auriculoventricular o del ventrículo, lo cual se identifica en el monitor por la aparición solo de ondas P.

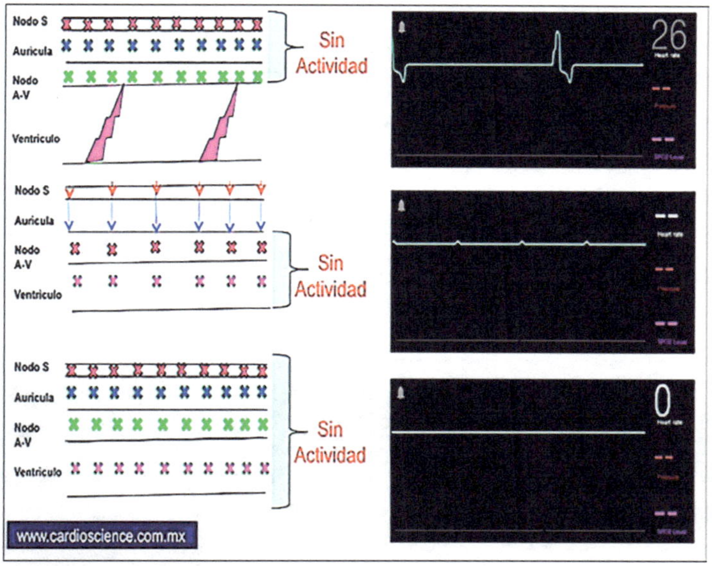

Figura 528. Ritmos agónicos, secuencia de activación: escape ventricular, complejos auriculares aislados, asistolia.

Todos los ritmos agónicos evolucionan, finalmente, a falta de actividad en todos los componentes del sistema eléctrico del corazón y asistolia, como lo muestra el trazo de la Figura 528.

MÓDULO 10.5.
BRADIARRITMIAS Y BLOQUEOS AURICULOVENTRICULARES

En este capítulo recordaremos los conceptos básicos del manejo y clasificación de las bradiarritmias, analizaremos brevemente su manejo y profundizaremos en el estudio de los bloqueos auriculoventriculares en sus diversas modalidades, haciendo énfasis en el bloqueo AV completo y avanzado.

BRADIARRITMIAS: CLASIFICACIÓN Y MANEJO

El ritmo cardiaco normal de un adulto incluye una frecuencia cardiaca por arriba de 60 y por debajo de 100 lpm. Cuando la frecuencia es mayor de 100 lpm, estamos en presencia de un ritmo rápido o taquiarritmia; si la frecuencia es menor de 60 lpm, se considera un ritmo lento o bradiarritmia.

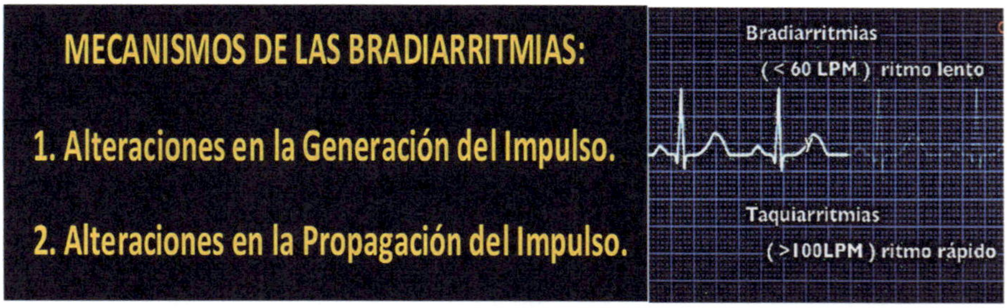

Figura 529. Bradiarritmias: mecanismos de producción.

Los mecanismos en la producción de las bradiarritmias son: alteraciones en la generación o la propagación del impulso cardiaco (Fig. 529 y 530). Las bradiarritmias se pueden explicar por fallo en la generación del impulso, lo cual, generalmente, se debe a procesos degenerativos de las células marcapasos, que disminuyen la automaticidad de éstas.

• **Fallo en la generación del impulso.** El fallo en la generación del impulso ocurre cuando las células marcapasos no son capaces de generar los impulsos eléctricos apropiados. Esta forma de bradiarritmia se observa con frecuencia en el contexto de procesos degenerativos. Aunque cualquier foco automático normal puede estar afectado, es posible que su fallo sólo se aprecie cuando se produzca la supresión de la función de las células marcapasos superiores. Por lo tanto, el fallo del nódulo sinusal causará pausas de mayor o menor importancia dependiendo de la función de las células marcapasos subsidiarias.

Figura 530. Mecanismo de producción de bradiarritmias: fallo en la generación del impulso.

Como se puntualiza en la Figura 531, el fallo en la propagación del impulso se presenta, principalmente por la falta de conducción normal del impulso de las células marcapaso a través del sistema de conducción; este mecanismo implica una anomalía de la velocidad y un estado refractario en el sistema de conducción, lo cual puede producir bloqueo eléctrico cardiaco. Por lo tanto, los bloqueos cardiacos son retrasos en la conducción, se producen cuando falla la propagación del impulso eléctrico (Fig. 532).

• **Fallo en la propagación del impulso.** El fallo en la propagación del impulso se refiere a la falta de conducción normal de los impulsos eléctricos generados por las células marcapasos a través del sistema de conducción. Este mecanismo implica una anomalía de la velocidad de conducción y/o un estado refractario en el sistema de conducción, y puede causar bloqueo cardiaco a diversos niveles.

Figura 531. Mecanismo de producción de bradiarritmias: fallo en la propagación del impulso.

Hay diferentes factores que determinan la conducción de un impulso eléctrico en el corazón, como alteraciones de la membrana, eficacia estimuladora del impulso y excitabilidad de los tejidos, que transmiten estos impulsos.

Bloqueo

Los retrasos y bloqueos en la conducción se producen cuando falla la propagación del impulso eléctrico. Existen diversos factores que determinan la velocidad de conducción de un impulso y que se produzca o no de forma satisfactoria, tales como las propiedades tanto activas como pasivas de la membrana, la eficacia estimuladora del impulso y la excitabilidad del tejido al que se transmite el impulso[13]. Las uniones *gap* o de hendidura desempeñan un papel crucial en la velocidad y la seguridad de la propagación del impulso[23].

Figura 532. Mecanismo de producción de bradiarritmias: bloqueo por trastornos en la conducción del impulso.

En la Figura 533 se enumeran las bradiarritmias que ya hemos estudiado en los capítulos correspondientes, principalmente, aquellas dependientes del nodo sinusal como: bradicardia sinusal, paro sinusal, bloqueo sinoatrial de primero, segundo y tercer grado, y la enfermedad seno; los bloqueos auriculoventriculares también están íntimamente asociados a las bradiarritmias, por su frecuencia y repercusión clínica es importante estudiarlos en este capítulo, al igual que los ritmos de escape nodal y ventricular.

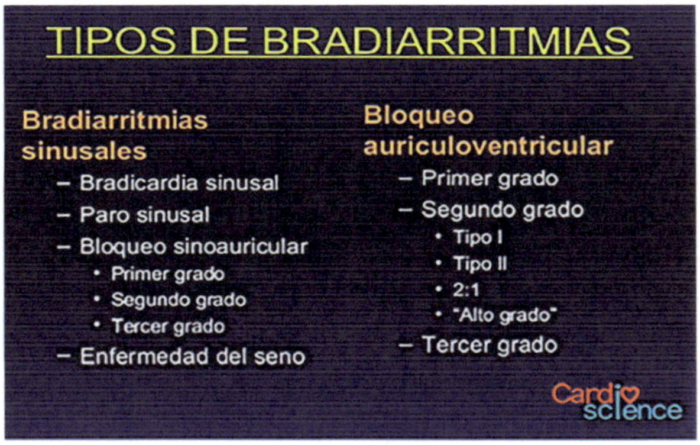

Figura 533. Tipos de bradiarritmias: sinusales y bloqueos auriculoventriculares.

La Figura 534 muestra la clasificación general de las bradiarritmias, la cual, inicialmente, toma en consideración la presencia o ausencia de onda P. Las bradiarritmias sin onda P, a su vez, se clasifican en rítmicas o arrítmicas. Dentro de las arrítmicas está la fibrilación auricular lenta. Las bradiarritmias sin onda P y rítmicas pueden ser con complejo QRS estrecho o ancho; las de complejo QRS estrecho son: los ritmos de escape supraventricular y nodal; y las de complejo QRS ancho, de ritmo de escape ventricular. Las bradiarritmias con presencia de onda P se clasifican en aquellas donde el número de onda P es igual al de los complejos QRS, es decir, en las que cada complejo QRS va acompañado o precedido de una onda P; y en aquellas en donde el número de onda P es mayor que el número de complejos QRS.

En éstas, su relación puede ser variable, fija o ausente, incluyen, a los bloqueos auriculoventriculares.

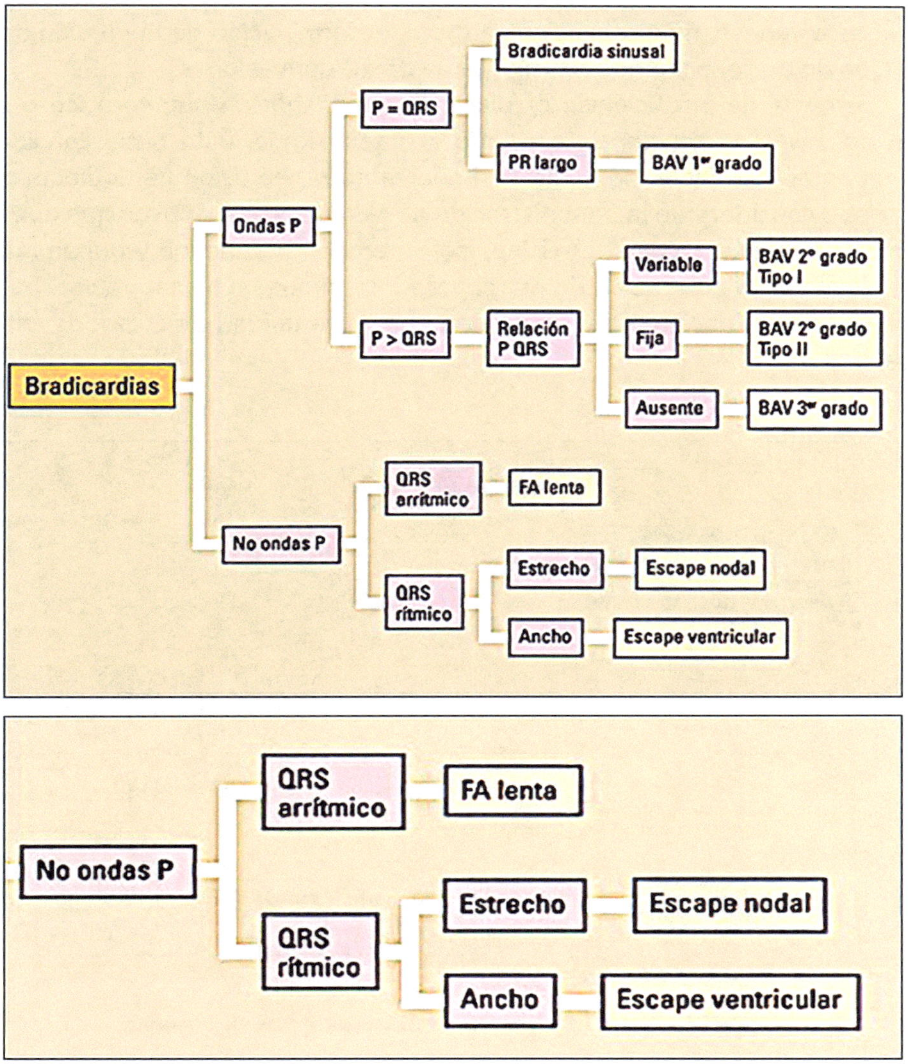

Figura 534. Clasificación general de las bradiarritmias.

En la bradicardia sinusal y en el bloqueo AV de primer grado, se presenta el mismo número de ondas P y complejos QRS, pero, en el bloqueo, el intervalo PR es típicamente más largo, mayor de 0.20 mseg. En las bradiarritmias, donde la onda P se encuentra en mayor número que los complejos QRS, si hay una relación fija (intervalo PR fijo), se trata de bloqueo AV de segundo grado tipo Mobitz II. Si la relación entre la onda P y el QRS es variable (intervalo PR variable), se trata de un bloqueo AV de segundo grado Mobitz I; si no existe relación entre la onda P y el complejo QRS (no existe el intervalo PR), se denomina bloqueo AV de tercer grado o completo. Para el manejo general inicial de las bradiarritmias y la evaluación apropiada del paciente en urgencias o en situaciones críticas, debemos tener presente la secuencia de actuación descrita en la Figura 535, que incluye: protocolo ABC, acceso venoso, monitorización cardiaca, determinación de la presión arterial, saturación de oxígeno y electrocardiograma de 12 derivaciones,

En presencia de insuficiencia cardiaca, síncope, shock, dolor torácico o disminución del nivel de conciencia asociado a bradiarritmia, ésta debe considerarse como un estado crítico e inestable de importante repercusión hemodinámica, por lo que debe considerarse la administración de fármacos vasoactivos que aumenten la frecuencia cardiaca, como: atropina, isoproterenol, adrenalina y dopamina y, en casos extremos, la colocación de marcapaso intravenoso o transtorácico, para poder transportar al paciente con seguridad hacia una unidad de cuidados críticos o coronaria.

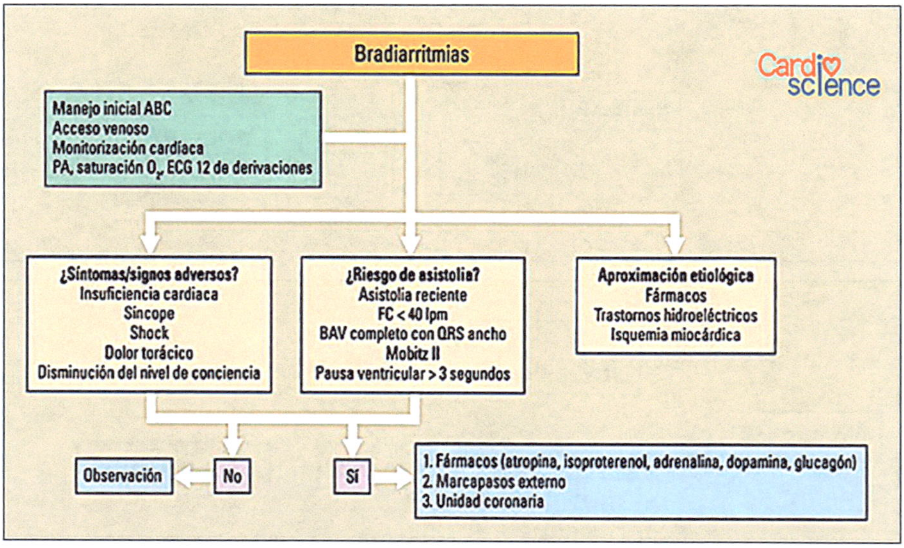

Figura 535. Tratamiento general de las bradiarritmias en urgencias.

Las bradiarritmias asociadas a estados críticos requieren la instalación de marcapaso transitorio para asegurar la estabilidad clínica del paciente. Si el paciente se encuentra estable y no presenta síntomas, se debe mantener en observación (Fig. 536). En presencia de datos que nos hagan suponer un alto riesgo de asistolia, como frecuencias cardiacas muy lentas, bloqueo auriculoventricular con complejos QRS muy anchos, bloqueo AV Mobitz II o completo, con pausas mayores de dos o tres segundos, el paciente debe pasar a la unidad coronaria y se tiene que instalar un marcapaso transitorio, en espera de su estudio y evaluación (Fig. 536, 537).

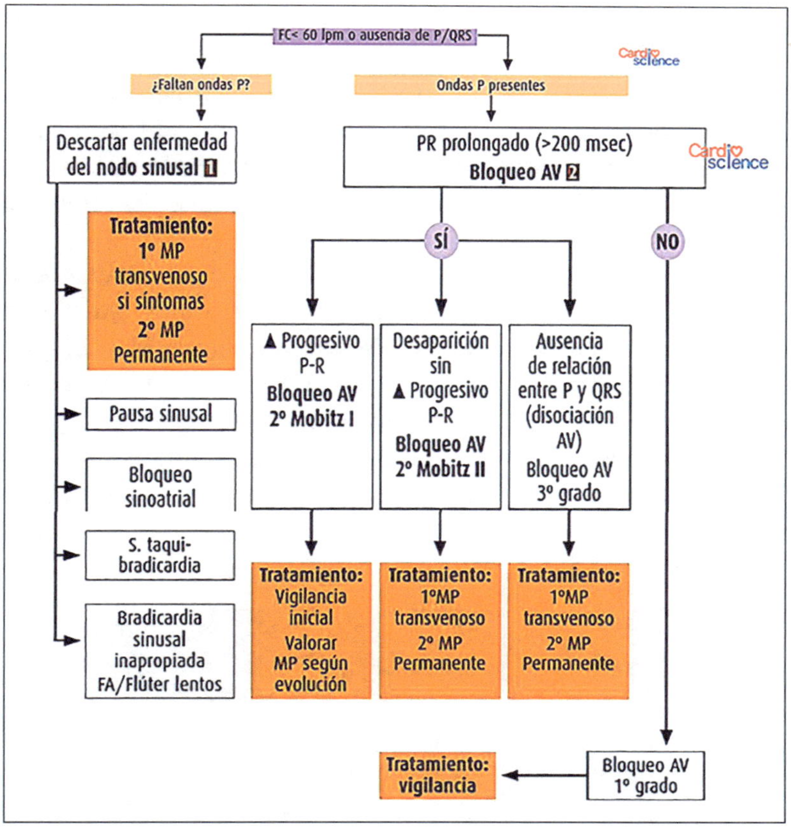

Figura 536. Diagnóstico y tratamiento general de las bradiarritmias en urgencias.

Es importante siempre descartar, en presencia de bradiarritmias como causa etiológica frecuente, la administración de fármacos como: digoxina, verapamilo, diltiazem, beta-bloqueadores, antiarrítmicos y estados de desequilibrio hidroelectrolítico o isquemia miocárdica.

Destino de los pacientes con bradiarritmias

- Bloqueo AV 1° grado: vigilancia periódica (fármacos, etc.)
- Bloqueo 2° y 3° grado: derivación al servicio de urgencias hospitalario (SUH)
- Enfermedad del nodo sinusal: si presenta síntomas graves (síncope, insuficiencia cardiaca, angina), derivación inmediata al SUH en ambulancia medicalizada
  Si son paucisintomáticos o sólo existe sospecha clínica, derivar a consulta de Cardiología

Figura 537. Destino de los pacientes con bradiarritmias de acuerdo con la arritmia de base y síntomas.

Cuando hay ausencia de ondas P en los estudios electrocardiográficos, debe descartarse enfermedad del nodo sinusal y el tratamiento de elección es la colocación de marcapaso transvenoso transitorio. Una vez que se haya establecido el diagnóstico definitivo, marcapaso permanente, si lo requiere. Existen otras causas de ausencia de onda P, como: pausa sinusal, bloqueo sinoatrial, síndrome de taquicardia-bradicardia o bradicardia sinusal inapropiada, fibrilación auricular y flutter lentos, en los cuales, inicialmente, también la colocación de marcapaso transitorio es indispensable. Después de definir el diagnóstico, debe valorarse el implante de marcapaso definitivo.

En caso de bradiarritmias con ondas P presentes, se debe evaluar la duración del intervalo PR. Si es prolongado y mayor a 200 mseg, el diagnóstico es de bloqueo AV de primer grado; si existe bloqueo AV de segundo grado Mobitz I, se diagnosticará por un progresivo alargamiento del intervalo PR, hasta que una onda P se bloquea y no produce complejo QRS. El tratamiento, en este caso, es vigilancia inicial y marcapaso transitorio, y si progresa a bloqueo AV de segundo grado Mobitz II posteriormente, dependiendo de la causa, marcapaso permanente; si el bloqueo AV es de 3° grado o completo, el tratamiento es marcapaso intravenoso y posteriormente definitivo (Fig. 536, 537, 538).

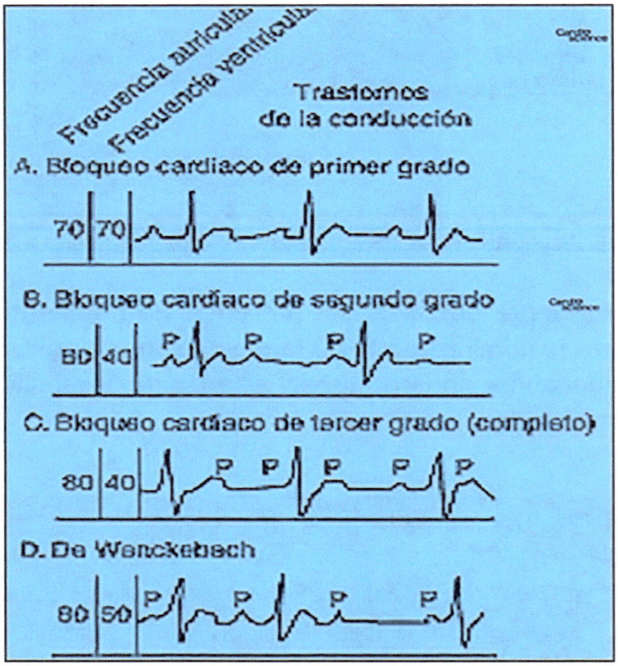

Figura 538. Bradiarritmias: características y trazos de bloqueos auriculoventriculares. Frecuencia auricular/ventricular.

Por lo tanto, la actuación en presencia de bloqueo AV de primer grado, solo es vigilancia periódica. En segundo y tercero, desviación al servicio de urgencia o terapia intensiva y, dependiendo de la sintomatología, el uso de drogas que incrementen la frecuencia cardiaca; colocación de marcapasos transitorio, si es requerido, como en el caso de bradiarritmia extrema, como la que se muestra la Figura 539, que corresponde a un periodo de asistolia o paro cardiaco verdadero.

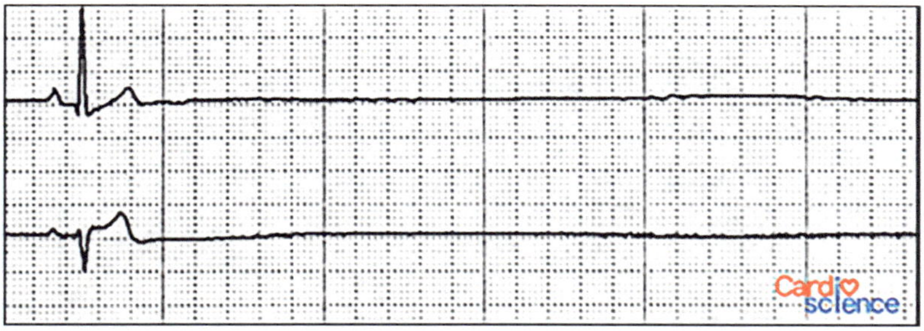

Figura 539. Trazo de bradiarritmia extrema: asistolia o paro cardiaco verdadero.

El bloqueo AV de primer grado no necesariamente cursa con bradicardia, simplemente puede tener prolongación del intervalo PR, en cambio, el de segundo y tercer grado, habitualmente tienen frecuencias ventriculares lentas, por lo que su repercusión hemodinámica es importante y deben ser considerados como graves alteraciones del ritmo (Fig. 540). Por lo expuesto, ante la presencia de bradiarritmia, el acercamiento inicial debe incluir la identificación de la frecuencia y el origen etiológico de la alteración, mientras se realiza esta acción, se da el apoyo necesario para estabilizar al paciente y se evalúan las consecuencias de la bradiarritmia, es decir, si existe repercusión hemodinámica o choque, ante lo cual se tendrá que dar tratamiento farmacológico, básicamente, atropina, dopamina o adrenalina, en espera de la colocación de un marcapaso transitorio. En la Figura 541 se muestran las dosis habituales de los fármacos utilizados en urgencias para incrementar la frecuencia cardiaca, en pacientes inestables.

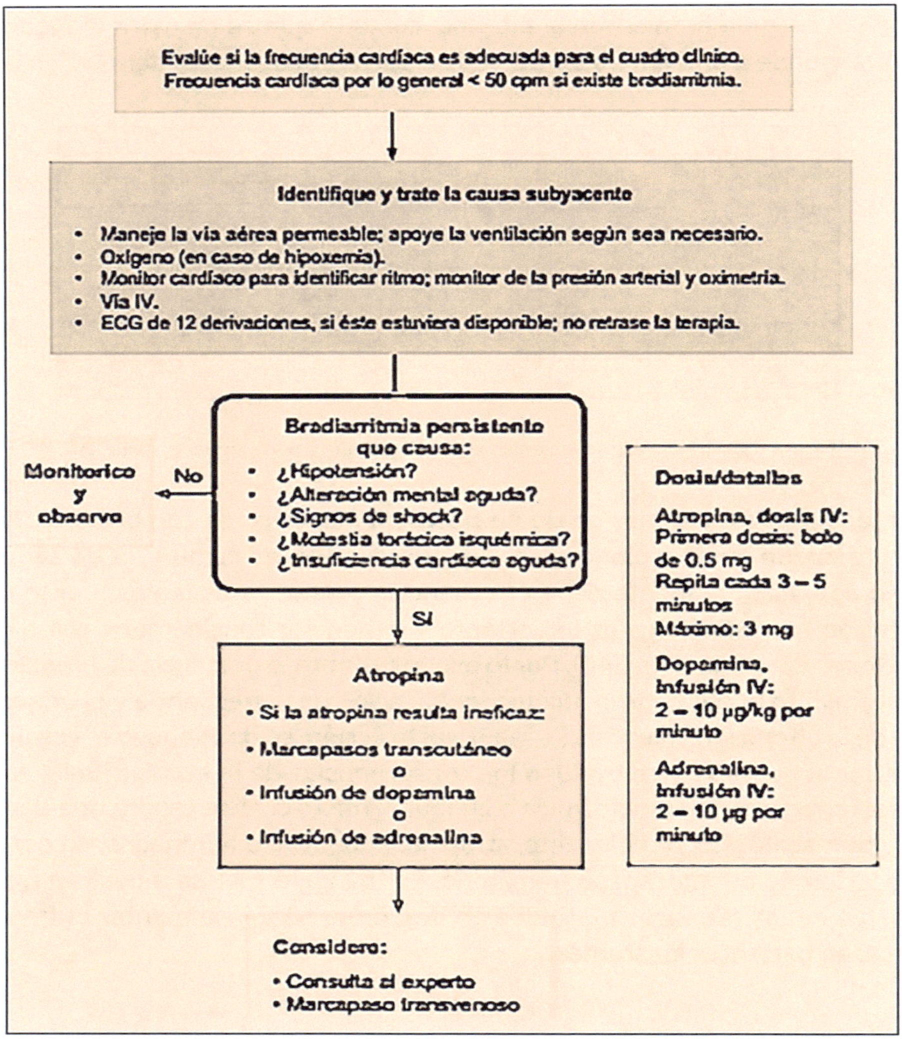

Figura 540. Bradiarritmias: evaluación y manejo inicial.

Los equipos de marcapaso cardiaco definitivos ya instalados son de alta tecnología y tienen la capacidad de modificar sus parámetros por medio de telemetría, sin tener que volver a operar al paciente; pueden producir estimulación a nivel auricular y ventricular, por lo que se identifican internacionalmente con códigos establecidos; los marcapasos se utilizan de diferentes maneras dependiendo de la patología y de lo que el cardiólogo quiera obtener, puede ser unicamerales o bicamerales; frecuentemente se utilizan en enfermedad del nodo sinusal, en modo doble cámara y con activación de la propiedad R, con la cual la frecuencia del marcapaso se modifica de acuerdo con la actividad física del paciente (Fig. 5099, 510).

FÁRMACOS UTILES EN BRADIARRITMIAS		
FÁRMACO	DOSIS IV	
Atropina	Primera dosis: bolo de 0.5 mg	Repetir cada 3 o 5 minutos con un máximo de 3 mg
Dopamina	Infusión: 2 a 10 mcg/Kg/min	
Adrenalina	Infusión: 2 a 10 mcg/min	

Figura 541. Fármacos utilizados en casos de bradiarritmias extremas.

En el bloqueo AV, el tratamiento con marcapaso debe mantener la sincronía auriculoventricular para evitar insuficiencia cardiaca por síndrome postmarcapaso, de ahí que los marcapasos preferidos son de doble cámara, con los cuales se logra la sincronía auriculoventricular, se evita la insuficiencia cardiaca y se mejora la clase funcional.

BLOQUEOS AURICULOVENTRICULARES: INTRODUCCIÓN

El estudio de los bloqueos auriculoventriculares (AV) es esencial, ya que son eventos de alta frecuencia con importantes consecuencias clínicas. Si los pacientes con bloqueo AV son tratados oportunamente y de manera apropiada, pueden lograr una supervivencia con calidad de vida aceptable.

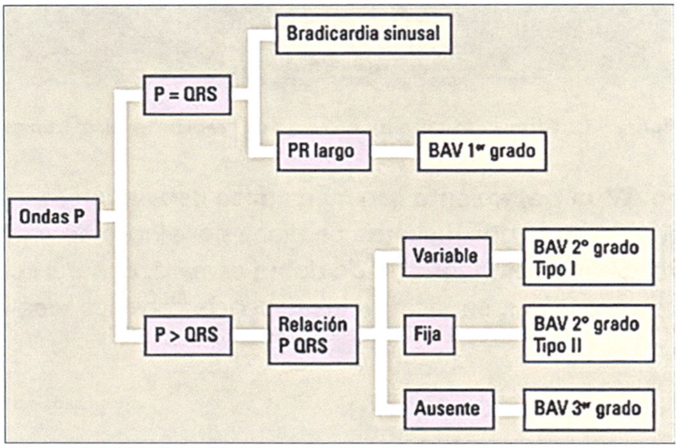

Figura 542. Clasificación de los bloqueos auriculoventriculares.

Los bloqueos AV de segundo y tercer grado están catalogados como bradiarritmias, aunque el bloqueo de primer grado es una arritmia que puede no cursar con frecuencias cardiacas lentas (Fig. 542).

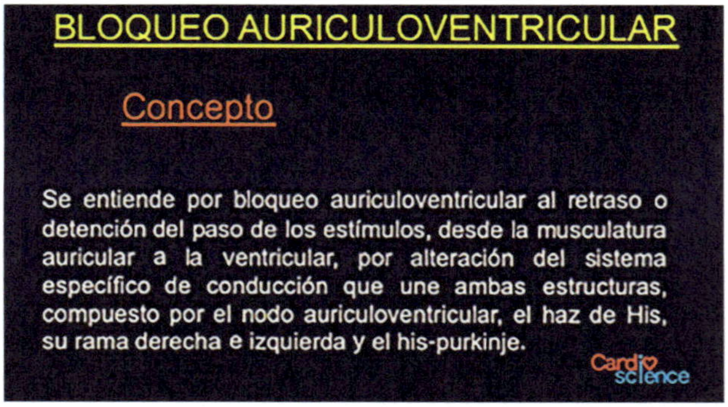

Figura 543. Bloqueo auriculoventricular: concepto.

Como lo demuestra el histograma de la Figura 544, la onda P del electrocardiograma corresponde a la activación auricular, que empata con la unión hisiana identificada como H, y que representa la conducción del nodo AV al haz de His, que en el electrocardiograma produce el intervalo PR para, finalmente, producir la estimulación ventricular y generar una tercera onda que corresponde al complejo

QRS. Cuando existe un bloqueo entre la despolarización de la actividad auricular a la ventricular a través del nodo-haz de His, se generan los bloqueos auriculoventriculares que favorecen la aparición de focos de automaticidad, es decir, ritmos de escapes nodales o ventriculares que mantienen la actividad cardiaca. Los focos de automaticidad cardiaca se muestran en la Figura 545.

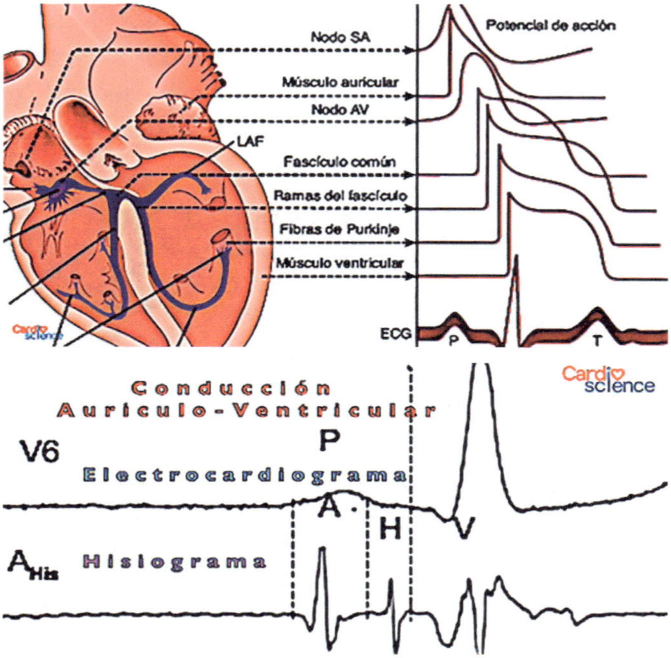

Figura 544. Secuencia de activación en el histograma normal.

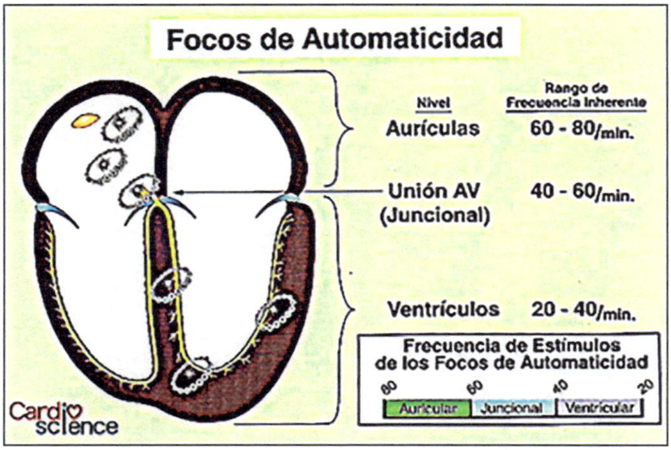

Figura 545. Focos de automaticidad auriculares, nodales y ventriculares y rangos de frecuencia inherente.

Cuando el impulso progresa desde las aurículas, pasa por el nodo AV y llega a los ventrículos, la frecuencia cardiaca normal en reposo varía de 60 a 99 lpm, pero, cuando en la unión auriculoventricular se produce un bloqueo y el impulso no pasa de las aurículas a los ventrículos, toma el mando el nodo AV o los focos ectópticos automáticos que se generan en los ventrículos y la frecuencia cardiaca es menor a 60 lpm. Los focos auriculoventriculares tienen una frecuencia de entre 40 y 60 lpm y, a nivel ventricular, entre 20 y 40 lpm, estos ritmos se llaman ritmos de escape y pueden estar acompañados con ondas P que aparecen periódicamente. Algunas de ellas conduciendo, como en el caso del bloqueo AV de primer y segundo grado, pero en el bloqueo AV de tercer grado, ninguna de las ondas P conduce hacia los ventrículos.

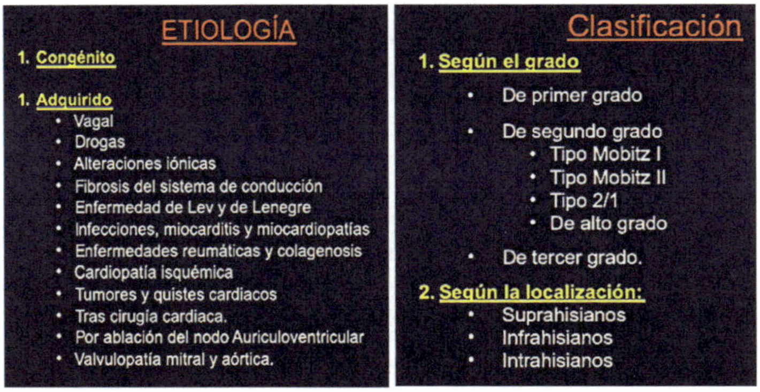

Figura 546. Etiología y clasificación de los bloqueos auriculoventriculares.

La Figura 546 muestra las posibles causas de los bloqueos auriculoventriculares, que son congénitas o adquiridos.

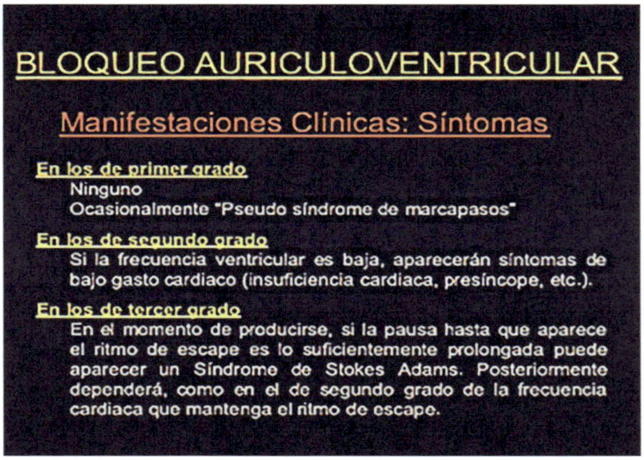

Figura 547. Manifestaciones clínicas de los bloqueos auriculoventriculares.

Los bloqueos auriculoventriculares se dividen según su grado y según su localización, según el grado, en primero, segundo y tercer grado. Los de segundo grado, a su vez, en Mobitz I, II. De alto grado, según la localización, los bloqueos AV se dividen en: suprahisiano, infrahisiano e intrahisiano (Fig. 546). Las manifestaciones clínicas de los bloqueos AV se resumen en la Figura 547. Los síntomas en el caso del bloqueo de primer grado realmente no existen, solo si el intervalo PR está muy prolongado puede existir un síndrome o pseudosíndrome de marcapaso que se manifiesta, básicamente, en disnea con deterioro de la clase funcional. Los síntomas en el bloqueo AV de segundo grado dependen de la frecuencia cardiaca, en caso de ser muy lenta, aparecerá síncope; incluso, habrá datos de bajo gasto cardiaco. En caso de bloqueo AV de tercer grado, en el momento de producirse, puede ocurrir una crisis de Syokes-Adams, es decir, un cuadro sincopal cardiogénico por la falta de oxigenación cerebral, posteriormente, los síntomas dependen del grado de disminución de la frecuencia cardiaca, que depende del ritmo de escape que tome el mando.

BLOQUEO AURICULOVENTRICULAR DE PRIMER GRADO

Cuando el impulso cardiaco viaja lentamente entre las aurículas y los ventrículos y el tiempo de conducción auriculoventricular aumenta, hablamos de bloqueo auriculoventricular. El bloqueo AV de primer grado se traduce, electrocardiográficamente, por un intervalo PR mayor de 0.2 segundos o 20 milisegundos (más de cinco cuadros pequeños en el papel del milimétrico del electrocardiograma), como el trazo que se muestra en la Figura 548.

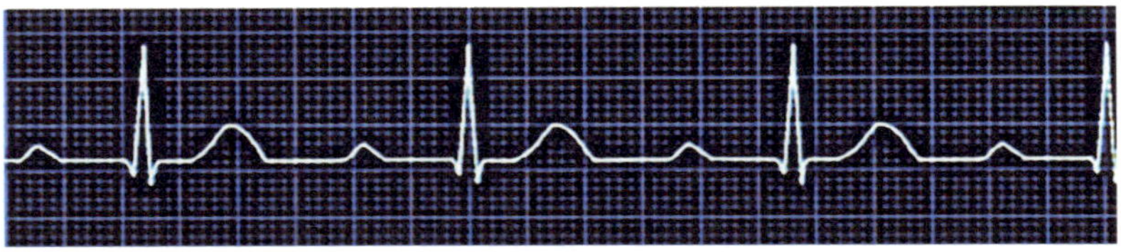

Figura 548. Bloqueo AV de primer grado: prolongación del intervalo PR.

El bloqueo auriculoventricular de primer grado es considerado un bloqueo benigno, ya que no tiene manifestaciones clínicas; puede pasar desapercibido y ser solo un hallazgo electrocardiográfico, el cual se produce cuando se retrasa el impulso auriculoventricular pero el paso de los impulsos de las aurículas a los ventrículos no se obstruye, como ocurre en los bloqueos de segundo y tercer grado.

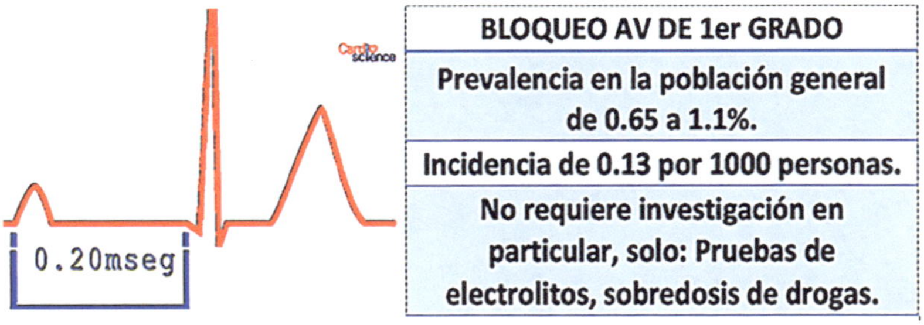

Figura 549. Bloqueo AV de primer grado: prevalencia, incidencia y tratamiento.

El intervalo PR, como muestra la Figura 549, se mide del origen de la onda P al origen del intervalo QRS, si es mayor de 0.20 mseg o cinco cuadros pequeños del papel de electrocardiograma, se trata de un bloqueo AV de primer grado. La prolongación del intervalo PR, puede ser consecuencia de un retraso de la conducción en el interior de la aurícula o en el sistema de His-Purkinje, pero, la mayoría de las veces, se debe a retraso de la conducción dentro del nodo auriculoventricular; el bloqueo AV de primer grado, tiene una prevalencia, en la población general, de 0. 65 a 1.1 %, y una incidencia de 0.13 por cada 1,000 personas.

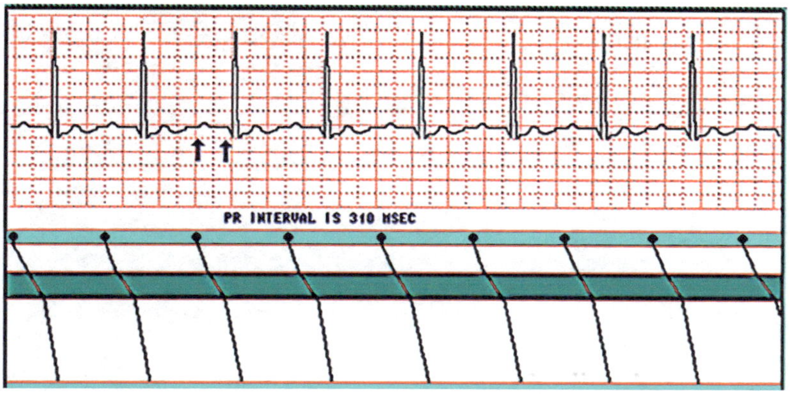

Figura 550. Bloqueo AV de primer grado: trazo electrocardiográfico y secuencia de activación.

Los pacientes con bloqueo auriculoventricular de primer grado suelen estar asintomáticos, sin embargo, si se produce una prolongación notable del intervalo PR mayor de 0.3 segundos, pueden presentar un síndrome de tipo marcapasos, también muchos de estos pacientes son especialmente sintomáticos durante el ejercicio, ya que el intervalo PR no sufre el acortamiento apropiado a medida que se produce el intervalo RR y esto genera asincronía auriculoventricular.

- Cardiopatias congenitas
- Miocardiopatías
- Tras cirugía cardiaca (por ej. cierre de comunicación interauricular)
- Tras cateterismo cardiaco (sobre todo si se practica ablación)
- Distrofia muscular
- Cardiopatia isquémica
- Fiebre reumática
- Enfermedad de lyme
- Conectivopatías
- Toma de fármacos (amiodarona, betabloqueantes, calcioantagonistas, digoxina)
- Hiperpotasemia
- Hipertiroidismo

Figura 551. Bloqueo AV de primer grado: etiología.

Como vemos en el trazo de la Figura 550, el intervalo PR está prolongado, pero la secuencia de conducción auriculoventricular, es completamente normal.

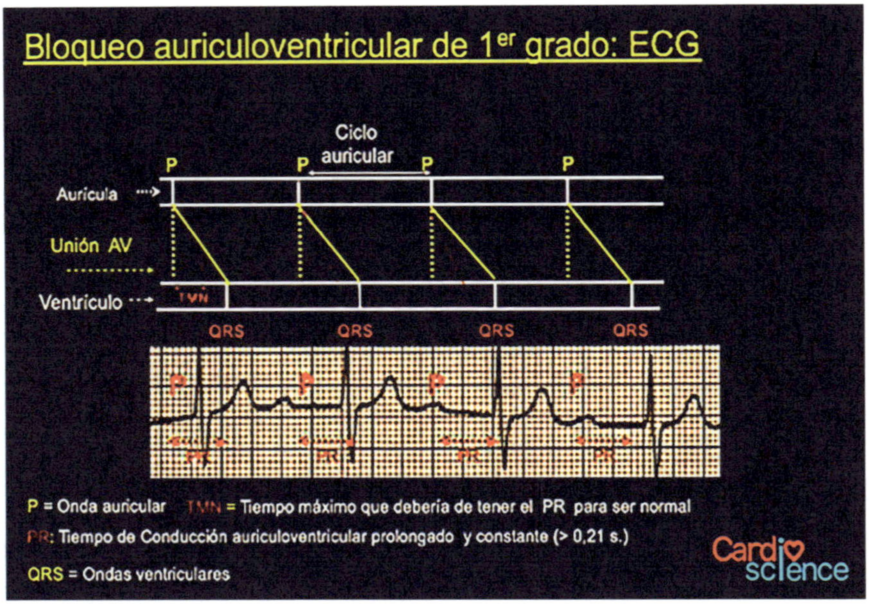

Figura 552. Bloqueo AV de primer grado: secuencia de conducción y trazo electrocardiográfico.

La Figura 551 muestra las patologías que pueden originar o estar asociadas al bloqueo AV de primer grado, principalmente: cardiopatías congénitas, miocardiopatías, cirugía cardiaca, cateterismo cardiaco, distrofia muscular, cardiopatía isquémica, enfermedad degenerativa del sistema de conducción, miocarditis, endocarditis bacteriana. Las causas más comunes son: el aumento del tono vagal, frecuente en los atletas, la miocarditis, el infarto agudo de miocardio y los trastornos electrolíticos, así como por el uso de diversos medicamentos que incluyen: bloqueadores de calcio, betabloqueadores y digoxina, de ahí que el tratamiento de esta patología incluya identificar y corregir el desequilibrio electrolítico y suspender medicamentos que puedan estar ocasionando esta condición. El bloqueo AV de primer grado requiere internamiento hospitalario únicamente si está asociado a infarto agudo al miocardio. Aunque generalmente no progresa a formas más graves de bloqueo cardiaco, puede requerir seguimiento ambulatorio, especialmente si está asociado a bloqueo de rama o bloqueo trifascicular. Respecto al pronóstico, originalmente se pensó que era benigno, sin embargo, en el estudio de Framingham la presencia de un intervalo PR prolongado duplicó el riesgo de desarrollar fibrilación auricular, triplicó el riesgo de requerir marcapaso y se asoció con un pequeño aumento de la mortalidad, este riesgo fue proporcional al grado de prolongación del intervalo PR.

En Figura 552, se aprecia la secuencia de activación, de un trazo electrocardiográfico, donde, el tiempo de conducción auriculoventricular se encuentra prolongado, lo cual se traduce como un intervalo PR constante, mayor de 0.20 mseg, que hace el diagnóstico de bloqueo AV de 1° grado.

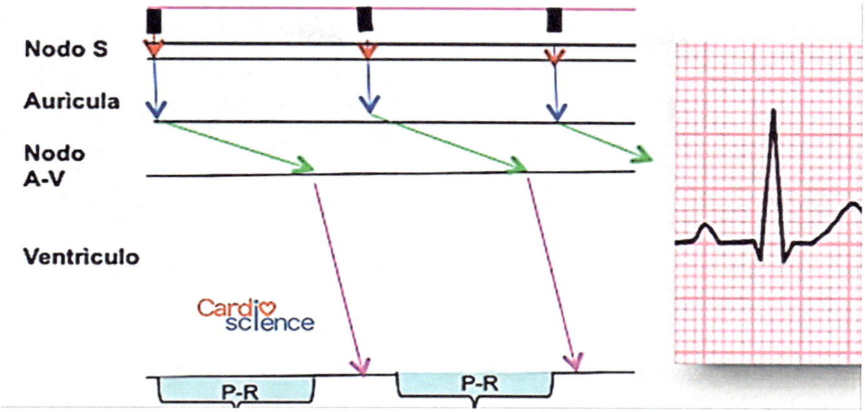

Figura 553. Bloqueo AV de primer grado: secuencia de activación.

El esquema de la Figura 553 muestra la secuencia de activación cardiaca y un complejo electrocardiográfico con prolongación o enlentecimiento de la conducción del nodo auriculoventricular (intervalo PR) asociado a conducción ventricular normal. Las características del bloqueo AV de primer grado, se resumen en la Figura 554; la frecuencia cardiaca es variable, los intervalos PP y RR son regulares y solo el intervalo PR está prolongado, como lo muestra el trazo electrocardiográfico adjunto.

Frecuencia	Depende del ritmo de base
Regularidad P-P	Regular
Regularidad R-R	Regular
P Onda	Presente, Normal
P:QRS Radio	1:1, asociados
PR Intervalo	Prolongado >0.20sec
QRS Duración	Normal < 0.11

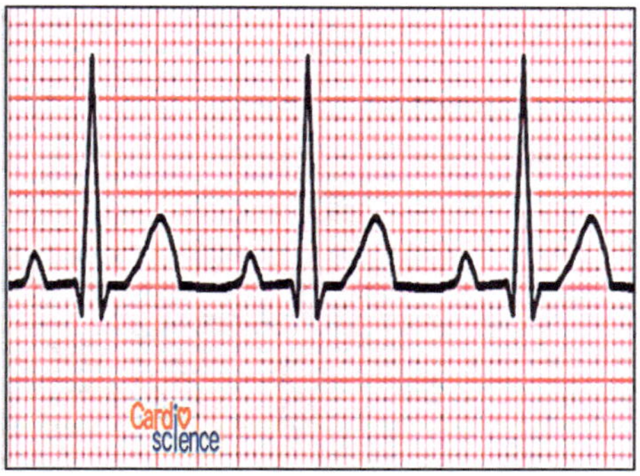

Figura 554. Bloqueo AV de primer grado: características generales y trazo electrocardiográfico.

El trazo de la Figura 554 muestra un intervalo PR de más de seis cuadros pequeños, es decir, la conducción auriculoventricular no se bloquea totalmente y solo se enlentece. La Figura 555 muestra un bloqueo AV de primer grado con intervalo PR muy prolongado, de 0.44 mseg.

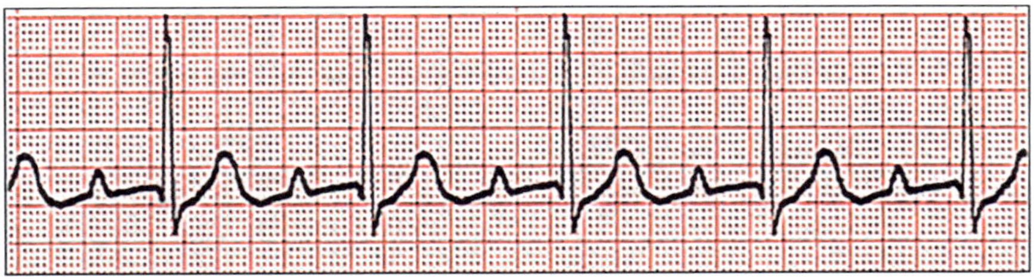

Figura 555. Bloqueo AV de primer grado: trazo con intervalo PR de 0.44 mseg. (10 cuadros pequeños).

La Figura 556 muestra dos trazos con bloqueo AV de primer grado, en ambos, el intervalo PR es de 0.24 mseg, pero en el B, por el incremento de la frecuencia cardiaca, la onda P se monta en la onda T y es difícil valorar su origen con fines de medición.

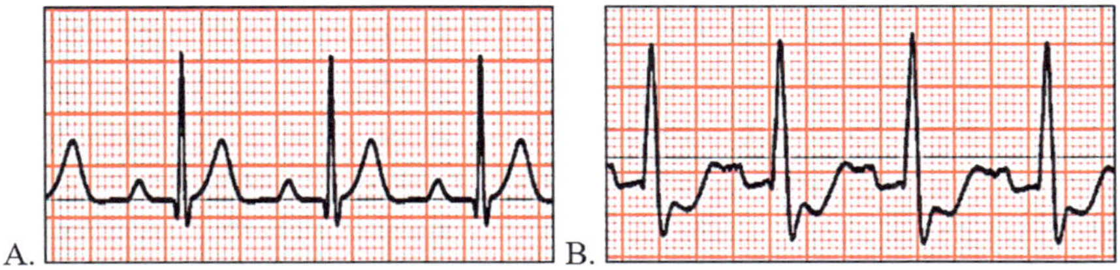

Figura 556. Bloqueo AV de primer grado: trazos electrocardiográficos con intervalo PR prolongado y modificación por la frecuencia cardiaca.

En la Figura 557 se presenta un trazo con bloqueo AV de primer grado acompañado de una extrasístole ventricular con onda P retroconducida, localizada en el segmento ST y con pausa compensadora completa.

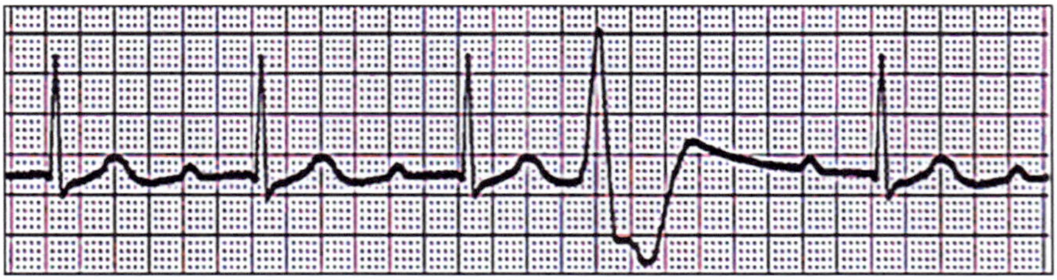

Figura 557. Bloqueo AV de primer grado: trazo con intervalo PR de 0.44 mseg, que alterna con una extrasístole ventricular.

El trazo de la Figura 558 muestra prolongación del intervalo PR sin que existan ondas P que no conduzcan, es decir, siempre la onda P precede a un complejo QRS, el cual, en este caso, es angosto y corresponde a un bloqueo AV de primer grado.

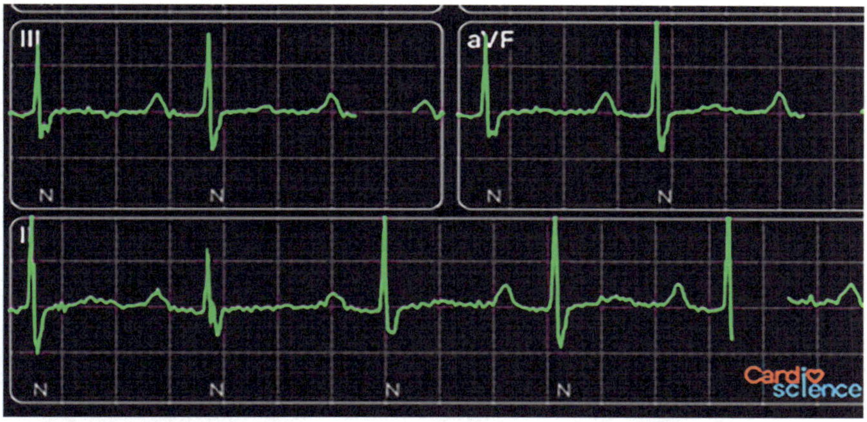

Figura 558. Bloqueo AV de primer grado: trazo electrocardiográfico.

BLOQUEOS AURICULOVENTRICULARES DE SEGUNDO GRADO

Se define como bloqueo auriculoventricular de segundo grado aquel en el que se requieren dos o más impulsos auriculares para despolarizar el ventrículo.

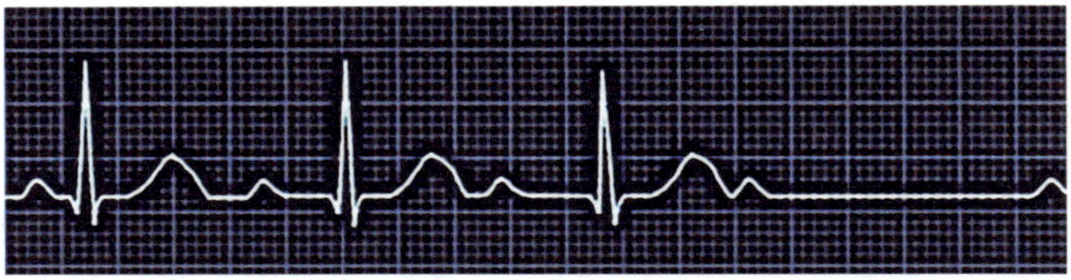

Figura 559. Bloqueo AV de segundo grado Mobitz I (fenómeno de Wenckebach).

Cuando el intervalo PR se va alargando progresivamente hasta que se bloquea una onda P y ésta no conduce al ventrículo, se le denomina fenómeno de Wenckebach y corresponde a un bloqueo AV de segundo grado Mobitz I (Fig. 559, 560).

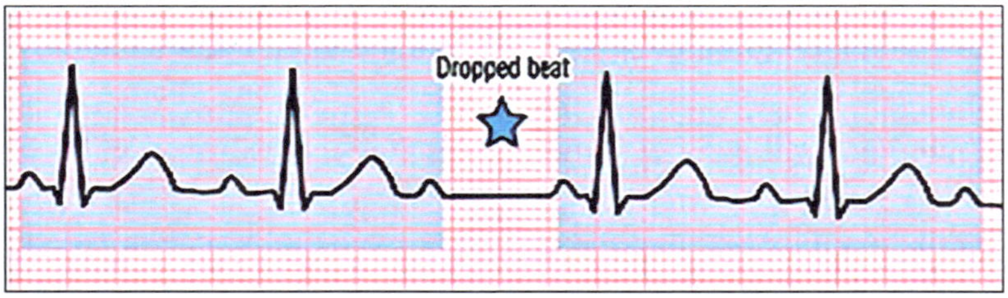

Figura 560. Bloqueo AV de segundo grado Mobitz I (fenómeno de Wenckebach).

El bloqueo AV de segundo grado Mobitz II no presenta fenómeno de Wenckebach, es decir, no se alarga progresivamente el intervalo PR antes del bloqueo de la onda P (Fig. 561). Cuando se presentan dos impulsos que conducen y uno se bloquea, se denomina conducción 2:1; cuando se presentan tres impulsos y uno se bloquea, se denomina conducción 3:1.

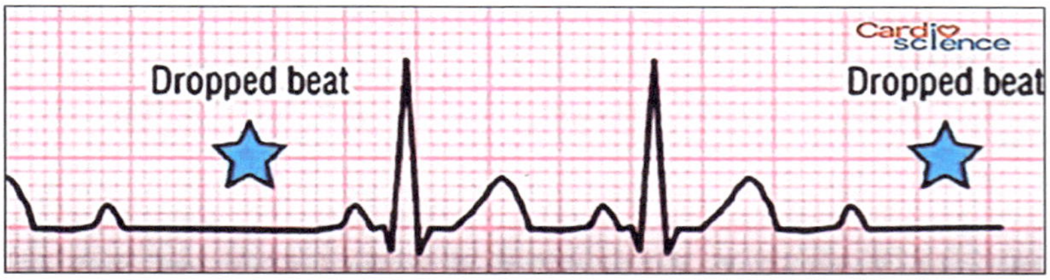

Figura 561. Bloqueo AV de segundo grado Mobitz II: conducción con bloqueo 2:1, trazo electrocardiográfico.

El bloqueo AV de segundo grado Mobitz I se origina en el nodo AV; el Mobitz II, por debajo del nodo AV en el haz de His o sus ramas. Debido a que el bloqueo Mobitz I se origina en el nodo AV, el estímulo despolarizante correrá por el haz de His sin encontrar ningún bloqueo, por lo tanto, el complejo QRS, en este caso, será angosto como se muestra en los trazos de las Figuras 559 y 560. La presencia de dos ondas P consecutivas y un complejo QRS ensanchado, es decir, una conducción 2:1, nos debe hace pensar en bloqueo auriculoventricular de segundo grado Mobitz II. La estimulación vagal produce una descarga parasimpática que deja refractario al nodo AV, lo inhibe y produce que el fenómeno de Wenckebach se incremente, en cambio, el reflejo vagal no afecta al bloqueo AV de segundo grado Mobitz II.

El bloqueo AV de segundo grado Mobitz I tipo clásico, se caracteriza por la prolongación progresiva del intervalo PR antes de que se produzca una onda P no conducida, lo cual recibe el nombre de fenómeno de Wenckebach (Fig. 559). La primera onda P conducida, después de la onda P no conducida, es la que tiene el intervalo PR más corto del ciclo, de tal manera que la pausa entre los complejos QRS que engloban a la onda P no conducida, será de menos del doble del intervalo PP. En el tipo clásico, el bloqueo AV puede tener una conducción 3:2, 4:3 o 5:4, sin embargo, muchas secuencias del bloqueo AV de segundo grado tipo I son atípicas y no muestran la prolongación progresiva clásica del intervalo PR, por lo tanto, el bloqueo AV de segundo grado Mobitz I es un ritmo irregular con alargamiento progresivo del intervalo PR, lo cual se denomina fenómeno de Wenckebach, la frecuencia cardiaca es variable, ya que depende de la frecuencia de la onda P. A la onda P se le considera normal y el intervalo PR es progresivamente más largo, hasta que falta un complejo QRS, es decir, que una onda P deja de conducir y se repite el ciclo. El complejo QRS en esta arritmia es normal, mide entre 0.06 y 0.10 mseg, pero si existe bloqueo de rama previo, puede estar ensanchado.

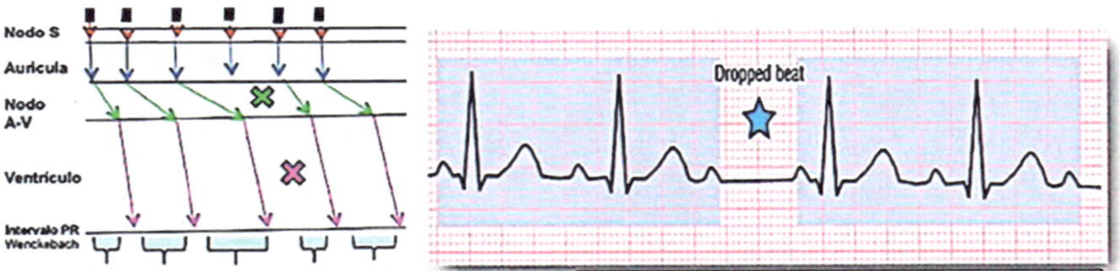

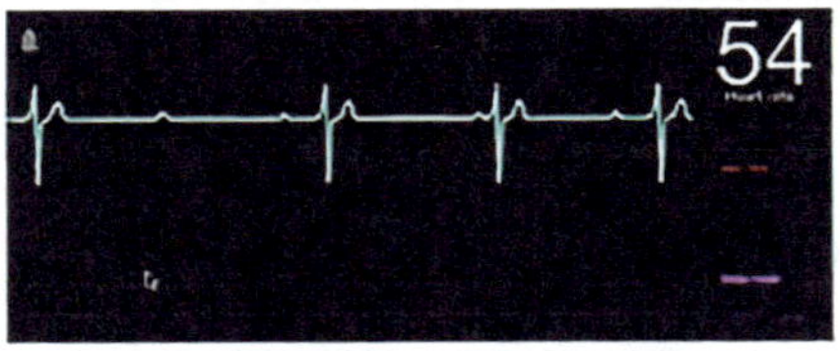

Ritmo cardiàco anormal, si tiene consecuencia hemodinàmica (Sincope o Insuf. Cardiaca) requiere MARCAPASO DEFINITIVO por enfermedad del Nodo Sinisal.

Frecuencia	Depende del ritmo de base sinusal
Regularidad P-P	Regular
Regularidad R-R	Regularl e irregular
P Onda	Presente
P:QRS Radio	Variable; 2:1, 3:2, 4:3, etc
PR Intervalo	Se alarga gradualmente hasta que se bloquea
QRS Duración	Normal < 0.11

www.cardioscience.com.mx

Figura 562. Bloqueo AV de segundo grado Mobitz I (fenómeno de Wenckebach): secuencia de activación y características generales.

El bloqueo AV de segundo grado Mobitz I es una condición en la que el nodo auriculoventricular realiza cada impulso sucesivo cada vez más temprano, el intervalo PR se prolonga de latido a latido, hasta que existe una falta de complejo QRS por falla en la progresión del impulso, el siguiente impulso se lleva a cabo normalmente y el ciclo comienza de nuevamente. En la secuencia de activación de la Figura 562, el nodo sinusal manda su impulso hacia la aurícula, la cual se despolariza, pero progresivamente se va alargando el tiempo de conducción en el nodo auriculoventricular, hasta que un latido auricular, que corresponde a la onda P, no conduce a los ventrículos y reinicia el ciclo.

En la Figura 563, el diagrama de Lewis muestra la asociación del flujo eléctrico de las aurículas, la unión AV, el ventrículo y cómo se prolonga, progresivamente, la conducción a nivel del nodo AV hasta que se bloquea, lo cual se representa en el electrocardiograma de superficie como alargamiento progresivo del intervalo PR y una onda P que no conduce.

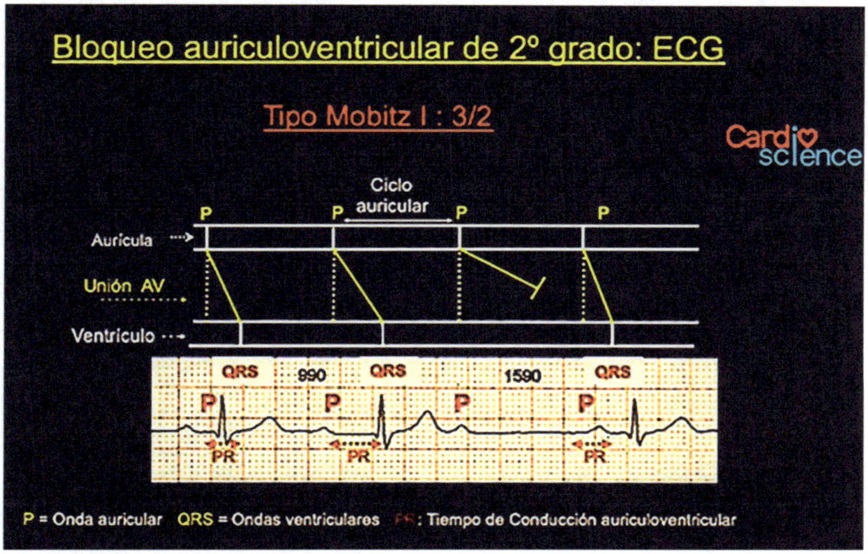

Figura 563. Bloqueo AV de segundo grado Mobitz II: secuencia de activación y trazo electrocardiográfico.

La Figura 564 muestra un trazo de bloqueo AV de segundo grado Mobitz I con franco fenómeno de Wenckebach.

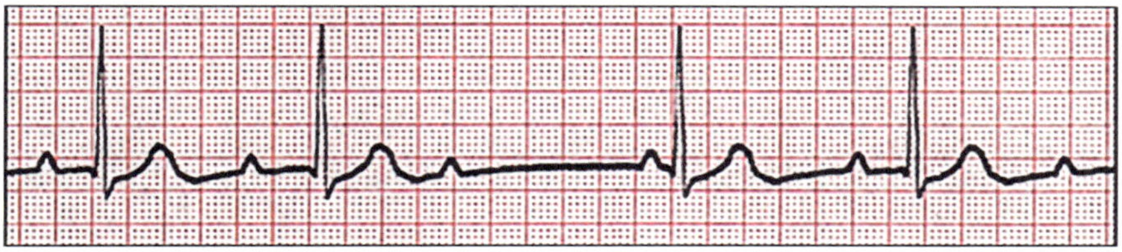

Figura 564. Bloqueo AV de segundo grado Mobitz I (fenómeno de Wenckebach): trazo electrocardiográfico.

La Figura 565 muestra un bloqueo AV de segundo grado Mobitz I con frecuencia de conducción 5:4, es decir, se presentan cinco latidos, de los cuales cuatro conducen al ventrículo y uno se bloquea, con alargamiento progresivo del intervalo PR.

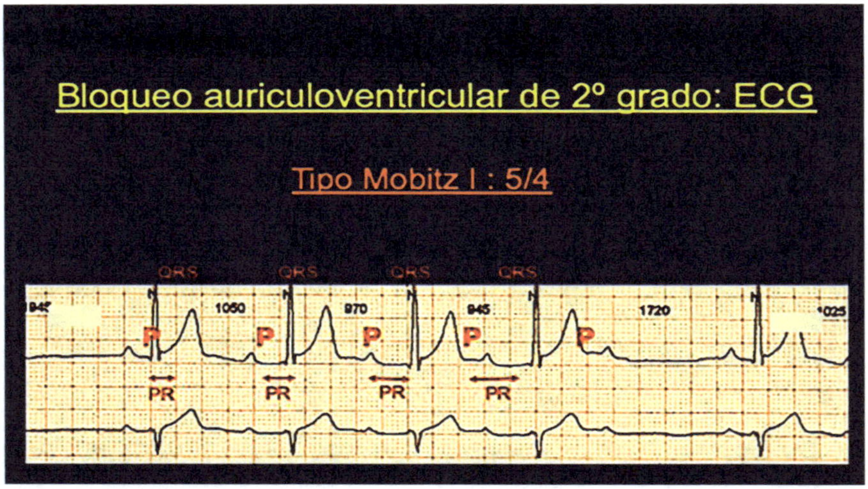

Figura 565. Bloqueo AV de segundo grado Mobitz I (fenómeno de Wenckebach): trazo electrocardiográfico con conducción 5:4.

BLOQUEO AURICULOVENTRICULAR DE SEGUNDO GRADO MOBITZ II

El bloqueo AV de segundo grado Mobitz II es un ritmo irregular que se caracteriza porque la tasa auricular, generalmente, es más rápida que la frecuencia ventricular, es decir, hay menos latidos QRS que ondas P (Fig. 561, 566).

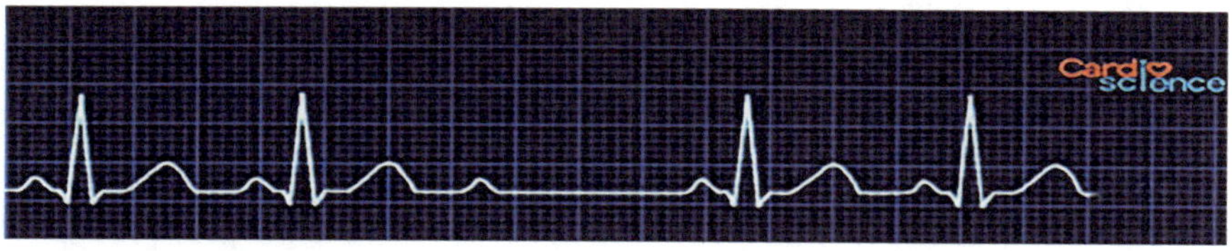

Figura 566. Bloqueo AV de segundo grado Mobitz II: trazo electrocardiográfico.

En el bloqueo AV de segundo grado Mobitz II, la onda P y el intervalo PR son normales, en estos casos, el intervalo PR no se va prolongando progresivamente y el complejo QRS puede ser normal o ancho, dependiendo del sitio del bloqueo y la presencia de bloqueos de rama previos (Fig. 567).

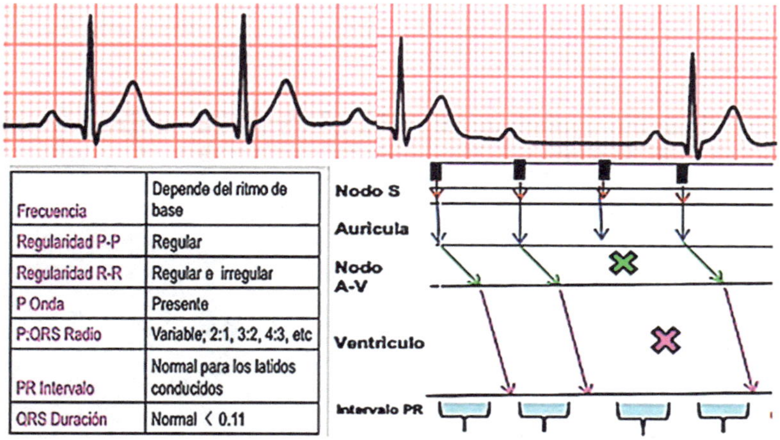

Frecuencia	Depende del ritmo de base
Regularidad P-P	Regular
Regularidad R-R	Regular e irregular
P Onda	Presente
P:QRS Radio	Variable; 2:1, 3:2, 4:3, etc
PR Intervalo	Normal para los latidos conducidos
QRS Duración	Normal < 0.11

Figura 567. Bloqueo AV de segundo grado Mobitz II: trazo electrocardiográfico y características generales.

El bloqueo AV de segundo grado Mobitz II, por lo general, es causado por fallo o retraso en la conducción a nivel del sistema por His-Purkinje en el 75% de los casos. Este bloqueo de la conducción se encuentra distal al haz de His, creando complejos QRS anchos. En otro 25% de los casos, el bloqueo se encuentra dentro del haz de His produciendo complejos QRS más estrechos.

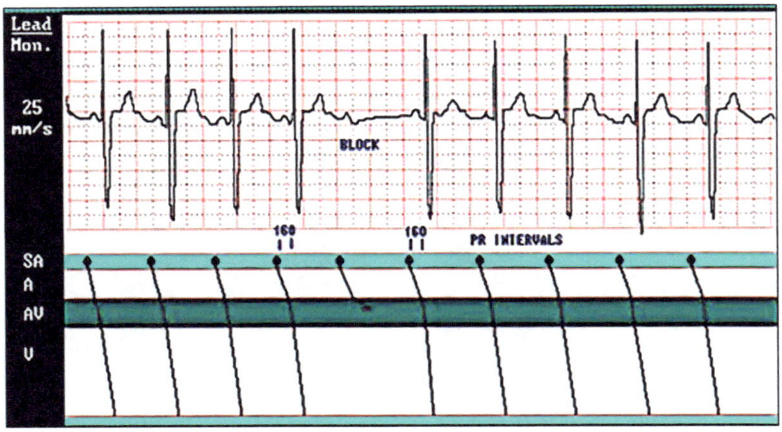

Figura 568. Bloqueo AV de segundo grado Mobitz II: trazo electrocardiográfico y secuencia de activación.

En el gráfico de la Figura 568 se describe la secuencia de activación, en caso de bloqueo AV de segundo grado Mobitz II, donde la mayoría de los impulsos conducen normalmente y uno de ellos súbitamente se bloquea, es decir, el nodo auriculoventricular no conduce el impulso y no se produce complejo QRS, simplemente se aprecia una onda P que no conduce, para reiniciar, posteriormente, un nuevo ciclo.

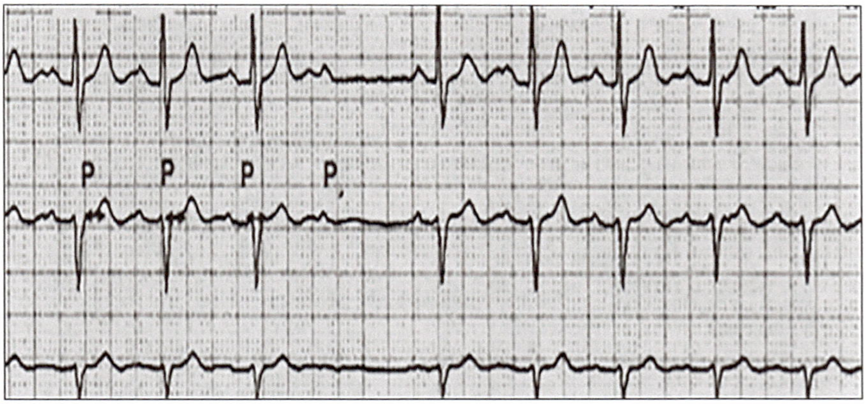

Figura 569. Bloqueo AV de segundo grado Mobitz II: trazo electrocardiográfico.

En la Figura 569 se esquematiza otro ejemplo de bloqueo AV de segundo grado Mobitz II, en donde el intervalo PR de los latidos previos al bloqueo son normales; súbitamente, una onda P no conduce, se bloquea y no se inscribe complejo QRS.

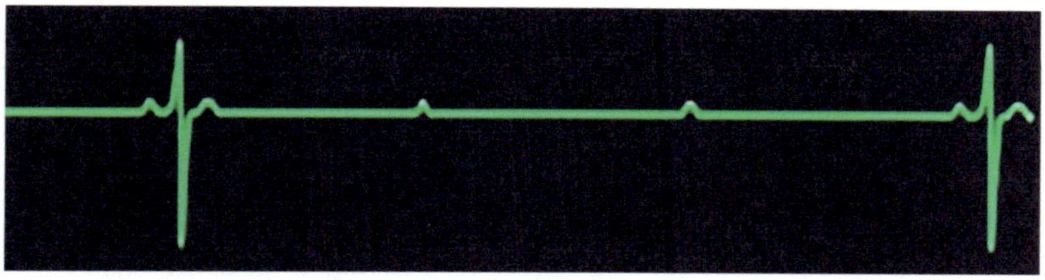

Figura 570. Bloqueo AV de segundo grado avanzado: trazo en monitor donde la presencia de conducción 2:1 impide su clasificación y se considera como bloqueo avanzado.

La Figura 570 muestra un trazo de monitor con ondas P que conducen normalmente, y otras ondas P que no conducen, es decir, no generan complejos QRS. Es importante hacer notar, como se ejemplifica en los trazos de las Figuras 570 y 571, que ante la presencia de un solo intervalo PR, antes de la onda P bloqueada, es decir, un bloqueo AV 2:1, también denominado bloqueo AV avanzado, no se puede clasificar un bloqueo AV de segundo grado Mobitz I o II solo con un registro electrocardiográfico de superficie corto.

A.

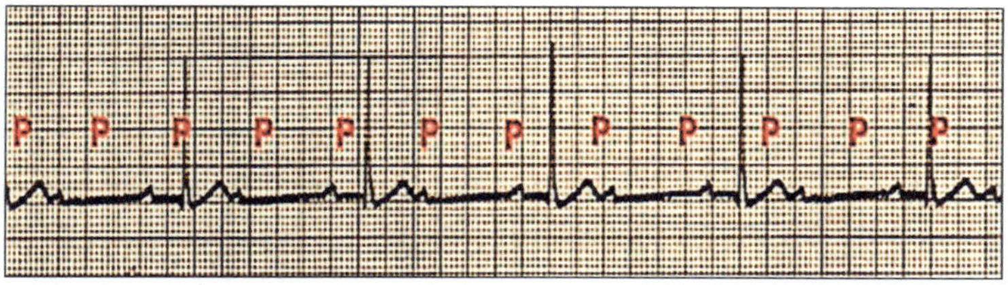

B.

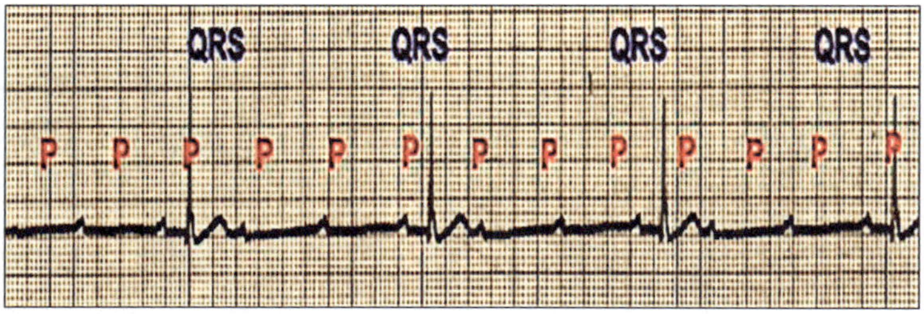

Figura 571. Bloqueos AV de avanzado o de alto grado, del tipo 2:1 y 3:1.

La localización anatómica del bloqueo AV Mobitz II puede ser en el nodo AV o en el sistema His-Purkinje, tanto el bloqueo AV Mobitz I o II pueden presentar progresión o regresión a un bloqueo 2:1 o avanzado. La presencia de un bloqueo intraventricular indica un bloqueo distal al nodo AV, mientras que un bloqueo con complejos QRS angostos suele encontrarse dentro del nodo auriculoventricular, como es el caso del trazo que se presenta en la Figura 572-A, donde el bloqueo es 2:1, es decir, por cada dos ondas P, conduce una con complejos QRS angostos. En la Figura 572-B se presenta un trazo con bloqueo AV de segundo grado Mobitz II con conducción 3:1.

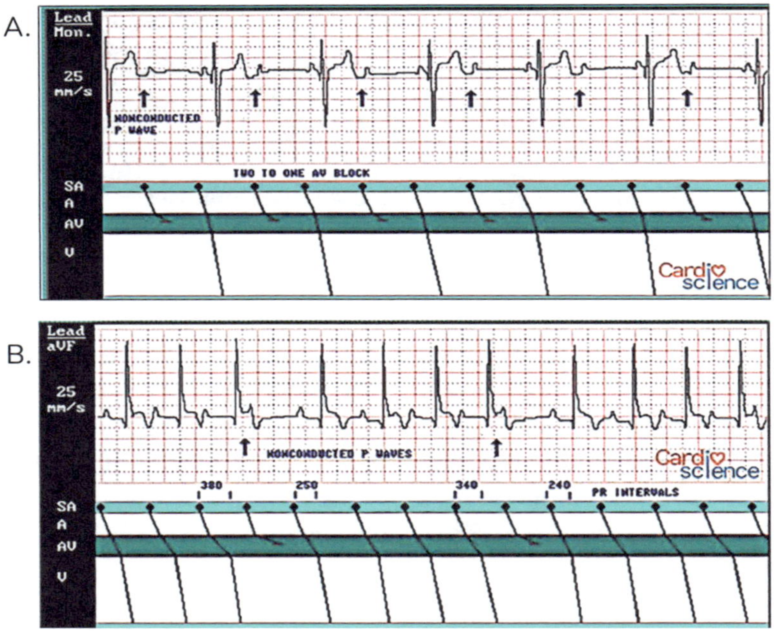

Figura 572. Bloqueo AV de segundo grado (A) Mobitz II y (B) Mobitz I: trazos electrocardiográficos comparativos.

El ejemplo de la Figura 572-A muestra bloqueo AV de segund grado Mobitz II con conducción 2:1, sin evidencia de prolongación progresiva del intervalo PR; en cambio, la Figura 572-B muestra bloqueo AV de segundo grado Mobitz I con fenómenos de Wenckebach o alargamiento progresivo del intervalo PR.

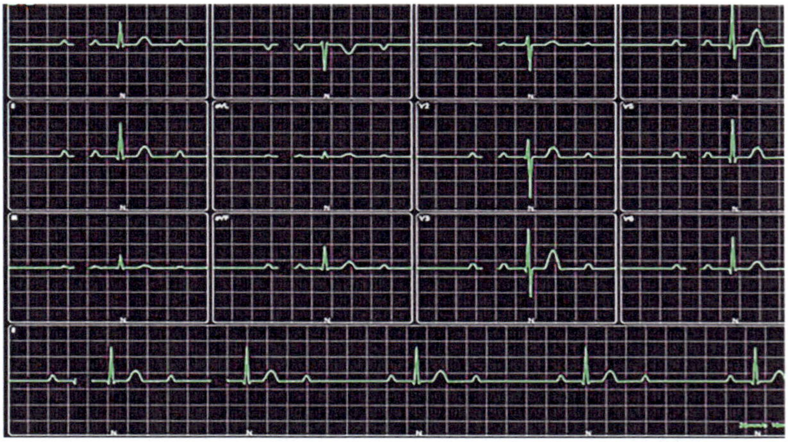

Figura 573. Bloqueo AV de segundo grado avanzado: electrocardiograma.

El electrocardiograma de la Figura 573 presenta un bloqueo AV avanzado, ya que no es factible diferenciarlo entre un bloqueo AV tipo I o II porque la conducción es 2:1.

El bloqueo AV de tercer grado o completo se caracteriza por la falta de conducción al ventrículo de cada impulso auricular o de cada onda P, por lo que se produce disociación auriculoventricular completa con frecuencia auricular superior a la frecuencia ventricular, es decir, hay más ondas P que complejos QRS (Fig. 574). El bloqueo AV de tercer grado puede ser de origen congénito o adquirido y estar localizado en el nodo auriculoventricular, en el haz de His o en sus ramas.

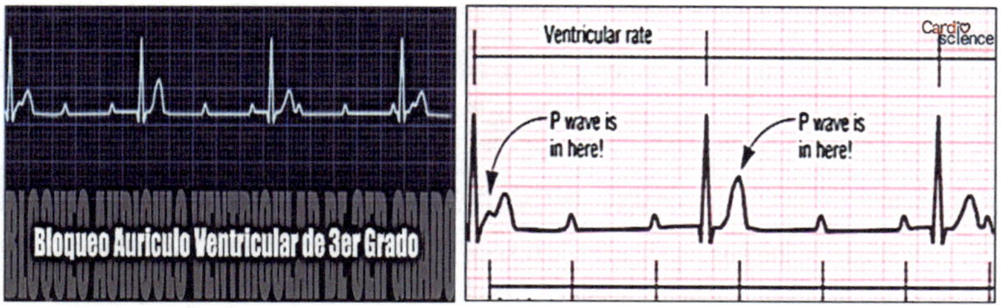

Figura 574. Bloqueo AV de tercer grado o completo: trazos electrocardiográficos con más ondas P disociadas que complejos QRS.

Las características del ritmo de escape ventricular revelan la localización anatómica del bloqueo; un bloqueo AV completo, con un ritmo de escape de 40 a 60 lpm y complejo QRS estrecho, se encuentra, generalmente, dentro de la unión auriculoventricular y se observa, a menudo, en el bloqueo AV congénito. En cambio, un complejo QRS ancho, con frecuencia de 20 a 40 lpm, implica un bloqueo en el sistema His-Purkinje, lo cual ocurre, en la mayoría de las ocasiones, en bloqueos auriculoventriculares adquiridos.

Como muestra la Figura 575, la característica más importantes para recordar sobre el bloqueo AV de tercer grado o completo, es que, ningún impulso proveniente de las aurículas logra estimular al nodo AV, por lo tanto, los ventrículos se activan de manera independiente y los intervalos PP y RR son regulares, pero están disociados de las aurículas.

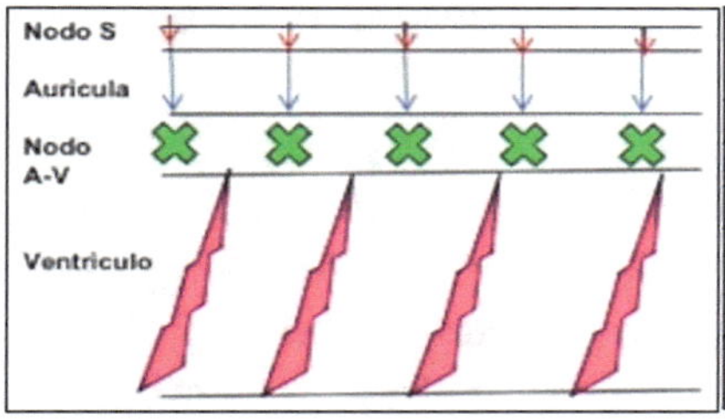

Ritmo Auricular y Ventricular	Auricular normal. Ritmo Ventricular es el ritmo de escape disociado de la frecuencia auricular .
P-P Regularidad	Regular
R-R Regularidad	Regular
P Onda	Present
P:QRS Radio	Variable, disociados. "cada quiene tiene ritmo independiente".
PR Intervalo	Patròn Variable,
QRS Duraciòn	Normal (ritmo de la uniòn) o Ancho (ritmo de escape Ventricular)

Figura 575. Bloqueo AV de tercer grado: secuencia de activación y características generales.

La ausencia de estímulos de despolarización desde las aurículas, causa la aparición de un foco de automaticidad en los ventrículos para escapar a su frecuencia inherente o ritmo de escape nodal, infranodal o ventricular, como veremos en algunos ejemplos más adelante.

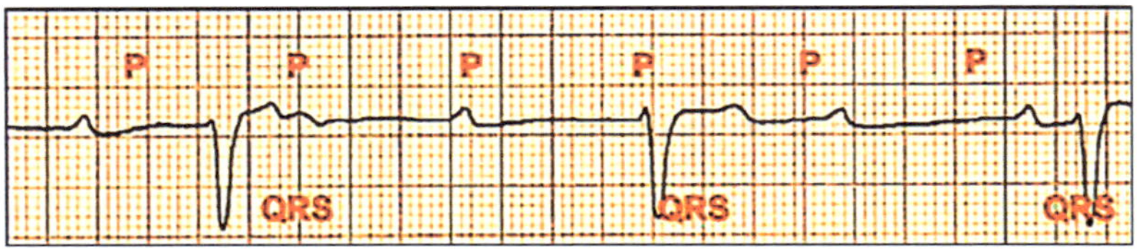

Figura 576. Bloqueo AV de tercer grado o completo: mayor número de ondas P que complejos QRS anchos, disociados.

Cuando se presenta un bloqueo auriculoventricular completo, por debajo de la unión auriculoventricular, un foco ventricular se escapa con la finalidad de estimular a los ventrículos, a su frecuencia inherente, la cual es de 20 a 40 lpm.

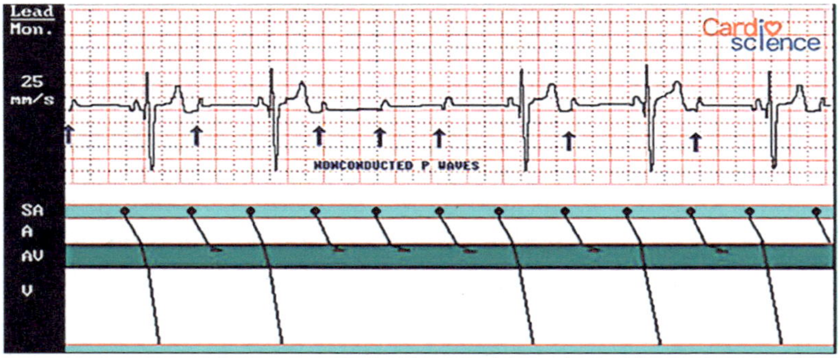

Figura 577. Bloqueo AV de tercer grado o completo: análisis de secuencia de activación.

Si el complejo QRS de un latido en el bloqueo completo es ancho, el origen es ventricular; si es angosto, es en la unión auriculoventricular, por lo tanto, la forma y tamaño del complejo QRS dependen del tipo de ritmo de escape que se presente. Por lo general, el ritmo de escape es regular, aunque, en el bloqueo AV completo, los ritmos auriculares y ventriculares son independientes.

La Figura 576 muestra un bloqueo AV completo con presencia de un número mayor de ondas P que de complejos QRS, los cuales son anchos, por lo tanto, el foco de escape está por debajo del nodo AV, es ventricular. La Figura 577 muestra un trazo con bloqueo AV de tercer grado o completo y, en la gráfica de Lewis, la secuencia de activación, pone en evidencia cómo se bloquea el impulso del nodo sinusal a nivel del nodo auriculoventricular, esto produce una gran cantidad de ondas P y pocos complejos QRS, fenómeno que se repite en los trazos de la Figura 578.

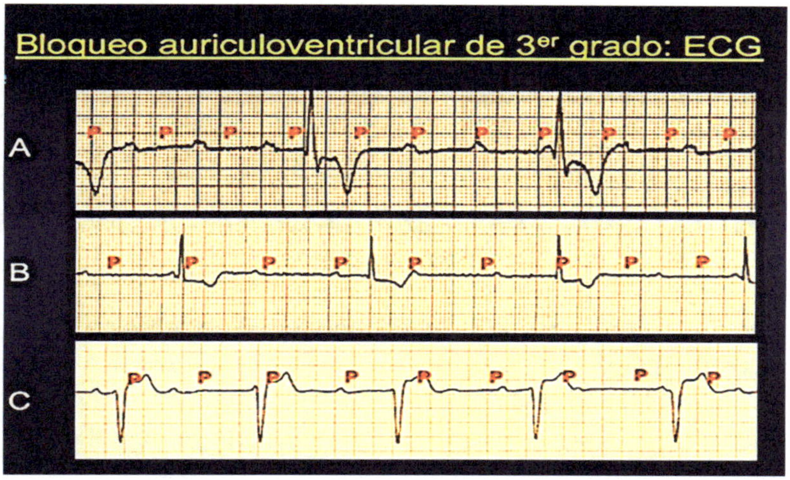

Figura 578. Bloqueo AV de tercer grado o completo: relación de la onda P y los complejos QRS.

La Figura 579 muestra un bloqueo AV completo en donde las ondas P no conducen y están disociadas de los complejos QRS, ambos ritmos, auricular y ventricular, son rítmicos, pero están disociados y esto genera un fenómeno de abanico, en donde las ondas P llegan a estar dentro del complejo QRS.

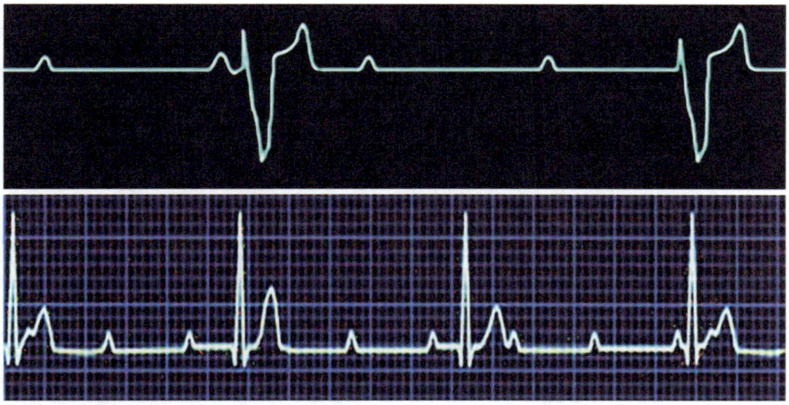

Figura 579. Bloqueo AV de tercer grado o completo: trazos electrocardiográficos con fenómeno de abanico de la onda P.

La Figura 580 muestra otro ejemplo de bloqueo AV completo en la que se aprecia un mayor número de ondas P con complejos QRS anchos, lo cual sugiere que es un ritmo de escape ventricular. Ocasionalmente se encuentran ondas P en la onda T debido a la disociación auriculoventricular.

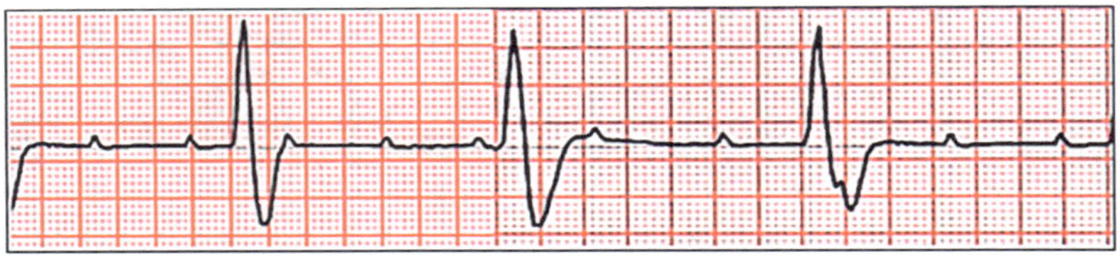

Figura 580. Bloqueo AV de tercer grado o completo: complejos QRS anchos, mayor número de ondas P.

En la Figura 58, se presenta un trazo de monitor de paciente de 81 años de edad que ingresó con datos de bajo gasto cerebral por un bloqueo AV completo, con frecuencias cardiacas de 25 lpm a pesar del uso de dopamina y norepinefrina. Se le colocó marcapaso transitorio y posteriormente marcapaso definitivo por enfermedad del nodo sinusal.

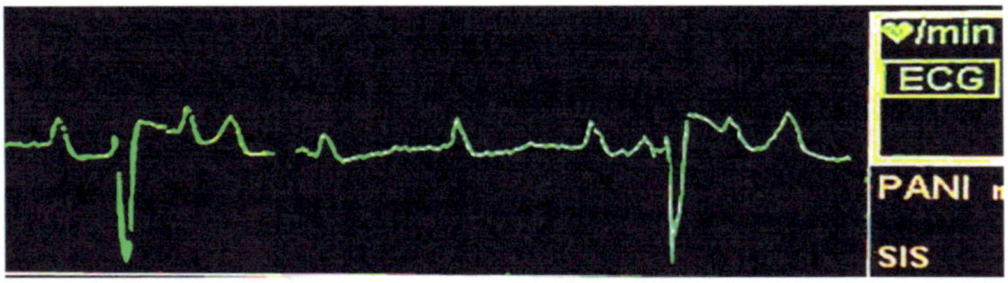

Figura 581. Bloqueo AV de tercer grado o completo: análisis de trazo en monitor.

En la Figura 582 se presenta el trazo de monitor de un paciente de 80 años con bloqueo AV completo, frecuencia cardiaca del 23 lpm e importante repercusión hemodinámica, donde las ondas P se presentan de manera aislada respecto al complejo QRS, el cual corresponde a ritmo de escape ventricular por presentar QRS anchos. Se le colocó marcapaso transitorio para estabilizar su estado.

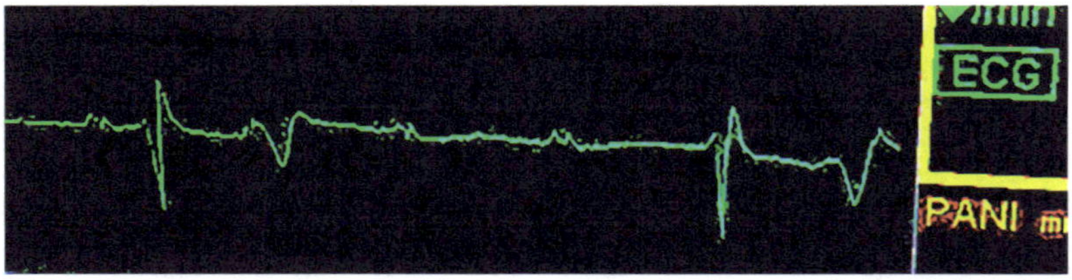

Figura 582. Bloqueo AV de tercer grado o completo: análisis de trazo en monitor.

La Figura 583 muestra el trazo de monitor con bloqueo AV completo y elevación del segmento ST de un paciente con infarto agudo al miocardio de cara inferior, localización que frecuentemente se acompaña de bradiarritmias o bloqueos de conducción.

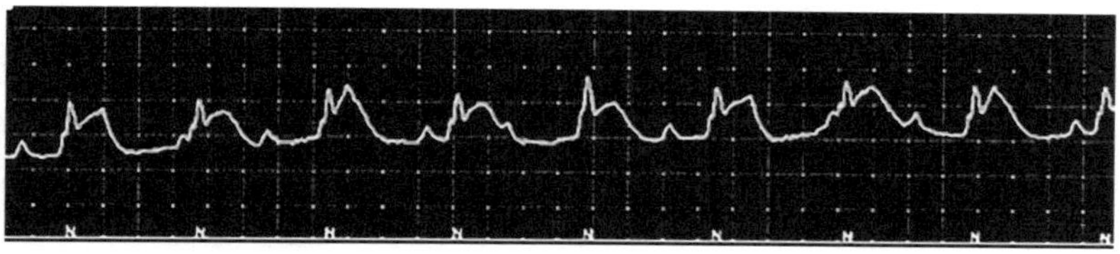

Figura 583. Bloqueo AV de tercer grado o completo con infarto agudo en cara inferior.

La Figura 584 muestra un electrocardiograma con bloqueo AV completo y complejos QRS no anchos, por lo que el ritmo de escape es nodal y existe, además, disociación auriculoventricular, con mayor número de ondas P y fenómeno de abanico.

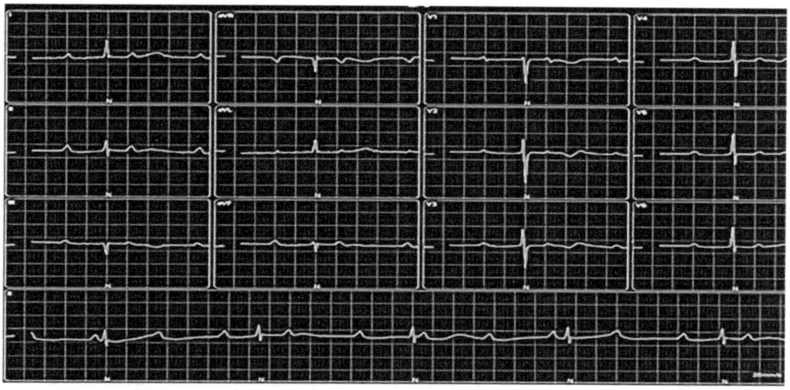

Figura 584. Bloqueo AV de tercer grado o completo con ritmo de escape nodal con QRS angosto.

La Figura 585 muestra dos trazos de flutter auricular asociados a bloqueo AV completo con ondas F y complejos ventriculares o QRS anchos. La frecuencia es lenta y rítmica, lo cual indica que es independiente al ritmo auricular que se manifiesta por ondas F de flutter.

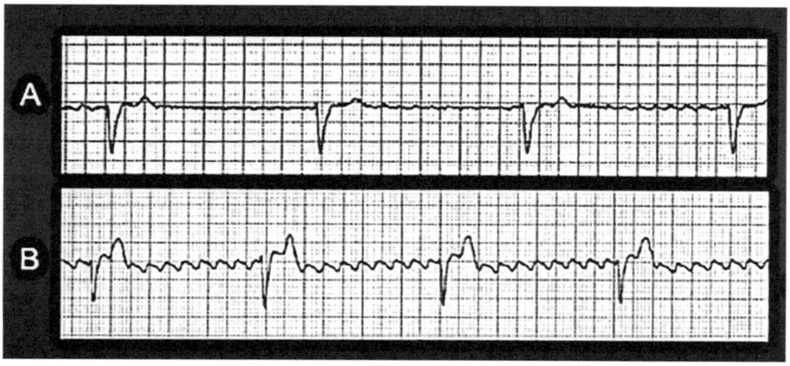

Figura 585. Bloqueo AV de tercer grado asociado a flutter auricular (ondas **f** con intervalo R-R rítmico y QRS ancho).

Aunque el diagnóstico del bloqueo AV debe ser deductivo, para el diagnóstico diferencial podemos seguir el diagrama de flujo que se muestra en la Figura 586. Debemos hacernos dos preguntas sobre el trazo electrocardiográfico:

- ¿Hay más ondas P que complejos QRS?
- ¿El intervalo PP es fijo?

En caso de que ambas respuestas sean afirmativas, hacemos el diagnóstico de bloqueo AV de segundo grado Mobitz II, es decir, se descarta el fenómeno de Wenckebach, pero si no es fijo y el intervalo R-R es regular se trata de un bloqueo AV de tercer grado; cuando los intervalos PR y R-R son irregulares, el bloqueo AV es de segundo grado Mobitz I (fenómeno de Wenckebach).

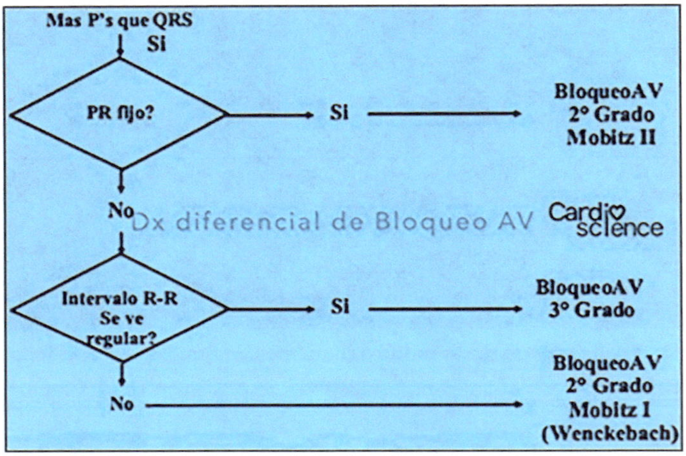

Figura 586. Bloqueos AV: diagrama para el diagnóstico diferencial.

Las normas generales para el tratamiento de los bloqueos auriculoventriculares se presentan en la Figura 587; son las siguientes:

- Bloqueo AV de primer grado: únicamente requiere control por si avanza el grado de bloqueo auriculoventricular.
- Bloqueo auriculoventricular de segundo grado tipo Mobitz I: si el paciente es asintomático, solo debe realizarse controles periódicos.
- Bloqueo auriculoventricular de segundo grado tipo Mobitz II: en general requieren marcapaso definitivo.
- Bloqueo auriculoventricular de tercer grado o completo: congénitos sintomático y todos los adquiridos, requieren marcapaso definitivo.

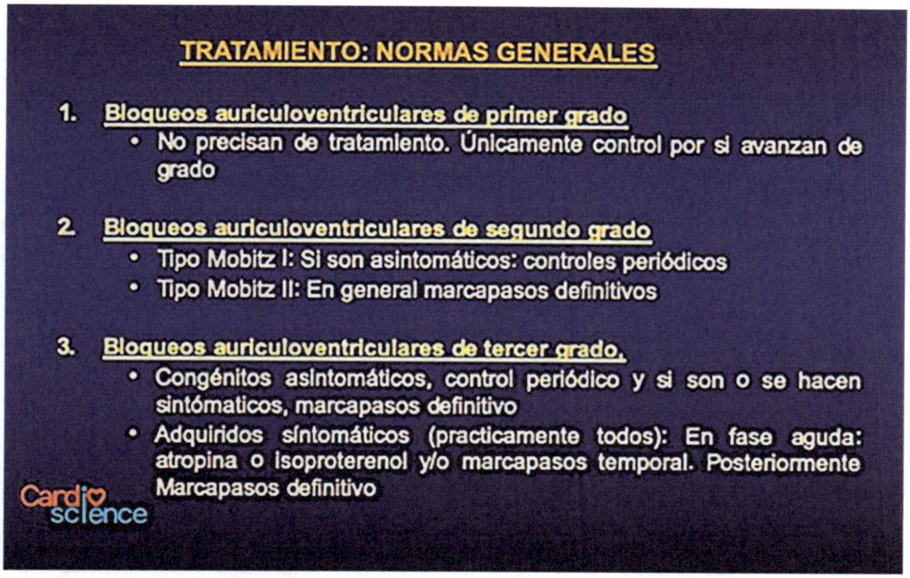

Figura 587. Bloqueo AV de tercer grado o completo: tratamiento, normas generales.

En el caso de una situación aguda, podemos administrar atropina o isoproterenol por vía endovenosa e instalar un marcapaso temporal, una vez estabilizado hemodinámicamente, si persiste el bloqueo debe considerarse la colocación de un marcapaso definitivo. Las indicaciones para marcapasos definitivo se resumen en la Figura 588.

Bloqueo auriculoventricular adquirido en adultos

INDICACIONES PARA ESTIMULACIÓN CARDIACA PERMANENTE (I)

CLASE I

1. **Bloqueo AV completo a cualquier nivel anatómico asociado a una de las siguientes condiciones:**
   - Bradicardia sintomática
   - Fármacos necesarios que conduzcan a bradicardia sintomática
   - Periodo de asistolia ≥ 3 segundos o cualquier ritmo de escape < 40 l.p.m. durante la vigilia y en pacientes asintomáticos.
   - Tras ablación con radiofrecuencia del nodo AV
   - Bloqueo AV postopeatorio del que no se espera resolución.
   - Enfermedades neuromusculares con bloqueo AV.
2. **Bloqueo AV de segundo grado asociado a bradicardia sintomática**

Cardio science

CLASE IIa

1. Bloqueo AV de 3er grado asintomático con un ritmo de escape > 40 l.p.m.
2. Bloqueo de 2° grado tipo Mobitz II asimtomático.
3. Bloqueo de 2° grado asintomático que se sepa que es infrahisiano
4. Bloqueo AV de 1er grado y síntomas sugestivos de "síndrome de marcapasos"

CLASE IIb

- Bloqueo AV de 1er grado (300 ms) en pacientes con insuficiencia cardiaca en los que se supone una mejoría hemodinámica mediante un acortamiento del intervalo AV

CLASE III

- Bloqueo AV de primer grado asintomático
- Bloqueo AV de segundo grado tipo Wenckebach asintomático
- Bloqueo AV secundario a fármacos que se resuelve suprimiendolos

Figura 588. Bloqueo AV de tercer grado o completo adquirido: indicaciones de colocación de marcapaso definitivo en adultos.

Analicemos algunos ejemplos de bloqueos auriculoventriculares para ejercitar el diagnóstico diferencial.

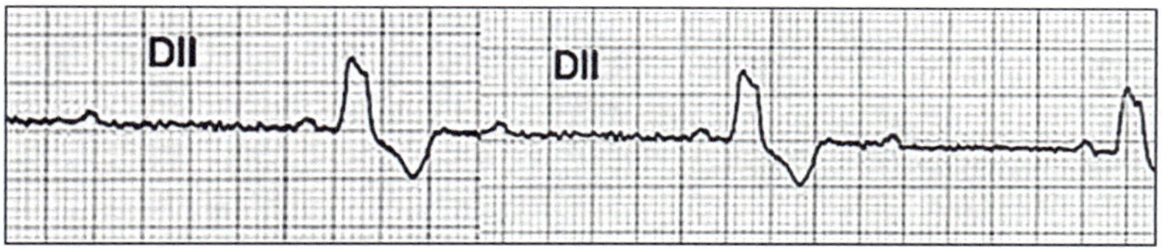

Figura 589. Bloqueo AV de tercer grado o completo: análisis de trazo electrocardiográfico.

En el trazo de la Figura 589 existe un número mayor de ondas P que de complejos QRS, los cuales son anchos y con frecuencia diferente entre los intervalos PP y RR, pero, ambos son rítmicos. En este caso, una onda P conduce y otra no conduce (relación 2:1) y el intervalo PR no se modifica, no aumenta ni disminuye, por lo tanto, el trazo corresponde a un bloqueo AV de segundo grado Mobitz II porque no se altera el intervalo PR, aunque también puede denominarse bloqueo AV avanzado.

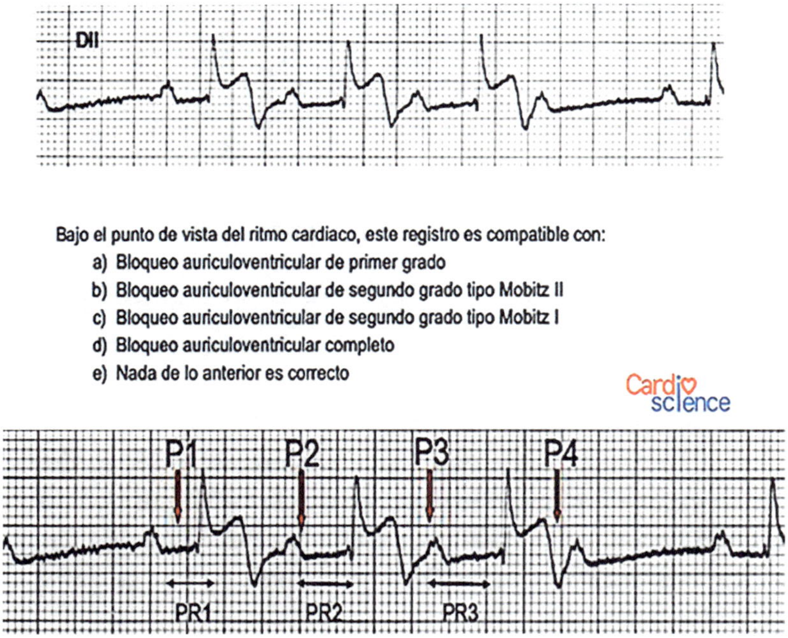

Figura 590. Bloqueo AV de segundo grado Mobitz I: análisis de trazo electrocardiográfico.

El ejemplo de la Figura 590 corresponde a un paciente de 58 años de edad que ingresó a la unidad coronaria por infarto agudo de miocardio en la cara inferior, en este trazo el intervalo PR se va alargando progresivamente en los tres primeros latidos, los cuales producen los complejos QRS, pero en el cuarto latido, la onda P no conduce, se bloquea; bajo este punto de vista el trazo corresponde a un bloqueo AV de segundo grado Mobitz I porque el PR va incrementando progresivamente hasta que se bloquea, lo cual corresponde a un fenómeno de Wenckebach 4:3, quiere decir que en cuatro ondas P, tres conducen y una se bloquea.

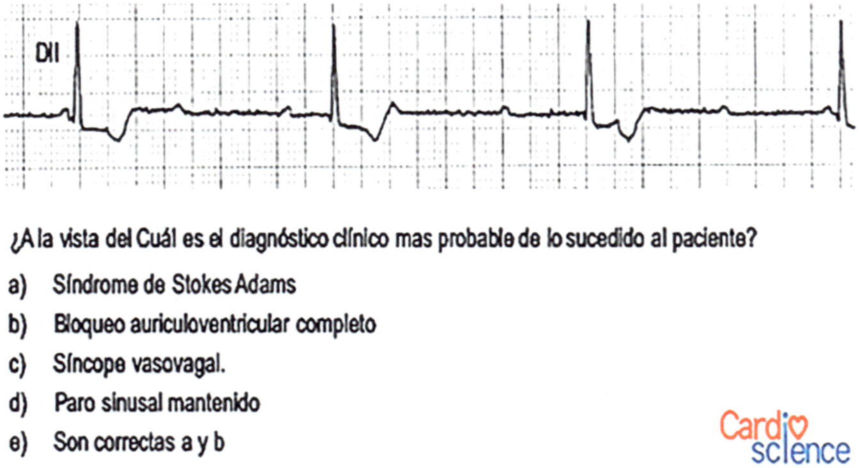

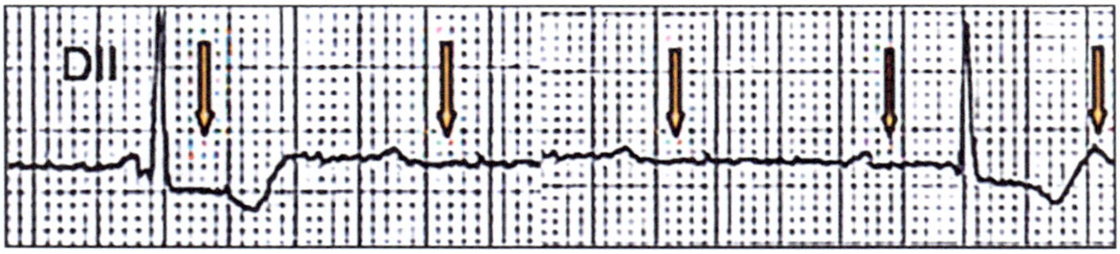

Figura 591. Análisis de trazo electrocardiográfico: Bloqueo AV de tercer grado o completo.

La Figura 591 muestra el caso de un paciente de 80 años de edad que ingresa a urgencias por presentar pérdida de la conciencia con déficit neurológico posterior, manifestado por inestabilidad importante para la marcha; la frecuencia cardiaca se encontró en 33 lpm con bloqueo AV completo o de tercer grado, donde las ondas P, señaladas con flechas, no son seguidas por complejos QRS, es decir, están bloqueadas, lo cual explica por qué este paciente presenta frecuencias cardiacas lentas que le ocasionan isquemia cerebral y síndrome de Stoke-Adams. En este caso, el ritmo de escape presenta complejos QRS no anchos, ya que se genera en el nodo auriculoventricular.

La Figura 592 muestra dos ejemplos de bloqueo AV de primer grado, diagnóstico con base en la presencia prolongación progresiva del intervalo PR asociado a ondas P que conducen complejos QRS de manera fija.

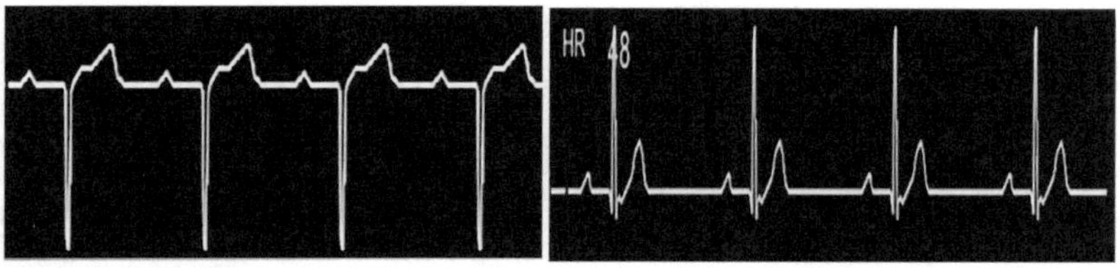

Figura 592. Bloqueo AV de primer grado: PR largo: análisis de trazo electrocardiográfico.

La Figura 593 muestra bloqueo AV de segundo grado Mobitz II, en donde el intervalo PR es fijo, es decir, mantiene la misma longitud en todos los latidos, hasta que, súbitamente, una onda P no conduce y se genera una frecuencia de conducción con proporción 2:1. El QRS es ancho por un bloqueo de rama previo que genera la aberrancia.

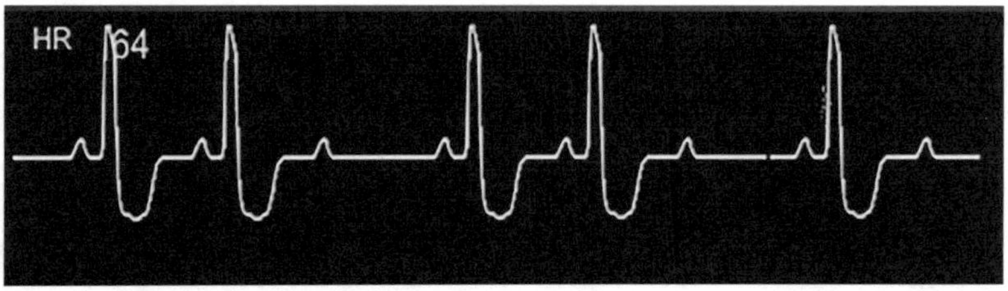

Figura 593. Bloqueo AV de segundo grado Mobitz II: análisis de trazo electrocardiográfico.

La Figura 594 muestra un trazo electrocardiográfico con PR fijo en los primeros dos latidos, posteriormente, ondas P que no conducen con alteración en la conducción variable del tipo 4:2 y 2:1, que corresponden a un bloqueo AV Mobitz II.

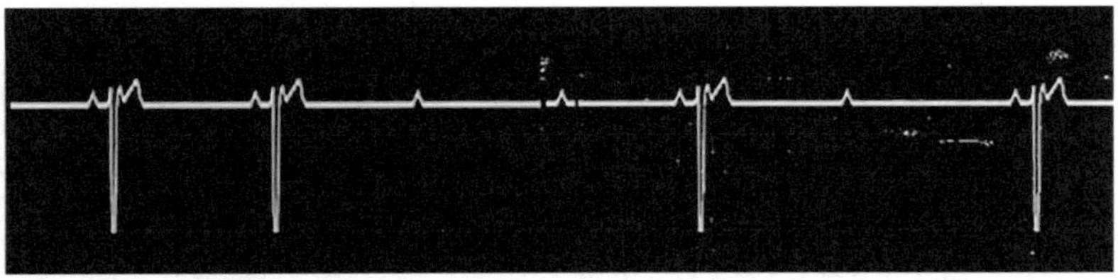

Figura 594. Bloqueo AV de segundo grado Mobitz II: análisis de trazo electrocardiográfico.

La Figura 595 muestra dos trazos con un bloqueo AV completo o de tercer grado porque el número de ondas P es mayor que el número de complejos QRS; existe disociación auriculoventricular (ninguna onda P conduce un complejo QRS), es decir, la conducción de las ondas P y los complejos QRS presenta el fenómeno de abanico en donde, incluso existen ondas P sobre las ondas T, a las cuales deforma; además, el complejo QRS es ancho porque el ritmo de escape, en este caso, se genera a nivel ventricular.

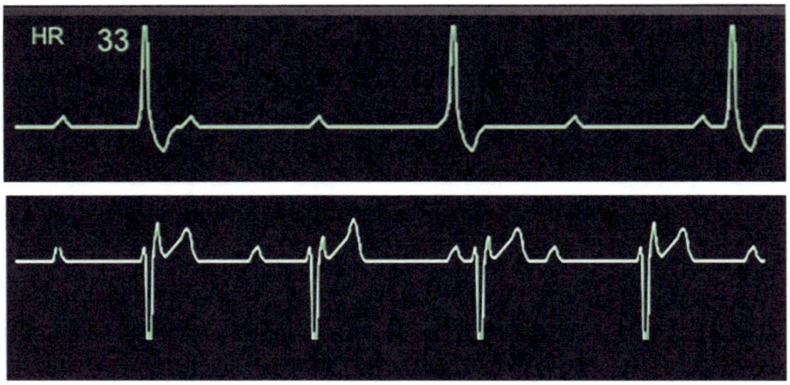

Figura 595. Bloqueo AV de tercer grado o completo: análisis de trazo electrocardiográfico.

El bloqueo AV de segundo grado Mobitz I con fenómenos de Wenckebach, se representa en la Figura 596, en él existe alargamiento progresivo del intervalo PR hasta que se bloquea con una frecuencia 4:1.

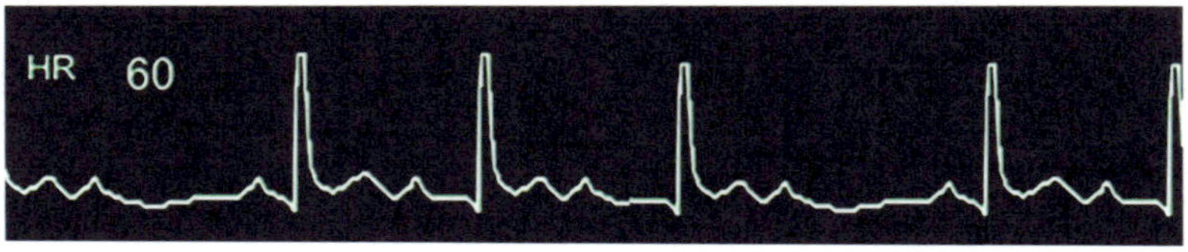

Figura 596. Bloqueo AV de segundo grado Mobitz I: análisis de trazo electrocardiográfico.

En el bloqueo AV de segundo grado Mobitz I, el intervalo PR se prolonga hasta que se bloquea la conducción, como lo muestra la Figura 597.

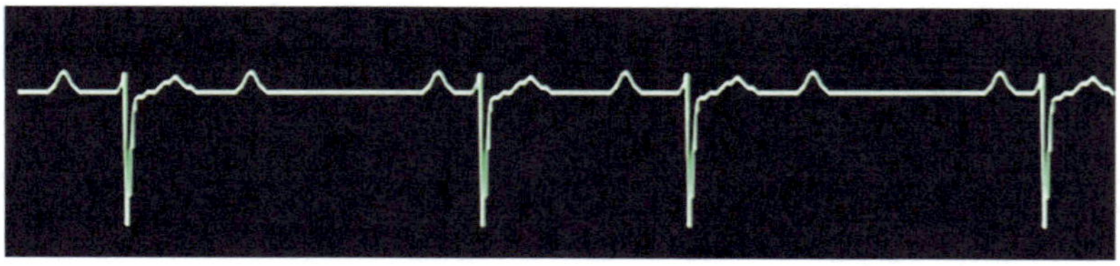

Figura 597. Bloqueo AV de tercer grado o completo: análisis de trazo electrocardiográfico.

MÓDULO 10.6.
PRÁCTICA DEL MÉTODO POLIGRÁFICO DEDUCTIVO: TRAZOS

Los comentarios de cada trazo pueden consultarse directamente en nuestra plataforma digital: www.cardioscience.com.mx.

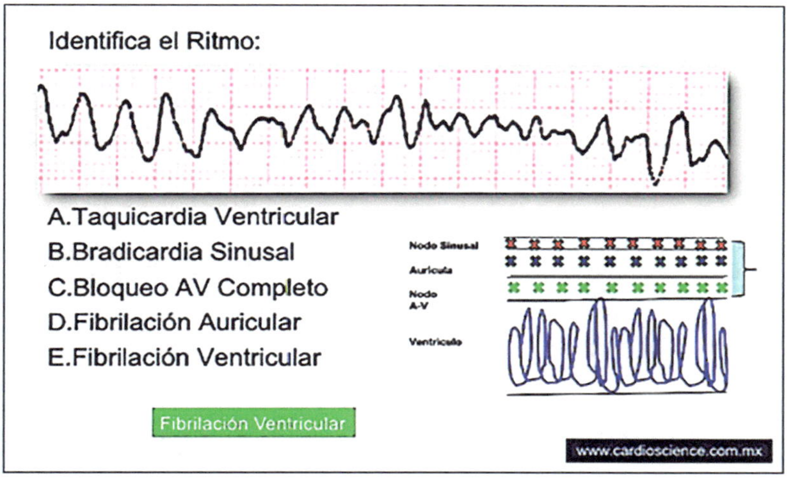

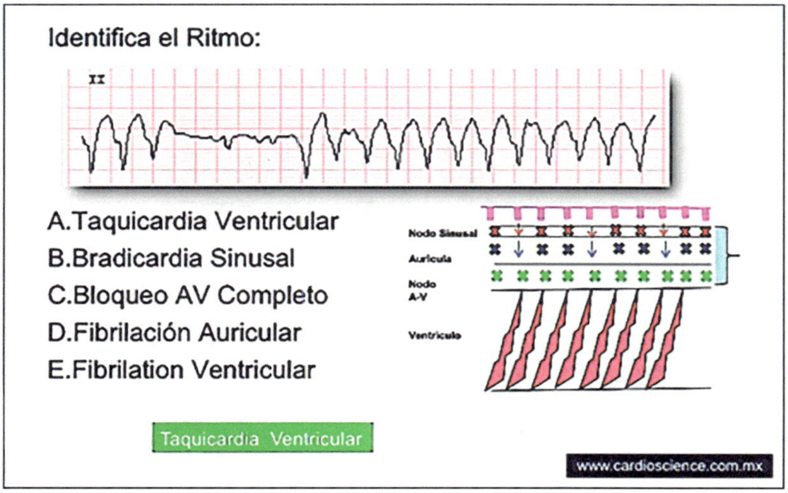

Identifica el Ritmo:

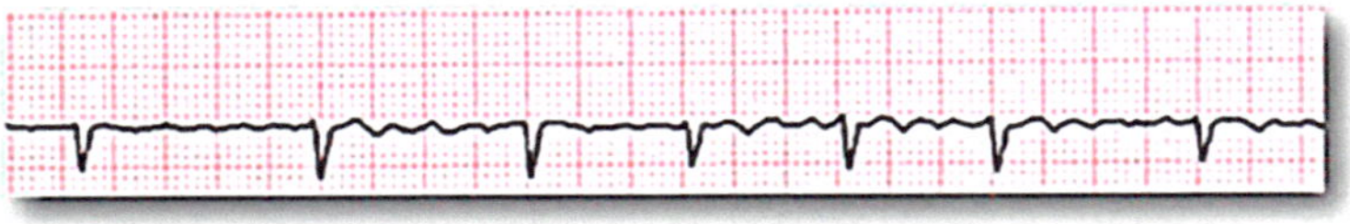

A. Taquicardia Ventricular
B. Bradicardia Sinusal
C. Bloqueo AV Completo
D. Fibrilación Auricular
E. Fibrilación Ventricular

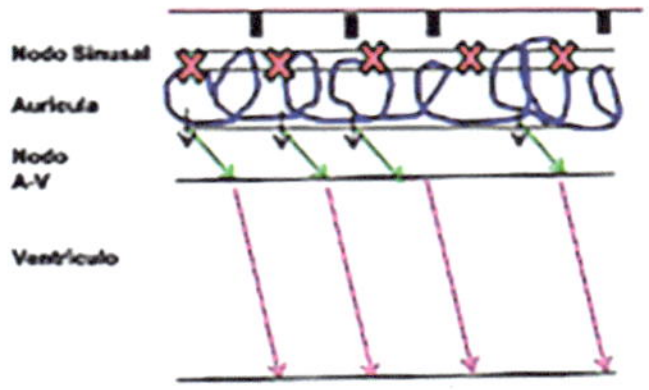

Fibrilación Auricular

Identifica el Ritmo:

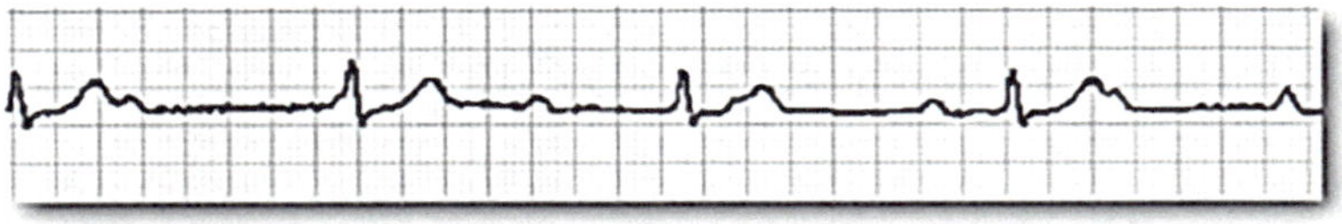

A. Taquicardia Ventricular
B. Bradicardia Sinusal
C. Bloqueo AV Completo
D. Fibrilación Auricular
E. Fibrilation Ventricular

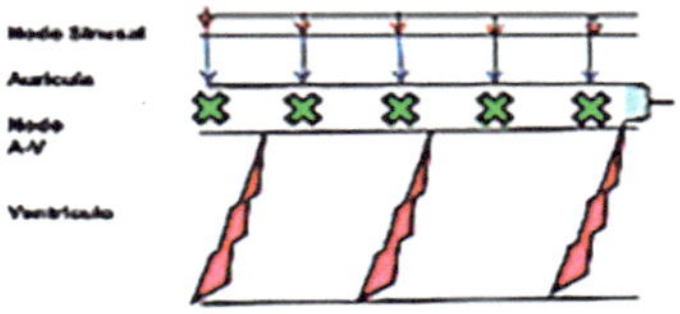

Bloqueo AV Completo

Identifica el Ritmo:

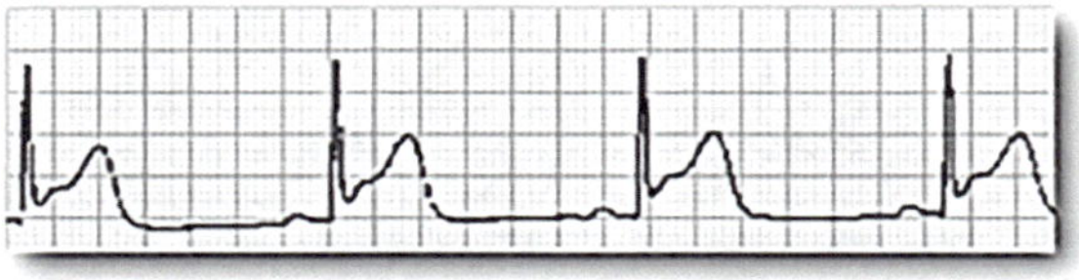

A. Taquicardia Ventricular
B. Bradicardia Sinusal
C. Bloqueo AV Completo
D. Fibrilación Auricular
E. Fibrilación Ventricular

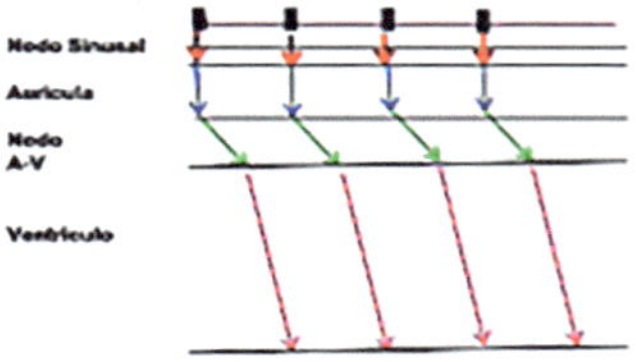

Bradicardia Sinusal

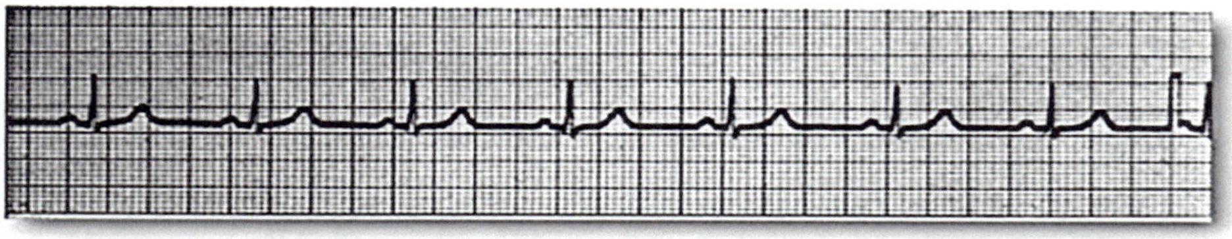

1. Ritmo Sinusal, FC 75 lpm

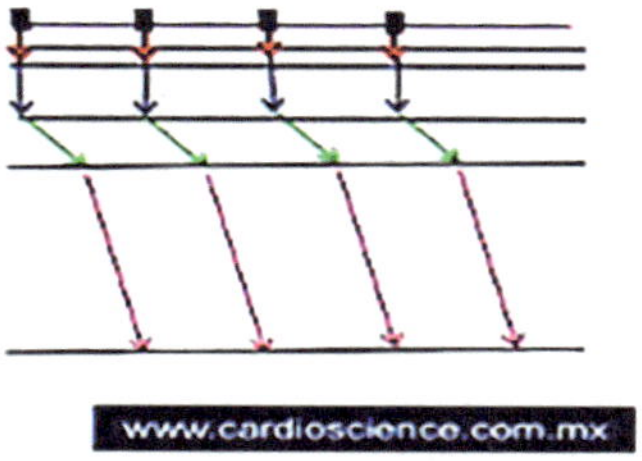

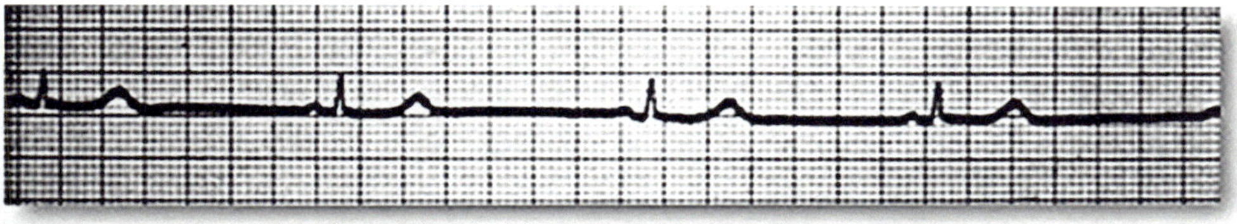

2. Bradicardia Sinusal , FC 45 lpm

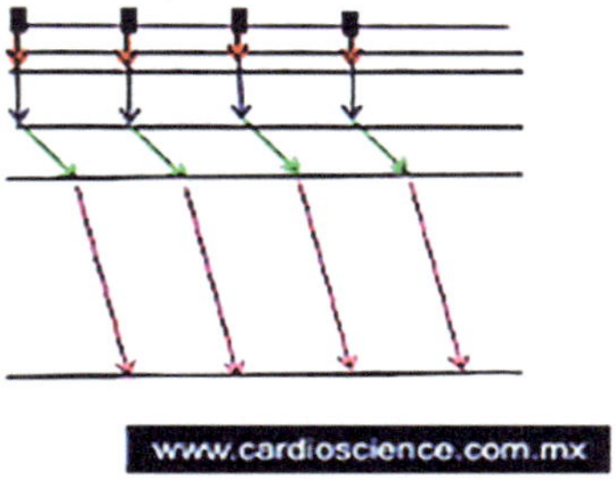

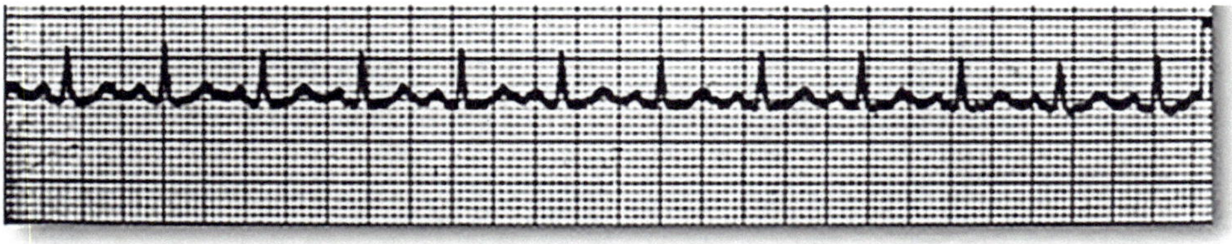

3. Taquicardia Sinusal, FC 130 lpm

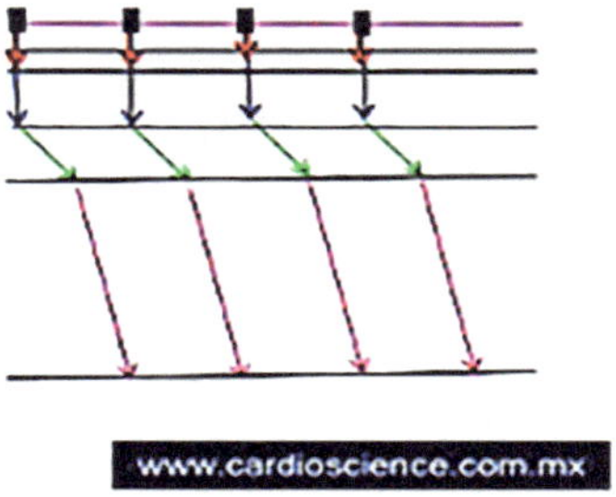

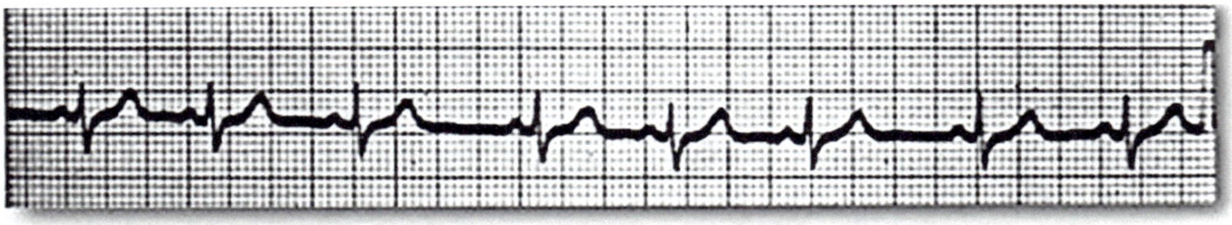

4. Arritmia Sinusal o Respiratoria, FC Variable.

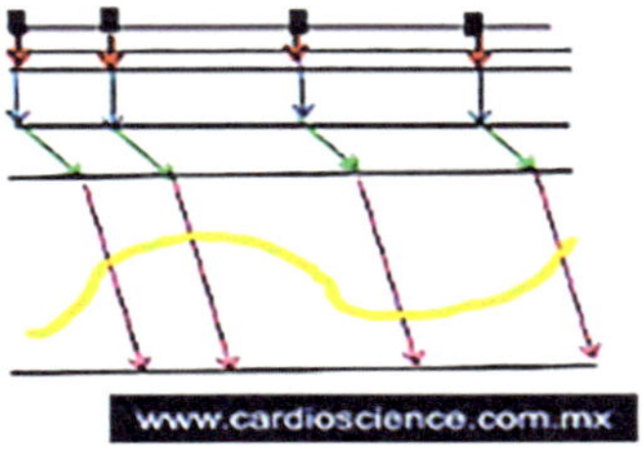

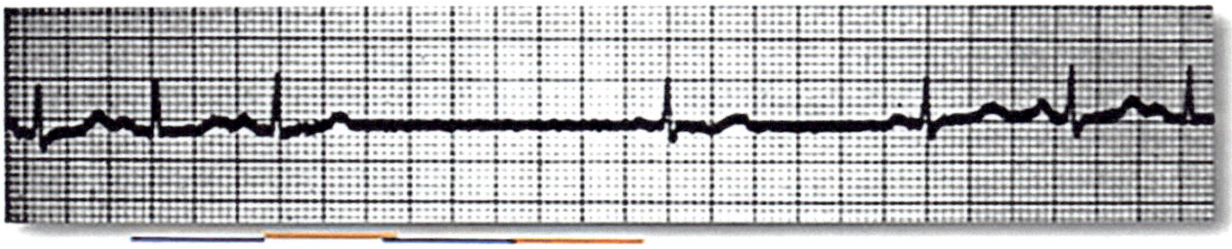

5. Bloqueo de Salida del Nodo Sinusal (R-R es multiplo)

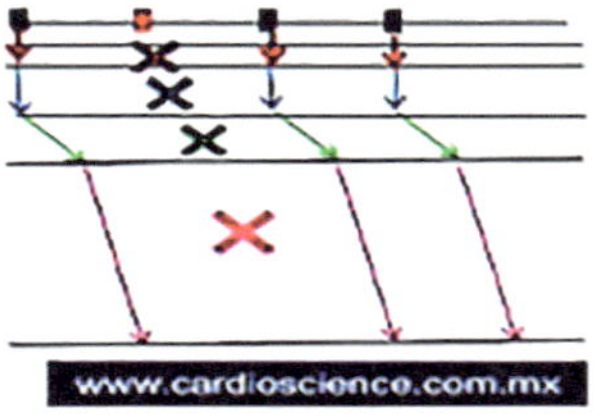

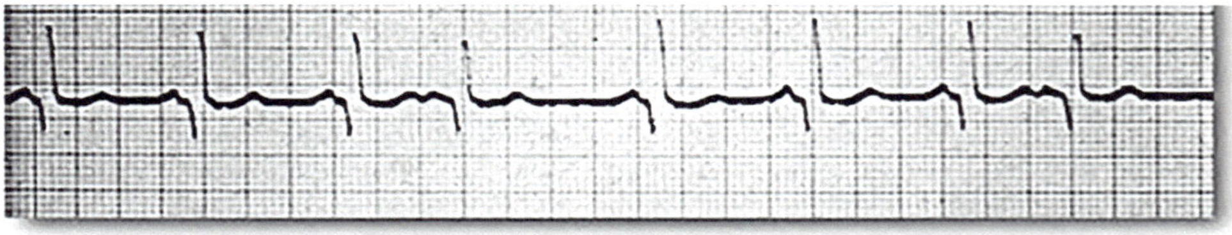

6. Extrasistoles auriculares

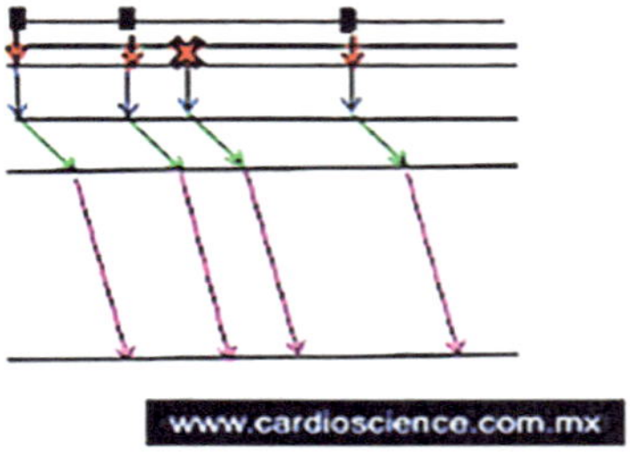

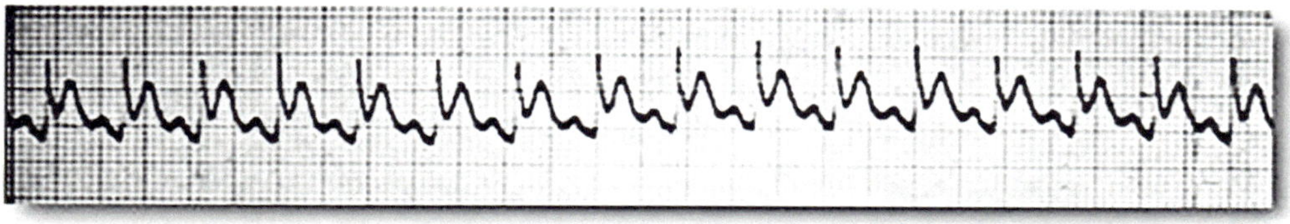

7. Taquicardia Sinusal PR 0.12 seg, FC 180 lpm

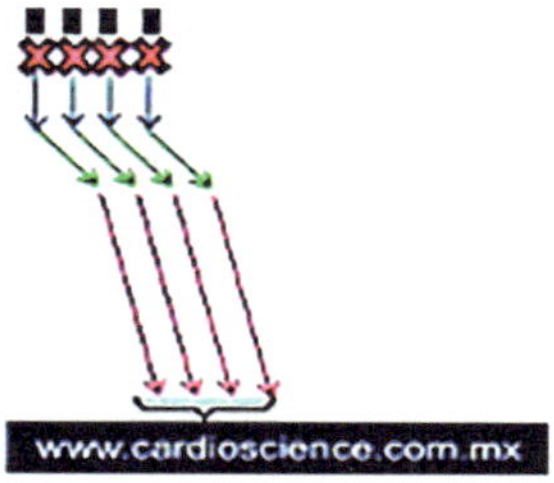

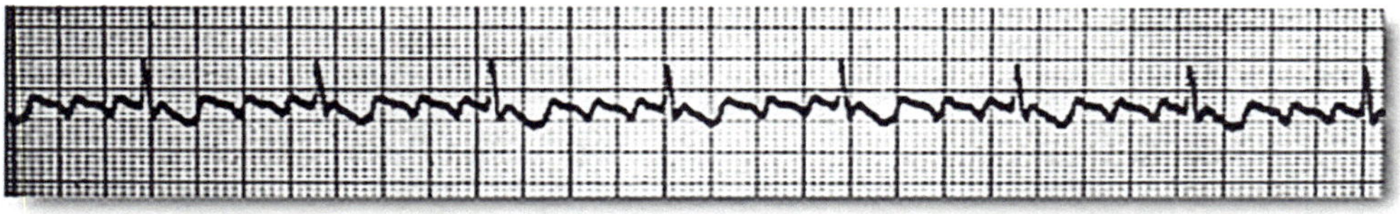

8. Flutter Auricular con conducción 3 a 1, FC 80 lpm

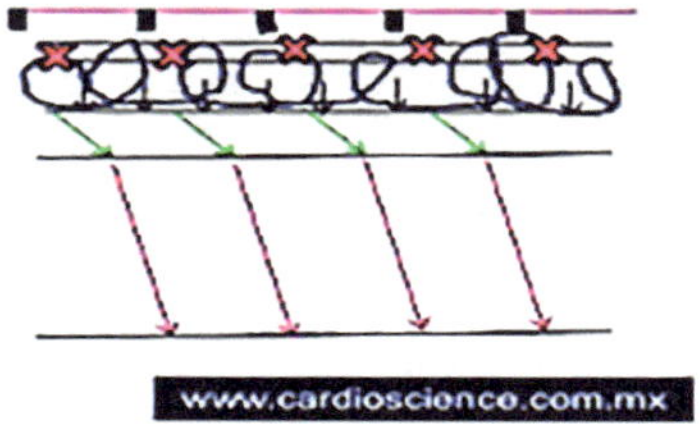

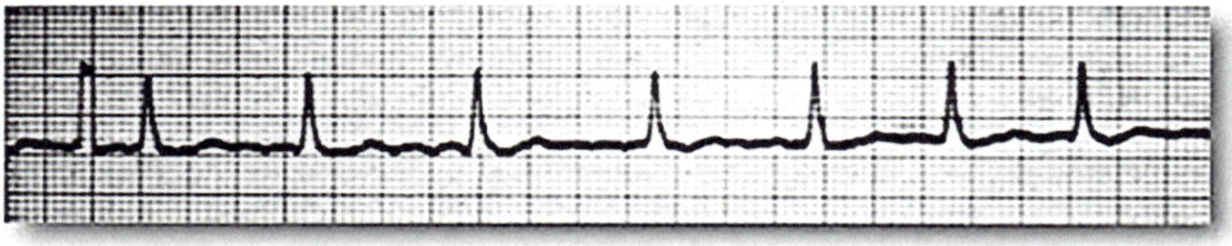

9. Fibrilación Auricular, frecuencia cardiaca promedio 80 lpm (existen 8 latidos en 6 segundos multiplicados por 10 = 80 lpm).

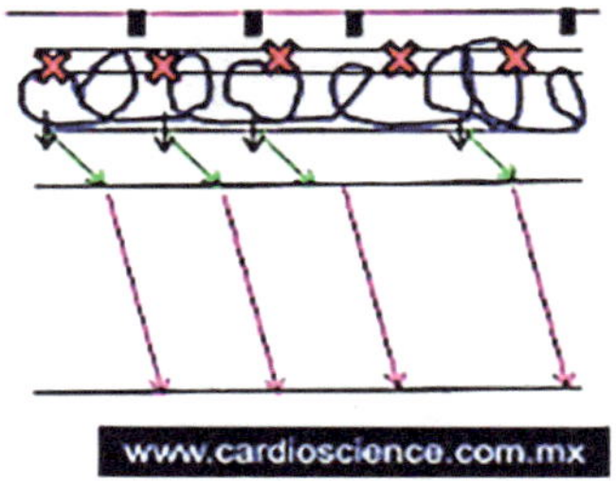

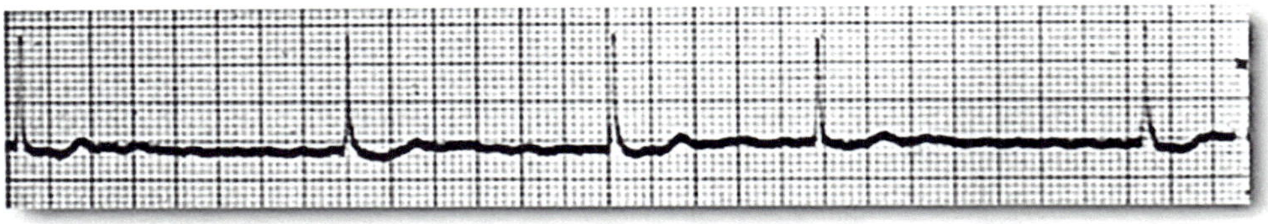

10. Fibrilación Auricular con respuesta ventricular lenta, Frecuencia cardíaca Promedio 50 lpm (hay 5 latidos en 6 segundos o 30 cuadros mayores X 10 = 50 lpm)

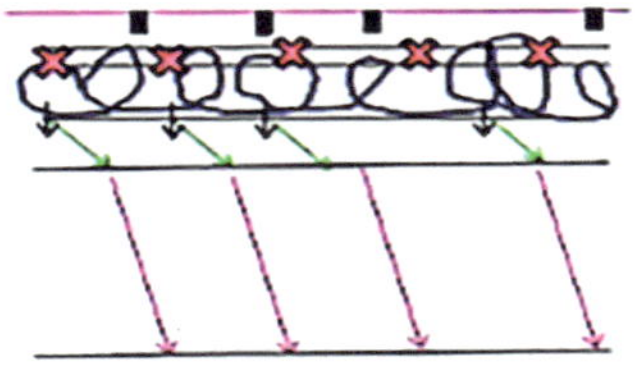

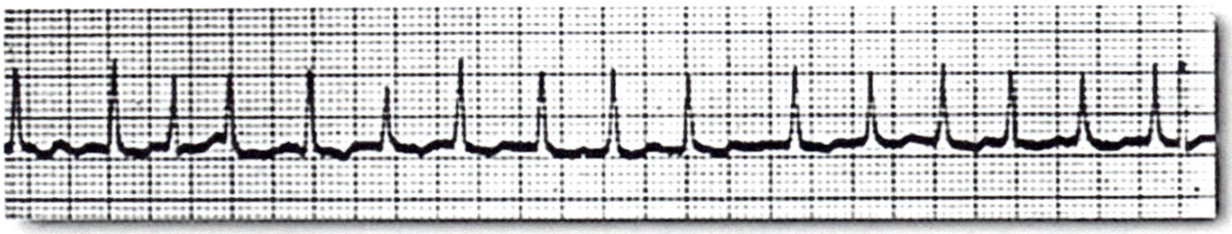

11. Fibrilación Auricular con respuesta Ventricular Rápida (Hay 16 latidos en 6 segundos multiplicados por 10 = 160 lpm promedio)

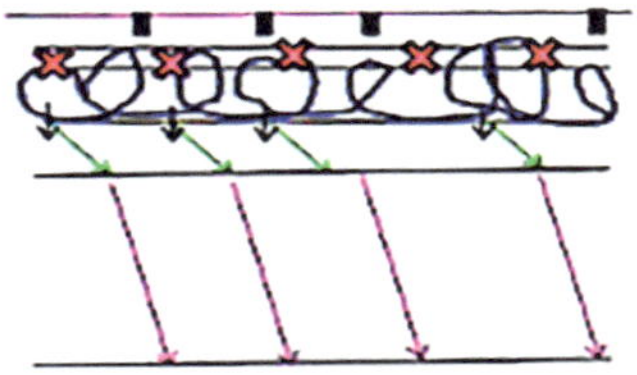

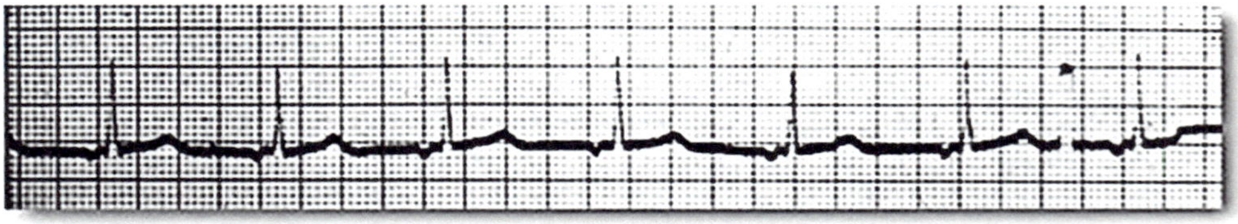

12. Ritmo Auricular

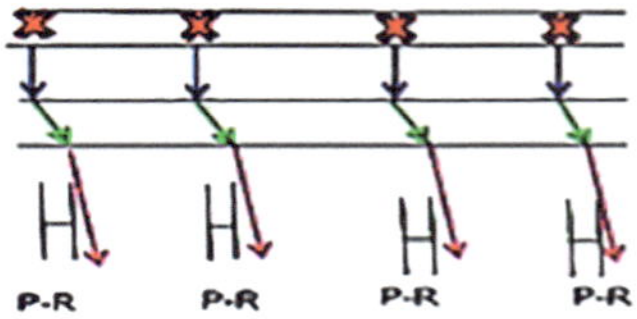

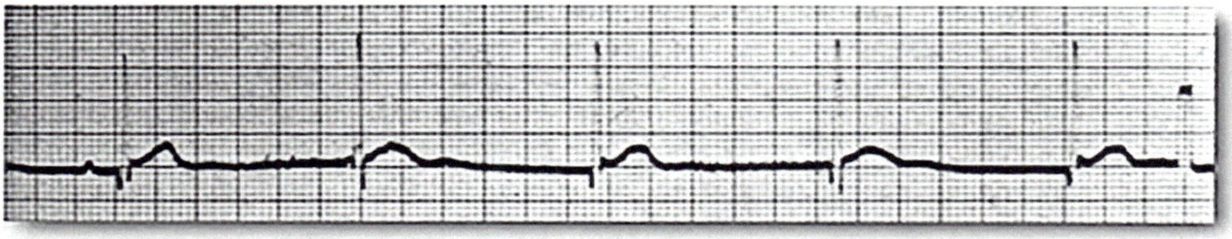

13. Primer latido sinusal (P), resto de los latidos en Ritmo Nodal o de la Unión

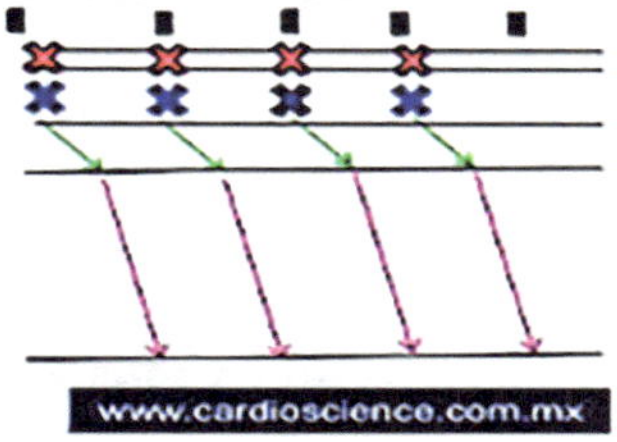

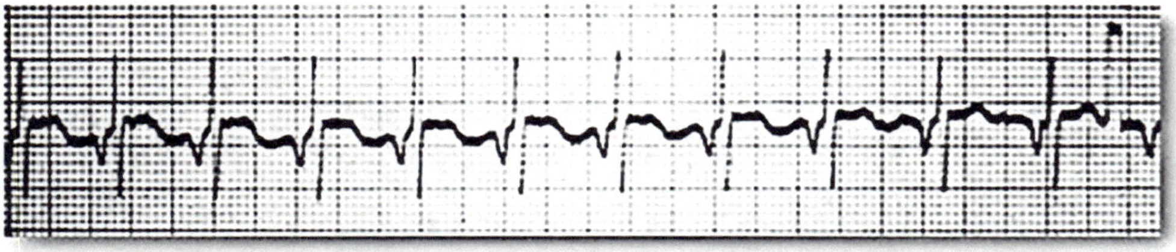

14. Taquicardia Auricular, FC 130 lpm

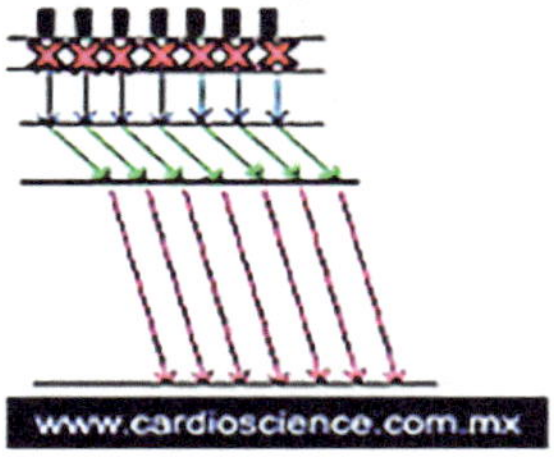

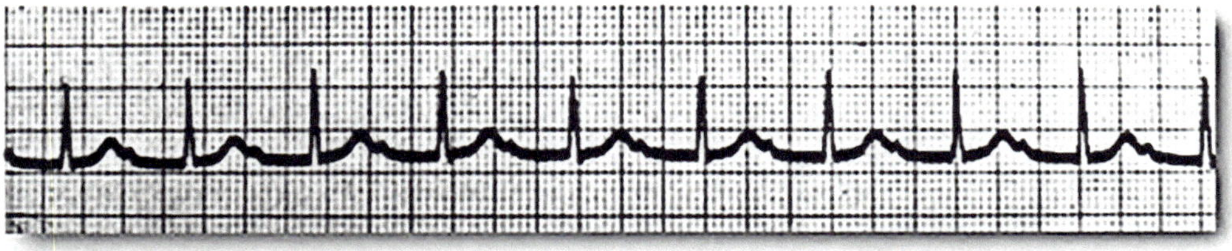

15. Bloqueo Auriculo-Ventricular (AV) de 1er grado, FC 100 lpm

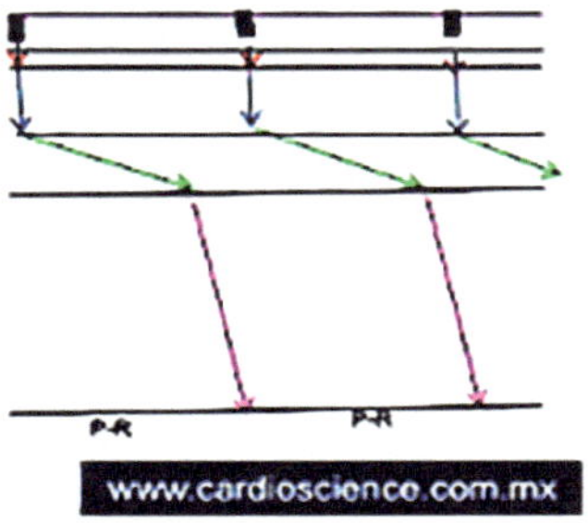

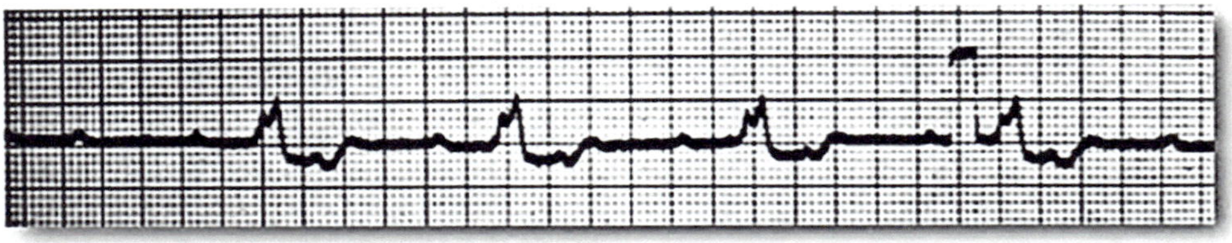

16. Bloqueo Auriculo-Ventricular Completo o de III grado con FC ventricular de 50 lpm y Auricular de 100 lpm (ritmos disociados)

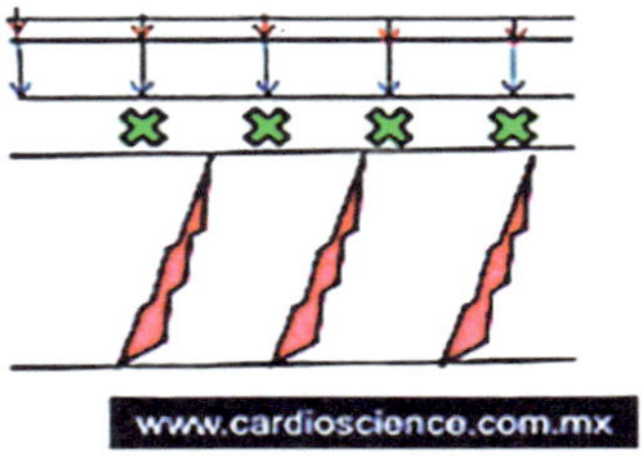

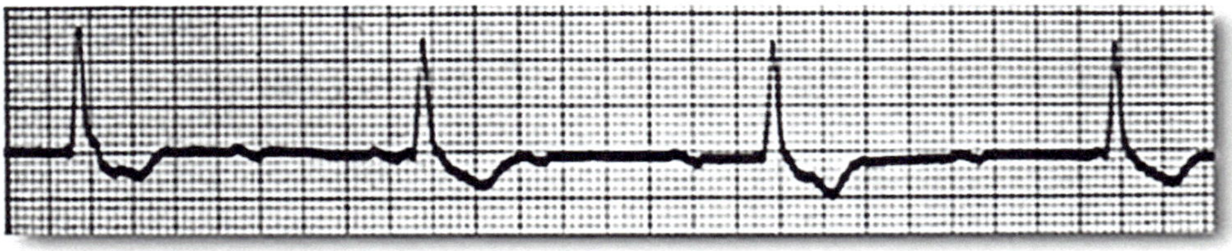

18. Bloqueo AV Completo de III Grado (Frecuencia Auricular de 80 lpm y Ventricular de 30 lpm, Ritmos Disociados)

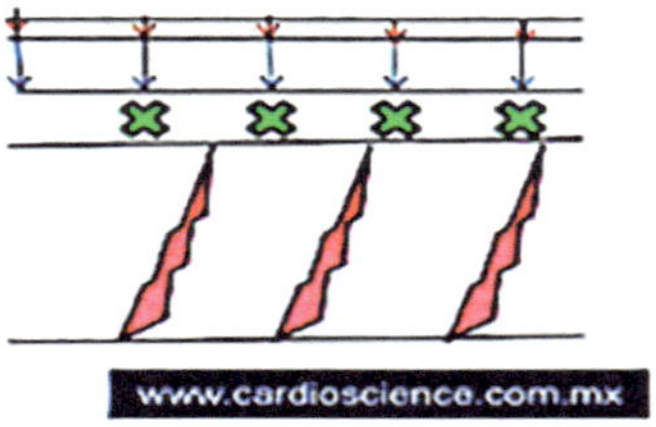

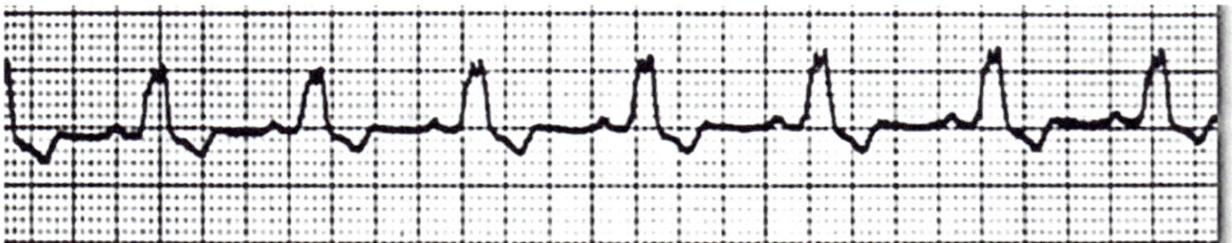

19. Ritmo Sinusal con Bloqueo de Rama , FC 75 lpm

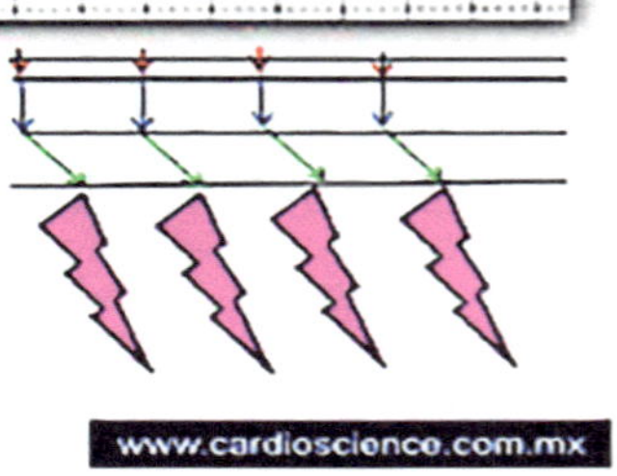

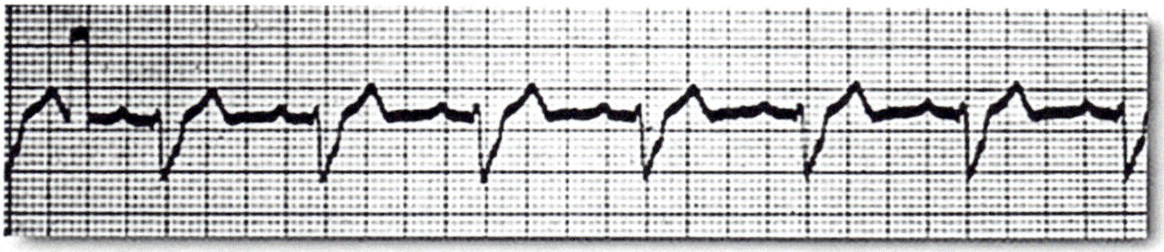

20. Bloqueo AV de 1er grado (PR maypr de 0.20 seg) y Bloqueo de Rama (QRS mayor de 0.12 seg), con FC 75 lpm.

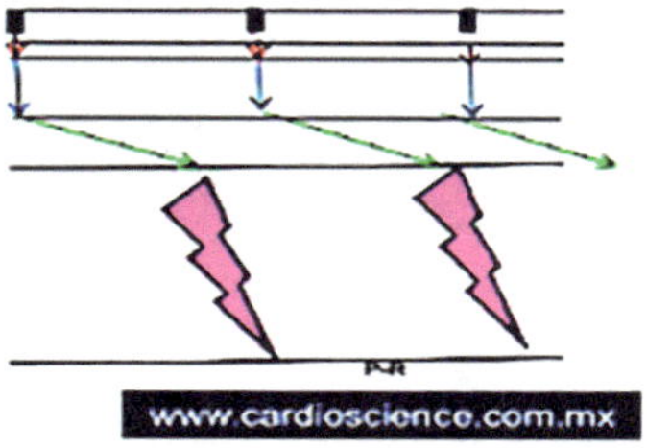

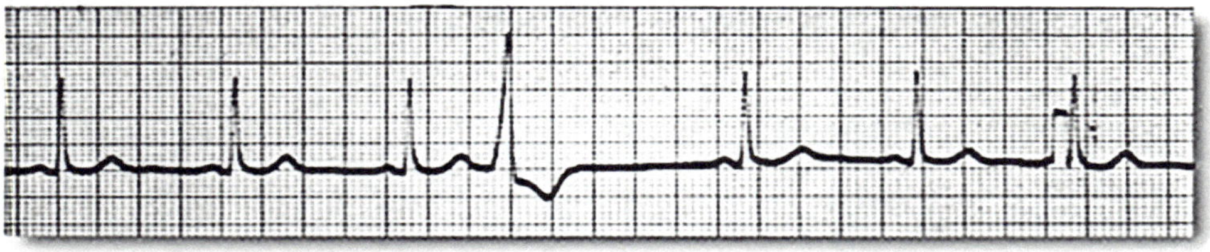

21. Ritmo sinusal con FC de 70 lpm y una extrasistole ventricular (latido adelantado, sin P , ancho con T invertida al QRS y pausa compensadora)

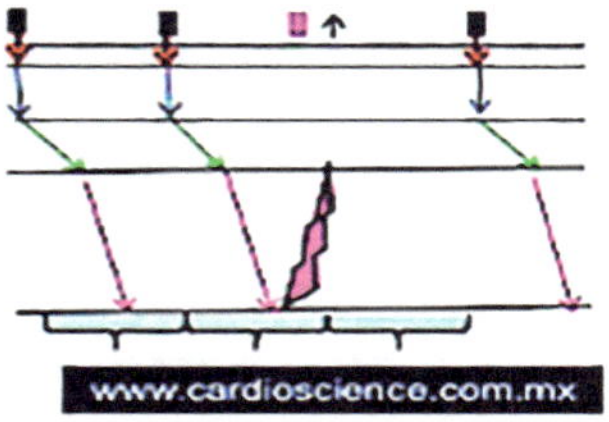

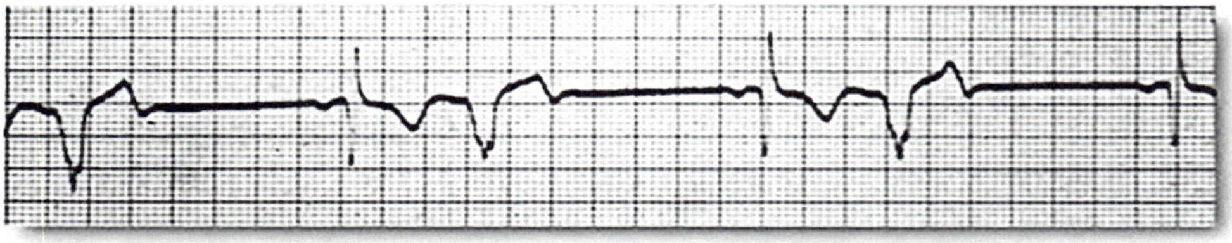

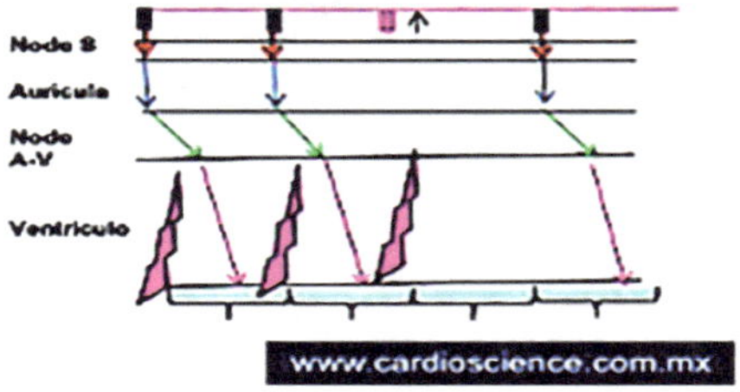

22. Extrasistoles Ventriculares Bigeminadas con pausa complensadora (un latido normal y una extrasistole se denomina bigeminismo)

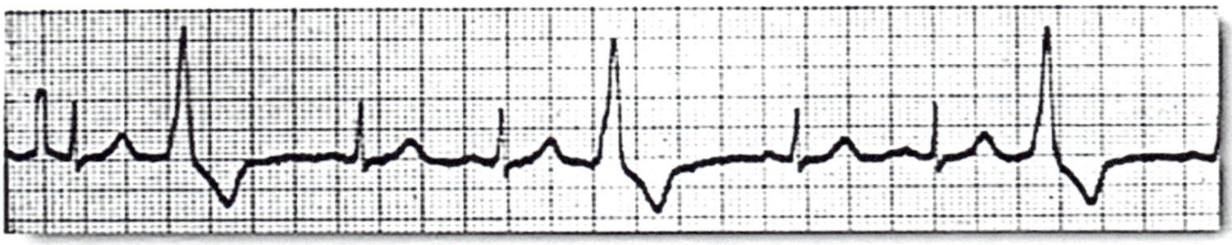

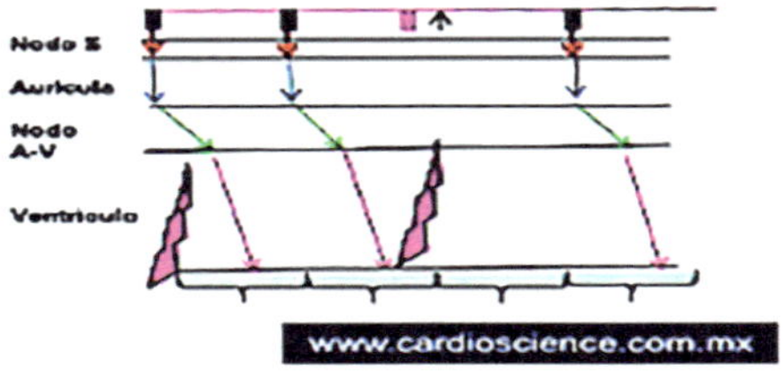

23. Extrasistoles Ventriculares Trigeminadas con pausa compensadora (Dos Latidos normales y una extrasístole se denomina Trigeminismo)

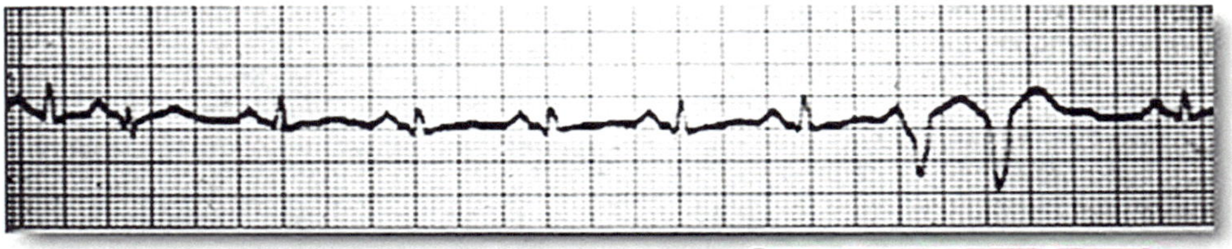

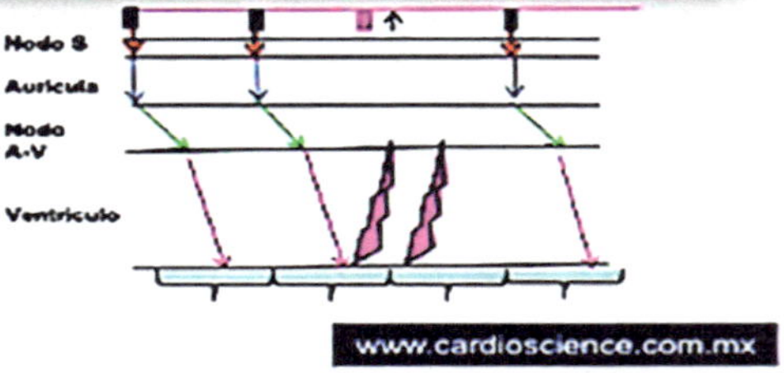

24. Ritmo Sinusal con FC de 100 lpm y Extrasistoles Ventriculares Pareadas(Extrasístoles Pareadas son 2 extrasístoles juntas)

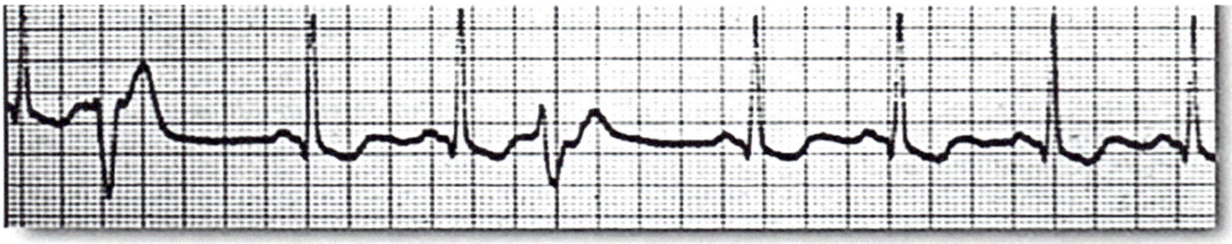

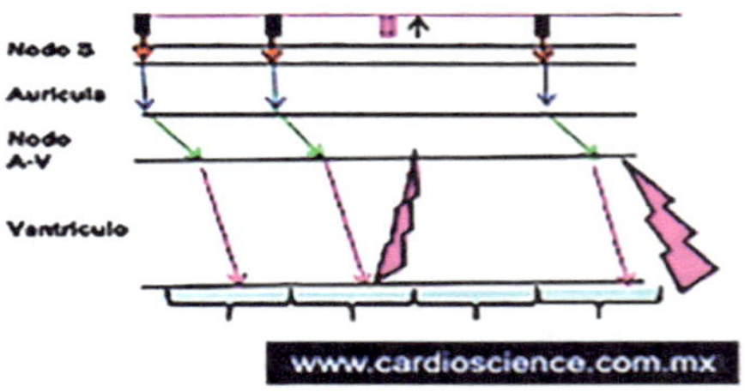

25. Ritmo Sinusal con FC 90 lpm y Extrasistoles Ventriculares De Dos Focos (Las extrasistoles son de diferente forma por eso sabemos que son de diferente origenes o focos de origen)

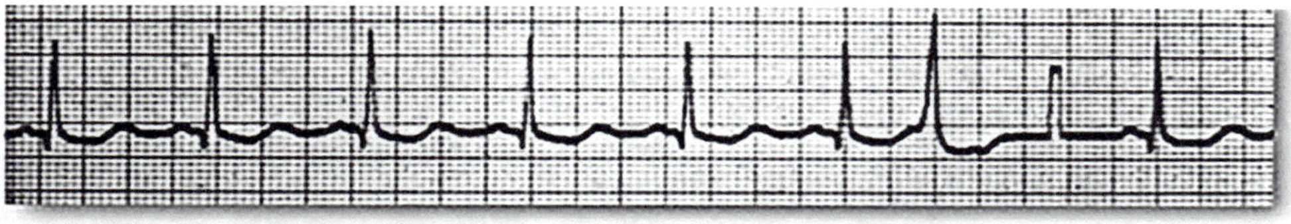

26. Ritmo Sinusal con FC 85 lpm y una extrasístole ventricular con con retro-conducción a la aurícula (la onda P retro-conducida se ve después del QRS de la extrasístole ventricular como una muesca en la T), posterior a la extrasístole hay un fenómeno de auto-calibración del electrocardiógrafo a 1 mv. No es latido.

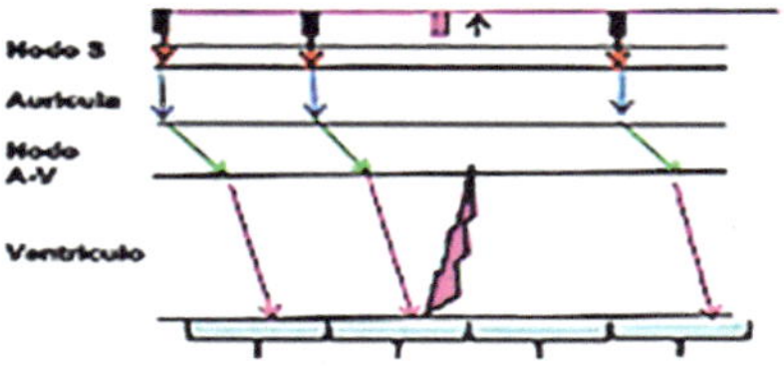

www.cardioscience.com.mx

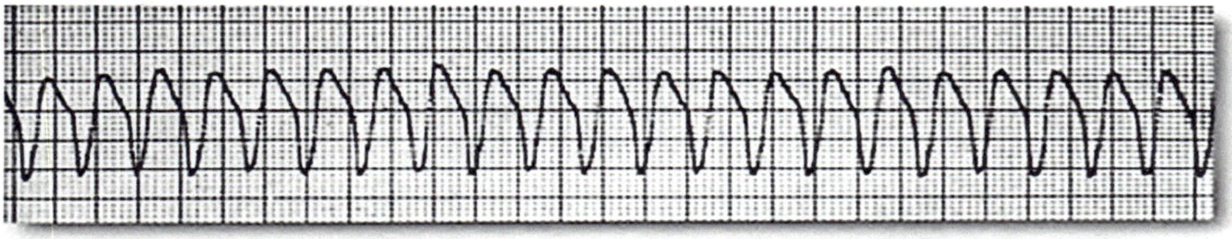

27. Flutter Ventricular por FC Mayor de 200 lpm es la diferencia Con la taquicardia ventricular

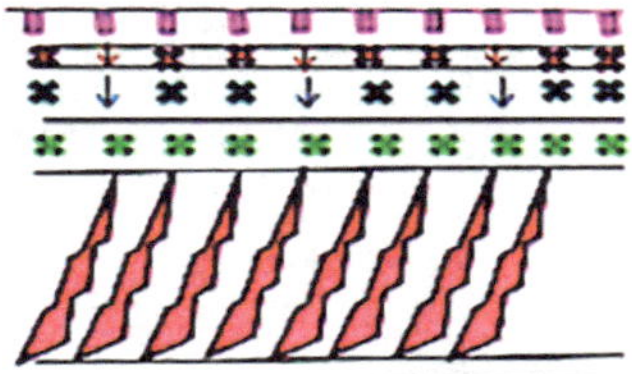

www.cardioscience.com.mx

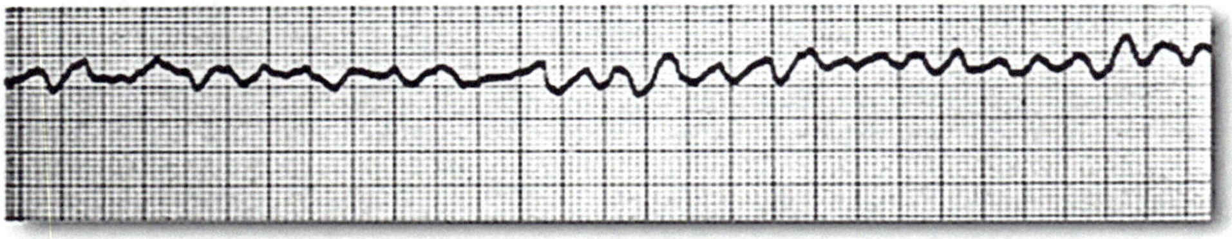

28. Fibrilación Ventricular

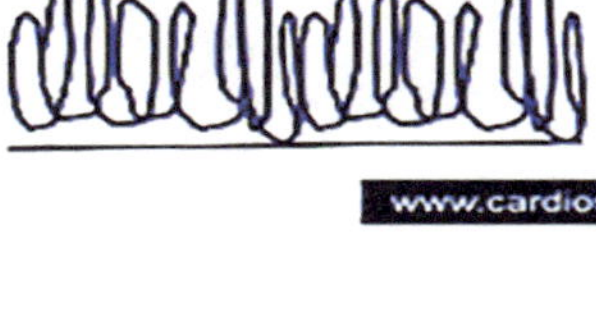

www.cardioscience.com.mx

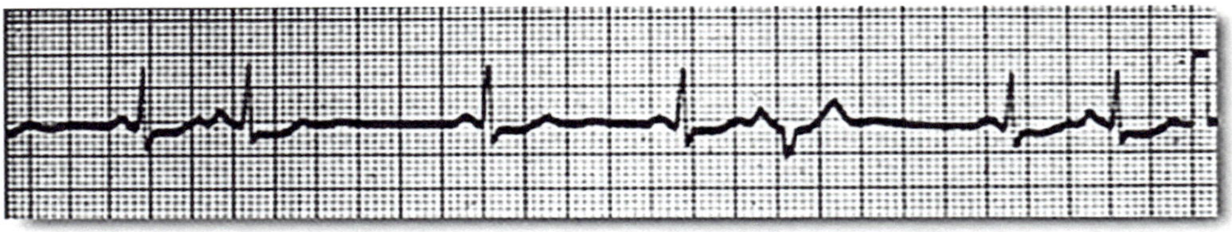

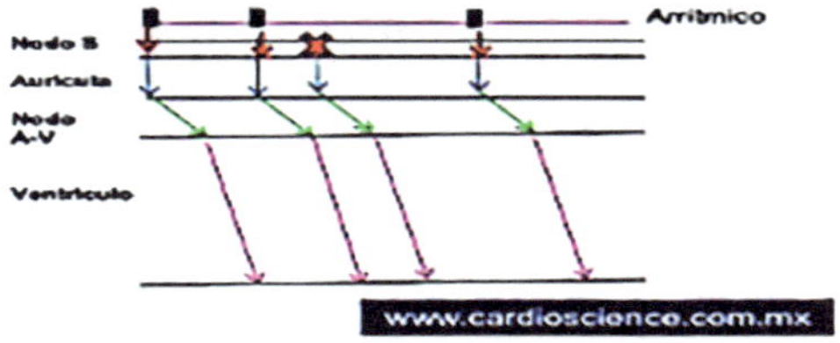

29. Ritmo Sinusal de Base con FC de 65 lpm y Extrasístoles Auriculares (tienen onda P).

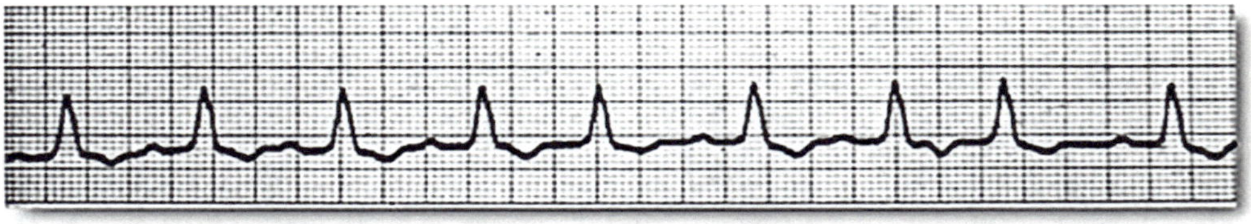

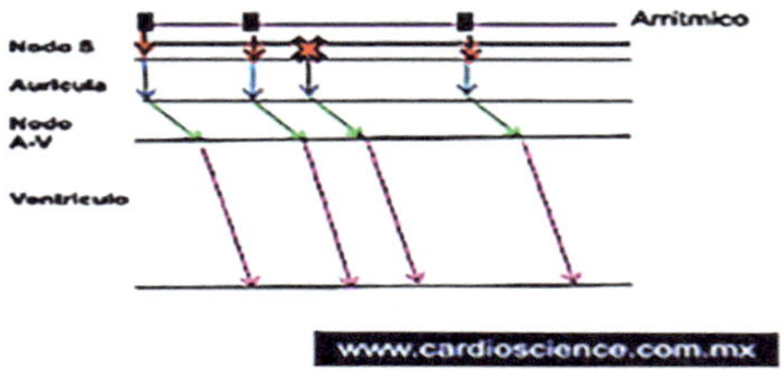

30. Bloqueo AV de 1er grado (PR mayor de 0.20) y bloqueo de rama con FC de base de 90 lpm y dos Extrasístoles Nodales (latidos 5 y 8 adelantados sin onda P, conservando el mismo QRS ensanchado de los latidos previos por el bloqueo de rama asociado).

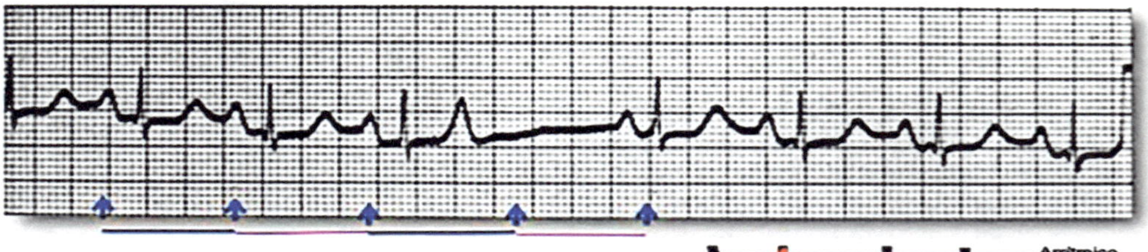

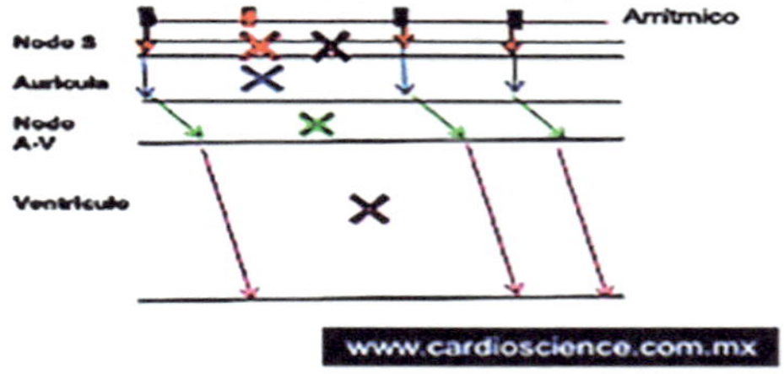

31. Ritmo Sinusal con FC 90 lpm y Paro Sinusal (Pausa no Multiplo del intervalo R-R De los latidos Previos)

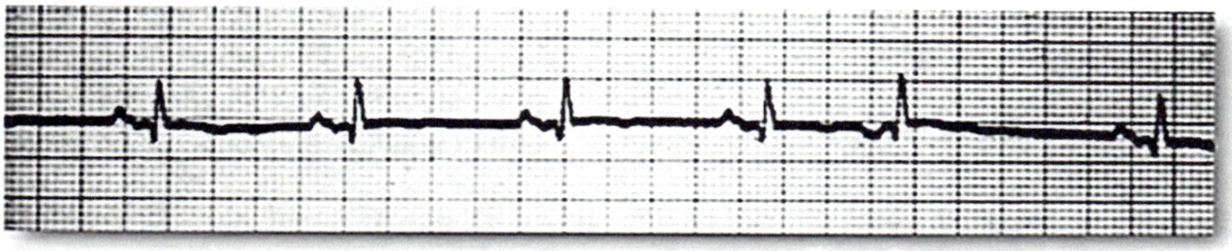

32. Ritmo Sinusal Con FC 65 lpm y Extrasístoles Auricular (Latido 5 adelantado con P)

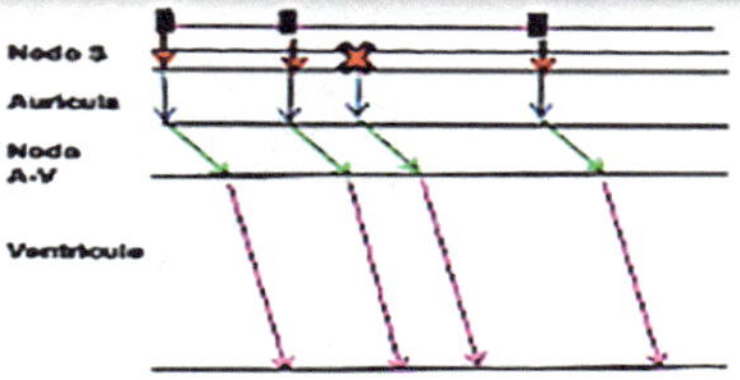

www.cardioscience.com.mx

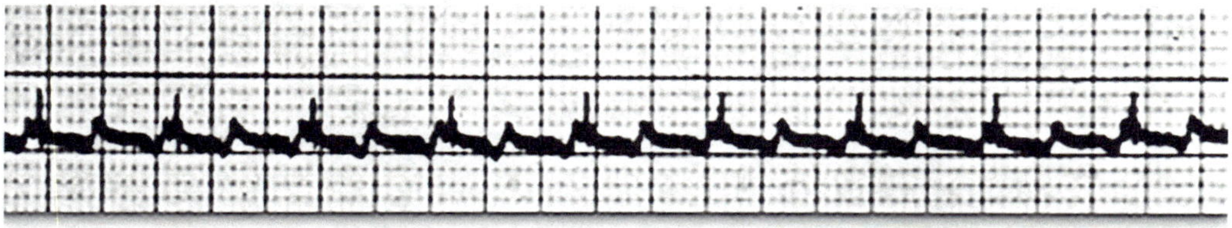

33. Flutter Auricular con Conducción 2 a 1 : FC Ventricular de 120 lpm y Auricular de 280 lpm (Ondas "F").

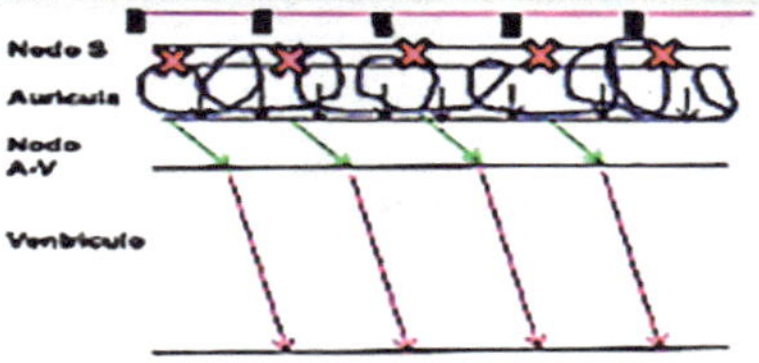

www.cardioscience.com.mx

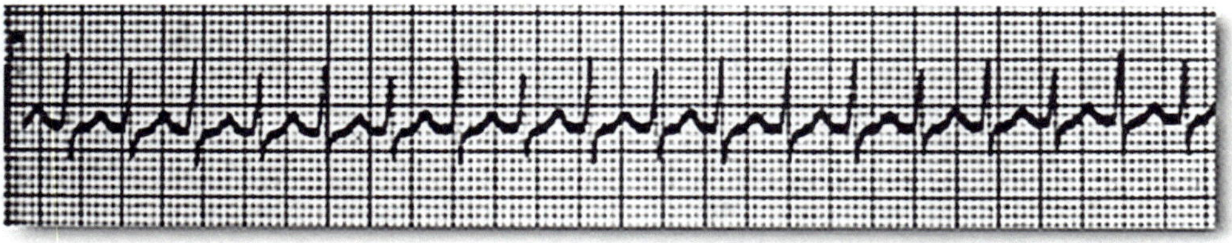

34. Taquicardia Nodal o Supra-ventricular paroxística con FC de 220 lpm

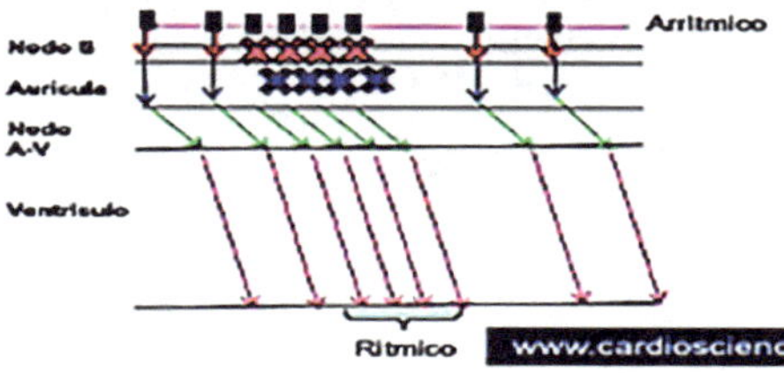

www.cardioscience.com.mx

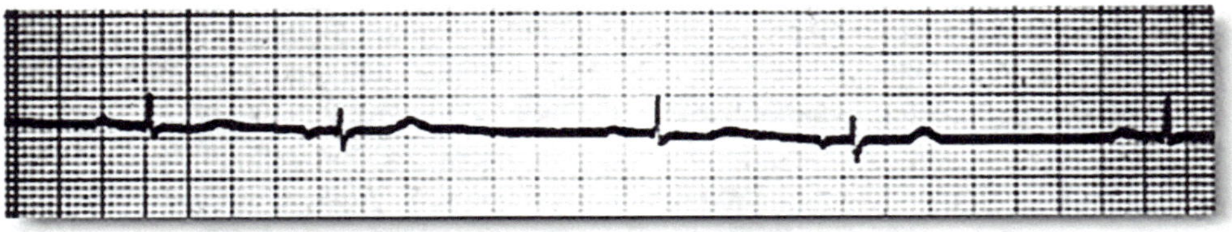

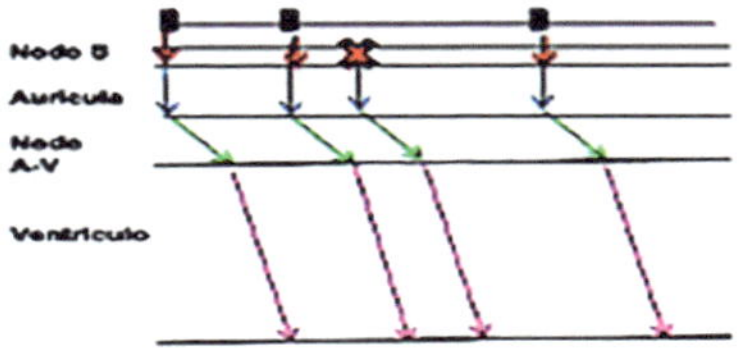

35. Ritmo que alterna : Bloqueo AV de 1er grado (1,3 y 5 latido) y Extrasístoles Auriculares (2 y 4 latido).

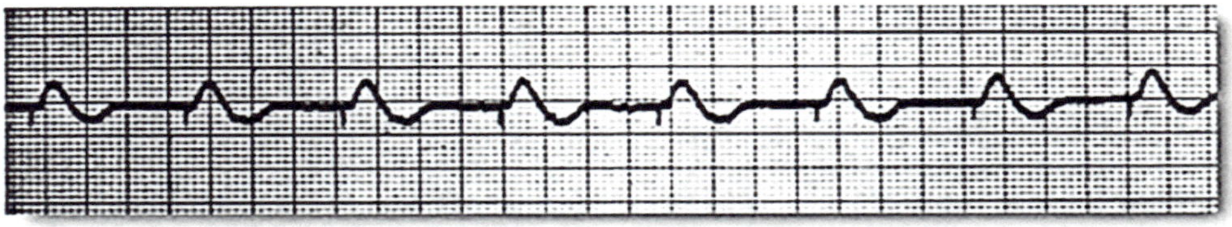

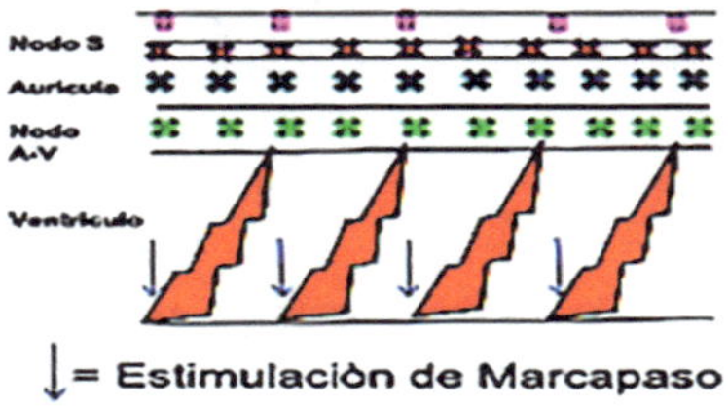

36. Ritmo de Marcapaso (espiga) normo-funcionante con FC de 80 lpm. La espiga genera un QRS, conduce 1 a 1 , es un funcionamiento correcto.

www.cardioscience.com.mx

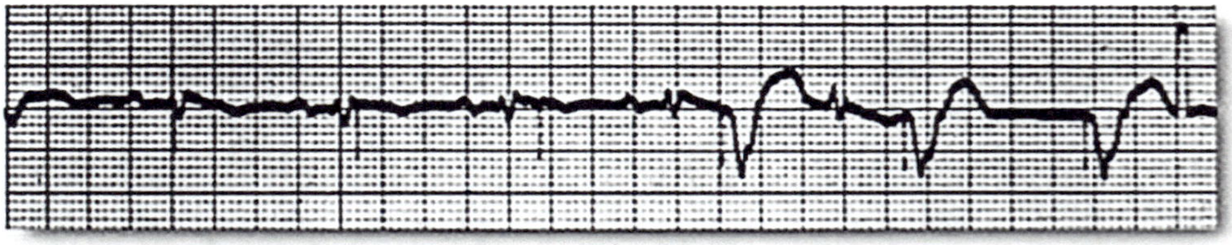

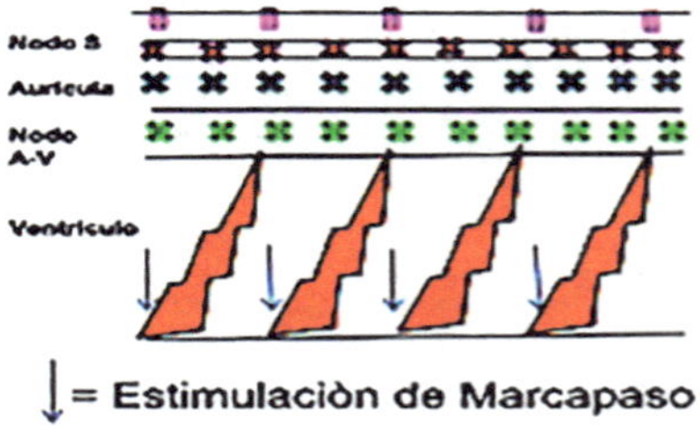

37. Alterna Bloqueo AV de 1er grado (PR mayor de 0.20 seg) con FC 75 lpm con Disfunción de marcapaso ya que las espigas del mismo, caen de manera errática después del QRS y no conducen , solo en los últimos latidos conduce correctamente a una FC de 70 lpm

www.cardioscience.com.mx

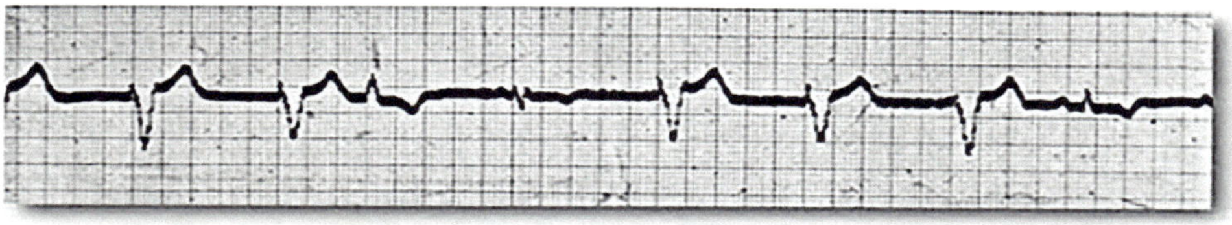

38. Ritmo de marcapaso que alterna con ritmo sinusal. El marcapaso esta en MODO DEMANDA con una FC de 60 lpm, es decir, si el corazón del paciente late con una FC arriba de la frecuencia del marcapaso (Latidos 3, 4 y 8), este se inhibe y solo detecta el latido del paciente sin enviar impulsos eléctricos.

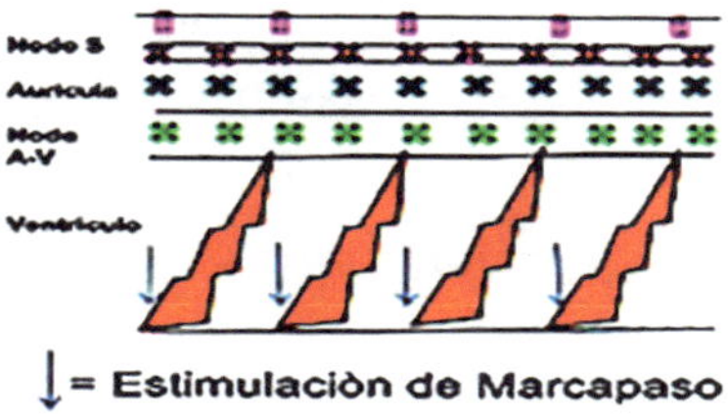

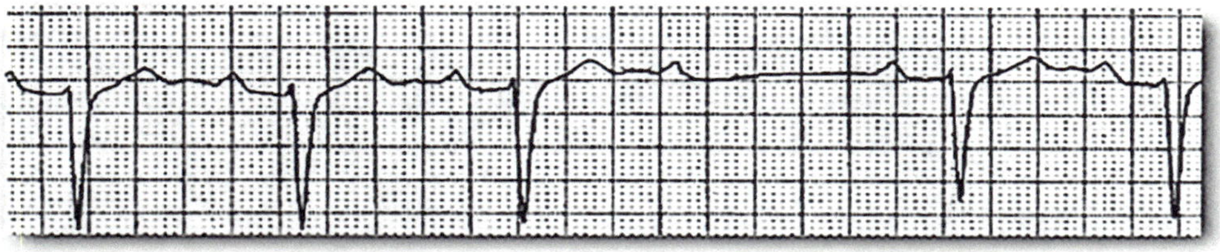

39. Bloqueo AV de 1er grado con una FC inicial de 70 lpm que progresa a Bloqueo AV de Segundo Grado Mobitz II (Onda P que no conduce).

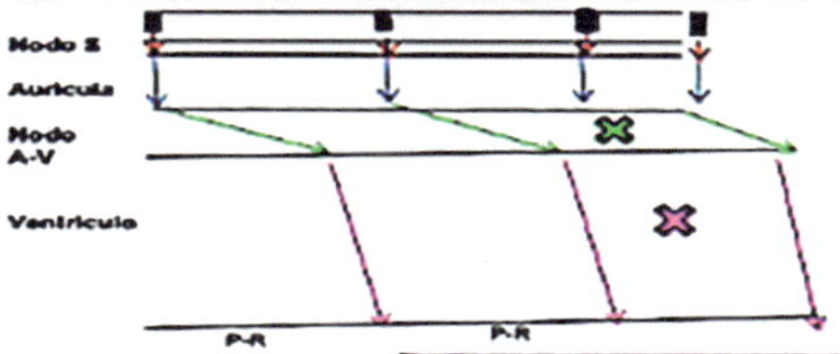

www.cardioscience.com.mx

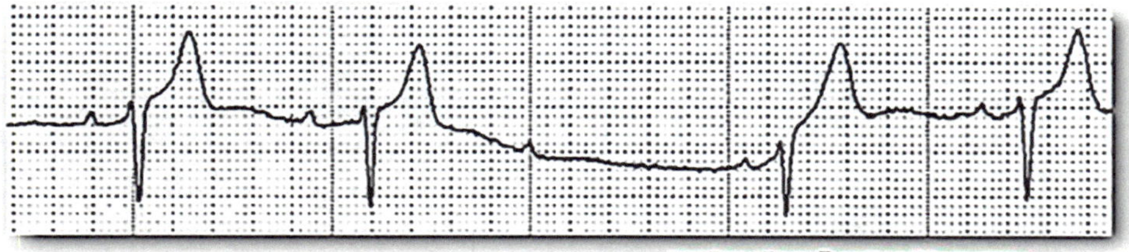

40. Bloqueo AV de segundo grado Mobitz I (Wenckebach)

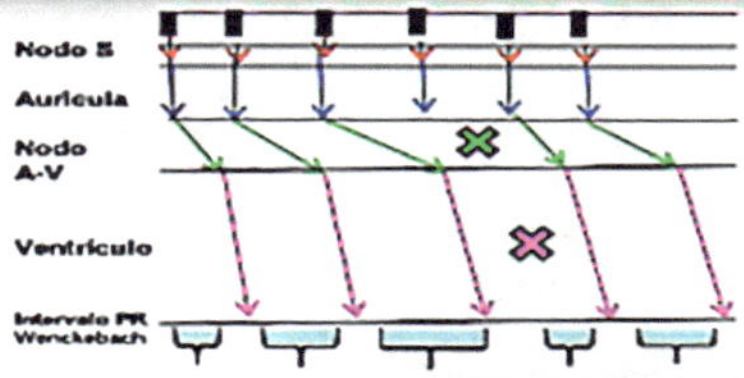

www.cardioscience.com.mx

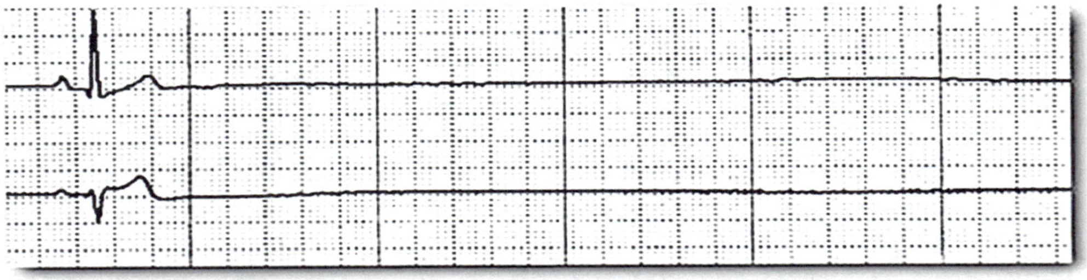

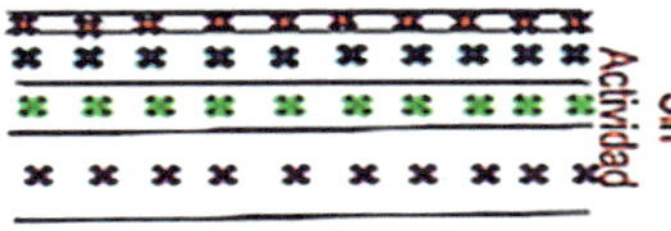

41. Asistolia , latido inicial en ritmo sinusal.

www.cardioscience.com.mx

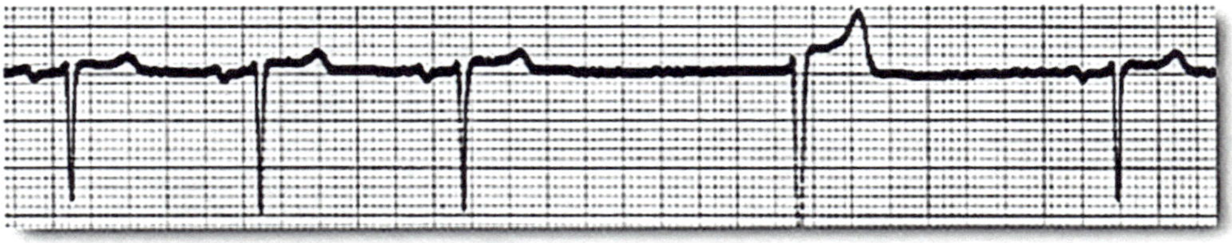

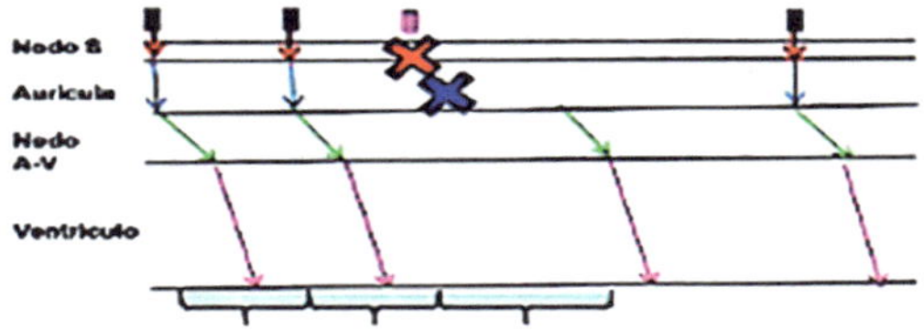

42. Escape Nodal (LATIDO ATRASADO 4°)

www.cardioscience.com.mx

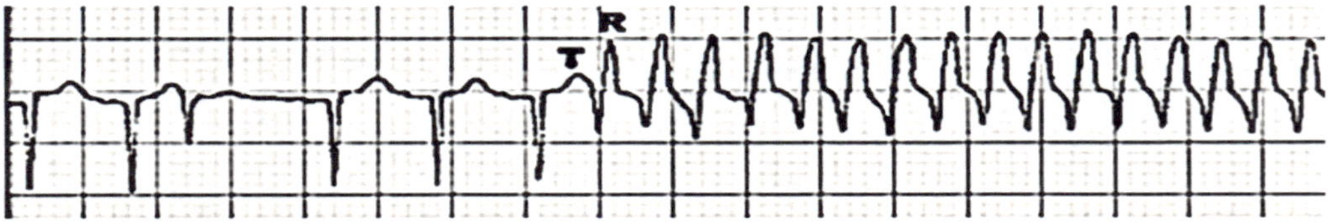

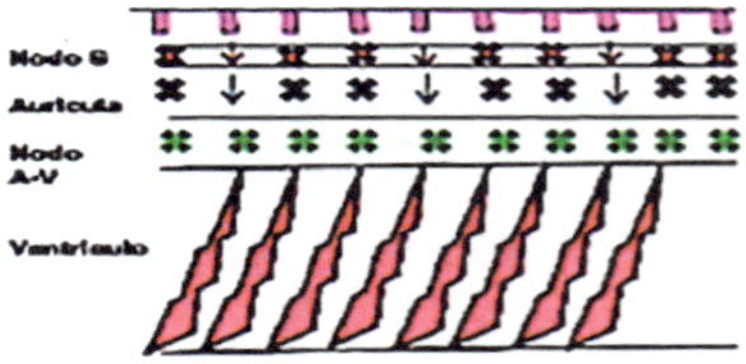

46.- Taquicardia Ventricular que inicia con FENOMENO DE R SOBRE T, previamente el latido 3 es una extrasístole cercana a T que no causa la arritmia mencionada.

www.cardioscience.com.mx

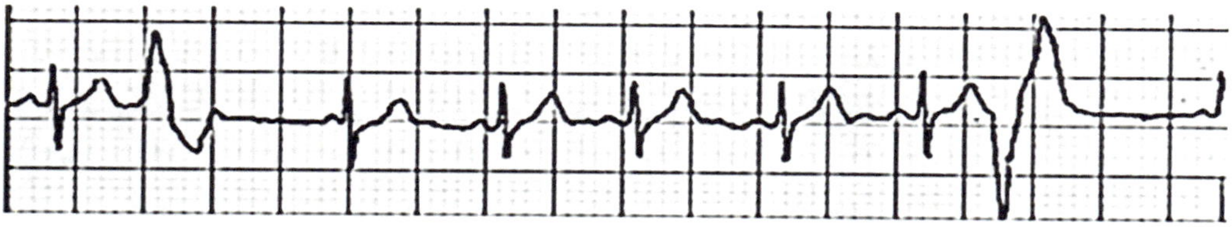

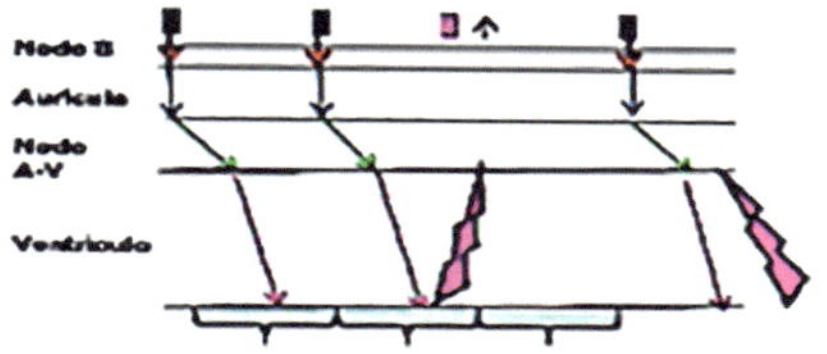

45.- Extraistoles Ventriculares polimorficas o multifocales (latidos 2 y 8) con pausa compensadora completa que alterna con Ritmo Sinusal

www.cardioscience.com.mx

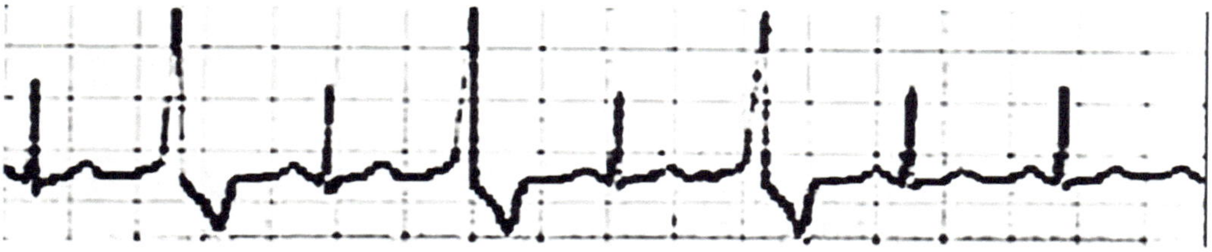

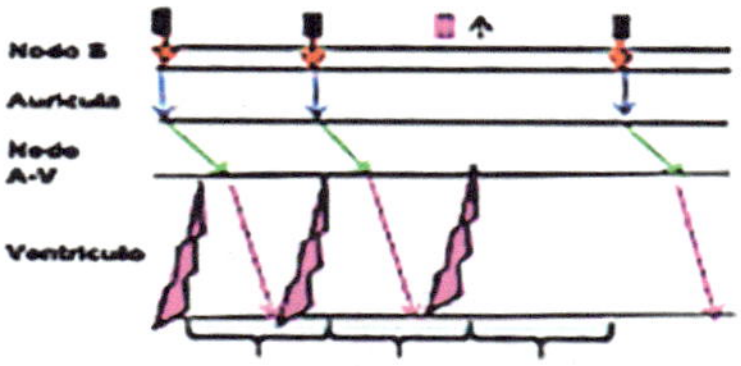

49.- Bigeminismo Ventricular. Extrasístoles ventriculares (latidos 2,4, 6), que alternan con ritmo sinusal.

www.cardioscience.com.mx

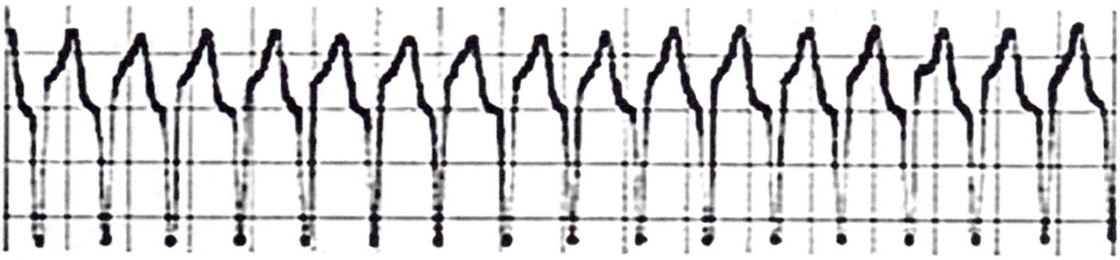

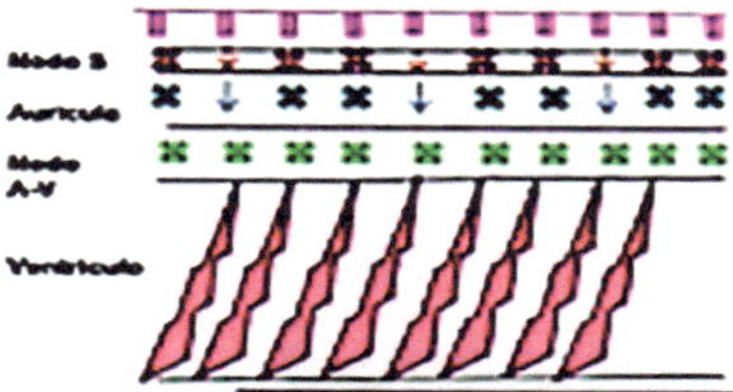

48.- Fluter Ventricular con FC aprox de 280 lpm

www.cardioscience.com.mx

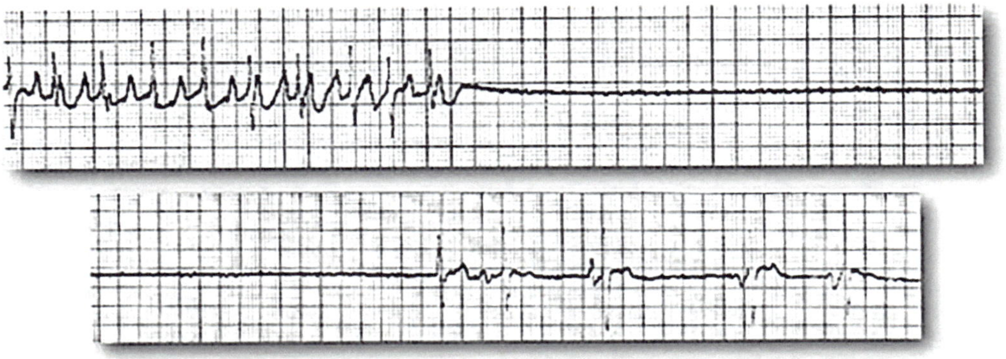

43. Flutter Aurcular con conducción Variante 1 a 1 , 2 a 1 , con ASISTOLIA y sale (Tira inferior) a ritmo nodal inicial y finalmente sinusal con FC final de 60 lpm, después de cardioversión eléctrica-

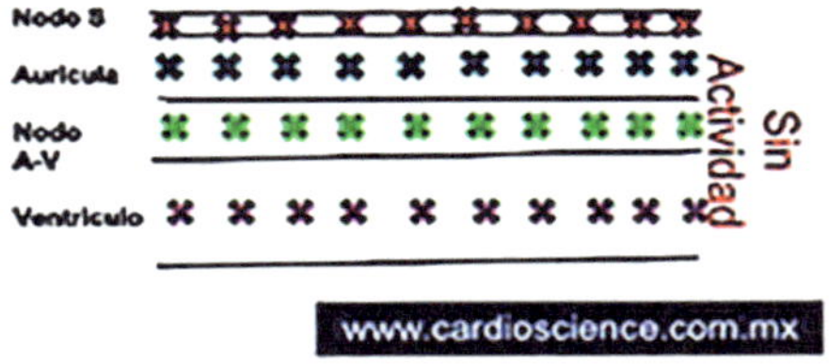

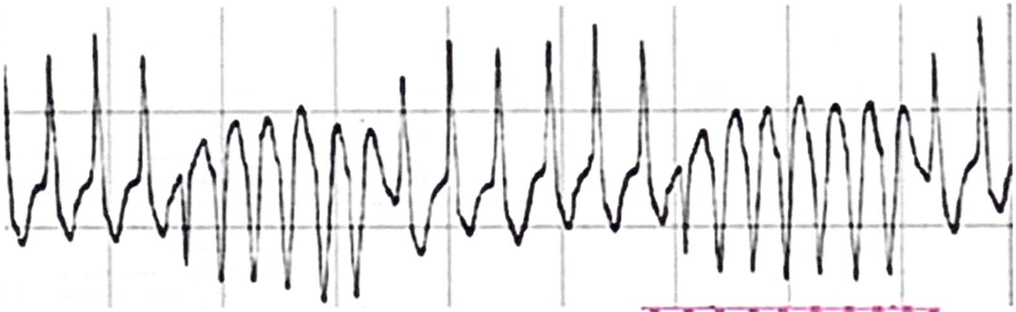

47.- Taquicardia Ventricular Elicoidal (Torsa De Point) multifocal.

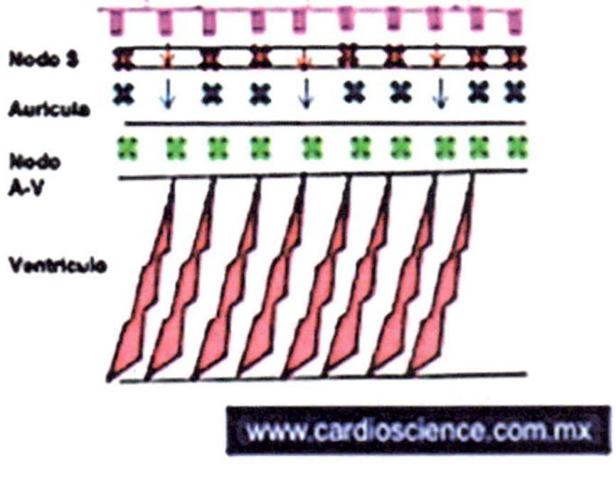

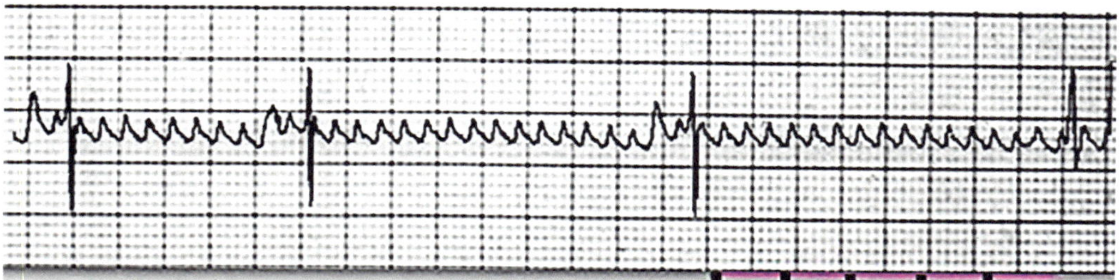

44.- Flutter Auricular con conducción variable y respuesta ventricular lenta menor de 40 lpm

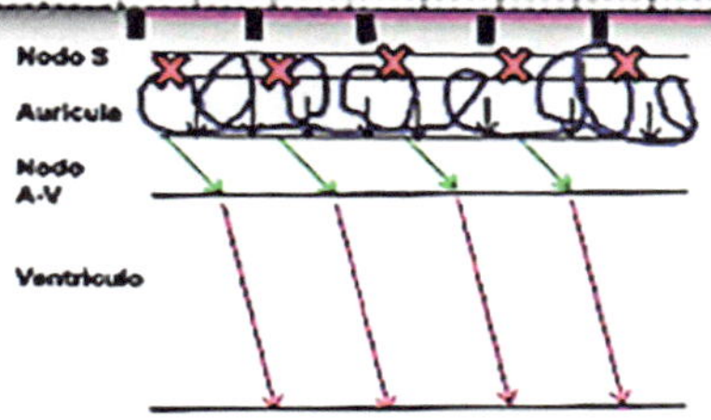

www.cardioscience.com.mx

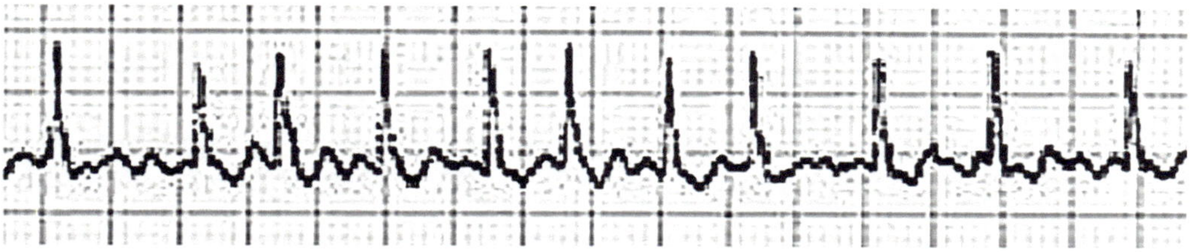

50.- Fibrilación Auricular con respuesta ventricular rápida de 180 lpm (HAY 7 LATIDOS EN DOS SEGUNDOS O 50mm por lo tanto 7x30 seg= 180 lpm)

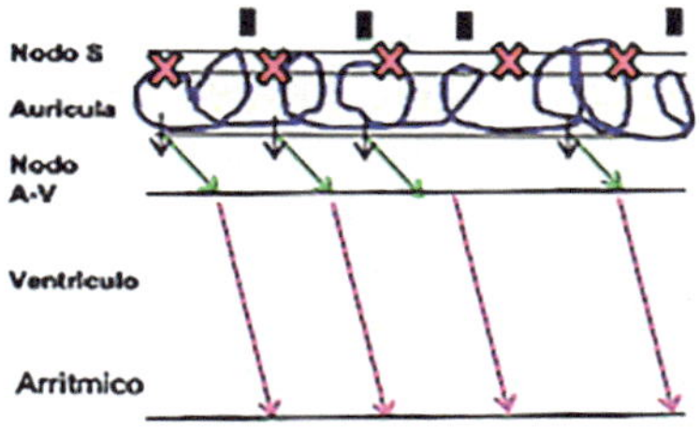

www.cardioscience.com.mx

TABLA DE ILUSTRACIONES

BIBLIOGRAFÍA

Cabrera Bueno, F. (2015). Electrocardiografía. Panamericana.

Camm, J., Luscher, T., y Serruys, P. (2006). The ESC textbook of cardiovascular medicine. Blackwell Publishing.

Lilly, L. (2016). Cardiología. Bases fisiopatológicas de las cardiopatías. LWW.

Alexánderson, R. (2014). Fisiología cardiovascular, renal y respiratoria. Manual Moderno.

Arango, J. (22 de abril de 2013). Curso de electrofisiologia 43. Bloqueo de Rama Derecha. Obtenido de Electrocardiografia a su alcance: https://www.youtube.com/watch?v=PRoA4aS61mI

Arós, F., Boraita, A., Alegría, E., Alonso, A., y Bardají, M. E. (2000). Guías de práctica clínica de la Sociedad Española de Cardiología en pruebas de esfuerzo. Rev Esp Cardiol, 1063-94., 53 (8).

Bayés de Luna, A. (2014). Manueal de Electrocardiografía básica. Barcelona: Caduced multimedia,s.l.

Dale., D. (2007). Interpretación Electrocardiografia 6a. Edición. Mexico D.F.: McGraw-Hill interamericana.

González Torrecilla, E. (27 de mayo de 2013). XII Reunión Anual de la Sección de Electrofisiología y Arritmias de la Sociedad Española de Cardiología. Obtenido de Sociedad Española de Cardiología: https://www.youtube.com/watch?v=Pl-1qs9yNQ-g

Grossman W, B. D. (2005). Cardiac catheterization, angiography and intervention, 7th ed. Lippincott/Williams & Wilkins.

Guadalajara, J. (2018). Cardiologia 8a ed. Mendez Editores.

Hakim Vista, J. (3 de octubre de 2018). Temas selectos del infarto agudo . Obtenido de Cardioscience: https://www.youtube.com/watch?v=pEaCmpqNq7M&list=PL9h7hru75PNJSP_H2gMNYH9ZrNk8NvnRN&index=3

Hakim Vista, J. (18 de Abril de 2020). Clase Cardio UV 2020 Fisiologia y Fisiopatologia Vascular Corornaria. Obtenido de Cardioscience: https://www.youtube.com/watch?v=LwNEk7VCKx8&list=PL9h7hru75PNLRvQnQbP1C6xZYPwCF_ccp&index=5

Hakim Vista, J. (15 de oct de 2020). Angioplastia Coronaria Descripción. Obtenido de Cardioscience: https://www.youtube.com/watch?v=H1PDtCjLMsI&list=PL-9h7hru75PNLRvQnQbP1C6xZYPwCF_ccp&index=9

Hakim Vista, J. (25 de MAYO de 2020). Modulo de Cardiopatia Isquemica UV HAKIM. Obtenido de Cardioscience: https://www.youtube.com/watch?v=5dPyiLcPc9U&list=PL9h7hru75PNLRvQnQbP1C6xZYPwCF_ccp&index=4

Hampton, J. (1914). ECG facil. España: Elsevier.

Intramed. (9 de NOV de 2014). Modulo 1, Anatomia y Fisiologia Cardiaca . Obtenido de INTRAMED: https://www.youtube.com/watch?v=J3Bm3uNw1aw

Iturralde Torres, O. (2017). Arritmias Cardiacas. Mexico: PyDESA.

Jerjes, C. S., & Peña Duque, M. (2012). CMC: Infarto del Miocardio. PyDESA.

John E. Hall, P. A. (2011). Tratado de fisiologia medica 12ª Edicion. Mississippi: Elsevier España, S.L.

Martínez S, C. (2018). CMC: Cardiopatía Isquémica Aguda. Mexico: PyDESA.

Molano, & F.J. (2021). CARDIN. Manual didáctico para la lectura de electrocardiogramas 1a Edición. España: Medica Panamericana.

Moro C, H. M. (2006). Estimulación cardiaca, desfibrilación y resincronización. . McGraw-Hill Interamericana.

Saturno Chiu, G. (2017). Cardiología. Manual Moderno.

Sepulveda, J. (18 de octubre de 2014). Electrocardiografía Básica. Obtenido de https://www.youtube.com/watch?v=Xl4Hmm_dwew&t=421s

Sodi, P. (2020). Electrocardiografía Clínica. Análisis Deductivo. Mendez Editores.

Topol, E. (2002). Textbook of interventional cardiology, 4th ed. Saunders WB.

Uribe, W. (17 de mayo de 2016). Taller Taquiarritmias Supraventriculares. Obtenido de Fundanción San Vicente: https://www.youtube.com/watch?v=2H79Oa4Q3BI

Uribe, W. (5 de Noviembre de 2019). Generalidades del EKG y la Enfermedad Coronaria. Obtenido de Fundación San Vicente: https://www.youtube.com/watch?v=XbQYyByZOcU&t=56s

Walsh R., F. J. (2014). Hurst El Corazon Manual De Cardiologia 13a Ed. McGraw-Hill Interamericana de España S.L.

William Uribe, M. M. (2016 de Mayo de 17). Taller Taquiarritmias Supraventriculares. Obtenido de Taller Taquiarritmias Supraventriculares: https://www.youtube.com/watch?v=2H79Oa4Q3BI&t=3353s

Zipes D, J. J. (2004). Cardiac electrophysiology From cell to bedside, 4th ed. . WB Saunders.

Zipes DP, L. P. (2018). Braunwald's Heart Disease: A Textbook of Cardiovascular Medicine, Single Volume, 11th Edition. España: Elsevier.

APÉNDICE:

ECG "RAPIDÍN". EL ACORDEÓN

Ingrese a su dispositivo digital este resumen de consulta rápida.

ECG "RAPIDIN" *EL ACORDEON*

HAKIM VISTA

INTRODUCCIÓN:

El electrocardiograma (ECG), es el registro de la actividad eléctrica del corazón por medio del electrocardiógrafo y electrodos metálicos que se colocan en la piel.

***PAPEL:**

El registro se realiza en un papel cuadriculado. Cada cuadro pequeño, tiene una longitud horizontal y vertical de 1mm. El plano horizontal representa el tiempo y cada cuadro pequeño, corriendo el papel a 25mm/seg, equivale a 0.04 mseg y 5 cuadros pequeños a 0.20 seg. o 200 mseg. El plano vertical mide el voltaje, un cuadro pequeño equivale a 0.1 milivoltio (mV) (10 cuadros = 1mV).

Existen cuadros grandes que incluyen, a lo largo y ancho 5 cuadros pequeños, que corresponden a un valor de 0.20 mseg y 0.5 mV.

***DERIVACIONES:**

El ECG esta formado por 12 registros cortos o segmentos impresos en el papel cuadriculado. Estos registros se llaman derivaciones y se dividen en seis derivaciones de los miembros o estándar y seis precordiales; a su vez las derivaciones de los miembros se dividen en bipolares y unipolares las cuales, generalmente se editan con el siguiente formato y orden al imprimirse o editarse digitalmente:

Bipolares	Unipolares	Derivaciones precordiales	
DI	AVR	V1	V4
DII	AVL	V2	V5
DIII	AVF	V3	V6

Bipolares y Unipolares: Derivaciones estándar

***COLOCACIÓN DE ELECTRODOS:**

Para obtener las derivaciones estándar, existen cuatro electrodos que se colocan en las extremidades. El diseño del código de color para los electrodos del ECG y su colocación es el siguiente:

EXTREMIDAD	COLOR	ABREVIATURA
Brazo derecho	(Blanco)	RA
Brazo Izquierdo	(Negro)	LA
Pierna derecha	(Verde)	LR
Pierna Izquierda	(Rojo)	LL

Para obtener las derivaciones precordiales, de V1 a V6, los electrodos se colocan en la pared del tórax en la siguiente posición:

V1 y V2	a cada lado del esternón en el 4° espacio intercostal.
V4	5° espacio intercostal, línea medio clavicular izquierda
V3	entre V2 y V4.
V5 y V6	en el 5° espacio intercostal.

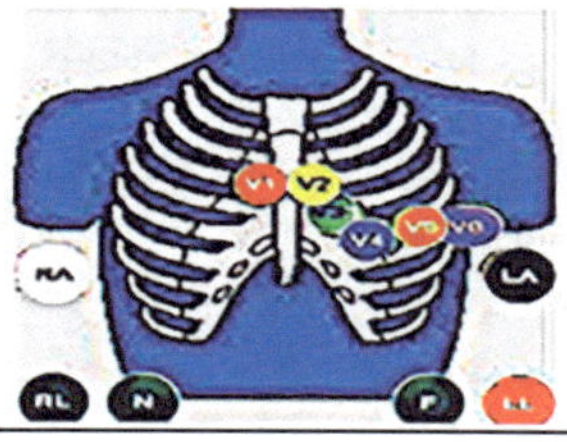

***COMPONENTES DEL ECG:**

EL ECG presenta ondas, segmentos e intervalos que corren por la línea isoeléctrica con valor 0. Una deflexión u onda será positiva cuando se desplaza hacia arriba de la línea isoeléctrica, negativa si se desplaza hacia abajo de esta línea e isodifásica cuando tenga componentes positivos y negativos:

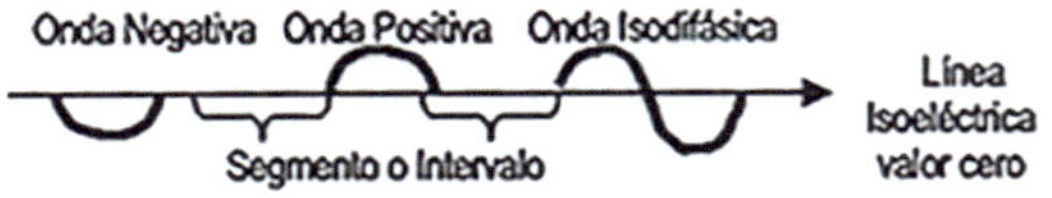

Entre las ondas se encuentran líneas donde aparentemente no se registra actividad eléctrica, es la línea isoeléctrica que sirve para distinguir las ondas y sus desplazamientos o longitud, las cuales se modifican en condiciones patológicas.
A continuación, se representa esquemáticamente los componentes del ECG y sus intervalos:

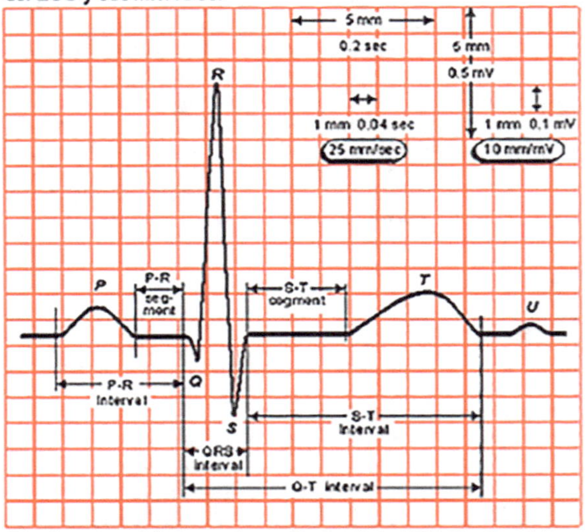

El orden normal de las ondas es P, complejo QRS, T y U, el intervalo P-R y el segmento S-T. En este caso todas las ondas son positivas menos Q y S, que son negativas. En el complejo QRS, será R toda onda positiva, Q toda onda negativa previa a R y S toda onda negativa posterior a R, así tenemos que el QRS puede variar su forma:

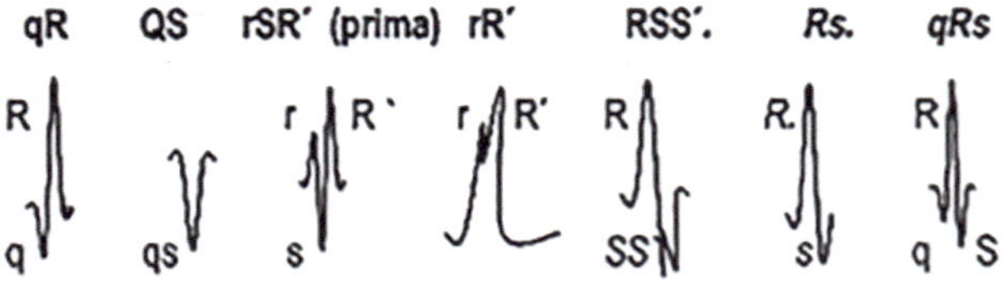

Cuando no existe R el complejo se denomina QS, cuando existan Dos R o S, la segunda se denomina prima. La forma exacta se describe con letras mayúsculas y minúsculas, que indican el tamaño relativo de los componentes del complejo QRS

COMPONENTES DEL ELECTROCARDIOGRAMA				
Componente	**Origen**	**Duración**	**Amplitud**	**Polaridad**
Onda P	Actividad auricular	< 0.11 seg	< 3 mm	Positiva DI y aVf
Complejo QRS	Actividad ventricular	< 0.10 seg	< 25mm en Precordiales	Positivo DI y aVf
Onda T	Recuperación Vent.	<10 mm en Precordiales	Variable	Solo en aVr Negativa
Onda U	Desconocido	Variable	Muy bajo	La misma que onda T
Punto J	Punto donde se une el QRS con el Segmento ST es Isoeléctrico			

Segmentos o Intervalos Importantes			
Intervalo PR	Tiempo de conducción Auriculoventricular	De 0.12 a 0.20 mseg	Del inicio de la onda P al inicio del QRS
Segmento ST	Inicio de recuperación ventricular	Del punto J al inicio de la onda T	Isoeléctrico
Intervalo QT	Tiempo de repolarización ventricular	< de la mitad del intervalo RR $QRc=QT/(RR)^{1/2}$	Inicio del QRS al final de la onda T
Intervalo RR	Tiempo de un latido a otro	Depende de la frecuencia cardiaca y ritmo	Distancia de una R a la siguiente

***INTERPRETACION PRÁCTICA DEL ECG**

Para lograr una interpretación electrocardiográfica, el análisis del ECG debe seguir el siguiente un orden, los pasos a seguir son:

1.- CALCULO RAPIDO DE LA FRECUENCIA CARDIACA:

La FC cardíaca normal es de 60 a 99 latidos/ minuto, cuando la FC es < a 60 se llama bradicardia y > a 100 taquicardia. Para determinar rápidamente la FC se deben seguir los siguientes pasos

a). Identificar una onda R cuyo vértice coincida con la línea vertical de un cuadro grande del papel.

b). Identificar la onda R del complejo QRS siguiente a la R seleccionada inicialmente.

c). Dividir el numero de cuadros grandes entre 300.

Ejemplo: **Intervalo R-R (Cuatro cuadros grandes)**

300 / 4 = 75 Latidos por minuto

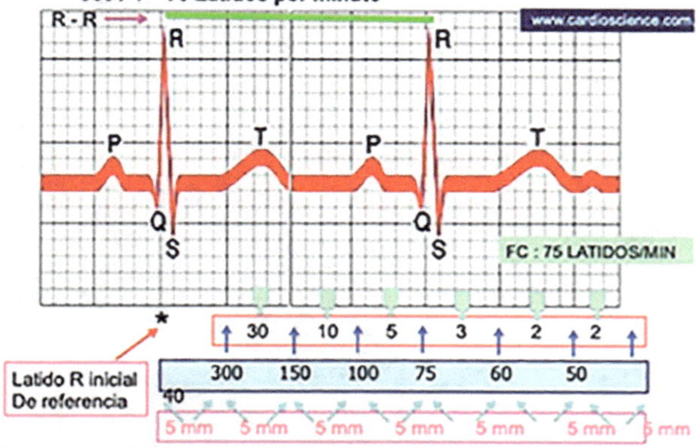

*existe otro método mas sencillo para determinar la FC como el que se describe en la imagen superior.

2.- IDENTIFICAR EL RITMO CARDIACO NORMAL O SINUSAL

El ritmo cardíaco normal se genera en el nodo sinusal que es el marcapaso natural del corazón y se caracteriza por:

a). P positiva en DI y AVF.

b). Frecuencia Cardíaca entre 60 y 99 latidos/ minuto.

c). Intervalo P-R de 0.12 a 0.20 seg (3 a 5 cuadros pequeños).

d). Intervalos R-R con distancia fija (rítmicos).

*Si no encontramos las características descritas, existe un ritmo anormal o Arritmia.

3.- DETERMINAR EL EJE ELECTRICO (AQRS):
Para determinar el AQRS se utiliza la figura hexaxial, queune en un punto Central todas las derivaciones estándar, formando un circulo al cual se le asignan grados de 0 a 180, siendo NEGATIVOS los grados superiores y POSITIVOS los inferiores. El eje AQRS normalmente se localiza en el cuadrante inferior izquierdo del plano cartesiano que forman DI y AVF esto es entre 0 y +90°;un desplazamiento del AQRS a otros cuadrantes es anormal y se asocia a diversas patologías cardiovasculares.

Se deberá seguir los siguientes pasos para determinar el Eje Eléctrico o AQRS:

a).- VER el complejo QRS en DI:
- Si el QRS es más positivo el Eje Eléctrico esta a la Izquierda.
- Si el QRS es mas negativo el Eje Eléctrico esta a la derecha.

b).- VER el complejo QRS en AVF:
- Si el QRS es más positivo el Eje Eléctrico esta para abajo.
- Si el QRS es mas negativo el Eje Eléctrico esta para arriba.

Con los dos pasos anteriores ya sabemos en que cuadrante se encuentra el Eje Eléctrico y si es normal.
Para determinar exactamente su localización, debemos realizar otros dos pasos:

c).- Identificar la derivación estándar Isodifàsica:
En DI, DII, DIII, AVR, AVL y AVF se busca aquella cuyo componente R (Positivo) , sea igual a S o Q (Negativo) y se le denomina derivación Isodifásica. En caso de no existir, deberá considerarse como la Isodifásica aquella que tenga el complejo QRS más pequeño. Ejemplo:

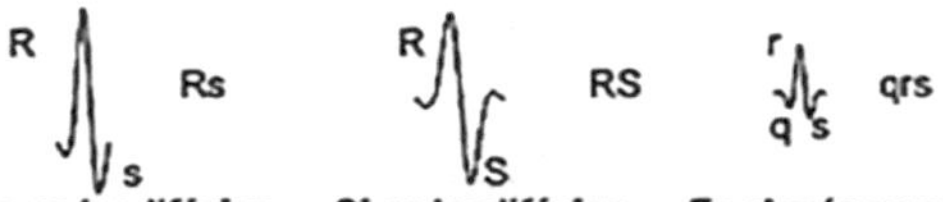

No es Isodifásica **Si es Isodifásica** **Es el más pequeño**

d).-Identificar la derivación estándar PERPENDICULAR a la Isodifásica:
En la figura hexacial se busca la derivación o línea que cruce perpendicular (que forma un ángulo de 90°) a la derivación que previamente hablamos seleccionado como isodifásica y en esta se encuentra el eje, que se expresara en grados.

FIGURA HEXACIAL

AQRS normal

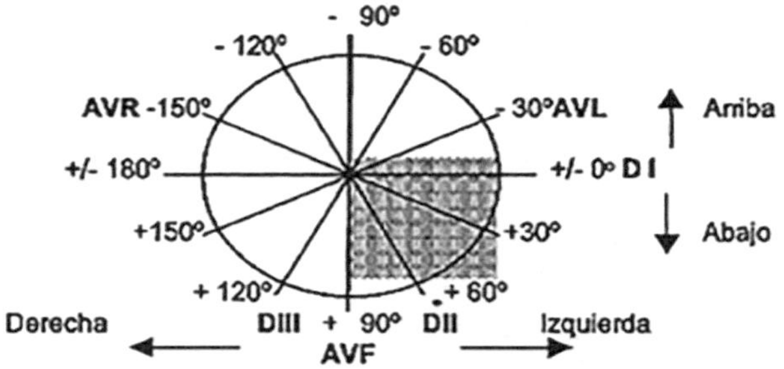

Ejemplo: DI AVF AVL

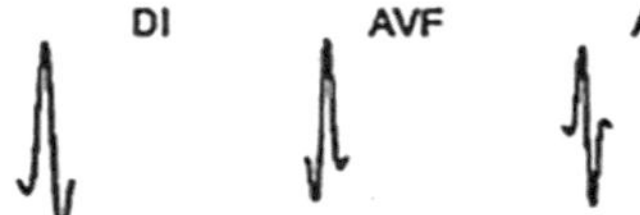

***DI es += Izquierda AVF es += Abajo AVL es Isodifasica**
La perpendicular a AVL (que es es la isosdifasica) es DII
por lo tanto = EL EJE (AQRS) ES + 60°.

***IMPOTANTE: NO PODRA DETERMINARSE EL EJE ELECTRICO:**
Si existe S o Q en las tres derivaciones DI, DII, DIII (S1,S2,S3 o Q1,Q2,Q3))y se denomina eje indeterminado.

4.-CRECIMIENTO AURICULAR (Ver forma de P en DII):
El diagnóstico del crecimiento auricular, se basa en la forma de la onda P en la derivación DII:
Crecimiento de Aurícula Izquierda: P Bimodal o Ancha > 0.12 seg.
Crecimiento de Aurícula Derecha: P Acuminada o Alta.
Crecimiento Bi-auricular: P Ancha y Alta.

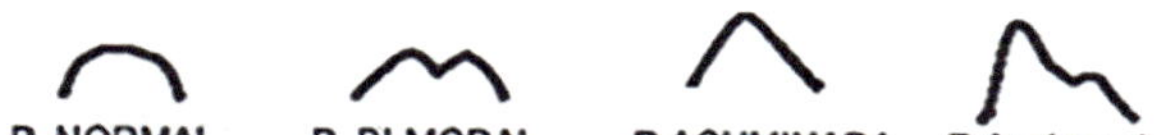

P NORMAL   P BI-MODAL   P ACUMINADA   P Ancha y Alta.

5.-CRECIMIENTO VENTRICULAR (Ver el Tamaño de R y S en $V_{1\text{-}2}$ y $V_{5\text{-}6}$):
El diagnostico de los crecimientos ventriculares, se basa en el tamaño de las ondas R o S de las derivaciones precordiales:
Crecimiento del Ventrículo Izquierdo: R grande (>30mm) en V 5,V6 y/o S grande (>30mm) en **V1, V2.**
Índice de Sokolow: Se obtiene de la suma de la amplitud de la onda S en V_1 más la amplitud de la onda R en V_6. Si el resultado está por encima de 35 mm, suele asociarse a hipertrofia ventricular izquierda.
Índice de Lewis: Se obtiene sumando la amplitud de la onda R en la derivación *DI* más la S en *DIII*, y restando a esa cantidad la obtenida de sumar las magnitudes de R en III más la S en I.
Se considera hipertrofia del ventrículo izquierdo por encima de 17 mm.

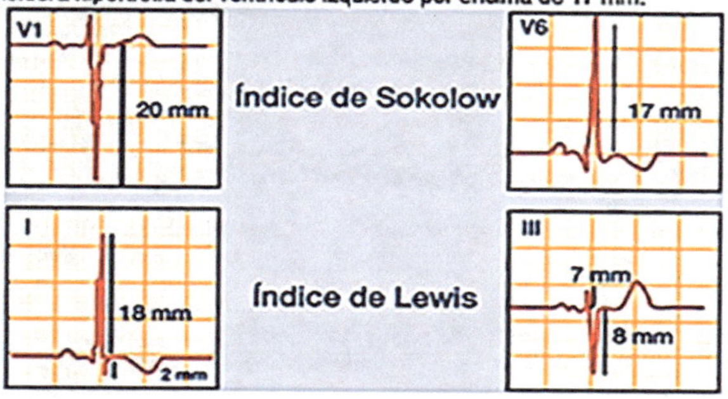

Crecimiento Ventricular Derecho: R grande >5mm en V **1-2** y/o S > 7 mm en V **5-6** y/o Relación R/S en V **5-6** = **1**
Crecimiento Biventricular: R alta en V **5-6** y/o S profunda V **1-2** y R alta > 5 mm en V **1-2.**

6.-BIOQUEO DE RAMA DEL HAZ DE HIS (Buscar rR´ en V 1-2 o en V 5-6):
El sistema de conducción eléctrica dentro de los ventrículos se lleva a cabo por la rama izquierda y derecha del haz de His; estas ramas pueden sufrir daño por patologías cardiacas y el diagnóstico se basa en los siguientes parámetros:

rSR´ (prima) rR´

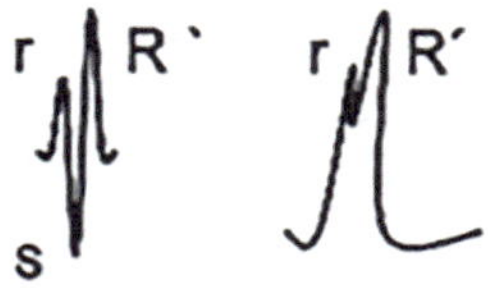

Bloqueo de Rama Izquierda (BRI): rR´con QRS > 0.12seg. en V **5-6.**
Bloqueo de Rama derecha (BRD): rR´ con vista QRS > 0.12 seg en V 1-2.
Bloqueo del Fascículo Anterior (BFA): AQRS desviado a la izquierda y arriba en ausencia de BRI o Crecimiento del Ventrículo Izquierdo.
BFA+BRD: rR´ con QRS > **0.12 seg** en **V 1-2** asociado a **AQRS** arriba y a la izquierda (> de – 30°).

7.-ISQUEMIA, LESION Y NECROSIS:

Es importante, para su comprensión recordar que las derivaciones forman grupos que analizan diferentes regiones del ventrículo izquierdo y que están en relación con la arteria coronaria responsable de isquemia, o infarto.

Grupo de Derivaciones	Región que analizan	Arteria coronaria Asociada
V_1, V_2 y V_3	Septum Interventricular	Descendente Anterior
V_1 a V_4	Septum y Punta o Pared anterior	Descendente Anterior
V_5 y V_6	Pared Lateral Baja	Descendente Anterior
V_1 a V_6	Pared Anterior Extensa Descendente Anterior	
DI y AVL	Pared Lateral Alta	Circunfleja
DII, DIII y AVF	Pared Inferior	Coronaria Derecha

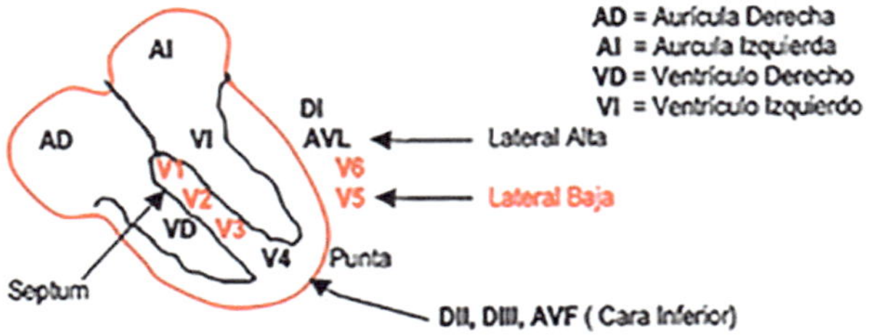

a.-Isquemia: (Buscar T negativas simétricas): El término, se refiere a la falta de sangre en una región del corazón, generalmente por oclusión parcial aterosclerosis de una arteria coronaria. Puede existir normalmente T negativas en AVR, DIII y V_1, pero, en el resto de las derivaciones, la onda T debe ser positiva. Si encontramos T negativa, de brazos simétricos se describe como ISQUEMIA SUBEPICARDICA.

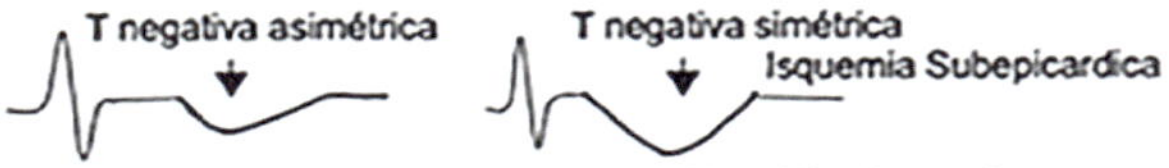

Ejemplo: ECG con T negativa de ramas simétrica de V1 a V3 = Isquemia Subepicárdica en cara septal y por lo tanto existe obstrucción de la DA.
Nota: La isquemia subendocárdica (T positivas acuminadas) se aconseja no Considerarla para evitar confusiones.

b.-Lesión (Buscar Elevación o depresión del segmento ST y Punto J): El término se refiere a un grado más avanzado de falta de sangre en una región del corazón y existen dos tipos:

Lesión Subepicárdica (Elevación del Segmento ST y punto J): Es sinónimo de Infarto Agudo del Miocardio (IAM). Ejemplo: Elevación del ST en DII, DIII y AVF = IAM en cara inferior.

Lesión Subendocárdica (Depresión descendente o recta del Segmento ST): Es un grado severo de falta de sangre en una región del corazón, pero sin llegar al Infarto. El encontrarla durante una Prueba de Esfuerzo, hace Positiva para isquemia esta prueba. Ejemplo: Depresión del segmento ST de > de 1.5 mm en V5-V6 y por mas de 0.08 seg (dos cuadritos) = Lesión Subendocárdica Lateral Alta.

Lesión Subepicárdica = **Infarto Agudo** Lesión Subendocárdica

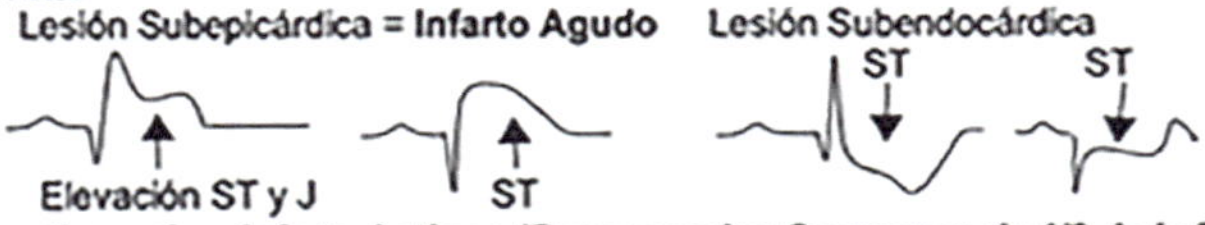

c.-Necrosis = Infarto Antiguo (Buscar ondas Q mayores de 1/3 de la R o complejos QS): El término se refiere a la cicatriz eléctrica que origina un infarto al miocardio. Ejemplo: QS de V1 a V3 Infarto Antiguo Septal.

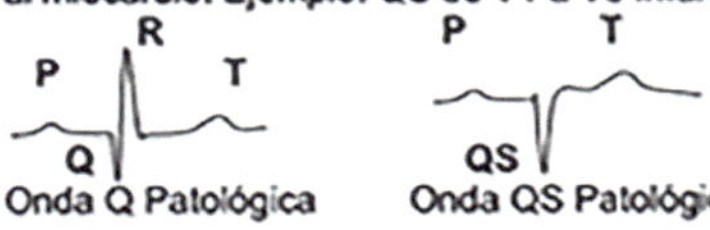

Onda Q Patológica Onda QS Patológica = **Infarto Antiguo**

8.- Alteraciones Electrolíticas:

a.-Hipercalemia (Elevación Plasmática de Potasio = K):

Características del ECG: P de baja amplitud o difícilmente visibles, QRS ensanchando, perdida del segmento ST y Ondas T altas y picudas:

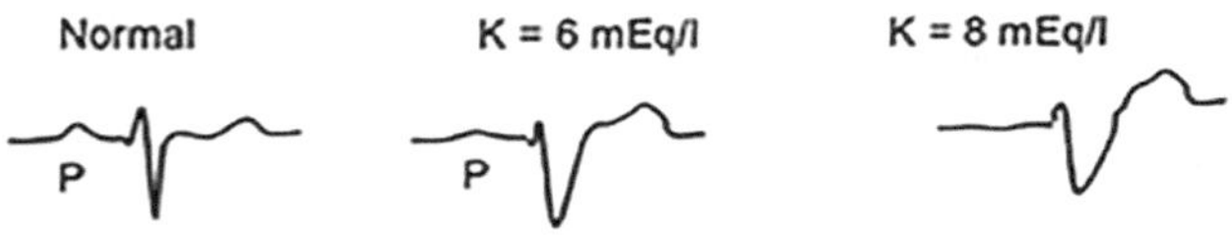

b.-Hipocalemia (Disminución Plasmática de Potasio = K):

Características del ECG: Onda U altas que se unen a la onda T y depresión del ST:

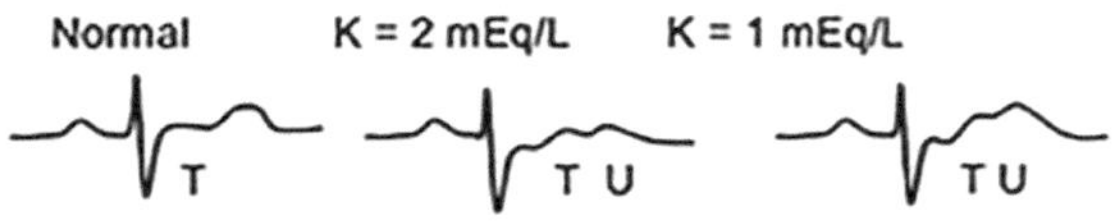

c.-Hipercalcemia (Elevación Plasmática del Calcio = Ca):

Características del ECG: Intervalo QT corto.

d.-Hipocalcemia (Disminución Plasmática del Calcio = Ca):

Características del ECG: Intervalo QT alargado.

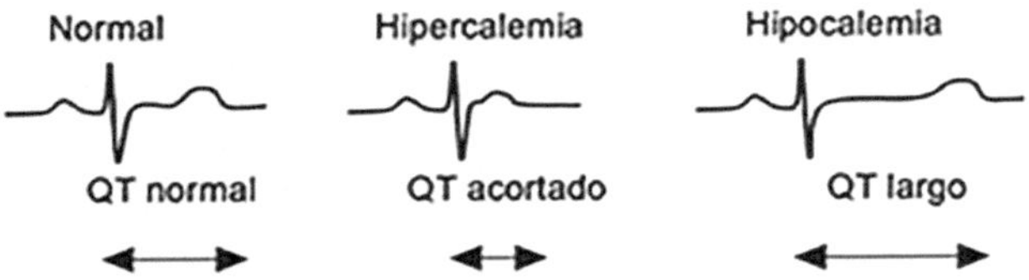

ECG Changes

- **(K) Hypokalemia:**
  - ST depression
  - Flat/inverted T wave
  - U wave
- **(K) Hyperkalemia:**
  - Flat P wave
  - Prolonged PR interval
  - QRS widening
  - Tall, peaked T wave
- **(Ca) Hypocalcemia**
  - Prolonged ST segment
  - Prolonged QT interval
- **(Ca) Hypercalcemia**
  - Shortened ST segment
  - Widened T wave
- **(Mg) Hypomagnesemia**
  - Tall T wave
  - ST depression
- **(Mg) Hypermagnesemia**
  - Prolonged PR interval
  - QRS widening

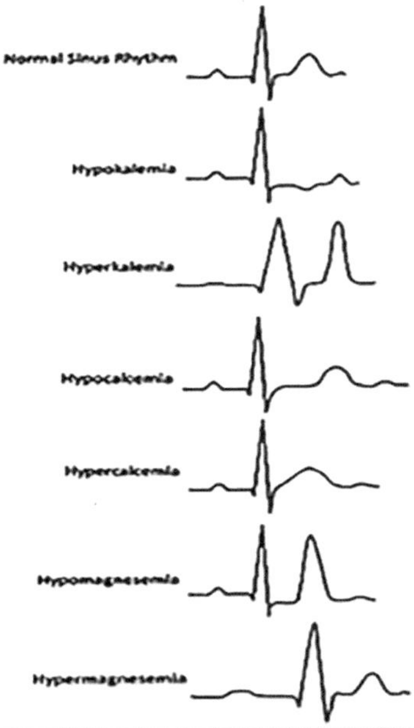

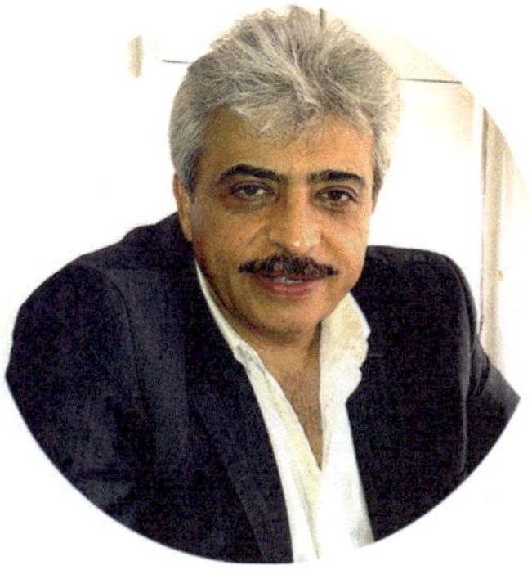

Dr. José Jorge Hakim Vista

Cardiólogo, investigador, Medalla al Mérito Universitario "Gabino Barreda", egresado del Hospital Español de México, CMN Siglo XXI, maestro titular de la cátedra de cardiología de la Facultad de Medicina de la Universidad Veracruzana, práctica privada de la medicina.

cardioscience.com.mx/index.php
facebook.com/Cardiosciencemx/
twitter.com/cardiosciencemx

Made in the USA
Monee, IL
05 November 2026

67858277R20254